AF643080

Facharztwissen Endokrinologie und Diabetologie

Iris van de Loo
Birgit Harbeck

Facharztwissen Endokrinologie und Diabetologie

Klinik, Diagnostik, Therapie

Springer

Iris van de Loo
Bremen, Deutschland

Birgit Harbeck
Hamburg, Deutschland

ISBN 978-3-662-58896-3 ISBN 978-3-662-58897-0 (eBook)
https://doi.org/10.1007/978-3-662-58897-0

Die Deutsche Nationalbibliothek verzeichnet diese Publikation in der Deutschen Nationalbibliografie; detaillierte bibliografische Daten sind im Internet über http://dnb.d-nb.de abrufbar.

Springer
© Springer-Verlag GmbH Deutschland, ein Teil von Springer Nature 2020
Das Werk einschließlich aller seiner Teile ist urheberrechtlich geschützt. Jede Verwertung, die nicht ausdrücklich vom Urheberrechtsgesetz zugelassen ist, bedarf der vorherigen Zustimmung des Verlags. Das gilt insbesondere für Vervielfältigungen, Bearbeitungen, Übersetzungen, Mikroverfilmungen und die Einspeicherung und Verarbeitung in elektronischen Systemen.
Die Wiedergabe von allgemein beschreibenden Bezeichnungen, Marken, Unternehmensnamen etc. in diesem Werk bedeutet nicht, dass diese frei durch jedermann benutzt werden dürfen. Die Berechtigung zur Benutzung unterliegt, auch ohne gesonderten Hinweis hierzu, den Regeln des Markenrechts. Die Rechte des jeweiligen Zeicheninhabers sind zu beachten.
Der Verlag, die Autoren und die Herausgeber gehen davon aus, dass die Angaben und Informationen in diesem Werk zum Zeitpunkt der Veröffentlichung vollständig und korrekt sind. Weder der Verlag, noch die Autoren oder die Herausgeber übernehmen, ausdrücklich oder implizit, Gewähr für den Inhalt des Werkes, etwaige Fehler oder Äußerungen. Der Verlag bleibt im Hinblick auf geografische Zuordnungen und Gebietsbezeichnungen in veröffentlichten Karten und Institutionsadressen neutral.

Fotonachweis Umschlag: © Adobe Stock/Henrie

Springer ist ein Imprint der eingetragenen Gesellschaft Springer-Verlag GmbH, DE und ist ein Teil von Springer Nature.
Die Anschrift der Gesellschaft ist: Heidelberger Platz 3, 14197 Berlin, Germany

Vorwort

Die Endokrinologie beschäftigt sich mit der Lehre von Hormonen und Stoffwechselkrankheiten.

80 % der endokrinologisch betreuten Patienten leiden unter den großen Volkskrankheiten, wie Adipositas, Diabetes mellitus, Osteoporose und Schilddrüsenerkrankungen. Die Aufgabe des Endokrinologen liegt aber auch in der Behandlung spezieller und teilweise sehr seltener Erkrankungen. Wer Endokrinologie betreibt, braucht daher neben einem Verständnis für die Komplexität der hormonellen Regelkreise auch Freude an detektivischer Kleinarbeit, um von einzelnen Symptomen letztlich zur gesicherten Diagnose zu gelangen. Der Endokrinologe ist dabei an zentraler Stelle des Gesundheitswesens verankert und arbeitet als Netzwerker zwischen verschiedenen Disziplinen (Radiologie, Nuklearmedizin, Orthopädie, Gynäkologie, Neurochirurgie etc.).

Es sollte dabei nicht übersehen werden, dass die Endokrinologie ein dynamisches Fach ist. Sie unterliegt einem ständigen Wandel. Testverfahren, Grenzwerte, Untersuchungen etc. werden den wissenschaftlichen Erkenntnissen folgend kontinuierlich angepasst. Autoren und Verlag verwenden größtmögliche Sorgfalt, dem aktuellen Wissen zu entsprechen.

Um mit dieser Entwicklung Schritt halten zu können, ist ein sicherer Umgang mit den vorhandenen Erkenntnissen des Fachs unumgänglich. Bisherige Bücher behandeln den Stoff der Endokrinologie entweder übersichtsartig oder detailliert, im Verständnis wissenschaftlicher Ergebnisse. Dabei bleibt das Tradieren endokrinologischen Praxiswissens oft der verbalen Weitergabe überlassen. In Zeiten knapper personeller Ressourcen erschwert dies das Erlernen von erforderlichem Fachwissen für die Behandlung von endokrinologisch erkrankten Patienten.

Dieses Buch richtet sich somit gezielt an den Berufseinsteiger in der Endokrinologie und Diabetologie, da kurz und prägnant das erforderliche Facharztwissen vermittelt wird, zum anderen aber auch an interessierte Mediziner, da praktische Fragen des „Endokrinologen-Alltags“ beantwortet werden.

Danksagung

Hiermit bedanken wir uns bei Frau D. Jungkamp für die Unterstützung bei den gynäkologischen Themen, bei Prof. Dr. G. Klose für seine hilfreichen Hinweise zum Thema Lipidologie und bei Frau A. Blacha für ihr Lektorat. Herrn Prof. Dr. J. Flitsch, Herrn Dr. T. Harbeck und Herrn Dr. M. Lentschig danken wir für die Bereitstellung von MRT-Bildern der Hypophyse. Ferner gilt unser besonderer Dank den Patienten, deren Fotos zur Dokumentation typischer Befunde in diesem Buch Verwendung finden.

Inhaltsverzeichnis

Abkürzungsverzeichnis

A.	Arteria
Abb.	Abbildung
ACC	American College of Cardiology
ACCORD	action to control cardiovascular risk in diabetes
ACS	acute coronary syndrome
ACTH	adrenocorticotropes Hormon
ACE	Angiotensin-Converting-Enzym
ADA	American Diabetes Association
ADH	antidiuretisches Hormon
ADOPT	a diabetes outcome progression trial
AFP	α-Fetoprotein
AGS	adrenogenitales Syndrom
AHA	American Heart Association
AIDS	acquired immune deficiency syndrome
AIP	Aryl-Hydrocarbon-Rezeptor-interagierendes Protein
AIT	Autoimmunthyreoiditis
AK	Antikörper
AkdÄ	Arzneimittelkommission der deutschen Ärzteschaft
ALT	Alanin-Aminotransferase
AMH	Anti-Müller-Hormon
ANP	atriales natriuretisches Peptid
AP	alkalische Phosphatase
APA	Aldosteron-produzierendes unilaterales Nebennierenadenom
APECED	Autoimmunes-Polyendokrinopathie-Candidiasis-ektodermales-Dystrophie-Syndrom
APS	autoimmun bedingtes pluriglanduläres Syndrom
ARQ	Aldosteron/Renin-Quotient
ASCVD	atherosklerotische kardiovaskuläre Erkrankungen
ASS	Aspirin
AST	Aspartat-Aminotransferase
AT	Angiotensin
Ät.	Ätiologie
AVP	Arginin-Vasopressin
BB	Blutbild
bds.	beidseits
BfArM	Bundesinstitut für Arzneimittel und Medizinprodukte
BGA	Blutgasanalyse
BMI	Body-Mass-Index
BNP	brain natriuretic peptide
BOT	basal unterstützte orale Therapie
BSG	Blutsenkungsgeschwindigkeit
BWS	Brustwirbelsäule
BZ	Blutzucker
bzgl.	bezüglich
bzw.	beziehungsweise
Ca	Karzinom
CABG	coronary artery bypass graft
CAH	congenital adrenal hyperplasia
CASH	Chemotherapie-assoziierte Steatohepatitis
CAVE	lat. „hüte dich"
CBG	Corticosteroid-bindendes Globulin
CEA	carcinoembryonales Antigen
CgA	Chromogranin A
CGM	continuous glucose monitoring (kontinuierliche Glukoseüberwachung)
CK	Creatinkinase
CMV	Cytomegalie-Virus
CNP	C-type natriuretic peptide
COPD	chronisch obstruktive Lungenerkrankung
CRH	corticotropes Releasinghormon
CRP	C-reaktives Protein
CS	Cushing-Syndrom
CSE	HMG-CoA-Reduktase (Hemmer)
CSII	kontinuierliche subkutane Insulininfusion (Insulinpumpe)
CT	Computertomographie/Computertomogramm/konventionelle Insulintherapie
CTX	C-terminales Crosslink Telopeptid
Cyp-Gen	Steroid-Hydroxylase-Gen
C-Zellen	calcitoninproduzierende Zellen
DD	differentialdiagnostisch/Differentialdiagnose
DDG	Deutsche Diabetes Gesellschaft
DDT	Dichlordiphenyltrichlorethan
DEGAM	Deutsche Gesellschaft für Allgemeinmedizin und Familienmedizin
d. F.	der Fälle
DFS	diabetisches Fußsyndrom

DGE	Deutsche Gesellschaft für Endokrinologie
DGIM	Deutsche Gesellschaft für Innere Medizin
d. h.	das heißt
DHA	Docosahexaensäure
DHEAS	Dehydroepiandrostendion
DHT	Dehydrotestosteron
DIDMOAD	Wolfram-Syndrom
DM	Diabetes mellitus (Diab. mell.)
DOC	Desoxycorticosteron
DOTATATE	Diethylentriaminpentaessigsäure
DPP-4	Dipeptidyl-Peptidase-4
DSD	disorder/difference of sex developement
DSM-5	5. Auflage des Diagnostic and Statistical Manual of Mental Disorders
DVO	Dachverband Osteologie
DXA	dual-X-ray-absorptiometry (Verfahren zur Knochendichtemessung)
E2	Estradiol
EAS	European Atherosclerosis Scociety
EASD	European Association for the Study of Diabetes
ED	erektile Dysfunktion
EDP	Chemotherapieprotokolle mit Doxurubicin, Etoposid, Cisplatin
EDTA	Ethylendiamintetraessigsäure
EKG	Elektrokardiogramm
EMG	Elektromyografie
EMPA-REG	Empagliflozin, cardiovascular outcomes and mortality in type 2 diabetes
EO	endokrine Orbitopathie
EPA	Eicosapentaensäure
ESC	European Journal of Cardiovascular Prevention and Rehabilitation
etc.	lat., et cetera
EW	Einwohner
F	Fläche
FAS	funktionell androgenisierendes Syndrom
FAQ	frequently asked questions
FCHC	familiäre kombinierte Hypercholesterinämie
FD	Farbdoppler
FDG	Fluordesoxyglucose
F-Dopa	Fluor-Dihydroxyphenylalanine
FGF	Fibroblasten-Wachstumsfaktor
FGM	flash glucose monitoring
FHH	familiäre hypokalziurische Hyperkalzämie
FKA	funktionell kutane Androgenisierung
FMTC	familial medullary thyroid carcinoma
FNP	Feinnadelpunktion
FS	Fettsäuren
FSH	follikelstimulierendes Hormon
fT3	freies Triiodthyronin
fT4	freies Thyroxin
FU	Fluoruracil
Ga	Gadolinium
GABA	Gamma-Aminobuttersäure
GADA	Antikörper gegen das Enzym Glutamatdecarboxylase
GC	Glucocorticoide
Gen.	Generation
GenDG	Gendiagnostikgesetz
GEP	gastroenteropankreatisch
GFR	glomeruläre Filtrationsrate
ggf.	gegebenenfalls
GH	growth hormon (Wachstumshormon)
GHD	growth hormon deficiency (Wachstumshormonmangel)
GHRH	somatotropes Releasinghormon (Somatoliberin)
GIP	gastric inhibitory polypeptide
GIT	Gastrointestinaltrakt
GKV	Gesetzliche Krankenversicherung
GLP	Glucagon-like peptide
GnRH	gonadotropes Releasinghormon (Gonadoliberin)
GOT	Glutamat-Oxalacetat-Transaminase
GPCR	G-protein-coupled receptor (G-Protein-gebundener Rezeptor)
GPT	Alanin-Aminotransferase
GU	Grundumsatz
GZ	Glitazone
h	Stunde
HAIRAN	Hyperandrogenämie, Insulinresistenz, Acanthosis nigricans Syndrom
Hb	Hämoglobin
HbA1c	Glykohämoglobin
HC	Hydrocortison

HCC	hepatozelluläres Karzinom
hCG	humanes Choriongonadotropin
HDL	high density lipoproteins
HeFH	heterozygote familiäre Hypercholesterinämie
HF	Herzfrequenz
HHL	Hypophysenhinterlappen
HIES	Hydroxyindolylessigsäure
HIV	humanes Immundefizienz-Virus
HLA	human leucocyte antigen (Haplotyp-Gruppe)
HLP	Hyperlipoproteinämie
hMG	humanes Menopausengonadotropin
HOCM	hypertroph obstruktive Kardiomyopathie
HoFH	homozygote familiäre Hypercholesterinämie
HOMA	homeostasis model assessment (Glukose-Insulin-Index)
HRST	Herzrhythmusstörungen
HSD	Hydroxysteroiddehydrogenase
HT	Hormon-(Ersatz-)Therapie
HTN	Hypertonie
HU	Hounsfield-Einheiten
HVL	Hypophysenvorderlappen
HWZ	Halbwertszeit
IAA	Insulin-Autoantikörper
IA-2A	Antikörper gegen die Tyrosinkinase IA-2
ICA	intrazytoplasmatische Inselzellantikörper
ICD	implantierbarer Kardioverter-Defibrillator
ICSI	intrazytoplasmatische Spermieninjektion
ICT	intensivierte konventionelle Insulintherapie
IDDM	Insulin-abhängiger Diabetes mellitus
i.d.R	in der Regel
IE	Internationale Einheiten
IFG	impaired fasting glucose
IFN	Interferon
IGF	Insulin-like growth factor
IgG	Immunglobulin
IGT	impaired glucose tolerance (gestörte Glukosetoleranz)
IHA	idiopatischer Hyperaldosterosmus (meist durch bilaterale NNR-Hyperplasie)
HC	Hydrocortison
IHH	idiopathischer hypergonadotroper Hypogonadismus
IIEF-5	international index of erectile function
IL	Interleukin
i.m.	intramuskulär
IQ	Intelligenzquotient
ISH	isolierter hypogonadotroper Hypogonadismus
ITP	Immunthrombozytopenie
IU	Internationale Units
i.v.	intravenös
JÜR	Jahres-Überlebensrate
kcal	Kilokalorien
KE	Kohlenhydrateinheiten
KEV	konstitutionelle Entwicklungsverzögerung
KG	Körpergewicht
KH	Kohlenhydrate
KHK	koronare Herzerkrankung
KI	Kontraindikation
KM	Kontrastmittel
KOF	Körperoberfläche
KV	kardiovaskulär
LADA	latent autoimmune diabetes in adults
LDH	Laktatdehydrogenase
LDL	low densitiy lipoproteins
LDL-C	LDL-Cholesterin
LEADER	Liraglutide effect and action in diabetes: evaluation of cardiovascular outcome results
LH	luteinisierendes Hormon
LHRH	luteinisierendes Hormon rekombiniertes Hormon
LJ	Lebensjahr
LOH	Late-onset-Hypogonadismus
LWS	Lendenwirbelsäule
M.	Morbus
MAIS	milde Androgenresistenz
MAO	Monoaminooxidasehemmer
MCT	mittelkettige Triglyceride
MEN	multiple endokrine Neoplasie
MGA	monoglanduläres Autoimmunsyndrom
MIBG	Metajodbenzylguanidin
Micro-TESE	Mikrodissektionstechnik

min	Minuten
mmHg	Millimeter Quecksilbersäule
MODY	maturity onset diabetes of the young
MRCP	Magnetresonanz-Cholangiopankreatikographie
MR(T)	Magnetresonanz(tomographie)/ Magnetresonanztomogramm
MSH	melanozytenstimulierendes Hormon
mTOR	Serin/Threonin-Kinase (früher: mammalian target of Rapamycin)
MTX	Metotrexat
MUSE	medicated urethral system for erection
NAFLD	nichtalkoholische Fettlebererkrankung
$NaPO_4^-$	Natriumphosphat
NASH	nichtalkoholische Steatohepatitis
NEC	neuroendokrines Karzinom
NEN	neuroendokrine Neoplasie
NET	neuroendokriner Tumor
NIDDM	nicht insulinpflichtiger Diabetes
NIT	nahrungsinduzierte Thermogenese
NN	Nebenniere
Nn.	Nervi
NNR	Nebennierenrinde
NOAK	neue orale Antikoagulantien
NPH-Insulin	Neutral-Protamin-Hagedorn-Insulin
NSAR	nichtsteroidale Antiphlogistika
NSD	Nebenschilddrüse
OAD	orales Antidiabetikum
oGTT	oraler Glukosetoleranztest
OHP	Hydroxyprogesteron
OP	Operation
ORM	Oxydoreduktasemangel
PAC	Plasmaaldosteronkonzentration
PAS	polyglanduläres Autoimmunsyndrom
PAIS	partielle Androgenresistenz
pAVK	periphere arterielle Verschlusskrankheit
PD	progressive disease
P-NET	pankreatischer neuroendokriner Tumor
PCO	polyzystische Ovarien (meist Synonym zum PCO-Syndrom)
pCO_2	Kohlendioxidpartialdruck
PCOS	polyzystsches Ovarsyndrom
PDE-5	Phosphodiesterase-5
PEA	Phosphoethanolamin
PEG	Polyethylenglykol
PET	Positronen-Emissions-Tomographie
RFA	Radiofrequenzablation
PGA	polyglanduläres Autoimmunsyndrom
PINP	Prokollagen Typ 1 Propetid
PHA	primärer Hyperaldosteronismus, Conn-Syndrom
PHPT	primärer Hyperparathyreoidismus
PLP	Pyridoxalphosphat
PNMT	Phenylethanolamin-N-Methyltransferase
PNP	Polyneuropathie
p.o.	per os
pO_2	Sauerstoffpartialdruck
POEMS	Polyneuropathie, Organomegalie, Endokrinopathie, monoklonale Gammopathie, skin lesions Syndrom
POF	premature ovarien failure (vorzeitiges Sistieren der Menstruation)
POMC	Proopiomelanocortin
pp	postprandial
PPARγ	peroxisome proliferator activated receptor ɣ
PPI	Protonenpumeninhibitor
PRRT	Peptid-Rezeptor-Radionuklidtherapie
PSA	prostataspezifisches Antigen
PTH	Parathormon
PTHrP	parathormon related peptide
PTU	Propylthiouracil
QCT	quantitative Computertomographie
RAAS	Renin-Angiotensin-Aldosteron-System
RANKL	receptor activator of NF-κB-ligand
RF	Raumforderung
rh-TSH	rekombinantes humanes TSH
RJT	Radiojodtherapie
RR	Blutdruck
SAB	Subarachnoidalblutung
s.c.	subkutan
SD	Standardabweichung
Sd	Schilddrüse

SDHB	familiäres Paragangliomsyndrom
SGA	small for gestational age
SGLT-2	sodium dependent glucose co-transporter
SH	Sulfonylharnstoff
SHBG	Sexualhormon-bindendes Globulin
SHT	Schädel-Hirn-Trauma
SIADH	Syndrom der inadäquaten ADH-Sekretion, Schwartz-Bartter-Syndrom
SIRT	selektive interne Radiotherapie
SIT	supplementäre Insulintherapie
SKAT	Schwellkörperautoinjektionstherapie
SLE	systemischer Lupus erythematodes
sog.	sogenannt
SS	Schwangerschaft
SSA	Somatostatin-Analoga
SSR	Somatostatin-Rezeptor
SSRI	Serotonin-Wiederaufnahmehemmer
SSW	Schwangerschaftswoche
StAR	steroidogenic acute regulatory (protein)
STH	Somatotropin
syn.	Synonym
T3	Triiodthyronin
T4	Thyroxin
Tab.	Tabelle
TACE	transarterielle Chemoembolisation
TAK	Thyreoglobulin-Antikörper
TART	testikulärer adrenaler Resttumor
Tbc	Tuberkulose
TBG	Thyroxin-bindendes Globulin
Tbl.	Tablette
Tc	Technetium
TEP	Totalendoprothese
TESE	testikuläre Spermienextraktion
TG	Triglyceridämie
Tg	Thyreoglobulin
TIA	transitorisch ischämische Attacke
TIN	intraepitheliale Neoplasie
TIND	treatment induced neuropathy in diabetes
TIR	Time in Range
TNAP	gewebeunspezifische Phosphatase
TNF	Tumornekrosefaktor
TNM	Tumorklassifikation: T = Ausdehnung des Primärtumors, N = Lymphknotenbefall (Nodulus), M = Fernmetastasierung
TPO	Schilddrüsenperoxidase-Antikörper
TRAK	Thyreotropin-Rezeptor-Autoantikörper
TRH	thyreotropes Releasinghormon
TSG	Transsexuellengesetz
TSH	Thyreoidea-stimulierendes Hormon
TSHom	TSH sezernierender Hypohysentumor
TU	Tumor
u.a.	unter anderem
UAW	unerwünschte Arzneimittelwirkung
UICC	Union Internationale contre le Cancer
UKPDS	United Kingdom Prospective Diabetes Study
UTS	Ullrich-Turner-Syndrom
UV	Ultraviolettstrahlung
u.v.m.	und vieles mehr
V.	Vena
V2	Vasopressin-Rezeptor 2
V.a.	Verdacht auf
v.a.	vor allem
vgl.	vergleiche
VHL	Von-Hippel-Lindau-Syndrom
VIP	vasoaktives Polypeptid
Vit.	Vitamin
WK	Wirbelkörper
VLCFA	very long chain fatty acids
VLDL	very low density lipoproteins
vs.	versus (gegenübergestellt)
WDHH	Verner-Morrison-Syndrom
WHO	Weltgesundheitsorganisation
XLH	X-linked hypophosphatemia
XPID/IPEX	X-linked polyendocrinopathy, immunodeficiency and diarrhea syndrome
z.B.	zum Beispiel
Zsf.	Zusammenfassung
Z.n.	Zustand nach
ZNS	zentrales Nervensystem
ZVD	zentraler Venendruck
ZVK	zentraler Venenkatheter

Einführung

© Springer-Verlag GmbH Deutschland, ein Teil von Springer Nature 2020
I. van de Loo, B. Harbeck, *Facharztwissen Endokrinologie und Diabetologie*,
https://doi.org/10.1007/978-3-662-58897-0_1

1

Endokrinologie ist die Lehre von der Morphologie und Funktion hormonproduzierender Drüsen. Als Teil des Fachgebietes firmiert die Diabetologie, die sich speziell mit Zuckerstoffwechselstörungen beschäftigt. In diesem Kapitel werden die Kernpunkte und Paradigmen des Faches erläutert. Es findet eine Einführung in das Grundprinzip hormoneller Regelkreise statt. Allgemeingültige Faktoren bei Diagnostik und Therapie in Endokrinologie und Diabetologie werden besprochen und der Buchaufbau wird dargestellt.

Endokrinologie: Lehre von der Morphologie und Funktion hormonproduzierender Drüsen. Begriffsableitung (griech.): ἔνδον *endon* „innen", κρίνειν *krinein* „abscheiden".

Endokrine Hormondrüsen:	direkte Abscheidung der Hormone in das Blut.
Exokrin produzierende Drüsen:	Ausscheidung von Sekreten über Ausführungsgänge (z. B. Pankreas, Speicheldrüse) in andere Organe.

Kernpunkt der Endokrinologie sind die aus dem Blut gewonnenen Hormonwerte. Dabei handelt es sich um **dynamische** Parameter, die durch **interne** und **externe** Variablen beeinflussbar sind.

Die Beurteilung von Hormonparametern ist nur möglich unter Beachtung von:
- Anamnese,
- Alter,
- Lebensphase,
- körperlicher Untersuchung,
- Berücksichtigung der Blutabnahmebedingungen (z. B. Tageszeit).

Der im Folgenden verwendete Oberbegriff „Diagnostik" beinhaltet Anamnese, körperliche Untersuchung, Laboranalytik und ggf. weiterführende Diagnoseverfahren (Bildgebung, Histologie etc.).

Ergibt sich ein Sachverhalt logisch aus dem anderen, findet sich im Folgenden dieses Symbol: → (z. B. nach operativer Entfernung der Schilddrüse → lebenslange Substitution mit L-Thyroxin).

FAQ („frequently asked questions") beinhaltet in Prüfungen häufig abgefragtes Kernwissen.

Für eine klare Übersicht wird folgende Gliederung verwendet:
- **Synonym**
- **Epidemiologie**
- **Pathophysiologie**
- **Klinik**
- **Diagnostik**
- **Differentialdiagnosen**
- **Therapie**
- **Verlauf und Prognose**
- **Komplikationen**
- **Tipp für die Praxis/FAQ (engl. "frequently asked questions")**

Anamnese

Anamnese = Vorgeschichte.

Die Anamnese nimmt eine Schlüsselstellung in der Betreuung endokrinologischer Patienten ein. Sie ist:
- Basis für eine stabile Arzt-Patienten-Beziehung,
- Grundlage für den diagnostischen und therapeutischen Erfolg.

Über das Gespräch ergeben sich wichtige Informationen, die bei alleiniger Befundbetrachtung verloren gehen.

Im Arzt-Patienten-Gespräch ist zu berücksichtigen:
- Alter (Passt ein Symptom zum Alter, z. B. vorzeitige Wechseljahre?),
- Geschlecht (Zyklusanamnese ♀, [unerfüllter] Kinderwunsch ♀♂, Libido ♀♂, [morgendliche] Erektion ♂, Ejaculatio praecox ♂),
- Lebensphase (Jugend, Senium, fertile Lebensphase),
- Gewichtsverhalten,
- Leistungsfähigkeit,
- Durstgefühl,
- vegetative Anamnese: Schwitzen, Herzrasen, Schwäche, Kälte-/Wärmeempfinden,
- Kopfschmerzen, Muskelschmerzen, Muskelschwäche,
- Sehstörungen, Schluckstörungen,
- Haarausfall, veränderte Körperbehaarung,
- gehäufte Knochenbrüche,
- Vorerkrankungen (z. B. Zustand nach Chemotherapie),
- Sozialanamnese (z. B. Schichtarbeit kann die zirkadiane Rhythmik der Hormone stören),
- Familienanamnese.

Spezielle Fragen, passend zu einzelnen endokrinologischen Krankheitsbildern werden in den jeweiligen Kapiteln aufgegriffen.

▪ Körperliche Untersuchung

- Inspektion:	Körperbau, Proportionen, Hautbeschaffenheit, Hautfarbe.
- Palpation:	z. B. Struma, Lipodystrophien.
- Fingerperimetrie:	z. B. V. a. Hypohysentumor.
- Reflexstatus:	z. B. Hyperreflexie bei Kalziummangel.
- Untersuchung der primären und sekundären Geschlechtsmerkmale:	z. B. Ausmessen des Hodenvolumens mittels Orchidometer.

▪ Grundprinzip der Hormondiagnostik

Moderne Laborverfahren ermöglichen zuverlässige Bestimmungen von Hormonen im Blut.

Generell gilt:

- Die Verteilung normaler Hormonwerte ist weit gespannt.
- Die Bestimmung eines einzelnen Wertes im Serum reicht (meist) nicht aus, um zwischen physiologischer/pathologischer Hormonsekretion zu differenzieren.
- Hormonsekretion erfolgt **episodisch**: meist einer Rhythmik folgend.
  - Periodische Tagesrhythmik (zirkadiane Rhythmik)
    (z. B: sekretorisches Maximum von Wachstumshormon in der Nacht, sekretorisches Maximum von Cortisol in den frühen Morgenstunden).
  - Periodische Hormonsekretion bei der Frau im Monatszyklus
    (Die korrekte Interpretation der Untersuchungsergebnisse ist nur mit Kenntnis des Zyklustages bei Blutabnahme möglich.).
- Hormonsekretion erfolgt **pulsatil**: Normal sind Sekretionspausen im Wechsel mit plötzlichen Sekretionspeaks (z. B. Wachstumshormon). Der Parameter kann jeden beliebigen Wert zwischen Nadir und Maximum annehmen.
- Hormonsekretion erfolgt **in Abhängigkeit** von:
  - Geschlecht,
  - Lebensphase (z. B. Klimakterium → LH ↑, FSH ↑),
  - in Anpassung an äußere Einflüsse (z. B. Stress → Cortisol ↑, Berührung der Mamille → Prolaktin ↑).
- Hormonsekretion erfolgt in Regelkreisen: Sie verläuft über **negative Rückkopplung**.
- Beispiel: Schilddrüsen-, Nebennieren- und Gonadenachse. Der initiale Impuls ist das hypothalamische Releasinghormon, das auf die Hypophyse wirkt. Die Hypophyse setzt daraufhin das trophische Hormon mit Wirkung am Endorgan frei. Dies führt zur Ausschüttung des peripheren Hormons. Die peripheren Hormone wirken im Feedback auf Hypophyse und Hypothalamus zurück. Das wird als negative Rückkopplung bezeichnet, da es zur Absenkung der hypothalamisch/hypophysären Hormone mit folglich verminderter Stimulation am Endorgan führt (▫ Abb. 1.1).

Der Rückkopplungsmechanisumus auf endokrine Organe kann im Körper auch nichthormonellen Ursprungs sein (z. B. bewirkt hohes Kalzium eine Parathormonabsenkung, ein Glukoseanstieg führt zur Insulinfreisetzung und ein verändertes extrazelluläres Volumen führt zur Anpassung von Vasopressin, Renin und Aldosteron).

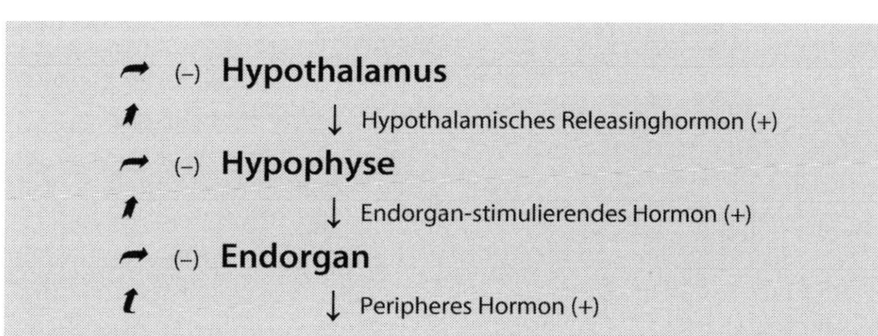

▫ **Abb. 1.1** Hypothalamisch-hypophysärer Regelkreis (mit stimulierender Hormonwirkung (+) und hemmender Rückkopplung (-))

Die Analyse einer Hormonwirkung an der Zielzelle ist unterschiedlich nachweisbar:

- Bei Insulin beispielsweise ist die Hormonwirkung an der Zielzelle leicht über die Messung des Blutzuckers zu ermitteln.
- Bei anderen Hormonen ist deren Wirkung aber nur indirekt über die Bestimmung übergeordneter Hormone (unter Berücksichtigung des Regelkreises) möglich (z. B. wird die adäquate Wirkung von Schilddrüsenhormonen durch die Normalisierung des übergeordneten Hypophysenhormons TSH bestimmt).

Ist die Differenzierung zwischen physiologischen oder pathologischen Hormonkonstellationen (unter Berücksichtigung der gekoppelt wirkenden Hormone des Regelkreises) nicht möglich, wird ein Funktionstest eingesetzt (i. d. R nicht erforderlich bei gonadotroper und thyreotroper Achse). Hierdurch wird der Komplexität und Dynamik einer Hormonanalyse Rechnung getragen.

- Stimulationstest: Ermittlung einer Hormonunterfunktion,
- Suppressionstest: Ermittlung einer Hormonüberfunktion.

Die im jeweiligen Labor eingesetzten Verfahren sollten dem Endokrinologen bekannt sein, da jedes Laborverfahren Stärken und Schwächen aufweist. Dies ist bei der Auswertung der Daten zu berücksichtigen.

Die Datenbasis (insbesondere für die Funktionstests) ist bis heute in der Endokrinologie klein. Ursächlich dafür sind:

- geringe Fallzahlen,
- hohe physiologische Variabilität von Hormonantworten,
- begrenzte Sensitivität und Spezifität von Analyseverfahren.

Die Beurteilung einer Hormonuntersuchung ist nur möglich unter Berücksichtigung von:

- endokrinologischer Anamnese,
- körperlicher Untersuchung,
- Erfahrung.

Ziel einer Untersuchung ist die Koordination von:

- klinischem Bild und
- Hormonanalyse.

Dies gilt auch für das Therapieziel Beseitigung von Beschwerden.

Es werden keine Laborparameter, sondern Patienten behandelt!

▪ Bildgebung

Die endokrinologische Funktionsdiagnostik hat Vorrang vor jeder Lokalisationsdiagnostik. Dadurch werden Fehldiagnosen und unnötige Kosten vermieden.

Die Schilddrüsen-Sonographie muss sicher beherrscht werden.

Beurteilungen von CT/MRT-Bildern der Hypophyse sollten geläufig sein.

DXA-Messungen zur Knochendichtemessung müssen ausgewertet werden können.

▪ Humangenetische Untersuchungen

Chromosomenanalysen und molekulargenetische Untersuchungen kommen häufig in der Endokrinologie zum Einsatz und müssen dem aktuellen Wissensstand entsprechend bewertet werden können. Hierbei ist zu berücksichtigen, dass sich der Erkenntnisgewinn dieses Fachgebietes rasant entwickelt.

▪ Gendiagnostikgesetz (GenDG)

Genetische Untersuchungen sind seit 2010 im Gendiagnostikgesetz (GenDG) geregelt.

Diagnostische genetische Untersuchung dürfen von allen Ärzte durchgeführt werden.

Prädiktiv genetische Untersuchungen dürfen nur von Fachärztinnen/Fachärzten für Humangenetik oder nach Qualifikation von anderen Ärztinnen/Ärzten nach Erwerb einer Facharzt-, Schwerpunkt- oder Zusatzbezeichnung für genetische Untersuchungen im Rahmen ihres Fachgebietes (§ 7 Abs. 1 GenDG) durchgeführt werden.

Vor einer genetischen Untersuchung muss die Aufklärung durch die/den verantwortliche(n) Ärztin/Arzt erfolgen über:

- Wesen der Untersuchung,
- mögliche Ergebnisse,
- mögliche Konsequenzen.

Wichtig ist eine sorgfältige Dokumentation über den Inhalt der Aufklärung.

Es gilt das Grundprinzip der „informationellen Selbstbestimmung“ (Art. 2 I i. V. m. 1 I GG). Das heißt, der Patient hat:

- das Recht auf Kenntnis eigener Befunde,
- das Recht auf Nichtwissen eigener Befunde.

Untersuchungsbefunde nach dem GenDG dürfen **ausschließlich** mit dem Patienten kommuniziert werden (Ausnahme: minderjährige Patienten oder Patienten, die unter Betreuung stehen).

■ Rechtliche Aspekte im klinischen Alltag

Beachte: Außerhalb von Notfällen sollte die Aufklärung von Patienten vor Interventionen (z. B. Hypophysentest, Schilddrüsenpunktion) mit einem Zeitfenster von >24 Stunden angestrebt werden. Je invasiver und je eher elektiv ein Eingriff, desto wichtiger ist die Einhaltung dieses Dogmas.

Die Aufklärung eines Patienten muss unter Berücksichtigung seiner intellektuellen Fähigkeiten erfolgen.

Bei Jugendlichen ist die Einwilligung von Patient und Erziehungsberechtigten einzuholen.

Zu berücksichtigen ist auch, dass viele Medikamente erst ab dem Alter von 18 Jahren zugelassen sind, hier ist eine intensive Aufklärung unabdingbar.

Generell empfiehlt sich eine präzise Aktenführung.

Bei der Anwendung von Medikamenten im „off label use" handelt es sich um deren Anwendung jenseits der Zulassung. Hierbei ist zu beachten, dass:

- die Aufklärung und Dokumentation besonders sorgfältig erfolgen sollte,
- die Finanzierung nicht über die gesetzlichen Krankenkassen (Ausnahme: Sonderentscheid des Medizinischen Dienstes nach vorherigem Antrag) geregelt ist,
- die Endverantwortung beim verordnenden Arzt liegt.

■ Tipp für die Praxis

- Krankheiten dürfen in Arztbriefen benannt werden (z. B. adrenogenitales Syndrom), die auslösende Mutation (z. B. Mutation im Cyp-Gen 21, Basenaustausch X gegen Y an Position Z) darf nach GenDG nicht ohne explizite Einwilligung des Patienten mit Dritten kommuniziert werden.
- Die Kenntnis über die genaue Mutation hilft dem Behandler den Krankheitsverlauf einzuschätzen. → Sinnvolle Option ist es daher, Arztbriefe mit Mutationsanalyse an die Patienten zu geben, sodass diese selbstbestimmt entscheiden können, an wen sie die Information weitergeben (Vorgehen bewährt sich z. B. beim Arztwechsel).
- CAVE: Weisen Sie Patienten darauf hin, dass beim Abschluss eines Versicherungsvertrages grundsätzlich keine Auskünfte über Untersuchungen nach dem Gendiagnostikgesetz verlangt werden dürfen. Sollen jedoch Versicherungen mit hoher Versicherungssumme abgeschlossen werden, müssen vor dem Abschluss (zur Vermeidung von Missbrauch) Ergebnisse genetischer Untersuchungen vorgelegt werden, da sonst ggf. die Haftung der Versicherung ausgeschlossen wird.

Aus Gründen der besseren Lesbarkeit wird in diesem Buch überwiegend das generische Maskulinum verwendet. Dies impliziert immer alle Formen, schließt also die männliche, weibliche und diverse Form mit ein.

Hypothalamus und Hypophyse

© Springer-Verlag GmbH Deutschland, ein Teil von Springer Nature 2020
I. van de Loo, B. Harbeck, *Facharztwissen Endokrinologie und Diabetologie*,
https://doi.org/10.1007/978-3-662-58897-0_2

2

In diesem Kapitel erfolgt die Darstellung der physiologischen Funktionen von Hypothalamus und Hypophyse sowie ihrer Störungen. Es werden hormonaktive und hormoninaktive pathologische Prozesse mit ihren Folgen dargestellt. Die verschiedenen hormonaktiven Tumoren und das erforderliche Vorgehen als auch die Hypophysenvorderlappeninsuffizienz werden im Einzelnen erläutert. Sonderfälle wie Kraniopharyngeom und Hypophysitis finden Erwähnung. Die Funktionsstörungen des Hypophysenhinterlappens werden gesondert besprochen.

Der Hypothalamus ist Teil des Zwischenhirns und liegt im Bereich der Sehnervenkreuzung (Chiasma opticum). Durch das sog. Infundibulum (Hypophysenstiel) wird er mit der Hypophyse verbunden (◘ Abb. 2.1). Diese befindet sich in der Sella turcica und besteht aus einem Vorderlappen (HVL) und Hinterlappen (HHL). Letzterer ist noch Teil des Hypothalamus. Der Hypothalamus als übergeordnetes Steuerungsorgan steht selbst unter Neurotransmitterkontrolle (z. B. Dopamin, Serotonin, Noradrenalin, GABA, verschiedene Peptide) und wird auch durch die Ausschüttung von Zytokinen (TNF-α, IL-1, IL-6) stimuliert.

Aufgaben des Hypothalamus:

- Bildung von Effektorhormonen, Releasing- und Inhibitinghormonen, Neuropeptiden und Dopamin,
- Steuerung vegetativer Funktionen, z. B. Regulation des Wasser-Elektrolyt-Haushalts, der Körpertemperatur, Nahrungs- und Wasseraufnahme, zirkadianen Rhythmik und des Schlafs,
- Steuerung des Sexual -und Fortpflanzungsverhaltens.

2.1 Pathophysiologie

Zwischen Hypothalamus, Hypophyse und peripheren Drüsen besteht ein Regelkreissystem (◘ Abb. 2.1).

Der Hypothalamus gibt Releasinghormone ab, die die Hypophyse zur Ausschüttung spezifischer Hormone aus dem HVL (sog. glandotrope Hormone) veranlassen. Diese wiederum stimulieren die Sekretion sog. Effektorhormone aus den

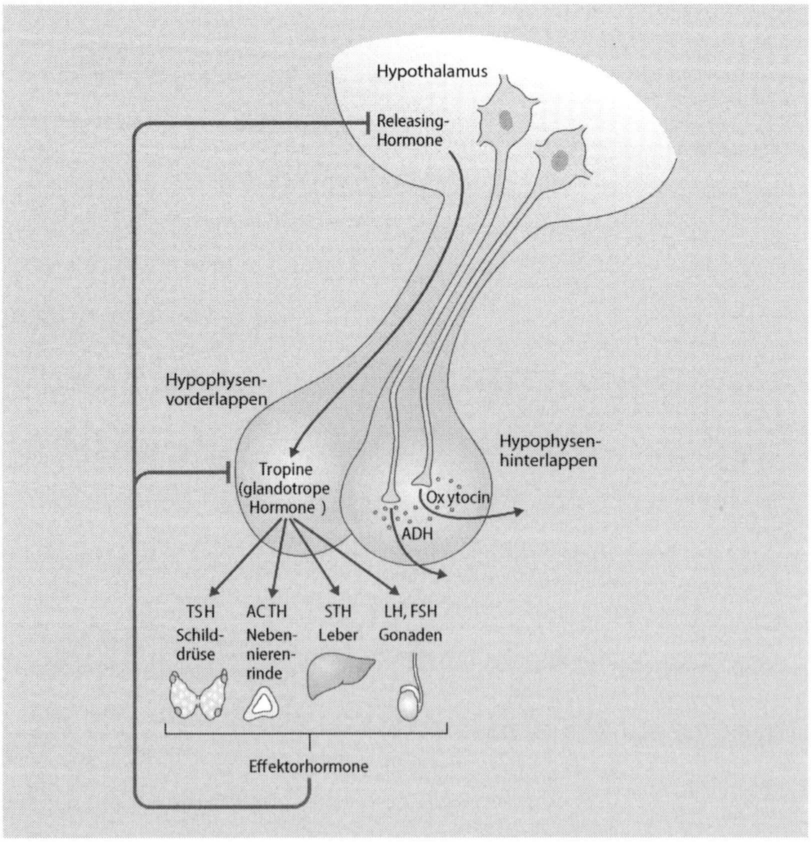

◘ Abb. 2.1 Hormonhierachie. Hypophysenhinterlappen synonym Neurohypophyse, Hypophysenvorderlappen synonym Adenohypo physe, Releasing-Hormone synonym Statine, Liberine, TSH=Thyreotropin, ACTH= Adrenokortikotropin, STH=Somatotropin, LH=Lutropin, FSH=Follikelstimulierendes Hormon (Follitropin), ADH=Antidiuretisches Hormon

peripheren Drüsen. Zu unterscheiden sind dabei die gonadotrope (LH, FSH), somatotrope (STH, GH), thyreotrope (TSH), corticotrope (ACTH) und mammotrope (Prolaktin) Achse. Im Hypophysenhinterlappen erfolgt die Freisetzung von ADH (Vasopressin) und Oxytocin, welche in den Nuclei paraventricularis und supraopticus des Hypothalamus sezerniert und nach axonalem Transport im HHL gespeichert werden.

Über negative Rückkopplungsmechanismen sowohl auf hypophysärer als auch auf hypothalamischer Ebene wird Einfluss auf die Aktivität der Hypothalamus-Hypophysen-Endorgan-Achse genommen und damit die Hormonsekretion reguliert. Zusätzlich wirken verschiedene Hormone (z. B. Somatostatin, Dopamin) inhibierend auf den Hypothalamus.

Der Hypothalamus nimmt damit eine zentrale Stellung im endokrinen System ein (◘ Abb. 2.2).

Viele Hormone unterliegen einer pulsatilen Ausschüttung bzw. einer zirkadianen Rhythmik (v. a. ACTH, Cortisol, Katecholamine, TSH, STH).

Hormone können dabei im Blutkreislauf in freier oder gebundener Form (Bindungsproteine, Albumin) vorliegen. Insbesondere einige Steroid- und Schilddrüsenhormone sind für den Transport über die Blutbahn an spezifische Trägerproteine gebunden. Typische Bindungsproteine sind das Corticosteroid-bindende Globulin (CBG) für Cortisol, das Thyroxin-bindende Globulin (TBG) sowie das Sexualhormon-bindende Globulin (SHBG) für Östradiol und Testosteron.

Faktoren, welche die Bindungsproteine beeinflussen, führen so zu einer Änderung der Konzentration des gebundenen Hormons:

- Östrogene → SHBG ↑, TBG ↑ CBG ↑ → Gesamthormon-Konzentration ↑,
- Hyperthyreose → SHBG ↑,
- Eiweißmangel → Bindungsproteine ↓ → Gesamthormon-Konzentration ↓.

Abhängig von der Lokalisation (intra- bzw. suprasellär) können primär hypothalamische (supraselläre Lage) und hypophysäre (intraselläre) Prozesse unterschieden werden. Eine primär hypothalamische Raumforderung kann sich aber auch in die Hypophyse ausdehnen und so zu einer Vergrößerung der Sella turcica führen. (◘ Abb. 2.3). zeigt das MRT einer normalen Hypophyse.

Der Hypophysenhinterlappen stellt sich bei Gesunden in der T1-Wichtung des MRT meist hyperintens als heller Fleck dar („hot spot“).

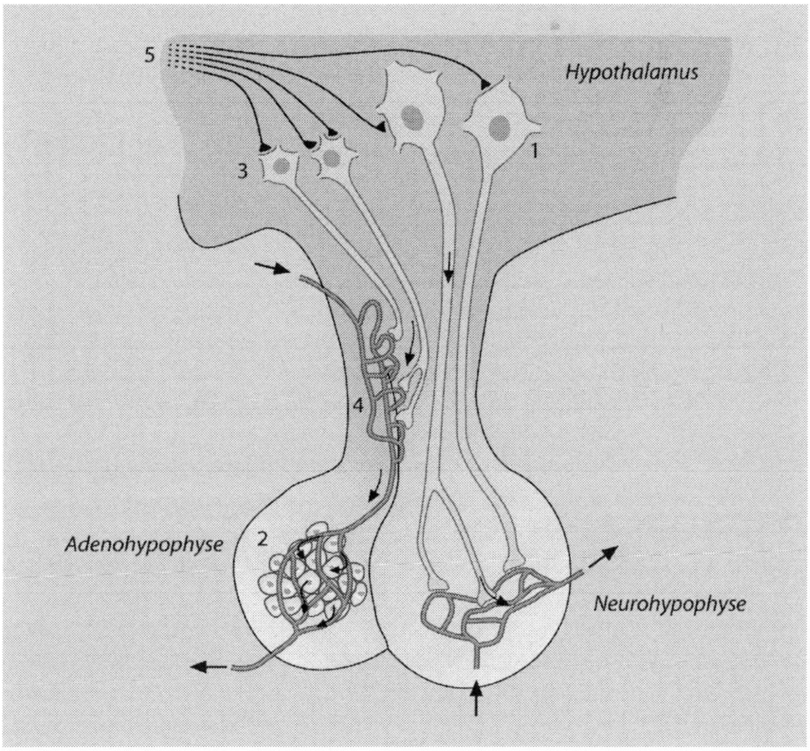

◘ **Abb. 2.2** Hypophyse. In spezialisierten Zellen des Hypothalamus (1) werden ADH und Oxytozin gebildet, über Axone zur Neurohypophyse transportiert und dort in das Blut abgegeben. Aus jeweils spezialisierten Zellen der Adenohypophyse (2) werden Tropine abgegeben. Die Ausschüttung der Tropine steht unter Kontrolle von Liberinen und Statinen, die von neuroendokrinen Zellen des Hypothalamus (3) gebildet und in das Portalblut der Hypophyse (4) abgegeben werden. Die Liberin und Statin produzierenden Neurone stehen wiederum unter dem Einfluss weiterer Neurone des Hypothalamus (5). (RF schmidt et al.: Physiologie es Menschen, 31. Aufl. Springer, 2017)

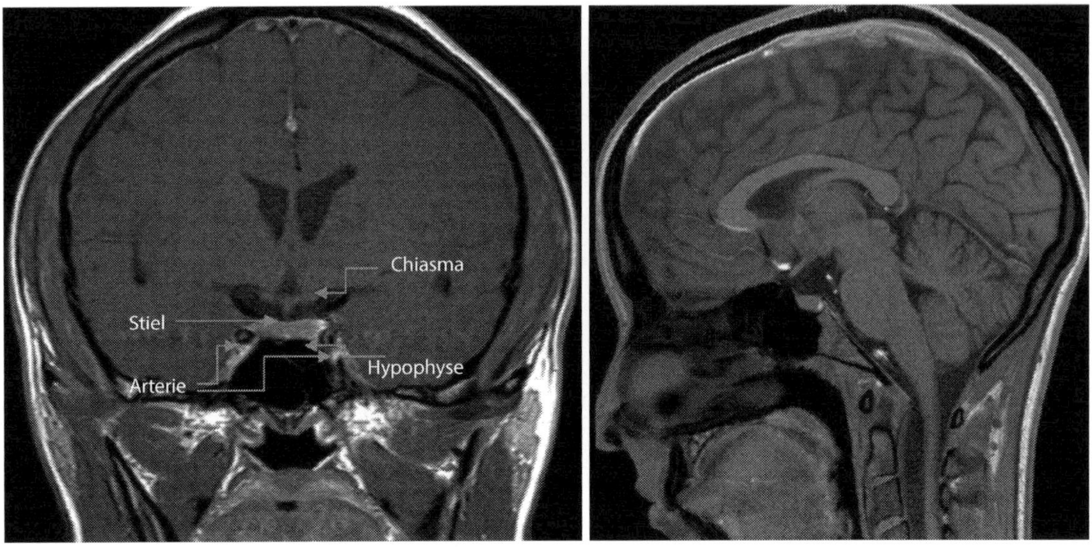

Abb. 2.3 MRT der Hypophyse, koronar und sagittal

- T1-Wichtung: fettreiche Körpergewebe und Strukturen sind heller (hyperintens) dargestellt als umliegendes Gewebe.
- T2-Wichtung: flüssigkeitsgefüllte Körperstrukturen (z. B. Liquorräume) werden hell (hyperintens) dargestellt → Darstellung von Ödemen, Ergüssen; Unterscheidung von Zysten und soliden Tumoren.

2.2 Hypothalamische Prozesse und Pinealisregion

Zu den wichtigsten Tumoren des Hypothalamus gehören Kraniopharyngeome, Germinome, Chordome, Harmartome, Zysten, Gliome, Meningeome und Metastasen. Auch maligne Systemerkrankungen des ZNS (z. B. Lymphome) und granulomatöse Erkrankungen (z. B. Neurosarkoidose, Tuberkulose, Wegner'sche Granulomatose)

Können sich im suprasellären Bereich manifestieren. Von Bedeutung für hypothalamische Prozesse sind zudem Entwicklungsstörungen im Bereich des Hypothalamus.

Symptome

1. neurologisch (Hirndruckzeichen).
2. opthalmologisch (Sehstörungen).
3. endokrin (partielle/komplette HVL-Insuffizienz, Entzügelungshyperprolaktinämie, HHL-Insuffizienz mit Diabetes insipidus),
4. Störung des kalorischen Gleichgewichts, des Schlaf-Wach-Rhythmus und der Temperaturregulation.

Bei den Tumoren der Pinealisregion handelt es sich meist um Keimzelltumoren, die aufgrund ihrer Lokalisation bei entsprechender Größe zum Verschlusshydrozephalus führen können. Typischerweise kann es zum Auftreten eines Parinaud-Syndroms mit vertikaler Blicklähmung, Konvergenzschwäche und aufgehobener Lichtreaktion der Pupillen kommen.

2.3 Kraniopharyngeom

Fall 1:

22-jähriger Patient mit seit 3 Monaten bestehenden Kopfschmerzen und zunehmenden Sehstörungen. Der Patient berichtet auf Nachfrage über einen Libidoverlust sowie ein verstärktes Durstgefühl mit einer Trinkmenge von ca. 6 Litern und einer erhöhten Ausscheidung sowie zunehmende Konzentrationsstörungen. Laborchemisch zeigt sich ein Ausfall der somatotropen und gonadotropen Achse. Das MRT zeigt intra- und supraselllär eine zystische Raumforderung (3,2 × 2,3 × 1,8 cm) mit inhomogenem Binnensignal, siehe T2-Wichtung in Abb. 2.4.*, in den hier nicht mitabgebildeten T1-und Diffusionswichtungen kräftiges Randenhancement und dorsal diffusionsgestörte Tumoranteile. Es zeigen sich keine soliden, KM-anreichernden Tumoranteile, Kalzifikationen sind nicht erkennbar (* Abb. 2.4*).*

Welche Diagnose stellen Sie?

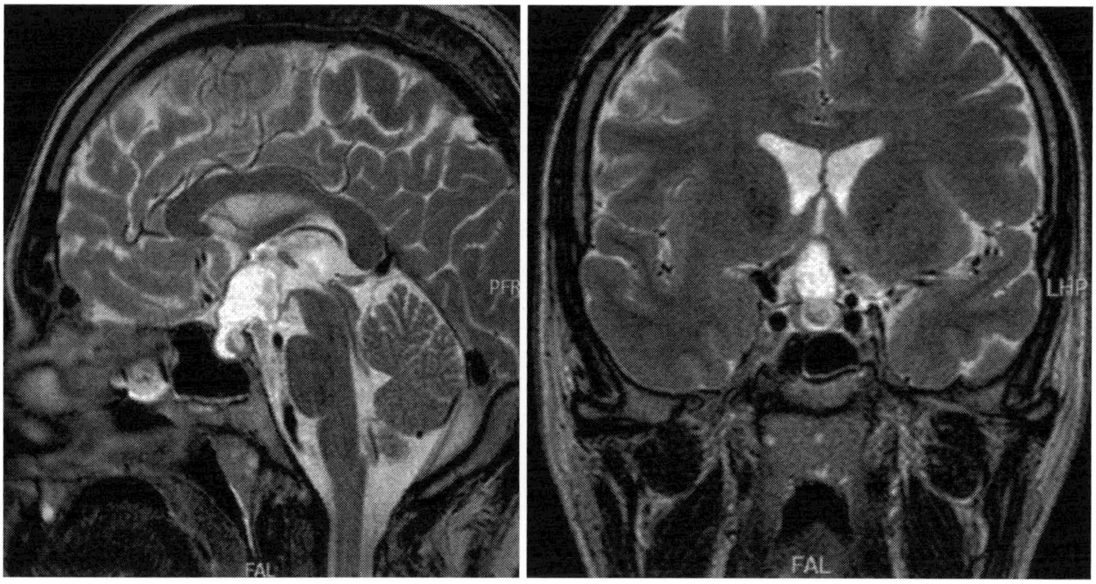

■ **Abb. 2.4** MRT-Hirn mit intra-und supraselllärer Raumforderung; hier nur T2-Wichtung dargestellt, um das Ausmass der zystischen Raumforderung zu zeigen

Epidemiologie

- Häufigster hypothalamischer Tumor,
- 30–50 % im Kindes- und Jugendalter,
- Inzidenz: 1–2 Fälle/Mio. Einwohner, Prävalenz: 10–30/Mio. Einwohner,
- zwei Altersgipfel: Kindesalter (5–15 Jahre), Erwachsenenalter (40–60 Jahre).

Pathophysiologie

Benigner Fehlbildungstumor aus Resten der Rathke-Tasche, häufig umgebende Strukturen infiltrierend, Lokalisation meist intra- und supraselIär (70 %), nur intrasellär (10 %), nur suprasellär (20 %).

Histologie

Adamantinöse Form:	im Kindesalter zu 95 %, auch bei Erwachsenen, höheres Rezidivrisiko, Zysten und Verkalkungen.
Papilläre Form:	fast ausschließlich bei Erwachsenen, verkalkt in der Regel nicht. geringe Rezidivrate.

Klinik

- Sehstörungen und Gesichtsfeldausfälle,
- Hirndrucksymptomatik, Kopfschmerz,
- endokrine Ausfälle (bei 80 % der Fälle): STH-Mangel (75 %) → Wachstumsstörungen, Gonadotropinmangel (40 %), ACTH-Mangel (25 %), TSH-Mangel (25 %), Hyperprolaktinämie (20 %), Diabetes insipidus (17–24 %) → Polydipsie, Polyurie,
- hypothalamische Essstörungen (25–50 %), neuropsychologische Störungen.

Diagnostik

- **Anamnese**: Kopfschmerzen, Sehstörungen, Hinweis auf Hormonausfälle (Wachstumsretardierung, Menstruationsstörungen, Libidoverlust, Einschränkung der Leistungsfähigkeit, Haarausfall, trockene Haut, erhöhte Trinkmenge/Ausscheidung).
- **Labor:**
  - pathologisch niedrige Hormone der Endorgane bei gleichzeitig niedrigen hypophysären Hormonen (■ Tab. 2.1),
  - Stimulationstest ist bei V. a. Vorliegen einer gonadotropen/thyreotropen Partialinsuffizienz nicht erforderlich.
- **Bildgebung**: MRT nativ und mit Gadolinium (Prozesse bis 2 mm Größe werden erfasst), CT nativ (meist intra-und suprasellärer oder rein suprasellärer Tumor mit glatter Begrenzung, Zysten und Verkalkungen).
- **Ophthalmologische Untersuchung**: Beeinträchtigungen von Sehschärfe/Fundus, Gesichtsfeldausfälle (Perimetrie).
- **Neurologische Untersuchung**: Hirnnervenfunktionsstörungen.

2

Tab. 2.1 Hyophysenachsen und Funktionstests

Hypophysäres Hormon	Peripheres Hormon	Hauptfunktionen	Klinik bei Ausfall	Funktionstest
Somatotrope Achse (STH)	IGF-1	Wachstumshormon: - direkte Wirkungen durch STH: blutzuckersteigernd, Abbau des Fettgewebes; - indirekte Wirkungen durch IGF-1: blutzuckersenkend, Knorpel-und Knochenwachstum, Aufbau von Muskulatur	Kleinwuchs, stammbetonte Adipositas, Arteriosklerose, Fettstoffwechselstörungen, reduzierte körperliche Leistungsfähigkeit, Hypoglykämie, Einschränkung der Lebensqualität und kognitiven Funktionen	GHRH-Arginintest, Insulin-Hypoglykämietest
Gonadotrope Achse (LH, FSH)	Östradiol, Testosteron	Sexualhormone: - Östrogene: sekundäre Geschlechtsmerkmale, Eizellreife, Epiphysenschluss, Knochenaufbau, Gedächtnisleistung; - Testosteron: sekundäre Geschlechtsmerkmale, Spermienproduktion, Aufbau von Muskelmasse	**Hypogonadotroper Hypogonadismus** Blasse, wächserne Haut, verminderte Sexualbehaarung, Infertilität; - Frauen: Menstruationsstörungen, Atrophie der Mammae; - Männer: herabgesetzte Libido und Potenz, weiche Testes	Keiner
Prolaktin		Wachstum der Brustdrüse während SS, Laktation	Klinische Relevanz nur in Stillzeit: fehlende Laktation	Keiner
Corticotrope Achse (ACTH)	Cortisol	Stresshormon, katabole Wirkung, Förderung der Gluconeogenese, entzündungs- und proliferationshemmend	**Sekundäre/tertiäre NNR-Insuffizienz** Schwäche, Müdigkeit, Blässe, Gewichtsverlust, Übelkeit, Erbrechen, Hypoglykämie	ACTH-Test, Metopirontest, CRH-Test, Insulin-Hypoglykämietest
Thyreotrope Achse (TSH)	fT3, fT4	Aufrechterhalten des Energiestoffwechsels	**Sekundäre/tertiäre Hypothyreose** Kälteintoleranz, Obstipation, Gewichtszunahme, Myxödem, trockene Haut, Bradykardie	Keiner
Speicherung von ADH		Regulation des Wasserhaushalts	**Diabetes insipidus** Polyurie, Nykturie, Polydipsie	Durstversuch

Differentialdiagnosen

Verdacht auf Zysten der Rathke-Tasche und sehr große Hypophysenadenome → Verlagerung 3. Ventrikel und Hypothalamusregion.

Therapie

- **Operation** (1. Wahl): Sicherung der Diagnose, radikale Resektion ohne begleitende Morbidität; meist transnasal-transkranieller Weg bei supraselIärem Wachstum; komplette Entfernung oft wegen invasiven Wachstums nicht möglich.

Radiotherapie:

- **Indikationen**: bei inkompletter Tumorresektion/Tumorrezidiv
- **Verfahren**: konventionelle perkutane fraktionierte Strahlentherapie, fraktionierte stereotaktische Radiotherapie, radiochirurgische Verfahren,
- **Nebenwirkungen**: Müdigkeit/Abgeschlagenheit (akut, vorübergehend), zerebrovaskuläre Ereignisse, sekundäre Hirntumoren, neurologische Veränderungen, Hirnnerven-

schädigungen, möglicherweise schnellerer Wirkungseintritt und geringere Nebenwirkungsrate durch neuere stereotaktische Bestrahlungsmethoden.
- **Pharmakotherapie**: Substitutionstherapie (bei 80–100 % post-OP erforderlich).

▪ **Verlauf, Prognose**
- Laborchemische Kontrolle 6 Wochen nach OP,
- Verlaufs-MRT 3 Monate postoperativ (CAVE: vorher operationsbedingte Artefakte),
- weitere Kontrollabstände (laborchemisch, radiologisch) individuell festlegen,
- lebenslang endokrinologische Verlaufskontrollen erforderlich,
- 10-JÜR: 83–93 %, 3- bis 19-fach erhöhte Mortalitätsrate gegenüber Allgemeinbevölkerung,
- Rezidivrate bzw. Progression nach OP abhängig von Ausmaß der Operation/ Radiotherapie:
  - nach kompletter mikrochirurgischer Tumorexzision: 30 %,
  - nach subtotaler Resektion: >50 %,
  - nach fraktionierter stereotaktischer Radiotherapie nach OP: 20 %.

▪ **Komplikationen**
- Hypophyseninsuffizienz (Spätschaden mit Latenz von 5–10 Jahren durch Radiotherapie),
- Wundheilungsstörungen, Hämatome, Liquorfistel, Infektionen, Nachblutung (durch operativen Zugang),
- hypothalamische Dysfunktion mit erheblicher Adipositas bei >50 %,
- Sehstörungen, neurologische Ausfallserscheinungen, psychoneurologische Schäden, Beeinträchtigung der Lebensqualität.

▪ **Tipp für die Praxis/FAQ**
- Vorliegen eines Diabetes insipidus spricht für supraselläre Raumforderung.
- MRT ist Standard bei Bildgebung der Sellaregion → besserer Weichteilkontrast; CCT → bessere Darstellung von Tumorverkalkungen und ossären Destruktionen.
- Operation in spezialisierten Zentren.
- Rezidive häufig! (Müller 2014)

Fall 1:
Diagnose: V. a. Kraniopharyngeom. Es erfolgt die operative Resektion des Tumors, histologisch bestätigt sich der Verdacht. Die postoperative Kontrolle zeigt einen persistierenden Ausfall der somatotropen und gonadotropen Achse sowie einen Diabetes insipidus. Eine entsprechende Substitution wird eingeleitet (► Abschn. 2.7*).*

2.4 Raumforderungen im Bereich der Hypophyse

Raumforderungen in diesem Bereich sind überwiegend Hypophysenadenome (90 %). Diese gutartigen Tumoren aus parenchymatösen Zellen des Hypophysenvorder- oder -hinterlappens stellen 10–15 % aller intrakraniellen Neubildungen dar (Petersenn et al. 2006). Abhängig von der Größe unterscheidet man Mikroadenome (<10 mm) von Makroadenomen (<10 mm). Mikroadenome sind meist Zufallsbefunde (Inzidentalome).

Vorkommen in abnehmender Reihenfolge: Prolaktinome > hormoninaktive Hypophysenadenome > Akromegalie > Morbus Cushing > TSHome > funktionell aktive Gonadotropinome (absolute Raritäten).

▪ **Pathophysiologie**
Noch nicht vollständig geklärt, vermutet werden genetische Alterationen.

▪ **Klinik**
- Kopfschmerzen, Sehstörungen,
- Symptome des Hormonmangels bzw. der -hypersekretion.

▪ **Diagnostik**
- **Labor**: → hormonelle Evaluation.
- **Bildgebung**: MRT nativ und mit Gadolinium (◻ Abb. 2.5), meist zeigt sich intraselläres Wachstum, häufig Sellavergrößerung, bei Kontraindikationen für MRT → CCT.

Makroadenome (>10 mm)	hyperintens im Vergleich zum Hirnstamm, para- oder supraselläre Ausdehnung zum Sinus cavernosus oder Chiasma opticum.
Mikroadenome (<10 mm)	hypointens im Vergleich zum Hirnstamm.

- Ophthalmologische Untersuchung zum Nachweis/Ausschluss Chiasma-Syndrom mit Visusminderung, Gesichtsfeldausfällen, z. B. bitemporale Hemianopsie (Perimetrie), Optikusatrophie,
- ggf. neurologische Untersuchung bei V. a. Hirnnervenfunktionsstörungen (bei Makroadenomen/parasellären Anteilen kann es entsprechend der Größenausdehnung zu Augenmuskelparesen durch Beeinträchtigung der Hirnnerven III, V und VI kommen → meist III betroffen).

Differentialdiagnosen

- Metastasierendes Karzinom, Lymphom, Meningeom, Zyste, Abszess, Keimzelltumor, Hypophysitis.
- CAVE: physiologische Vergrößerung der Hypophyse während Schwangerschaft.
- Bei Auftreten eines Hypophysenadenoms stets an Möglichkeit einer multiplen endokrinen Neoplasie Typ 1 denken (Bestimmung von Kalzium!).

Therapie

- Operative Resektion → Indikationen: HVL-Insuffizienz, Hormonaktivität des Adenoms (Ausnahme: Prolaktinom), Chiasma-Syndrom, Größenprogredienz im Verlauf, Versagen/Unverträglichkeit medikamentöser Therapie (bei Mikroadenomen selten operativ bedingte Ausfälle einzelner Hypophysenpartialfunktionen).

2.5 Hormoninaktive Hypophysenadenome („non-functioning pituitary adenomas")

Fall 2:

25-jährige Patientin mit seit längerer Zeit bestehenden Kopfschmerzen. Es bestehen keine Sehstörungen, keine Hinweise für den Ausfall einer Hypophysenpartialfunktion. Im MRT-Sella zeigt sich ein Mikroadenom der Hypophyse ohne raumfordernde Wirkung mit einem Durchmesser von 5 mm.

Wie gehen Sie weiter vor?

Epidemiologie

- 30 % aller Hypophysenadenome, zweithäufigste Manifestation,
- Inzidenz: 10 Fälle/Mio. Einwohner/Jahr, Prävalenz: 60–100/Mio. Einwohner.

Pathophysiologie

- Adenome des HVL, bei denen in Zirkulation keine erhöhten Spiegel von aktiven HVL-Hormonen nachweisbar sind (obwohl bei bis zu 90 % immunhistochemisch Produktion belegbar ist, d. h. Sekretion findet nicht statt oder Hormone sind unwirksam) → Nullzell-Adenome, α-Untereinheit sezernierende Adenome, Silent-Adenome.
- Hierzu zählen auch Adenome, die zwar Hormone produzieren, jedoch keine klinischen Symptome verursachen (meist funktionell inaktive Gonadotropinome).

Klinik

- Wenn klinisch auffällig → meist Makroadenom (Mikroadenom meist Inzidentalom),
- Gesichtsfeldeinschränkungen (Spätsymptom), Kopfschmerzen,
- Symptome der HVL-Insuffizienz, Entzügelungshyperprolaktinämie bei Kompression des Hypophysenstiels,
- Klinik der partiellen/kompletten HVL-Insuffizienz entspricht der jeweils ausgefallenen hypophysären Partialfunktion (◘ Tab. 2.1),
- aufgrund höherer Sensitivität gegenüber einer Kompression klassische Reihenfolge des Achsenausfalls: somatotrop, gonadotrop → thyreotrop, corticotrop,
- Frühsymptome: ♀: Zyklusstörungen, Amenorrhö, ♂: Libido- und Potenzverlust.

Diagnostik

- **Anamnese**: Kopfschmerzen, Sehstörungen, Hinweise auf HVL-Insuffizienz.
- **Hormonelle Diagnostik**: Nachweis eines oder mehrerer Hormonausfälle bzw. Ausschluss hormoneller Hypersekretion (◘ Tab. 2.1).
- **Bildgebung**: MRT (1. Wahl) nativ und mit Gadolinium.
- **Ophthalmologische Untersuchung**: Ausschluss eines Chiasma-Syndroms.
- **Ggf. neurologische Untersuchung.**

Differentialdiagnosen

Andere selläre Raumforderungen → Karzinome, ontogenetische Zellresttumoren, Zysten, primitive Keimzelltumoren, Gliome, Meningeome, Abszesse, Granulome, Metastasen, Aneurysmen.

- **Therapie**
- **Abwartendes Procedere**: bei Inzidentalomen <10 mm ohne Nachweis HVL-Insuffizienz oder ausreichendem Abstand zum Chiasma opticum.
- **Operativer Eingriff** (1. Wahl): möglichst komplette Resektion, meist transsphenoidal (>90 %).

Radiotherapie:
- **Indikationen**: bei inkompletter Tumorresektion,
- **Verfahren**: konventionelle perkutane fraktionierte Strahlentherapie, fraktionierte stereotaktische Radiotherapie, radiochirurgische Verfahren
- **Spätschäden**: ► Abschn. 2.3, Komplikationen.
- **Pharmakotherapie**: ggf. Einleitung einer Substitutionstherapie.

- **Verlauf und Prognose**
- Nach OP: laborchemische Kontrolle nach 6 Wochen, Verlaufs-MRT 3 Monate postoperativ, weitere Kontrollabstände (laborchemisch, radiologisch, ophthalmologisch) inidividuell festzulegen.
- Rezidivrate: 6–20 % nach kompletter Resektion.
- Bei nicht reseziertem Makro- Inzidentalom → MRT nach 6 Monaten, bei nicht reseziertem Mikroinzidentalomen → MRT nach 12 Monaten.
- Endokrine/ophthalmologische Kontrollen 6 Monate nach Diagnosestellung, dann jährlich.

- **Komplikationen**

Hypophyseninsuffizienz, Sehstörungen, neurologische Ausfallerscheinungen, Einblutung in Makroadenom (stärkste Kopfschmerzen!), Komplikationen durch operativen Zugang (► Abschn. 2.3, Komplikationen).

- **Tipp für die Praxis/FAQ**
- In der Regel kein Diabetes insipidus!
- Unterschiedliche Sensitivität der einzelnen Achsen des HVL gegenüber einer Tumorkompression: häufig somatotrope>gonadotrope>corticotrope>thyreotrope Achse.
- Trotz Hormoninaktivität des Hypophysenadenoms kann es bei Kompression des Hypophysenstiels zu Begleithyperprolaktinämie kommen.
- Gesichtsfeldausfälle bleiben dem Patienten häufig über einen langen Zeitraum unbemerkt, daher testen.
- Nach operativer Resektion eines Adenoms können sich Achsenausfälle erholen.

Fall 2:

Procedere: MRT-Kontrolle nach 1 Jahr, ophthalmologische und endokrinologische Verlaufskontrolle in 6 Monaten.

2.6 Hormonaktive Hypophysenadenome

Hormonaktive Hypophysenadenome sind durch eine erhöhte Konzentration eines hypophysären Hormons im Blut und die hierdurch hervorgerufenen Symptome gekennzeichnet.

2.6.1 Prolaktinom

Fall 3:

Eine 31-jährige Patientin mit Kinderwunsch stellt sich vor, die Pille habe sie vor 6 Monaten abgesetzt, in der Folge fand kein Zyklus statt. Im Rahmen der gynäkologischen Abklärung wird ein erhöhter Prolaktinspiegel festgestellt (1365 ug/l, Norm <23,3). Ein daraufhin durchgeführtes MRT der Sella zeigt ein Hypophysenmakroadenom (19 × 18 × 13 mm), ◘ Abb. 2.6. *Anamnestisch ergeben sich keine Galaktorrhö und keine Kopfschmerzen. Es besteht ein hypogonadotroper Hypogonadismus (LH <0,1 IU/l, FSH 0,9 IU/, Östradiol 10,9 ng/l). Die ophthalmologische Kontrolle ergibt keine Gesichtsfeldeinschränkung.*

Welche Diagnose stellen Sie und wie ist das weitere Vorgehen?

- **Epidemiologie**
- Häufigster hormonproduzierender Hypophysentumor (40 % aller Hypophsenadenome),
- Inzidenz: 50–60 Fälle/Mio. Einwohner/Jahr, Prävalenz: 60–100/Mio. Einwohner,
- 90 % Mikroprolaktinome mit geringer Wachstumstendenz, diese vor allem bei Frauen,
- bei Männern finden sich ganz überwiegend Makroadenome (95 % d.F.).

- **Pathophysiologie**
- In der Regel benigne Proliferation laktotroper Zellen mit pathologischer Mehrsekretion von Prolaktin → Sistieren der pulsatilen LH-Freisetzung, da erhöhte Prolaktinspiegel zur Erhöhung des hypothalamischen Dopamin-/Endorphinumsatzes führen → parakrine Unterdrückung der Pulsatilität von GnRH-Neuronen → hypogonadotroper Hypogona-

2

dismus (ggf. dafür auch kompressorische Beeinträchtigung der gonadotropen Zellen durch Makroadenom mitursächlich),
- Normbereich: 3–25 µg/l (Frauen: 3,8–23,2 µg/l bzw. Männer: 3,0–14,7 µg/l) → assayabhängig.

- **Klinik**
- Kopfschmerzen,
- Gesichtsfeldeinschränkung, Augenmuskelparesen,
- Symptome der partiellen HVL-Insuffizienz (◘ Tab. 2.1),
- langfristig Osteoporose.

Frauen:	Amenorrhö bei prämenopausalen Frauen (90 %), Galaktorrhö (50 %), Libidoverlust.
Männer:	Libidoverlust (100 %), Potenzstörungen (100 %), sehr selten Gynäkomastie (Folge des Hypogonadismus) mit Galaktorrhö.

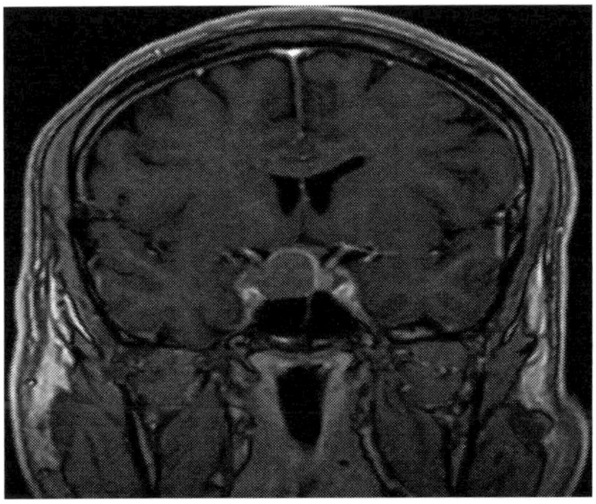

◘ **Abb. 2.5** MRT der Hypophyse (Sella), koronar, mit einem Hypophysenadenom

- **Diagnostik**
- **Anamnese**: Kopfschmerzen, Sehstörungen, Galaktorrhö, Spannungsgefühl in der Brust, Zyklusstörungen, Infertilität, Libidoverlust, Hinweise auf eine partielle HVL-Insuffizienz, Medikamente.
- **Labor**:
  - Nachweis Hypersekretion von Prolaktin (mind. 3-mal messen!),
  - Untersuchung der übrigen Hypophysenachsen (bei Mikroadenomen sehr selten Ausfälle weiterer Hormonachsen!).
- **Bildgebung**: MRT der Sellaregion (1. Wahl) nativ und mit Gadolinium, meist intraselläres Wachstum bei Mikroprolaktinomen, Abgren-

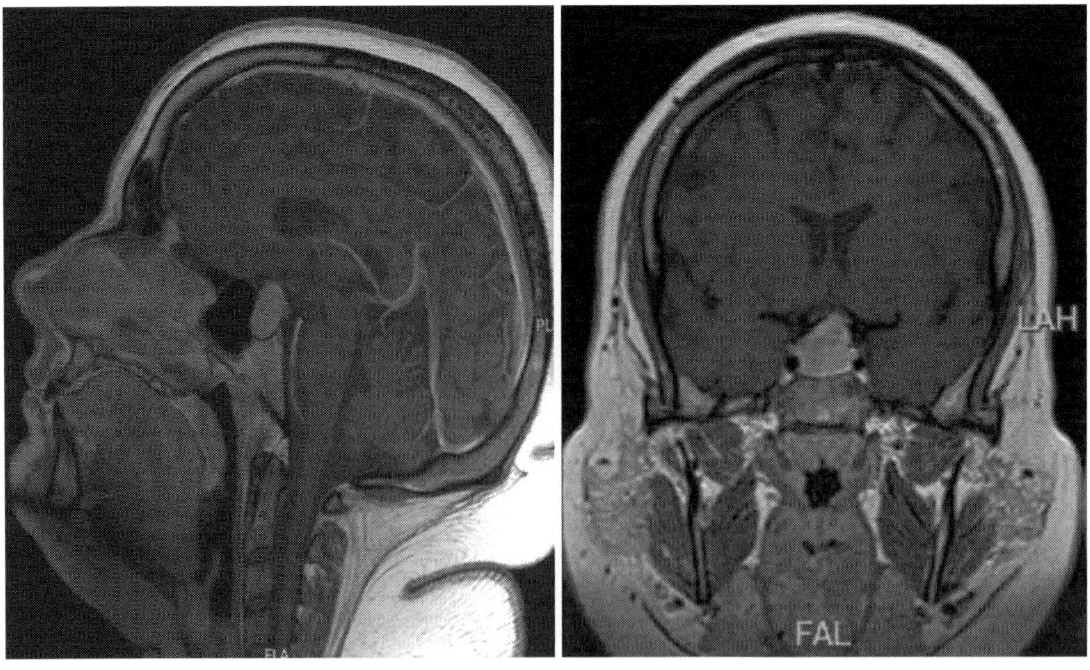

◘ **Abb. 2.6** MRT der Sella

■ Tab. 2.2 Differentialdiagnosen der Hyperprolaktinämie

Ursache	Pathophysiologie
Stress	Physiologisch
Schwangerschaft/Stillzeit	Physiologisch → meist Anstieg bis auf 10-fache der Normwerte
Entzügelungshyperprolaktinämie	Zerstörung der dopaminbildenden Zentren durch supraselläre Raumforderungen führt zu Enthemmung der laktotropen Zellen (z. B. Kraniopharyngiome); Kompression des Hypophysenstiels durch andere Prozesse (z. B. Sarkoidose, Lymphom); Hypophysenstielabriss durch Trauma
Medikamente	Dopaminantagonisten (Metoclopramid), Psychopharmaka (z. B. Haloperidol, Amitriptylin), Antihypertensiva (z. B. Methyldopa, Phenoxybenzamin), Hormone (Östrogene), Betablocker (Propanolol), H2-Rezeptorenblocker (Raniditin), Protonenpumpenhemmer (z. B. Pantoprazol, Omeprazol), Opiate, Proteaseinhibitoren → Prolaktin bleibt meist <100 μg/l
Leberinsuffizienz	Dysregulation von Neurotransmittern
Niereninsuffizienz	Rezeptordefekt an laktotropher Zelle
Erkrankungen der Thoraxwand	z. B. Verbrennungen, Herpes zoster
Primäre Hypothyreose	TRH-stimulierte Prolaktinsekretion
Sonstiges	PCO-Syndrom, Cushing- Syndrom, analytisches Problem (Makroprolaktin)
Idiopathische Hyperprolaktinämie	

zung zu großen hormoninaktiven Hypophysenadenomen mit Kompression des Hypophysenstiels.
- **Ophthalmologische Untersuchung.**
- Ggf. **neurologische Untersuchung.**

■ Differentialdiagnosen

(■ Tab. 2.2)

Abgrenzung hormoninaktives Makroadenom/Makroprolaktinom durch Prolaktinspiegel und Tumorgröße:
- Makroprolaktinom: Prolaktin meist >250 μg/l,
- Entzügelungshyperprolaktinämie: meist <100 μg/l (inadäquat niedriger Prolaktinspiegel im Verhältnis zur Tumorgröße),
- Mikroprolaktinom: häufig nur geringe Hyperprolaktinämie, 100–250 μg/l.

■ Therapie

Pharmakotherapie:
- Dopaminagonisten →
- Indikation: Makroprolaktinome, Mikroprolaktinome mit Hypogonadismus, Fertilitätsstörungen mit Kinderwunsch und/oder Galaktorrhö, Mikroprolaktinome mit Größenprogredienz.
- Bei Ansprechen → schneller Wirkungseintritt mit abfallendem Prolaktin (Stunden bis Tage) → in 66 % d. F. Größenabnahme um mind. 50 %.
- Dosierung immer einschleichen: zu Therapiebeginn → häufig UAW (siehe unten), langwirksame Substanzen vor dem Schlafen einnehmen.
- **Dosierungen**:
  - **Bromocriptin** (1. Gen.): Startdosis 1,25 mg am Abend, ab Tag 2 3-mal 1,25 mg/d, nach 1 Woche 3-mal 2,5 mg/d (max. 15–20 mg/d) → bei Kinderwunsch (meiste Erfahrungen in Schwangerschaft).
  - **Cabergolin** (2. Gen.): Startdosis 0,25 mg 2x/Woche (z. B. Montag und Donnerstag), schrittweise Dosiserhöhung um 0,5 mg/Woche in monatlichen Abständen bis 2 mg/Woche (max. 3,5 mg); bei Mikroadenomen kann Startdosis von 0,25 mg 1x/Woche ausreichen → am effektivsten, bessere Verträglichkeit, längere Wirksamkeit.

  - **Quinagolid** (2. Gen.): 75–150 µg 1x/d (max. 600 µg/d) → bessere Verträglichkeit, längere Wirksamkeit.
- **UAW**:
  - Nausea, Vomitus, orthostatische Dysregulation,
  - selten bei höherer Dosierung → psychotische Veränderungen (z. B. Spielsucht bei ca. 5 %), Hypersexualität,
  - sehr selten Gefahr von Herzklappenveränderungen,
  - CAVE: bei Makroprolaktinomen Gefahr einer hämorrhagischen Nekrose (neurochirurgischer Notfall!),
  - bei länger andauerndem Hypogonadismus zusätzlich Substitution von Sexualhormonen (z. B. Östrogene, Testosteron),
  - ggf. zusätzliche Substitution weiterer HVL-Achsen,
  - bei Mikroprolaktinomen ohne Klinik/milder Hyperprolaktinämie im Einzelfall Verzicht auf dopaminagonistische Therapie möglich (ggf. Sexualhormonsubstitution bei Östrogen-oder Testosteronmangel).

Operative Therapie: nur bei Therapieresistenz (ca.10 %), Unverträglichkeit der Therapie, geplanter Schwangerschaft und Makroadenom, medikamentös nicht schnell genug/unzureichend beeinflussbare Prolaktinome mit rasch progredienter Gesichtsfeldeinschränkung, Auftreten akuter Hirndruckzeichen durch Tumoreinblutung nach Beginn medikamentöser Behandlung.

Radiotherapie: nur bei sehr aggressiven Verlaufsformen, Spätschäden (s.o.).

▪ **Verlauf und Prognose**

- Endokrine Laborkontrolle unter Dopaminagonisten nach 1 und 2 Wochen, danach abhängig von Verlauf und Klinik (Normalisierung des Prolaktinspiegels),
- MRT-Kontrolle bei Makroprolaktinom nach 3 Monaten, danach jährlich → bei Makroprolaktinomen gute Korrelation zwischen Abfall der Prolaktinspiegel und Tumorgröße,
- MRT-Kontrolle bei Mikroprolaktinomen nach 1 Jahr, bei konstantem Prolaktinspiegel im weiteren Verlauf keine weitere Bildgebung erforderlich,
- Auslassversuch mit Dopaminagonisten frühestens nach 2 Jahren (Voraussetzungen: normalisiertes Prolaktin, Tumorgrößenreduktion mind. 50 %, konstante Größe mind. 24 Monate), Kontrolle des Prolaktinspiegels im 2-Monats-Intervall,
- Langzeitremission nur bei ca. 20–30 % der Patienten (Mikroprolaktinome: ca. 21 %, Makroprolaktinome: ca. 16 %).

▪ **Komplikationen**

Hypophyseninsuffizienz, Sehstörungen, neurologische Ausfallerscheinungen, Einblutung in Makroadenom unter Dopaminagonistentherapie (stärkste Kopfschmerzen!), Resistenz gegen verwendete Dopaminagonisten (Bromocriptin ca. 20–30 %, Cabergolin ca. 10 %).

▪ **Tipp für die Praxis/FAQ**

- Tipp für Blutentnahme: Tagesrhythmik der Prolaktinsekretion beachten → Bestimmung vormittags mindestens 1 h nach Aufstehen, Stressbelastung vor Blutentnahme vermeiden! → Führt zu kurzzeitigem Prolaktinanstieg um das 2- bis 3-Fache.
- Keine Brustpalpation vor Blutentnahme!
- Prolaktin-spezifische Störfaktoren: High-dose-hook-Effekt: falsch-niedrige Prolaktinwerte durch sehr hohe Antigenkonzentrationen verursacht → Probe nach Verdünnung erneut messen; Makroprolaktin: hochmolekulare Komplexe aus Prolaktin, Proteinen und endogenen Antikörpern (soweit bekannt biologisch inaktiv → keine Klinik!); durch Vielzahl von Bindungsstellen Immunoassay-Antikörper können falsch-positive Messergebnisse auftreten → Re-Evaluation nach PEG-Fällung (Polyethylenglykol).
- Echokardiographie vor Therapiebeginn mit Cabergolin und im Verlauf alle 1–2 Jahre (CAVE: Herzklappenveränderungen unter Cabergolin im Rahmen der Therapie der Parkinson-Erkrankung unter Verwendung deutlich höherer Dosen beschrieben).
- Prolaktinom und Schwangerschaft: wenn möglich von Schwangerschaft bei größenprogredientem Mikroprolaktinom (selten!) und Makroprolaktinom abraten, da mit Größenzunahme des Adenoms zu rechnen ist (15–35 %) → zunächst Größenreduktion anstreben; ggf. zusätzliche Gabe eines Kontrazeptivums.
- Mikroprolaktinom ist keine Kontraindikation für Schwangerschaft/Stillzeit. Bromocriptingabe bis zum Eintritt der Schwangerschaft

(alternativ pulsatile GnRH-Therapie bei Unverträglichkeit von Dopaminagonisten möglich), dann Absetzen, kontinuierliche Gabe während der Schwangerschaft ist möglich, falls dies aufgrund der Größe des Adenoms erforderlich ist (Makroadenom).
- Makroprolaktinom und *geplante* Schwangerschaft: Diskussion einer transsphenoidalen Resektion → Monitoring: Anamnese, Klinik (Kopfschmerzen, Sehstörungen), Perimetrie in jedem Trimenon, ggf. MRT bei V. a. Tumorexpansion, Prolaktinbestimmungen während Schwangerschaft nicht sinnvoll.
- Nach Entbindung: Rückgang Prolaktinwerte auf präkonzeptionelle Werte, bei Mikroprolaktinom gelegentich Normalisierung der Prolaktinspiegel nach Schwangerschaft (asymptomatische Apoplexien im Tumor?).
- Dopaminagonistenresistenz: abhängig von Größe des Tumors und Einzelfall → anderen Dopaminagonisten ausprobieren/Operation/Radiotherapie.
- Aufklärung bei prämenopausalen Frauen, dass mit Normalisierung des Prolaktinspiegels auch Besserung des Hypogonadismus/Fertilität zu erwarten ist → Kontrazeptivum!
- Aufklärung über mögliches Entstehen von Suchtverhalten unter Dopaminagonisten-Therapie!

Fall 3:

Es wird die Diagnose Makroprolaktinom gestellt und nach Durchführung einer Echokardiographie eine Therapie mit Cabergolin 0,5 mg 2x/Woche eingeleitet sowie eine zeitnahe Kontrolle des Prolaktinspiegels nach 1 Woche. Zusätzlich: Kontroll-MRT nach 3 Monaten, Aufklärung der Patientin über gesteigertes Risiko einer hämorrhagischen Nekrose der Hypophyse unter Cabergolin (stärkste Kopfschmerzen).

2.6.2 Akromegalie

Fall 4:

58-jährige Patientin stellt sich mit pektanginösen Beschwerden in der Notaufnahme vor. Laborchemisch und kardiologisch kann ein Herzinfarkt ausgeschlossen werden. In der körperlichen Untersuchung zeigen sich jedoch eine Rhinomegalie, Makrognathie und Makroglossie. Der diensthabende Kardiologe ordnet weitere Untersuchungen an.

Woran denken Sie? (◘ Abb. 2.7*)*

- **Epidemiologie**
- Etwa 20 % aller Hypophysenadenome, 70 % Makroadenome,
- Inzidenz: 3–5 Fälle/Mio. Einwohner/Jahr, Prävalenz: 50–70/Mio. Einwohner,
- Erkrankungsgipfel: 45.-50. Lebensjahr.

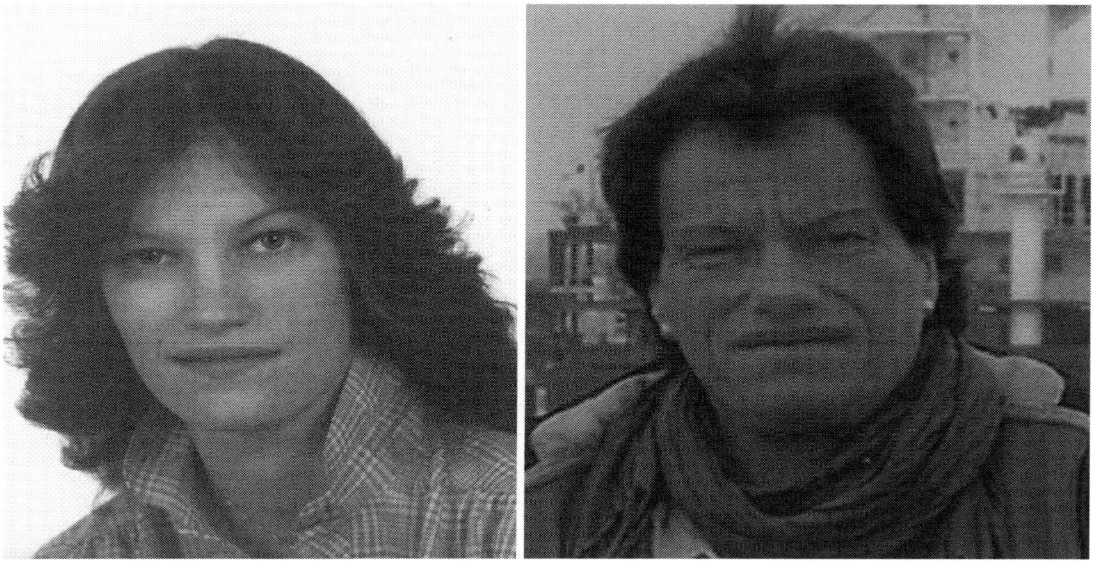

◘ **Abb. 2.7** Bilder der Patientin von vor 30 Jahren und heute

2

- **Pathophysiologie**
- 95 % benigne Proliferation somatotroper Zellen der Hypophyse → pathologische Mehrsekretion von STH und konsekutiv IGF-1 (Normbereich STH: 0,13–9,88 µg/l → assayabhängig, Normbereich IGF-1: alters- und geschlechtsabhängig) → erhöhte direkte und indirekte Wirkung (durch IGF-1) von STH auf Organismus,
- IGF-1: blutzuckersenkend, Knochen-und Knorpelwachstum steigernd, Aufbau von Eiweiß und Muskulatur, Zellvermehrung,
- STH: blutzuckersteigernd (hemmt periphere Insulinwirkung und zelluläre Glukoseaufnahme, erhöht hepatische Glukoseproduktion), Abbau des Fettgewebes, Zurückhalten von Salz/Wasser,
- führt im Kindesalter zum Bild des Gigantismus, bei Erwachsenen zur Akromegalie.
- Adenomtypen:
  - STH-Zelladenome (60 %, dicht oder spärlich granuliert → letztere vornehmlich bei Jüngeren, aggressiver),
  - gemischtes STH- und Prolaktin-Zelladenom (25 %),
  - mammosomatotropes Adenom (10 %),
  - plurihormonales Hypophysenadenom (5 %),
  - sehr selten Hypophysenkarzinome.

- **Klinik**

Zu unterscheiden sind lokal bedingte Symptome durch den Tumor sowie körperliche, metabolische und psychische Veränderungen.

- **Lokal**:
  - Kopfschmerzen (60–80 %),
  - Sehstörungen/Gesichtsfelddefekte (25–60 %), Hirnnervenfunktionsstörungen,
  - kompressionsbedingter Ausfall anderer hypophysärer Partialfunktionen → Menstruationsstörungen (40–80 %), Libidoverlust/Impotenz (40–60 %).
- **Körperlich**:
  - Vergrößerung der Akren (nahezu 100 %),
  - im Kindesalter (vor Schluss der Epiphysenfugen) verstärktes Längenwachstum → Gigantismus,
  - Vergröberung der Gesichtszüge mit Hervortreten der Supraorbitalwülste,
  - Vergrößerung der Nase, Wachstum des Unterkiefers nach vorne, Verbreiterung Ober-und Unterkiefer mit Entstehung von Zahnlücken,
  - Vergrößerung des Kehlkopfs mit kloßiger und tieferer Stimme,
  - Makroglossie,
  - Verdickungen der Haut,
  - Hyperhidrosis (60–90 %),
  - Kolonpolypen,
  - Arthralgien (bis 70 %), Karpaltunnelsyndrom (30 %),
  - Viszeromegalie,
  - ggf. Kardiomyopathie, linksventrikuläre Hypertrophie, arterielle Hypertonie (40–80 %),
  - Schlaf- Apnoe- Syndrom (50-70%)
  - Strumabildung.
- **Metabolisch**: gestörte Glukosetoleranz (60 %), Insulinresistenz, Diabetes mellitus (25 %).
- **Psychisch**: reduzierte Lebensqualität, Depression, Angststörungen.

- **Diagnostik**
- **Anamnese**: Kopfschmerzen, Sehstörungen, Veränderung von Schuhgröße/Ringgröße bemerkt, vermehrtes Schwitzen, Taubheitsgefühle in Fingern/Karpaltunnelsyndrom, Zyklusstörungen, Infertilität, Libidoverlust, Hinweise auf partielle HVL-Insuffizienz.
- **Labor**:
  - Nachweis Hypersekretion von IGF-1 (kaum Tagesschwankungen), STH unterliegt pulsatiler Sekretion → einzelne basale Bestimmungen für Diagnostik nicht zielführend (aber ggf. Verlaufsparameter, siehe unten),
  - Untersuchung übriger Hypophysenvorder- und –hinterlappenfunktion,
  - 75 g-OGTT: physiologisch ist STH-Suppression auf <0,4 µg/l bei Glukosebelastung → bei Akromegalie fehlende Supprimierbarkeit oder paradoxer STH-Anstieg zu beobachten, falsch-positive Ergebnisse, z. B. bei schweren Lebererkrankungen, Niereninsuffizienz, Malnutrition, oder Anorexie,
  - einmalige Bestimmung von GHRH, sofern kein eindeutiges anatomisches Korrelat in der Bildgebung (CAVE: nur in Speziallaboren).
- **Bildgebung**: MRT Sellaregion nativ und mit Gadolinium (zeigt sich kein Adenom → ektope GHRH-Produktion in Betracht ziehen).
- **Ophthalmologische Untersuchung.**
- Ggf. **neurologische Untersuchung**.
- **Weitere Untersuchungen**: Abdomensonographie, Echokardiographie, EKG, Kolosko-

pie, Schilddrüsensongraphie, ggf. Schlaflabor (Katznelson et al. 2014).

- **Genetische Untersuchung**: bei Hinweisen auf hereditäre Ursache.

Differentialdiagnosen

- <5 % andere Ursachen: GHRH-Exzess: hypothalamischer/neuroendokriner Tumor (Bronchialsystem, Thymus, Gastrointestinaltrakt, Pankreas), ektope STH-Produktion: pankreatischer Inselzelltumor, Non-Hodgkin-Lymphom; hereditäre Ursachen: MEN Typ 1, Carney-Komplex, McCune-Albright-Syndrom, isolierte familiäre Akromegalie: V. a. Mutationen des Aryl-Hydrocarbon-Rezeptor-interagierenden Proteins (AIP).

Therapie

Ziel: IGF-1 im alters- und geschlechtsspezifischen Normbereich, STH im 75-g-OGTT <0,4 µg/l.

Operative Therapie: (1. Wahl) transsphenoidale Resektion → bei Makroadenom postoperativ bei 40–60 % zusätzlich Pharmakotherapie erforderlich, bei Mikroadenomen nur bei ca. 10–30 %.

Pharmakotherapie:

- **Somatostatinanaloga (SSA)** → Indikation bei: Restaktivität, Kontraindikationen einer Operation, Inoperabilität, ggf. als Vorbehandlung zur Tumorgrößenreduktion (keine allgemeine Therapieempfehlung).
  - **Wirkweise:** Somatostatin hemmt Ausschüttung von STH, wird physiologischerweise im Pankreas während Verdauung sezerniert → hemmt Ausschüttung verschiedener anderer v. a. gastrointestinaler Hormone (z. B. Gastrin, Sekretin, VIP, GLP, Insulin, Glukagon, TSH, Cortisol), synthetische Somatostatinanaloga verfügen über besonders lange Plasmahalbwertszeit, → vor Gabe eines Depotpräparates Testdosis s.c. geben! (z. B. 3 × 100 µg für 2 Tage), Tumorreduktion um 20–50 % unter Therapie.
  - **Dosierungen:**
    - Octreotid LAR Monatsdepot: Start mit 20 mg alle 4 Wochen i.m. (Dosis 10–30 mg/Monat).
    - Lanreotid: Start mit 90 mg alle 4 Wochen s.c. (Dosis 60–120 mg/Monat).
    - Pasireotid: Beginn mit 40 mg alle 4 Wochen i.m. (am effektivsten unter den SSA → Standardtherapie).
    - → Octreotid und Lanreotid → Affinität zu Somatostatinrezeptoren 2 und 5,
    - → Pasireotid auch für Rezeptoren 1 und 3 → Normalisierung der Krankheitsaktaktivität bei 60 %, vollständige Wirkung nach 3. Injektion.
  - **UAW:** Cholelithiasis, gastrointestinale Beschwerden (v. a. Durchfall), gestörte Glukosetoleranz/Diabetes mellitus.
- **Dopaminagonisten**: bei 10–20 % als Monotherapie wirksam, formal zugelassen nur Bromocriptin (Cabergolin als indivdueller Heilversuch „off-label") → Anwendung v. a. bei Patienten mit nur mäßig erhöhtem IGF-1 (bis Doppelte der Norm). Indikation: auch in Kombination mit Somatostatinanaloga (nach Monotherapie mit Somatostatinanaloga; Wirkungsweise und Dosierung siehe Prolaktinom).
- **GH- Rezeptorantagonist (Pegvisomant):**
  - **Wirkweise:** Antagonist an STH-Rezeptor → Bindung von STH wird blockiert → konsekutiver Abfall des IGF-1 Spiegels, Beginn der Therapie mit 10 mg 1x/Tag s.c., Kombination mit Somatostatinanaloga „off label", keine Tumorreduktion, aber Normalisierung von IGF-1 (95 % d. F.) zu erwarten, hohe STH-Spiegel, kein Hinweis auf erhöhtes Tumorwachstum unter peripherer Rezeptorblockade, → wirksamste medikamentöse Therapie, wenn Krankheitsaktivität durch SSA nicht kontrolliert werden kann.
  - **UAW:** mögliche Lebertransaminasen ↑, fokale Lipohypertrophie, ggf. Einleitung einer **hormonellen Substitutionstherapie**.

Radiotherapie:

- **Indikationen:** bei inkompletter Tumorresektion/biochemisch nicht kontrollierter Akromegalie, Tumorrezidiv,
- **Verfahren:** konventionelle perkutane fraktionierte Strahlentherapie sowie zielgerichtete Verfahren durch fraktionierte stereotaktische Radiotherapie und radiochirurgische Verfahren
- **Spätschäden:** (► Abschn. 2.3)

Verlauf und Prognose

- Nach OP: erste laborchemische Kontrolle direkt postoperativ, dann nach 6 Wochen.

- Kontrolle der Hypophysenfunktion, nach 3 Monaten 75 g-oGTT mit STH und Kontrolle der Hypophysenfunktion.
- Verlaufs-MRT 3 Monate postoperativ, weitere Kontrollabstände (laborchemisch, radiologisch, ophthalmologisch) individuell festzulegen.
- Abfall des STH reflektiert Ausmaß der Adenomresektion. Absinken des IGF-1-Spiegels kann bis zu 12 Wochen dauern!
- Pathologischer oGTT bei normalem IGF-1 im Verlauf zeigt ein erhöhtes Rezidivrisiko an: Rezidive können noch nach mehr als 10 Jahren auftreten!
- Die gegenüber der Normalbevölkerung erhöhte Mortalität infolge kardiovaskulärer und respiratorischer Erkrankungen (Lebenserwartung um 10 Jahre reduziert) kann durch Beseitigung der Krankheitsaktivität normalisiert werden; durch eine adäquate Therapie der Akromegalie mit Normalisierung der IGF-1 Spiegel gehen Weichteilveränderungen zurück bzw. normalisieren sich, Veränderungen der Knochen sind nicht reversibel.
- 5-Jahres Remissionsrate: 30–60 %

▪ **Komplikationen**

Hypophyseninsuffizienz, Sehstörungen, neurologische Ausfallerscheinungen, Einblutung in Makroadenom, erhöhte kardiovaskuläre Mortalität (Haupttodesursache!), erhöhte respiratorische Mortalität, erhöhte Prävalenz maligner Erkrankungen (v. a. Kolonkarzinome).

- 5- Jahres Remissionsrate: 30–60%

▪ **Tipp für die Praxis/FAQ**

- Latenzzeit zwischen ersten Symptomen (retrospektiv) und Diagnosestellung: 5–10 Jahre.
- Typischerweise fallen Veränderungen dem direkten Umfeld nicht auf.
- Lassen Sie sich alte Fotos der Patienten zeigen!
- Bei Karpaltunnelsyndrom auch an mögliche Akromegalie denken!
- Nach Diagnosestellung Koloskopie veranlassen.
- An familiäre Ursachen denken!
- Bei ektopem Tumor weiteres Staging entsprechend dem Verdacht.

Fall 4:

Verdacht auf Akromegalie. Die weitere laborchemische Evaluation zeigt eine Erhöhung von STH (17,5 µg/l) und IGF-1 (925,0 µg/l). Die übrigen Hypophysenachsen sind intakt. Im oGTT findet sich keine Suppression des STH. Nebenbefundlich besteht eine gestörte Glukosetoleranz. Im MRT der Sella (14 × 18 × 18 mm) bestätigt sich der Verdacht eines Hypophysenmakroadenoms mit beginnender Infiltration des Sinus cavernosus. Nach Diagnosesicherung erfolgt die transsphenoidale Resektion des Tumors. Postoperativ zeigt sich weiterhin ein leicht erhöhtes IGF-1 (300 ug/l) bei unzureichender Suppression von STH im oGTT. Eine Therapie mit Cabergolin wird eingeleitet.

2.6.3 Morbus Cushing

Fall 5:

Eine 38-jährige Patientin mit hypertensiver Entgleisung und paroxysmaler TAA wird Ihnen stationär zugewiesen. Die Patientin berichtet in den letzten 3 Jahren 15 kg an Gewicht zugenommen zu haben („immer guter Appetit") und zudem unter einer zunehmenden Abgeschlagenheit zu leiden. Außerdem habe sie ein Schwächegefühl in den Beinen und einen Libidoverlust bemerkt. Als Vorerkrankung ist bei der Patientin eine arterielle Hypertonie bekannt. In der körperlichen Untersuchung zeigen sich eine stammbetonte Adipositas Grad 1 (BMI 31 kg/m²), eine Facies lunata, livide Striae abdominal und axillär, hypertensive RR-Werte (RR 180/125 mmHg links, 180/120 mmHg rechts) sowie leichte Unterschenkelödeme. Basislabor: Leukozyten 13,16/nl, Kalium 2,9 mmol/l, Glukose 99 mg/dl, HbA1c 6,4 % (◘ Abb. 2.8).

▪ **Epidemiologie**

- Etwa 5 % aller Hypophysenadenome, i. d. R. Mikroadenome (90 %),
- Inzidenz: selten, 0,2–3 Fälle/Mio. Einwohner/Jahr, Prävalenz: 10–30/Mio. Einwohner,
- Häufigkeitsgipfel: 20–40. Lebensjahr, Frauen 3x häufiger betroffen,
- am häufigsten: exogenes Cushing-Syndrom durch Steroide.

▪ **Pathophysiologie**

- ACTH und Cortisol unterliegen zirkadianer Rhythmik mit Maximum am frühen Morgen und Minimum in erster Nachthälfte (◘ Abb. 1, ► Kap. 3).
- Cortisol zu 90 % an spezifisches Transportprotein (CBG oder syn. Transcortin) und Albumin gebunden → nur kleiner Anteil zirkuliert frei im Blut und vermittelt biologische

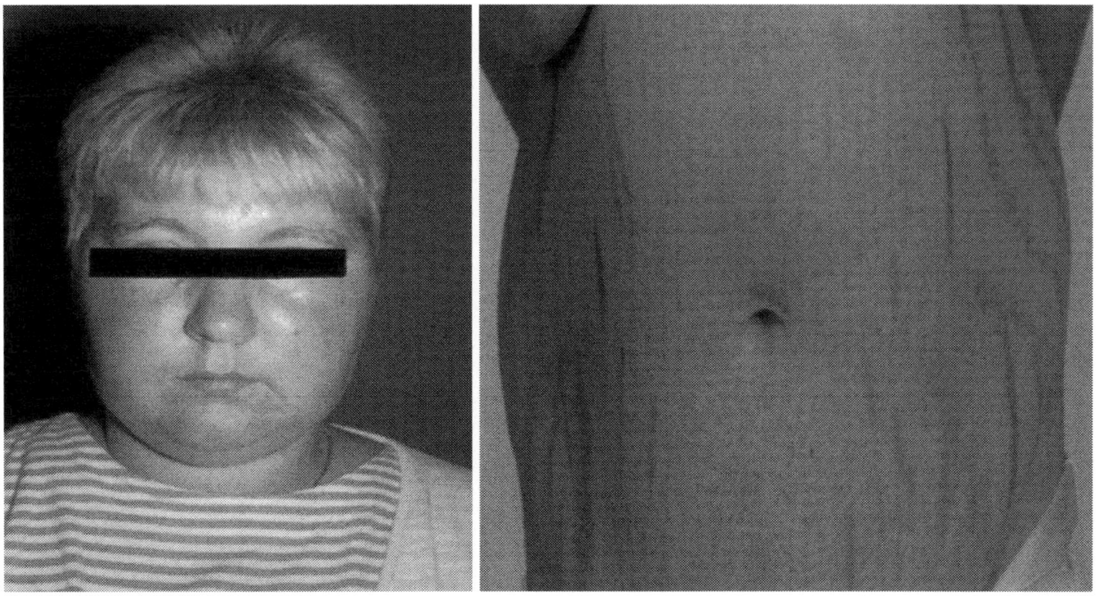

Abb. 2.8 Bilder der Patientin

Aktivität → CBG- Erhöhung (z. B. durch Östrogene, Schwangerschaft, Lebererkrankungen) führt zur Erhöhung von Gesamtcortisol.
- Normbereich ACTH: 10–60 pg/ml (morgens).
- Beim ACTHom besteht pathologische Mehrsekretion von ACTH durch corticotropes Hypophysenadenom → bilaterale Hyperplasie der Nebennierenrinde → vermehrte Sekretion von Cortisol mit Verlust der zirkadianen Rhythmik (zentrales Cushing-Syndrom).
- Im Rahmen negativer Rückkopplung wird durch chronischen Hypercortisolimus sowohl CRH-Sekretion als auch ACTH-Sekretion der nicht pathologisch veränderten hypophysären ACTH-produzierenden Zellen (außerhalb ACTHom) supprimiert (Tab. 2.3).

Klinik

- stammbetonte Adipositas (90 %), rotes gerundetes Gesicht (Mondgesicht, 90 %),
- Glukoseintoleranz (85 %),
- arterielle Hypertonie (80 %, in 0,3 % d. F. Ursache einer arteriellen Hypertonie),
- Zyklusstörungen (75 %, Oligomenorrhö, Amenorrhö), Hirsutismus (70 %),
- Osteoporose (65 %),
- Muskelschwäche (65 %),
- Striae rubrae distensae (60 %), Knöchelödeme (55 %),
- psychische Veränderungen (45 %),
- Spontanhämatome (40 %), Pergamenthaut,
- bei Kindern: Wachstumsstillstand, verzögerter Pubertätsbeginn.
- Lokale Tumoreffekte: aufgrund der unspezifischen Symptome → häufig erst Zusammenschau mehrerer Symptome wegweisend!
  - Kopfschmerzen,
  - Sehstörungen/Gesichtsfeldeinschränkung, Augenmuskelparesen,
  - Symptome der partiellen HVL-Insuffizienz (Tab. 2.1).

Diagnostik

- **Indikation**: aufgrund unspezifischer Beschwerdesymptomatik Abklärung bei Patienten mit Nebennierenadenomen, altersuntypischen Symptomen, multiplen Symptomen auf Cushing-Syndrom hindeutend, Kindern mit abnehmender Größenperzentile und zunehmendem Gewicht.
- **Anamnese**: Kopfschmerzen, Sehstörungen, Gewichtszunahme, rote Streifen im Bauchbereich, Zyklusstörungen, Muskelschwäche, dünne Haut, schlecht einstellbarer Diabetes mellitus, osteoporotische Frakturen, Hinweise auf eine partielle HVL-Insuffizienz, Glucocorticoideinnahme.
- **Labor**:
  - Nachweis normaler oder Hypersekretion von ACTH (mind. >10 pg/ml) und Cortisol,

2

Tab. 2.3 Klassifikation des Cushing-Syndroms (Symptomenkomplex durch einen Hypercortisolismus im Organismus)

Exogen (häufig)	Therapie mit GC	Oral, topisch, parenteral, intraartikulär, inhalativ
Endogen (selten)	ACTH-abhängiges CS (80 %)	Hypophysäre ACTH-Sekretion (90 %): „Morbus Cushing" (zentrales CS), ektope paraneoplastische ACTH-Sekretion (10 %): kleinzelliges Bronchialkarzinom, Bronchus- und Thymuskarzinoide und andere NET, ektope CRH-Bildung (Rarität): paraneoplastisch
	ACTH-unabhängiges CS (20 %)	Adrenales CS: Nebennierenadenome (60–80 %), Nebennierenkarzinome, (20–40 %), bilaterale noduläre (mikro- oder makronoduläre) Nebennierenrindenhyperplasie (1 %), Carney-Komplex, McCune-Albright-Syndrom (sehr selten)

  - zur Diagnosesicherung erforderlich: **zwei** pathologische Screening-Tests sowie **mindestens ein** Bestätigungstest,
  - aufgrund klinischer/laborchemischer Schwierigkeiten bei näherer Einordnung des Cushing-Syndroms, sollten wenn möglich beide Bestätigungstests durchgeführt werden → verbleibende Zweifel: bilateraler Sinus-petrosus-Katheter mit gleichzeitiger CRH-Gabe.
  - **Screening-Tests**:
    - 2 × 24 h- Sammelurin auf freies Cortisol (pathologisch: Frauen >43 µg/d, Männer >60 µg/d),
    - Speichelcortisol um ca. 23 Uhr (pathologisch: >4 ng/ml = 0,4 µg/dl),
    - niedrig dosierter Dexamethasonhemmtest mit 1 mg (pathologisches Cortisol >1,8 µg/dl).
  - **Bestätigungstests**:
    - hoch dosierter Dexamethasonhemmtest mit 8 mg (DD zentral/ektop),
    - bei niedrigem/supprimiertem ACTH (<5 pg/ml) → adrenale Genese, bei Grenzbefunden mit ACTH-Werten im niedrig normalen Bereich (>5–<10 pg/ml) → ggf. Durchführung eines CRH-Tests.
- **Bildgebung**: MRT der Sellaregion nativ und mit Gadolinium → Nachweis eines Adenoms (i. d. R. Mikroadenom) gelingt bei 40–50 % → negatives kranielles MRT schließt ACTH-produzierendes Mikroadenom nicht aus!
- **Ophthalmologische Untersuchung**.
- Ggf. **neurologische Untersuchung**.
- **Weitere Untersuchungen**:
  - bei ektopem CS: CT-Thorax und Abdomen, MRT, ggf. Somatostatinrezeptorszintigraphie, ggf. PET,
  - adrenales CS: MRT oder CT der Nebennieren, ggf. Nebennierenvenenkatheter,
  - DXA-Knochendichtemessung.

■ **Differentialdiagnosen**

- Abgrenzung zentraler Morbus Cushing von peripherem Hypercortisolismus (adrenales Cushing-Syndrom), ektopem Cushing-Syndrom, Pseudo-Cushing-Syndrom und metabolischem Syndrom notwendig (Tab. 2.4).
- **Adrenales Cushing-Syndrom**: adrenale Mehrsekretion von Cortisol durch Tumor oder bilaterale noduläre Hyperplasie → durch negative Rückkopplung Suppression von CRH und ACTH → Atrophie der corticotropen HVL-Zellen und gesunden NNR, fehlende Suppression im Dexamethasonhemmtest.
- **Ektopes Cushing-Syndrom**: nichthypophysäres Tumorgewebe produziert ACTH → NNR bis zur bilateralen Hyperplasie stimuliert → ACTH hoch bis sehr hoch, aufgrund der außerhalb des Regelkreises stattfindenden Sekretion bleibt im hoch dosierten Dexamethasonhemmtest Suppression aus, physiologische CRH-und ACTH Synthese wird durch Hypercortisolismus supprimiert.
- **Pseudo-Cushing-Syndrom**: Nachweis eines Hypercortisolismus bei fehlendem Cushing-Syndrom (z. B. Stress, CBG-Erhöhung,

Tab. 2.4 Differentialdiagnosen des Cushing-Syndroms

Untersuchung	Adrenales Cushing-Syndrom	Morbus Cushing (zentral)	Ektopes Cushing-Syndrom	Pseudo-Cushing-Syndrom	Steroidhormonresistenz
ACTH	Niedrig normal (<10 pg/ml) oder supprimiert	Normal bis hoch	Meist hoch bis sehr hoch	Normal bis erhöht	Hoch
CRH-Test	Kein ACTH-Anstieg, kein Cortisol-Anstieg	ACTH-Anstieg >30 %, Cortisol-Anstieg >20 %	Kein ACTH-Anstieg, kein Cortisolanstieg	Anstieg von ACTH und Cortisol	Entfällt
Dexa-Test (8 mg)	Negativ	Cortisolabfall >50 %	Negativ (<10 % der Patienten reagieren mit einem Abfall)	Cortisolabfall >50 %	Cortisolabfall
Sinus-petrosus-Katheter	Entfällt	ACTH-Gradient zentral-peripher basal >2,0, >3,0 nach CRH-Gabe	Negativ, Gradient zentral-peripher basal <2, nach CRH-Gabe <3	Entfällt	Entfällt
Bildgebung	MRT oder CT der Nebennieren, ggf. Nebennierenvenenkatheter	MRT Sella	FDG-PET, SSR-Szintigraphie, CT Thorax-und Abdomen, MRT	Entfällt	Entfällt

Anorexie, Schwangerschaft, Alkoholabusus, Depressionen, Adipositas Grad 3), klinische Zeichen ähneln Cushing-Syndrom → sorgfältige Anamnese!, weitere Laborwerte beachten (z. B. Leberwerte).

- **Steroidhormonresistenz**: Hypercortisolismus ohne klinische Zeichen für Cushing-Syndrom, ursächlich ist Cortisolrezeptordefekt → ACTH hoch, Cortisol hoch, erhöhte Cortisolspiegel zeigen zirkadiane Rhythmik, durch höhere Dosen Dexamethason supprimierbar.
- **Metabolisches Syndrom**: Symptomkomplex aus Adipositas, arterielle Hypertonie, Fettstoffwechselstörung, Insulinresistenz/Diabetes mellitus Typ 2, i. d. R. kein Hypercortisolismus.
- Hereditäre Ursachen: MEN Typ 1, Carney-Komplex, McCune-Albright-Syndrom.

Therapie

Therapieziel → Tumorresektion, Normalisierung des Cortisolspiegels, Vermeidung einer Hypophyseninsuffizienz.

Operative Therapie:

- transsphenoidale Resektion (1. Wahl) → auch indiziert, wenn nach laborchemischer Diagnosesicherung Nachweis eines Adenoms im MRT nicht gelingt (alleine aufgrund Aggressivität/Invasivität des Tumors nur bei 60–80 % der Patienten erfolgreich, bei Makroadenomen Remissionsrate 25 %),
- bei persistierendem Cushing-Syndrom ggf. Re-Operation (bei Tumorrestnachweis in ersten 6 Wochen nach Primär-OP),
- bilaterale Adrenalektomie insbesondere möglich, wenn Hypercortisolismus trotz pharmakologischer Therapie persistiert, medikamentöse Therapie nicht vertragen wird, bei jungen Frauen zur Erhaltung der Fertilität, nach erfolgloser Bestrahlung,
- Nachteile bei bilateraler Adrenalektomie: Gefahr des Nelson-Syndroms (ACTH-produzierendes Hypophysenmakroadenom, aggressives Wachstum), lebenslange Dauersubstitution mit Glucocorticoiden und Mineralocorticoiden.

Pharmakotherapie:

- bei Restaktivität, Kontraindikationen einer Operation, Inoperabilität, Überbrückung bis zum Einsetzen der Bestrahlungswirkung, bis OP bei hochakutem Krankheitsverlauf.

- **Wirkweise**: Hemmung adrenaler Cortisolproduktion (Adrenolytika, Effektivität 70–80 %, Ausnahme Etomidate: 100 %) oder hypophysärer ACTH-Sekretion (Adrenostatika, Effektivität Kurzzeittherapie 75 %, Langzeittherapie 25–40 %).
- Gefahr der NNR-Insuffizienz (engmaschige Kontrollen)!

Adrenostatika:
- **Somatostatinanaloga** (**Pasireotid**):
- **Wirkweise**: Hemmung ACTH-Sekretion.
- **Dosierung**: → Beginn mit 0,6 mg s.c. 2x/d, max. Dosis 1,2–1,8 g/d.
- **UAW**: siehe oben, vor allem Hyperglykämie.
- **Dopaminagonisten** (**Cabergolin**): Wirkweise und Dosierung → (siehe Akromegalie), durchschnittlich 3,5 mg/Woche werden benötigt, ggf. in Kombination mit Somatostatinanaloga (Pasireotid).

Adrenolytika:
- **Ketokonazol:**
  - **Wirkweise**: Hemmung von Cytochrom-P450-abhängigen Enzymen der Steroidsynthese (v. a. 11β-Hydroxylase).
  - **Dosierung**: 200–1200 mg/d oral.
  - **UAW:** Hepatotoxizität, gastrointestinale Symptome, NNR-Insuffizienz, Hypogonadismus.
- **Mitotane:**
  - **Wirkweise:** nicht genau bekannt, Hemmung Steroidsynthese auf mitochondrialer Ebene.
  - **Dosierung:** 1–12 g/d oral, Spiegelbestimmung (therapeutischer Bereich 14–20 g/l).
  - **UAW:** gastrointestinale Symptome, NNR-Insuffizienz, Depressionen, Hautreaktionen.
- **Metyrapone:**
  - **Wirkweise:** Inhibitor der 11-β-Hydroxylase der Steroidogenese.
  - **Dosierung:** 750–6000 mg/d oral.
  - **UAW:** NNR-Insuffizienz, Hirsutismus, gastrointestinale Symptome, Exanthem.
- **Osidrolostat**
  - **Wirkweise:** Inhibitor der 11-β-Hydroxylase der Steroidogenese; HWZ länger als Metyrapone, potenter
  - **Dosierung:** 1–30 mg/d oral (Zulassungsstudie)
  - **UAW:** NNR-Insuffizienz, gastrointestinale Symptome, Fatigue, Kopfschmerzen, Ödeme
- **Etomidate:**
  - **Wirkweise:** kurzwirksamer Inhibitor der 11-β-Hydroxylase der Steroidogenese, nur Kurzzeittherapie!
  - **Dosierung:** <0,1 mg/kg/h i.v. (2,5–30 mg/h i.v.).
  - **UAW:** NNR- Insuffizienz, Sedierung bis zur Narkose, Blutdrucksenkung.
- **Mifepriston:**
  - **Wirkweise:** Progesteron-Rezeptorantagonist und Blockade der Rezeptoren für Glucocorticoide.
  - **Dosierung:** 300–1200 mg/d oral.
  - **UAW:** NNR-Insuffizienz, Zyklusstörungen, Hypoglykämie, Hypokaliämie.

Einleitung Hydrocortison-Substitutionstherapie:
- (Patienten an hohe Cortisolspiegel gewöhnt → Suppression der Achse besteht) → postoperativer Hypocortisolismus als Zeichen kurativer Operation (Dauer ca. 18–24 Monate!), ggf. Einleiten einer hormonellen Substitutionstherapie bei Ausfall weiterer hypophysärer Partialfunktionen.

Radiotherapie:
- **Indikationen:** inkomplette Tumorresektion/biochemisch nicht kontrollierter Tumor, Tumorrezidiv,
- **Verfahren:** konventionelle perkutane fraktionierte Strahlentherapie, fraktionierte stereotaktische Radiotherapie, radiochirurgische Verfahren,
- **Vorteile:** Remissionsraten 50–100 %,
- **Nachteile:** Spätschäden (siehe oben),
- bis Eintritt der Wirkung (Monate bis Jahre) ist häufig adrenostatische Therapie erforderlich.

Weitere Optionen bei ACTH-unabhängigem Hypercortisolismus bzw. ektoper ACTH-Sekretion: operative Resektion des Nebennierentumors, möglichst kurative Operation bei ektoper ACTH-Sekretion, adrenostatische Therapie, Chemo-/Strahlentherapie, bilaterale Adrenalektomie.

Verlauf und Prognose

- Konsequente Therapie (auch Komorbiditäten) ist zwingend erforderlich, da sonst letal (Nieman et al. 2015)!

- Kontrollen im 1. postoperativen Jahr alle 3 Monate, dann jährlich.
- Rezidive noch nach 10 Jahren: 10–30 %, trotz initialer klinischer/biochemischer Remission (postoperatives Serumcortisol < 3 µg/dl).
- Bei gleichzeitigem ACTH >20 pg/ml besteht hohes Risiko für Rezidiv innerhalb von 5 Jahren nach OP.
- Fehlende initiale sekundäre NNR-Insuffizienz Indikator für Rezidiv.

Komplikationen

- Hypophyseninsuffizienz (temporärer Ausfall der corticotropen Achse erwünscht), Sehstörungen, neurologische Ausfallerscheinungen,
- Folgeerscheinungen des Hypercortisolimus (z. B. Osteoporose, Diabetes mellitus, psychische Veränderungen),
- erhöhte Morbidität und Mortalität (insbesondere kardiovaskulär),
- nach bilateraler Adrenalektomie: selten Nelson-Tumor (aufgrund fehlender Rückkopplung → reaktiv starkes Wachstum der corticotropen Zellen → hohe ACTH-Spiegel mit Hyperpigmentation, Sehstörungen).

Tipp für die Praxis/FAQ

- Bei anders nicht erklärbarer Hypokaliämie und metabolischer Alkalose auch an Hypercortisolismus denken (insbesondere bei ektopem ACTH-Syndrom oder Nebennierenkarzinom).
- Bitten Sie den Patienten aus der Hocke aufzustehen, um Muskelschwäche nachzuweisen.
- Normale Striae distensae (z. B. Schwangerschaftsstreifen, bei rascher Gewichtszunahme) sind weiß und nicht mit Cushing-typischen Striae rubrae gleichzusetzen (rot livide, häufig >0,5–1,0 cm breit).
- Einzelne basale ACTH- oder Cortisolbestimmungen aufgrund der zirkadianen Rhythmik mit episodischer Sekretion für Diagnose des Hypercortisolismus nicht wegweisend!
- Speichelcortisol sowie 24 h- Sammelurin auf freies Cortisol sind CBG-unabhängig und messen den freien, biologisch aktiven Cortisolanteil → bei Serumbestimmung wird die Gesamtcortisolkonzentration erfasst!
- Mitternächtliches Speichelcortisol hat hohe Sensitivität und Spezifität, ambulant durchführbar.
- Glucocortidcoidsubstitution und Notfallausweis nicht vergessen!
- Sehr selten ist ein sog. zyklisches Cushing-Syndrom. Es tritt periodisch auf, Spontanremissionen sind beschrieben. Die Diagnose ist umstritten.

Fall 5:

Die erweiterte Labordiagnostik zeigt eine deutlich erhöhte Ausscheidung von Cortisol im 24 h-Stundenurin: 1803 nmol (11,8–485,6), im Dexahemmtest (2 mg) lässt sich Cortisol nicht supprimieren 24 µg/dl (<1,8). Der ACTH Spiegel ist erhöht mit 80 pg/ml. Es wird ein MRT der Sella angefertigt, wo sich ein Mikroadenom der Hypophyse zeigt. Diagnose: Morbus Cushing. Die Patientin unterzieht sich einer transsphenoidalen Operation, postoperativ besteht eine komplette Remission.

2.6.4 TSHom

Fall 6:

Ein 49-jähriger Patient kommt zu Ihnen zur Routinekontrolle. Der Patient hat keine Vorerkrankungen und ist klinisch beschwerdefrei. In der körperlichen Untersuchung bemerken Sie, dass die Schilddrüse leicht vergrößert ist. Im Rahmen der laborchemischen Evaluation fällt Ihnen eine Erhöhung des TSH-Wertes auf TSH 6,29 mIU/l auf. In der weiteren Diagnostik finden Sie fT4 3,6 ng/dl (<1,7) und fT3 8,4 pg/ml (<4,4) erhöht, die übrigen Hypophysenachsen sind unauffällig. Eine orientierende Fingerperimetrie zeigt eine bitemporale Hemianopsie.
Welche Verdachtsdiagnose haben Sie?

Epidemiologie

- Angaben zum Anteil an Hypophysenadenomen variieren: 1–3 %, i. d. R. Makroadenome,
- Inzidenz: sehr selten, <1 Fall/Mio. Einwohner/Jahr, Prävalenz: 10/Mio. Einwohner, meist 40.–50. Lebensjahr, Frauen > Männer.

Pathophysiologie

- Autonome Sekretion von TSH durch (i. d. R. benignes) Hypophysenadenom → konsekutiv vermehrte Sekretion peripherer Hormone (fT3, fT4),

2

- gelegentlich Koproduktion mit STH, Prolaktin, seltener ACTH oder Gonadotropin (bis zu 60 % Mischadenome),
- häufig aggressives und invasives Wachstum,
- Normbereich TSH: 0,4–4,0 mIU/l (assayabhängig).

▪ **Klinik**
- Vergrößerung Schilddrüse,
- psychomotorische Unruhe, Sinustachykardie, Gewichtsverlust, Wärmeintoleranz, Durchfälle, Zyklusstörungen bei Frauen (Hyperthyreosezeichen).
- Lokale Tumoreffekte:
  - Kopfschmerzen,
  - Sehstörungen/Gesichtsfeldeinschränkung, Augenmuskelparesen,
  - Symptome der partiellen HVL-Insuffizienz (◘ Tab. 2.1).

▪ **Diagnostik**
- **Anamnese**: Kopfschmerzen, Sehstörungen, vermehrtes Schwitzen, innere Unruhe, Zyklusstörungen, Durchfälle, Gewichtsverlust, Hinweise auf eine partielle HVL-Insuffizienz.
- **Labor**:
  - Nachweis Hypersekretion von TSH/fT3/fT4 (mäßige Erhöhung peripherer Werte mit inadäquat hohem TSH),
  - TRAK i. d. R. negativ, → Abgrenzung zur Schilddrüsenhormonresistenz: Bestimmung Alpha-Untereinheit des TSH (TSHom: molares Verhältnis von Alpha-Untereinheit zu TSH >1),
  - ggf. TRH-Test (Adenom: fehlende Stimulierbarkeit des TSH),
  - Untersuchung übriger Hypophysenfunktion.
- **Bildgebung**: MRT der Sellaregion nativ und mit Gadolinium.
- **Ophthalmologische Untersuchung**
- Ggf. **neurologische Untersuchung**
- **Weitere Untersuchungen**: Schilddrüsensongraphie: Vergrößerung der Schilddrüse (90 % d. F.), echoarm.

▪ **Differentialdiagnosen**

TSH-Mehrsekretion bei familiärer Schilddrüsenhormonresistenz (Trias: erhöhte Schilddrüsenhormonparameter (fT3 fT4, TSH), typische Klinik und unauffälliges MRT).

▪ **Therapie**

Operative Therapie:
- transsphenoidale Resektion (1. Wahl),
- alleine aufgrund Aggressivität/Invasivität des Tumors nur bei 30–50 % erfolgreich,
- sofern alle anderen Therapiemaßnahmen erfolglos ausgeschöpft wurden → totale Thyreoidektomie.

Pharmakotherapie: bei Restaktivität, Kontraindikationen einer Operation, Inoperabilität.
- **Somatostatinanaloga (SSA)**: Wirkweise, Dosierung und Nebenwirkungen, siehe Akromegalie.
  - TSHome weisen hohen Besatz mit Somatostatinrezeptoren auf (v. a. Somatostatinrezeptorsubtypen 2 und 5) → bei >80 % wird TSH-Sekretion effektiv gehemmt (somit auch fT3 und fT4), bei >50 % kommt es zur Tumorreduktion, zusätzlich wird Verkleinerung der Struma bei etwa 20 % beobachtet.
- **Dopaminagonisten**: Wirkweise und Dosierung, siehe Akromegalie, ggf. in Kombination mit Somatostatinanaloga.
- **Thyreostatika:** werden bei Symptompersistenz diskutiert.
  - Präoperativ zur Erzielung einer Euthyreose möglich (Thiamazol, Carbiamazol, ► Kap. 4),
  - UAW: → Anstieg TSH → Strumawachstum,
  - alternativ können präoperativ auch SSA gegeben werden,
  - ggf. Einleitung hormoneller Substitutionstherapie bei Hypophyseninsuffizienz.

Radiotherapie:
- **Indikationen:** bei inkompletter Tumorresektion, biochemisch nicht kontrolliertem Tumor, Tumorrezidiv,
- **Verfahren:** konventionelle perkutane fraktionierte Strahlentherapie, fraktionierte stereotaktische Radiotherapie, radiochirurgische Verfahren,
- **Spätschäden:** (siehe Akromegalie).

▪ **Verlauf, Prognose**

Kontrollen im 1. postoperativen Jahr alle 3 Monate, dann jährlich.

- **Komplikationen**

Hypophyseninsuffizienz, Sehstörungen, neurologische Ausfallerscheinungen, Einblutung in Makroadenom.

- **Tipp für die Praxis/FAQ**

- Bei Laborkonstellation einer sekundären Hyperthyreose zunächst erneute Bestimmung der Laborparameter zur Verifizierung.
- Alleinige Bestimmung von TSH ist diagnostisch irreführend → periphere Schilddrüsenwerte mitbestimmen!
- Aufgrund meist milder Syptomatik sind TSHome bei Diagnosestellung oft relativ groß.
- Klinisch unterscheidet sich Symptomatik von primärer und sekundärer Hyperthyreose nicht.

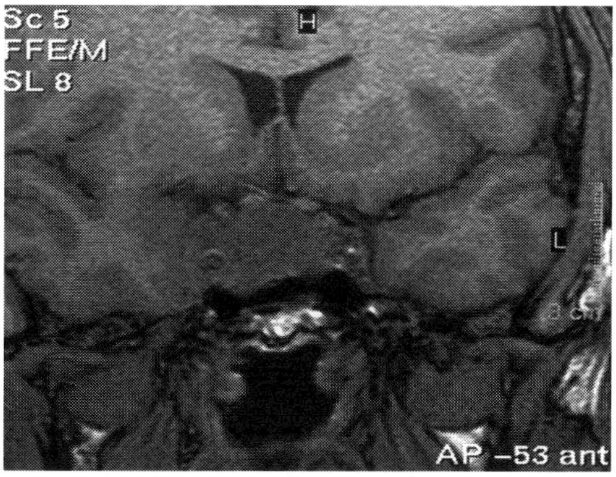

Abb. 2.9 MRT der Hypophyse (koronar)

Fall 6:

*Die Laborkonstellation spricht für eine zentrale Hyperthyreose. Es wird ein MRT-Hirn durchgeführt. Hier zeigt sich eine 3,5 × 3 × 2,5 cm große Raumforderung (Makroadenom) der Hypophyse (*Abb. 2.9*).*

*Der Patient lehnt eine transsphenoidale Resektion ab. Es wird eine Therapie mit Octreotid LAR 10 mg i.m. 1x/Monat eingeleitet. In der Kontrolle der Laborparameter nach 3 Monaten zeigt sich eine nahezu unveränderte sekundäre Hyperthyreose, sodass die Dosis auf 20 mg i.m. erhöht wird. Die nächste Kontrolle nach 3 Monaten erfolgt bei Wohlbefinden des Patienten. Die Schilddrüsenparameter haben sich normalisiert und im MRT der Hypophyse zeigt sich eine deutliche Größenregredienz des Makroadenoms. Die Therapie mit Octreotid LAR 20 mg i.m. wird unverändert fortgeführt (*Abb. 2.10*).*

2.7 Hypophyseninsuffizienz

Fall 7:

*Ein 52-jähriger Patient stellt sich bei Ihnen vor, weil im Rahmen einer Tuberkulosediagnostik auch eine MRT-Hirnuntersuchung durchgeführt worden sei. Hierbei habe sich eine Hypophysenhypoplasie gezeigt (*Abb. 2.11*). Der Patient berichtet, mit 10 Jahren in der Kinderklinik wegen Minderwuchs vorgestellt worden zu sein. Damals sei seinen Eltern gesagt worden, dass „keine Therapiemöglichkeit" bestehe. In der körperlichen Untersuchung zeigt sich folgender Befund: 1,48 m groß, 41 kg schwer, keine sekundäre Geschlechtsbehaarung, keine palpablen Hoden.*

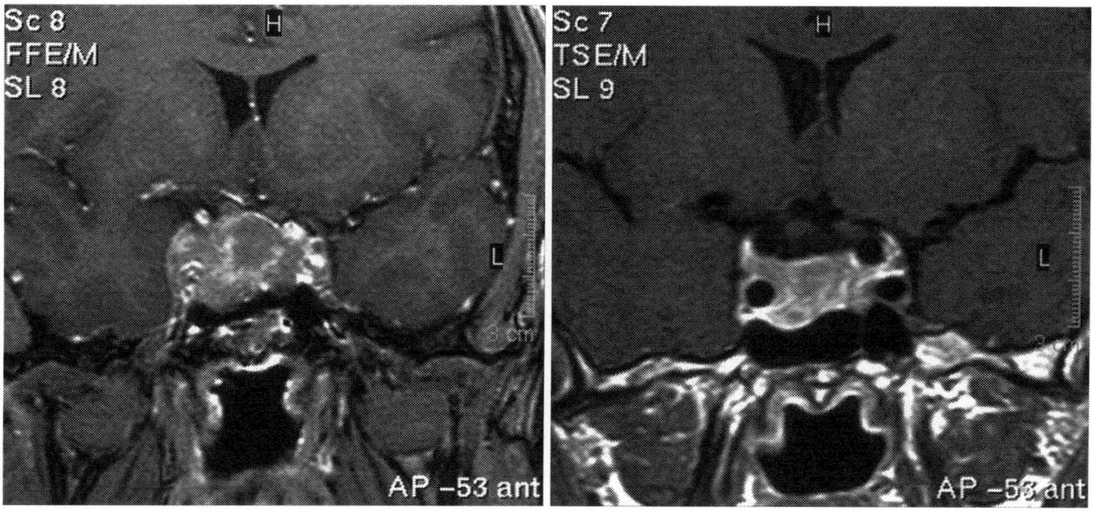

Abb. 2.10 MRT der Hypophyse vor (links) und nach (rechts) Therapie mit Octreotid LAR

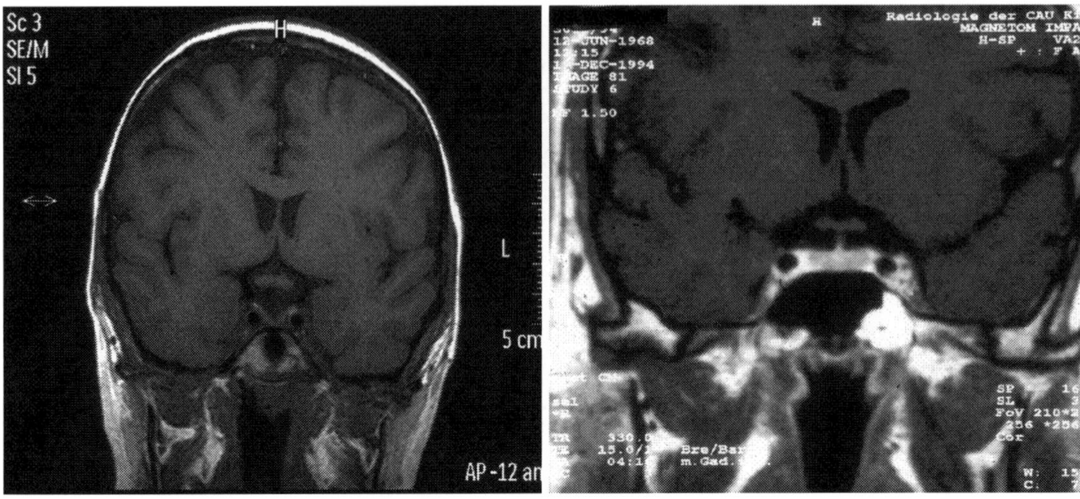

◘ Abb. 2.11 MRT der Hypophyse. Links: Hypophysenhypoplasie. Rechts: Normalbefund

Was veranlassen Sie zunächst?

▪ **Synonym**

- HVL-Insuffizienz (Vorderlappen) bzw. HHL-Insuffizienz (Hinterlappen),
- Komplettausfall des HVL → Panhypopituitarismus.

▪ **Epidemiologie**

- Jeder 5. Patient mit Hypophysenmakroadenom hat HVL-Insuffizienz,
- Inzidenz: 40 Fälle/Mio. Einwohner/Jahr, Prävalenz: 450/Mio. Einwohner,
- Erkrankung nimmt mit Alter zu, keine Geschlechterpräferenz.

▪ **Pathophysiologie**

- Bei Hypophyseninsuffizienz kann es zum partiellen oder kompletten Ausfall einer oder mehrerer Achsen des HVL und/oder des HHL kommen,
- isolierter Ausfall des HHL → Diabetes insipidus (▶ Abschn. 2.9).
- ◘ Tab. 2.5 fasst mögliche Ursachen der Hypophysenvorderlappeninsuffizienz zusammen, man unterscheidet angeborene und erworbene Störungen.
- **Angeborene Störungen**
  - Am häufigsten Störungen der STH-und Gonadotropinsekretion infolge Ausfall des hypothalamischen Releasing Hormons (z. B. Kallmann-Syndrom) bzw. einer hypophysären Störung,
  - sehr selten isolierter Ausfall corticotroper oder thyreotroper Achse.
- **Erworbene Störungen**
  - Vor allem Raumforderungen im Bereich der Sella (ca. 60 % aller Hypophyseninsuffizienzen!) → durch Kompression des gesunden Gewebes Beeinträchtigung der Sekretion,
  - Folgen operativer Eingriffe durch Therapie dieser Raumforderungen,
  - Schädel-Radiatio (mit bis zu 10-Jahres-Latenz),
  - supraselläre Raumforderungen (z. B. Kraniopharyngeom),
  - Trauma (z. B. Blutungen, SHT),
  - Entzündung (z. B. Meningitis, Enzephalitis),
  - vaskulär bedingt (z. B. Hypophysenapoplex),
  - Autoimmunität (z. B. lymphozytäre Hypophysitis).

▪ **Klinik**

- Durch Symptome des Ausfalls des jeweiligen Endorgans geprägt (◘ Tab. 2.1),
- zu Beginn häufig unspezifisch, schleichender Verlauf,
- Beeinträchtigung der Achsen in charakteristischer Reihenfolge: somatotrop → gonadotrop → thyreotrop → corticotrop.
- Frühsymptome:
  - Zyklusstörungen, Amenorrhö (bei Frauen),
  - Libido- und Potenzverlust (bei Männern).
- Spätsymptome:
  - Kopfschmerzen,

Tab. 2.5 Ursachen der HVL-Insuffizienz

Tumoren der Hypophyse	Endokrin aktive und inaktive Adenome, Zysten
Andere Tumoren	Kraniopharyngeome, Metastasen, Meningeome, Gliome, Pinealome, Lymphome, Chordome, Ependymome, andere
Schädigungen des Gehirns	Schädel-Hirn-Traumata, Subarachnoidalblutungen, ischämischer oder hämorrhagischer Insult
Therapiebedingt (neurochirurgische Eingriffe/Radiatio/ medikamentös)	Z. n. Operation bei Hypophysentumor, Radiatio im Bereich von Hypothalamus und Hypophyse, Z. n. hochdosierter GC-Gabe (tertiäre NNR-Insuffizienz) Z.n. Immuncheckpointinhibitoren
Systemerkrankungen (infektiös, entzündlich und granulomatös)	Sarkoidose, Tuberkulose, Hämochromatose, Histiozytose X, Abszesse, Meningitis, Enzephalitis, lymphozytäre Hypophysitis
Infarkte	Hypophysenapoplex, Sheehan-Syndrom
Anatomische Varianten/ Fehlbildungen	Hypophysenhypoplasie oder Aplasie, Empty-Sella-Syndrom
Genetische Formen	Z. B. Mutationen von HESX1, LHX1, LHX 3, LHX4, PROP1, POU1F1, TPIT, isolierte Ausfälle einzelner HVL-Hormone durch Defizit der hypothalamischen Steuerungshormone: z. B. Kallmann-Syndrom (GnRH), Prader-Willi-Syndrom (GnRH, Leptin), isolierter GH-Mangel (GHRH, GHRH-Rezeptor), idiopathischer hypogonadotroper Hypogonadismus (GnRH, GnRH-Rezeptor)
Idiopathische Formen	Siehe oben

  - Sehstörungen mit Gesichtsfeldausfällen (Kompression Sehnerv).

▪ **Diagnostik**

Häufig klinischer Zufallsbefund im Rahmen anderweitiger Abklärung (Kopfschmerzen, Sehstörungen etc.) oder bekannte Schädigung im Hypophysen/Hypothalamusbereich (siehe oben).

- **Anamnese**:
  - Hinweise auf partielle HVL-Insuffizienz (Tab. 2.1): Zyklusstörungen, Libidoverlust, bei Kindern Wachstumshemmung, Müdigkeit, eingeschränkte Leistungsfähigkeit, Übelkeit, Haarausfall, Gewichtsveränderungen, Frieren, trockene Haut, Obstipation,
  - Hinweise auf hypothalamische Läsion: gesteigerte Trinkmenge, erhöhte Ausscheidung, nächtliches Trinken, Nykturie, Störungen Essverhalten wie gesteigertes Hungergefühl,
  - Medikamente (Glucocorticoide, Kontrazeptiva, Hormonersatztherapie).
- **Labor**:
  - **HLV-Funktion:** zeitgleiche Messung peripherer und hypophysärer Hormone → Erniedrigung peripherer Hormone bei inadäquat niedrigen, hypophysären Hormonen (fehlende reaktive Erhöhung der hypophysären Hormone!),
  - Funktionstests zur Überprüfung somatotroper/corticotroper Achse (pulsatile Ausschüttung von STH und ACTH!),
  - Ausnahmen: morgendliche Serumcortisolwerte <3 μg/dl → Insuffizienz der corticotropen Achse; erniedrigtes IGF-1 und mindestens 3 Achsen defekt/ bekannter genetischer Defekt → Insuffizienz der somatotropen Achse.
  - CAVE: Vor Einleitung STH-Substitutionstherapie bei isoliertem STH-Mangel sind **zwei** verschiedene Stimulationstests zum Nachweis erforderlich, bei Beurteilung auf stabile Substitution aller übrigen ausgefallenen Achsen für mindestens 12 Wochen achten.
  - Stimulationstests somatotrope Achse: Insulin-Hypoglykämietest, Glukagontest, GHRH-Arginintest
  - Stimulationstests corticotrope Achse: Insulin-Hypoglykämietest (Goldstan-

dard), CRH-Test, Glukagontest, ACTH-Kurztest, Metopirontest
  - i. d. R. niedriger DHEAS-Spiegel auch bei sekundärer NNR-Insuffizienz.
  - CAVE: ACTH-Kurztest kann im Fall erst kurz bestehender sekundärer NNR-Insuffizienz (<3 Monate) zu falschnormalen Ergebnissen führen.
  - Basales Serumcortisol >20 µg/dl oder >550 nmol/l schließt sekundäre NNR-Insuffizienz aus, ergänzend auch Cortisol im Speichel/freies Cortisol im 24 h-Sammelurin möglich, → Stimulationstest gonadotrope/thyreotrope Achse: nicht erforderlich.
  - **HHL-Funktion**: Copeptin, Durstversuch mit Bestimmung Serum- und Urinosmolalität bei V. a. Diabetes insipidus,
  - ggf. Bestimmung Hypophysenantikörper, genetische Testung.
- **Bildgebung**: MRT der Sellaregion (nativ, mit Gadolinium) zur weiteren Abklärung möglicher Grunderkrankung (z. B. Adenom, Hypophysitis).
- Ggf. **ophthalmologische Untersuchung.**

▪ Differentialdiagnosen
- **Periphere Insuffizienz:** aufgrund fehlendem negativen Feedback im Regelkreis sind Hypophysenhormone deutlich erhöht.
- **Isolierte Erniedrigung der Gonadotropine:** häufig bei Anorexia nervosa mit Erniedrigung der Geschlechtshormone → wegweisend ist Zusammenschau von Anamnese und Klinik.
- **Isolierte Erniedrigung des TSH:** häufig in Akutphase schwerer Erkrankung infolge verminderter TRH-Sekretion → Abfall von fT3 und fT4 → Konstellation wie sekundäre Hypothyreose (sog. Euthyroid-sick-Syndrom), klinisch sind Patienten jedoch euthyreot.
- **Isolierte Erniedrigung von IGF-1**: möglich bei Hypothyreose, konstitutioneller Entwicklungsverzögerung, STH-Rezeptordefekt, Mangelernährung, Leberfunktionsstörungen, Adipositas, schlecht eingestelltem Diabetes mellitus → wegweisend ist Zusammenschau von Anamnese und Klinik.
- **Mangel an Bindungsproteinen (TBG, CBG, SHBG):** z. B. durch Lebererkrankungen, Medikamente, erniedrigte periphere Hormonspiegel → hypophysäre Hormone liegen jedoch im Normbereich.

▪ Therapie

Pharmakotherapie:
- Substitutionstherapie ausgefallener Hormone (◘ Tab. 2.6),
- ggf. spezifische Therapie zugrundeliegender Grunderkrankung (z. B. Sarkoidose, Prolaktinom).

▪ Verlauf, Prognose
- Unter adäquater Substitutionstherapie weitgehend normale Lebensführung möglich, trotzdem bleiben Leistungsfähigkeit und Lebensqualität häufig eingeschränkt.
- Erhöhte kardiovaskuläre Morbidität und Mortalität (Wachstumshormonmangel, inadäquate Substitution anderer hypophysärer Hormonachsen).
- 1–2 Jahre nach neurochirurgischer Resektion eines Adenoms ist keine Erholung der Hypophysenfunktion mehr zu erwarten.
- Regelmäßige Kontrollen der ausgefallenen und substituierten Hypophysenpartialfunktionen.
- Notfallausweis, Notfallmedikation.

▪ Komplikationen
- Erhöhte kardiovaskuläre und zerebrovaskuläre Morbidität und Mortalität,
- Einschränkung der Lebensqualität, Osteoporose (Gonadotropin- und STH-Mangel, unphysiologische Cortisolsubstitution).

▪ Tipp für die Praxis/FAQ
- Häufig charakteristischer zeitlicher Ausfall der Hypophysenpartialfunktionen bei Hypophysenadenomen: somatotrope/gonadotrope Achse > thyreotrope Achse > corticotrope Achse.
- Somatotrope und gonadotrope Achse sind am häufigsten betroffen (auch bei selektiven Ausfällen einzelner Achsen).
- Diabetes insipidus deutet auf hypothalamische Erkrankung hin, bei intrasellären Hypophysenadenomen kommt Diabetes insipidus in der Regel nicht vor!
- Gonadotrope Achse wird durch orale Kontrazeptiva nachhaltig beeinflusst →

Tab. 2.6 Therapie der Hypophyseninsuffizienz bei Erwachsenen

Achsenausfall	Therapie bei Erwachsenen	Besonderheiten
Somatotrope Achse	Bei Erwachsenen keine generelle Therapieindikation; Gabe von rekombinantem Wachstumshormon s.c. am Abend, Startdosis: 0,2 mg, Kontrollparameter: alters-und geschlechtsbezogener IGF-1-Wert	Kontraindikationen: Tumoraktivität, schlecht eingestellter Diabetes mellitus
Gonadotrope Achse	Frauen: Östrogen-Gestagenpräparat nach frauenärztlicher Maßgabe bis zum Menopausealter; Männer: Testosteronpräparate, - i.m.: Testosteronenantat 250 mg alle 3–4 Wochen, Testosteronundecanoat 1000 mg alle 3 Monate, - transdermal: 25–50 mg/d, - Kontrollparameter: Testosteron, SHBG, BB, PSA	Bei Kinderwunsch: hCG/hMG bzw. rekombinantes FSH
Thyreotrope Achse	Levothyroxin 1,5 µg/kg KG/d nüchtern 30 min vor Frühstück, Kontrollparameter: fT4 im oberen Drittel des Normbereichs, Notfallausweis	Bei Ausfall mehrerer Achsen: immer zuerst corticotrope Achse substituieren → sonst Gefahr einer sog. Addison-Krise durch Gabe von Schilddrüsenhormon (Steigerung des Grundumsatzes)
Corticotrope Achse	Hydrocortison (HC) 10–20 mg/d in 2 oder 3 Einzeldosen, ggf. Retardpräparate (Plenadren®); Dosisanpassung in Stresssituationen, Notfallausweis! In der Regel keine Mineralocorticoide erforderlich! (RAAS intakt) (Fleseriu et al. 2016)	Regelmäßige Schulungen der Patienten: Erhöhung der HC-Dosis auf das 2- bis 5-Fache bei Stress (andauernde körperliche Anstrengungen, fieberhafte Infekte, operative Eingriffe etc.), bei Erbrechen/Diarrhö: i.v.-Gabe (z. B. 100 mg HC)!
ADH	Desmopressinpräparat: - Tablette: 0,1 oder 0,2 mg, - Nasenspray: 1–2 Hübe/d, Ziele: Trinkmenge 2–3 l, keine Polyurie, Natrium im Serum normal	

mindestens 2 Zyklen pausieren; keine Insuffizienz bei normalem Zyklus!

- Bestimmung von Gonadotropinen kann bei postmenopausalen Frauen hilfreich bei der Diagnose einer Hypophyseninsuffizienz sein, da aufgrund der Menopause physiologischerweise ein deutlicher Anstieg zu erwarten ist.
- TSH liegt bei sekundärer Hypothyreose häufig im unteren Normbereich, nicht geeignet zur Therapiesteuerung.
- Keine verstärkte Pigmentierung bei sekundärer NNR-Insuffizienz, Patienten sind blass.
- Bei sekundärer NNR-Insuffizienz ist Stimulation der Mineralocorticoidsekretion durch RAAS intakt, auffällig ist dagegen auch eine Verminderung von DHEAS (wird u. a. durch ACTH reguliert).
- Prävention iatroger NNR-Insuffizienz bei Glucocorticoidgabe durch Ausschleichen der Glucocorticoide (► Kap. 3).

Fall 7:

Verlauf: Es erfolgt zunächst eine laborchemische Diagnostik. Dabei zeigen sich folgende Befunde: Cortisol 4,6 µg/dl, fT3 1,8 pg/ml, fT4 0,5 ng/dl, TSH 2,16 µIU/ml, Testosteron <0,2 ng/ml, STH <0,05 ng/ml, IGF-1 11 ng/ml, normale Serum-und Urinosmolalität. Die Diagnose eines Ausfalls der somatotropen, gonadotropen und thyreotropen Partialfunktion wird gestellt. Zur weiteren Abklärung der corticotropen Funktion wird ein Metopirontest durchgeführt. Hierbei zeigt sich kein ausreichender Anstieg von

11-Desoxycortisol. Somit liegt auch eine Insuffizienz der corticotropen Partialfunktion und damit ein Panhypopituitarismus vor. Es wird zunächst eine Substitutionstherapie mit Hydrocortison eingeleitet. Nach Beginn dieser Therapie werden zusätzlich auch die thyreotrope und gonadotrope Achse substituiert.

2.8 Hypophysitis

Fall 8:

Eine 24-jährige Patientin wird Ihnen über die Gynäkologie zugewiesen. Die Patientin hat vor 1 Woche einen gesunden Jungen entbunden und beklagt seit mehreren Tagen unstillbaren Durst mit Trinkmengen von ca. 8 Litern. Nachts könne sie nicht mehr schlafen, weil sie ständig trinken und zur Toilette gehen müsse. Tagsüber sei sie schlapp und immer müde. Auf Nachfrage gibt sie an, auch starke Kopfschmerzen und Sehstörungen zu haben.

Welches weitere Vorgehen planen Sie?

■ **Epidemiologie**

- Sehr selten → ca. 1 % der Hypophysenerkrankungen (Honegger 2012).
- Inzidenz der primären Form: 1–9 Fälle/Mio. Einwohner/Jahr.
- Bei primärer lymphozytärer Form fast nur Frauen betroffen, 50 % d. F. im letzten Schwangerschaftsmonat oder bis 2 Monate postpartal.
- Bei anderen primären Formen bestehen keine Geschlechterdominanz/Zusammenhang mit Schwangerschaft.
- Zunahme durch Immuncheckpoint-Inhibitoren: Inzidenz Ipilimumab: 5–17 %, Nivolumab: <1 %.

■ **Pathophysiologie**

- Primäre Form: autoimmune Entzündung der Hypophyse,
- fünf histologische Typen: granulomatös (15 % d. F.), xanthomatös (5 % d. F.), lymphozytär (75 % d. F., oft mit SS assoziiert), nekrotisierend (selten), IgG4-Hypophysitis (selten),
- in letzten Jahren zunehmend weitere autoimmune, Medikamenten-assoziierte Form durch Ipilimumab und Nivolumab beschrieben (Therapie des Nierenzellkarzinoms und malignen Melanoms durch eine CTLA-4-Blockade bzw. PD-1-Blockade).
- Sekundäre Form: Begleithypophysitis bei Prozessen im Bereich Hypophyse (Germinome, Kraniopharyngiome, Zysten der Rathke-Tasche), Hypophysitis bei infektiösen (z. B. HIV, Tuberkulose) und systemisch entzündlichen Erkrankungen (z. B. IgG4-assoziiert, Sarkoidose, Wegener-Granulomatose, Langerhans-Zell-Histiozytose).

■ **Klinik**

- Kopfschmerzen und Sehstörungen,
- Symptome HVL-Insuffizienz (meist Gonadotropinmangel, gefolgt von ACTH/TSH-Mangel), Symptome eines Diabetes insipidus (32–72 %), selten Symptome einer Hyperprolaktinämie,
- bei Immuncheckpoint-Inhibitoren: TSH- und ACTH-Mangel am häufigsten, i. d. R. kein Diabetes insipidus.

■ **Diagnostik**

- **Anamnese**: Kopfschmerzen, Sehstörungen, Trinkmenge, Ausscheidung, Hinweise auf partielle HVL-Insuffizienz (insbesondere ACTH- und TSH-Mangel: Müdigkeit, eingeschränkte Leistungsfähigkeit, Übelkeit, Haarausfall, Gewichtsveränderungen, Frieren, trockene Haut, Obstipation).
- **Hormonelle Diagnostik**: HVL- und HHL-Funktion, Hypophysenantikörper (Sensitivität 64 %, Spezifität 86 %).
- **Hypophysenbiopsie**: kein Routineeingriff.
- **Bildgebung**:
  - MRT der Sellaregion (nativ und mit Gadolinium) → wegweisend ist Verdickung Hypophysenstiel (>3 mm) mit Extension bis Hypothalamus und symmetrische Sellavergrößerung mit starker Kontrastmittelanreicherung (Wang et al. 2017), fehlendes hyperintenses Signal der Neurohypophyse in T1-gewichteten Bildern bei Diabetes insipidus,
  - Befund abhängig von Ausdehnung und endokrinologischen Ausfällen,
  - 3 Formen der lymphozytären Hypophysitis:
    - Adenohypophysitis,
    - Infundibulo-Hypophysitis,
    - Infundibulo-Panhypophysitis.
- **Ophthalmologische Untersuchung.**

■ **Differentialdiagnosen**

Andere selläre Raumforderung → ohne Biopsie nicht klar abzugrenzen.

- **Therapie:**
  - Abwartendes Procedere bei milder Symptomatik,
  - bei Schwangeren häufig spontane Remissionen nach Beendigung der Schwangerschaft.

Pharmakotherapie:
- Substitutionstherapie der ausgefallenen Hormone,
- Desmopressingabe,
- bei progredienter Symptomatik: hoch dosierte Cortisontherapie (100 mg Prednisolon/d) erwägen; im Einzelfall: immunsuppressive Therapie (Azathioprin, MTX) bei ausbleibender Besserung unter Steroiden

Operative Therapie: bei unklarer Differentialdiagnose, Chiasma-Syndrom, akuter Verschlechterung mit Kompressionszeichen.

Radiotherapie: nur in Einzelfällen.

- **Verlauf und Prognose**
  - Klinische Verläufe bei lymphozytärer Hypophysitis höchst variabel: blande Verläufe mit Spontanheilung (3 %) bis rezidivierende und schwere Verläufe mit hypothalamischen Symptomen und Todesfällen (8 %).
  - Aufgrund ungewissen Therapieerfolgs sind regelmäßige Kontrollen der Hypophysenachsen und Bildgebung wichtig!
  - Hypophyseninsuffizienz durch Checkpoint-Inhibitoren meist nicht reversibel (76 %) (Faje et al. 2014).

- **Komplikationen**

Partielle Hypophyseninsuffizienz, Sehstörungen, neurologische Ausfallerscheinungen.

- **Tipp für die Praxis/FAQ**
  - Ausgeprägte hormonelle Defizite und Diabetes insipidus bei oft nur kleiner Raumforderung!
  - Patienten mit Hypophysitis werden häufig als Hypophysenadenomträger falsch klassifiziert (ca. 40 %).
  - Auch bei selbstlimitierendem Verlauf kann Hypophysenfunktionsstörung fortbestehen.
  - Risikofaktor einer Hypophysitis bei Ipilimumab: männliches Geschlecht, hohes Alter.

Fall 8:

Verlauf: Die weitere Diagnostik (Hypophysenlabor, Durstversuch, ACTH-Test) zeigt einen Diabetes insipidus centralis und eine sekundäre NNR-Insuffizienz. Die übrigen Achsen sind intakt. Im MRT zeigt sich das Bild einer Hypophysitis. Es wird eine Substitutionstherapie eingeleitet mit Desmopressin. Zusätzlich wird probatorisch eine hoch dosierte Glucocorticoidtherapie eingeleitet (nach Ausschleichen Umstellung auf Hydrocortison).

2.9 Diabetes insipidus

Fall 9:

In Ihrer Sprechstunde stellt sich eine 48-jährige Patientin mit seit 3 Monaten bestehender Polydipsie (10 l/d) vor. Die Patientin beklagt eine Polyurie, eine 3- bis 4-mal bestehende Nykturie sowie nächtliches Trinken (ca. 1 l). Es wird ein Durstversuch mit folgendem Ergebnis durchgeführt (◘ *Tab. 2.7).*

Welche Diagnose stellen Sie? Wie ist Ihr weiteres Vorgehen?

- **Epidemiologie**
  - Selten, meist erworben.
  - Häufigste Form: Diabetes insipidus centralis, Prävalenz: 40/Mio. Einwohner (1:25.000)
  - Bei Hypophysitis/hyopothalamischen Raumforderungen/Kraniopharyngeom häufig auch als Erstsymptom (25–30 % d. F.).
  - Etwa 25 % d. F. bei Diabetes insipidus centralis sind idiopathischer Genese.
  - Postoperativ nach transsphenoidalen/transkraniellen Hypophyseneingriffen Diabetes insipidus centralis möglich (20–30 % der Eingriffe im Bereich Hypophyse führen zu transientem Diabetes insipidus).

- **Pathophysiologie**
  - ADH (Vasopressin) in den Nuclei supraopticus und paraventricularis im Hypothalamus gebildet → in HHL abgegeben.
  - Sekretion von ADH dabei durch osmoregulatorische Neuronen des Hypothalamus vermittelt, reagieren auf Veränderungen der Plasma-Natrium-Konzentration → Natriumkonzentration also durch Regulation des Wasserhaushalts gesteuert (nicht durch Zufuhr/Ausscheidung von Kochsalz).
  - ADH-Sekretion auch durch Verminderung des Blutvolumens stimuliert: ADH wirkt am Vaso-

Tab. 2.7 Durstversuch der Patientin

Zeitpunkt	KG (kg)	RR (mmHg)	Urin (ml)	Spezifisches Gewicht	Urin-Osmolalität (mosmol/kg)	Serum-Osmolalität (mosmol/kg)
8 Uhr	81,4	140/100	80	1010	173	300
10 Uhr	81,2	140/90	160	1007	171	310
12 Uhr	79,9	160/90	300	1006	164	326

pressin V2-Rezeptor (G-Protein gekoppelter, transmembraner Rezeptor) in Sammelrohren der Niere → Rezeptor aktiviert α-Untereinheit des G-Proteins → Aktivierung des „protein kinase A pathway" durch zyklisches AMP und Erhöhung der Expression von Aquaporin 2 (Aquaporine machen die normalerweise wenig permeable Zellmembran temporär durchlässig für Harnstoff und Wasser) → Wasser wandert entlang des osmotischen Gefälles aus Primärharn in hyperosmolares Nierengewebe → von dort weiter ins Blut → Urin wird somit konzentriert und Reabsorption vermehrt → durch diesen Mechanismus Urinausscheidungsraten von 0,5 ml/min und Urinosmolalität von 1200 mosmol/l erreichbar.
- Anstieg der Natriumkonzentration führt nicht nur zur Freisetzung von ADH, sondern auch zur Auslösung von Durstgefühl über Osmorezeptoren.
- Beim Diabetes insipidus besteht durch Läsion des Hypothalamus/Neurohypophyse/Hypophysenstiel verminderte Sekretion/Freisetzung von ADH oder es liegt verminderte Wirksamkeit von ADH vor → Wasserrückresorption am Sammelrohr vermindert/fehlend → vermehrte Ausscheidung unkonzentrierten Urins (Polyurie: 6–10 l) → Ausgleich durch vermehrtes Trinken, wenn Durstzentrum intakt (Polydipsie), die Natriumkonzentration im Serum wird i. d. R. im Normbereich gehalten.
- Störung von Durstgefühl/Flüssigkeitsaufnahme führt dagegen zur Hypernatriämie →im Fall eines hohen Serum-Natriums und Dehydratation kann Urin wieder durch ADH-Ausschüttung über Barorezeptormechanismus konzentriert werden.
- Symptome eines Diabetes insipidus entwickeln sich erst bei Zerstörung von 80–90 % der ADH sezernierenden Neuronen.

Klinik
- Polydipsie (bis 10 l), Polyurie (40–50 ml/kg/24 h, bis 20 l/d),
- Nykturie mit erhöhter Urinausscheidung, nächtliches Trinken,
- Mundtrockenheit, Exsikkose, Obstipation, durstbedingte Schlafstörungen,
- Symptome der Grunderkrankung (z. B. Kopfschmerzen und Sehstörungen, Symptome einer HVL-Insuffizienz, Symptome einer Hyperprolaktinämie).

Diagnostik
- **Anamnese**: Trinkmenge Tag/Nacht, Ausscheidung Tag/Nacht, Hinweise auf partielle HVL-Insuffizienz, Kopfschmerzen, Sehstörung, vorangegangene Kopfverletzungen, positive Familienanamnese, psychiatrische Vorerkrankungen. Wie schnell hat sich Symptomatik entwickelt?
- **Labor**:
  - Ein- und Ausfuhrkontrolle (verdächtig Ausfuhr >50 ml/kg/24 h) → möglichst Messung von Harnvolumen und Trinkmenge über 24 h (2x; Absetzen von Diuretika!),
  - Serum- und Urinosmolität (<300 mosmol/l), Elektrolyte (v. a. Natrium),
  - übrige HVL-Funktion,
  - Durstversuch (Stimulation von ADH durch Hyperosmolalität und Volumendefizit: Gesunde haben nach 12–16 h Flüssigkeitsentzug Urinosmolalität von 900–1200 mosmol/kg (► Kap. 22, Durstversuch),
  - keine Bestimmung von ADH aufgrund präanalytischer Anforderungen und Instabilität des Hormons.
  - Copeptin: Synonym: CT-Pro-Vasopressin, synthesisiert in parazellulären Neuronen des Hypothalamus als C-terminaler Teil des ADH-Prä-Prohormons (Fenske et al. 2011)

→ proteolytisch in ADH, Neurophysin II und Copeptin gespalten → ADH und Copeptin werden äquimolar ins Blut abgegeben, d. h. Copeptin-Sekretion spiegelt ADH-Sekretion wider → stabiles Äquivalent.
- Messung morgens nüchtern nach 8-stündiger Flüssigkeitskarenz → Werte <2,6 pmol/l sprechen für Diabetes insipidus centralis, >20 pmol/l für Diabetes insipidus renalis.
- Werte zwischen 2,6–20 pmol/l erfordern weitere Untersuchungen zur Differenzierung zwischen Diabetes insipidus centralis partialis und primärer Polydipsie: zweite Blutentnahme nach 16-stündiger Flüssigkeitskarenz (Copeptin und Serum-Natrium) zur Bestimmung Copeptin-Index (<20: Diabetes insipidus centralis partialis, >20: primäre Polydipsie);
- stimuliertes Copeptin im 3% -NaCl-Test ohne vorherige Flüssigkeitskarenz: <4,9 pmol/l: Diabetes insipidus centralis, $\geqq$ 4,9 pmol/l: primäre Polydipsie

- **Bildgebung**: MRT Sellaregion (nativ und mit Gadolinium) → wegweisend ist fehlendes hyperintenses Signal der Neurohypophyse in T1-gewichteten Bildern, ggf. Raumforderung im Bereich der Hypophyse/Hypothalamus oder Nachweis eines entzündlichen Prozesses.
- **Ophthalmologische Untersuchung**: bei V. a. Hirntumor.

- **Differentialdiagnosen (Tab. 2.8)**

Tab. 2.8 Differentialdiagnosen des Diabetes insipidus

Form	Pathomechanismus	Diagnostik	Therapie
Diabetes insipidus centralis (partiell/total)	Verminderte Synthese oder Freisetzung von ADH; meist erworben (traumatisch 16 %, Tumor 25 %, neurochirurgische Eingriffe 20 %, Infektionen, vaskulär, graunulomatöse Erkrankungen, toxisch/medikamentös, idiopathisch etc.), selten hereditär (autosomal-dominant: AVP-Neurophysin-Genmutationen, autosomal-rezessiv: Wolfram-Syndrom, X-chromosomal-rezessiv, idiopathisch)	Anamnese: akutes Auftreten, Hinweise auf hypophysäre Störung, immer Nykturie vorhanden; Copeptin: < 2,6 pmol/l bei zentralem Diabetes insipidus, bei Werten >2,6 pmol/l weitere Untersuchungen erforderlich; Durstversuch: nach 12–16 h Flüssigkeitsentzug besteht eine Urinosmolalität von <250 mosmol/kg (kompletter Diabetes insipidus), Gabe von Desmopressin führt zu Anstieg der Urinosmolalität von >10 % (part.) bzw. >50 % (total); MRT: kein Enhancement der Neurohypophyse, ggf. Raumforderung im Bereich Hypothalamus/Hypophyse oder Verdickung des Hypophysenstiels	Gabe von Desmopressin p.o., nasal oder s.c. → Beseitigung der Polydipsie/Polyurie
Diabetes insipidus renalis	Renale Resistenz des ADH; meist erworben durch Down-Regulation der Expression von Aquaporin 2 (Medikamente: Demecloxyclin, Lithium und Cisplatin, Alkohol, Hyperkalzämie, Hypokaliämie, chronische Nierenerkrankungen, Sichelzellanämie, Sarkoidose, Amyloidose, multiples Myelom), selten hereditär (X-chromosomal-rezessiv 90 %: AVP-V2-Rezeptor-Genmutation, autosomal-rezessiv 10 %: Aquaporin-2-Genmutation)	Anamnese: Lithiumtherapie, Hyperkalzämie; Copeptin: >20 pmol/l; Durstversuch: kein Anstieg der Urinosmolalität nach Gabe von Desmopressin; MRT: Enhancement der Neurohypophyse erhalten, normale Dicke des Hypophysenstiels	Desmopressin ohne Effekt; Gabe von Thiaziddiuretika (50–100 mg Hydrochlorothiazid, auch in Kombination mit Amilorid), ggf. Kochsalzrestriktion

(Fortsetzung)

Tab. 2.8 (Fortsetzung)

Form	Pathomechanismus	Diagnostik	Therapie
Primäre Polydipsie	Exzessive Flüssigkeitsaufnahme; psychogen (z. B. bei Neurosen), medikamentös (anticholinerg wirkende Psychopharmaka, die eine Mundtrockenheit verursachen), defektes Durstzentrum	Anamnese: schleichender Verlauf, psychische Vorerkrankungen, oft keine Nykturie; Copeptin: Graubereich, weitere Abklärung; Durstversuch: nach 12–16 h Flüssigkeitsentzug Urinosmolalität von 450–700 mosmol/kg, kein Anstieg nach Gabe von Desmopressin; MRT: Enhancement der Neurohypophyse erhalten, normale Dicke des Hypophysenstiels	Nach Gabe von Desmopressin bei persistierender Polydipsie Entwicklung einer Hyponatriämie → Therapie der Wahl Flüssigkeitsbeschränkung, Psychotherapie
Schwangerschaftsinduzierter Diabetes insipidus	Gesteigerter Abbau des ADH durch plazentare Vasopressinase; Auftreten in der Schwangerschaft, partieller Diabetes insipidus centralis kann daher in Schwangerschaft dekompensieren!	Anamnese: Schwangerschaft; MRT: Enhancement der Neurohypophyse erhalten, normale Dicke des Hypophysenstiels	Symptomatik endet üblicherweise einige Tage postpartal spontan
Andere Ursachen einer Polyurie	z. B. Hyperglykämie, Hypokaliämie, Hyperkalzämie, polyurische Phase eines akuten Nierenversagens		

Therapie

Pharmakotherapie: Gabe von Desmopressin.

Wirkweise: Arginin-Vasopressin-Analogon bindet an antidiuretische AVP-V2-Rezeptoren, HWZ 2–3 h.

Dosierung:

- Injektion (2 µg, i.v., i.m., s.c., v. a. bei Akuttherapie im stationären Setting),
- Nasenspray (1 Sprühstoss/Hub von 0,1 ml = 10 µg),
- intranasale Tropfen (Rhinyle, 1 ml = 100 µg),
- Tabletten (0,1 und 0,2 mg),
- Schmelztabletten (60, 120 und 240 µg).
- CAVE: Absolutdosen wegen unterschiedlicher Bioverfügbarkeit nicht äquivalent → Bioverfügbarkeit nach intranasaler Gabe (ca. 10 %) höher als nach oraler Gabe (ca. 1 %) → intranasal verabreicht, wirken 20 µg länger als 10 h.
- Beginn z. B. mit Tablette 0,1 mg oder 1 Sprühstoß (10 µg) zur Nacht,
- bei klinischen Beschwerden weitere Dosen am Morgen und/oder im Verlauf des Tages → Anzeichen: Wiederauftreten von hypotoner Polyurie und Polydipsie,
- bei klinischen Beschwerden weitere Dosen am Morgen und/oder im Verlauf des Tages → -Anzeichen: Wiederauftreten von hypotoner Polyurie und Polydipsie,
- Monitoring durch Ein-und Ausfuhr, Serum-Natrium, tägliche Gewichtskontrollen, ggf. Serum/Urinosmolalität (insbesondere bei Patienten mit Diabetes insipidus hypersalaemicus, die gestörtes Durstempfinden aufweisen)

Verlauf und Prognose

- Meist Dauertherapie.
- Beim postoperativen Diabetes insipidus centralis häufig passagerer Verlauf: polyurische Phase, bei ca. 5 % der Patienten gefolgt von Interphase mit Oligurie/SIADH (auch ohne vorausgehende polyurische Phase möglich) → unregulierte Ausschüttung von ADH aus den durch Operation verletzten Neuronen → 0,25 % der Patienten benötigen nach 1 Jahr noch Substitution.
- Hypothalamische Erkrankung kann noch bis zu 10 Jahre nach Beginn des Diabetes insipidus centralis manifest werden → langfristig regelmäßige Kontrollen.

- **Komplikationen**
  - Überwässerung mit Verdünnungshyponatriämie (z. B. Müdigkeit, Kopfschmerzen, Krämpfe, Gewichtszunahme),
  - Diabetes insipidus hypersalaemicus (Hypodipsie-Hypernatriämie-Syndrom): neurochirurgische Eingriffe oder Aneurysmablutungen im Bereich der A. cerebri communicans anterior → Ausfall der osmotisch stimulierten Sekretion von ADH bei gleichzeitig fehlendem Durstgefühl → schwerste Hypernatriämien (bis 190 mmol/l); Hirnödem mit Krampfanfällen bei zu raschem Ausgleich der initial bestehenden Hypernatriämie durch Desmopressin.

- **Tipp für die Praxis/FAQ**
  - „Typische" Laborkonstellation eines Diabetes insipidus centralis: Serum-Natrium und Serumosmolalität morgens hochnormal oder erhöht, Urinosmolalität erniedrigt.
  - Sind Patienten mit Diabetes insipidus am Trinken gehindert, so droht eine lebensbedrohliche Hypernatriämie.
  - In der Regel kein Diabetes insipidus centralis bei Hypophysenadenom!
  - Akuter Beginn spricht eher für eine organische Genese.
  - Keine Bestimmung von ADH im Rahmen der Diagnostik, da Hormon zu instabil.
  - Wolfram-Syndrom (autosomal-rezessiver Erbgang): Diabetes insipidus centralis, Diabetes mellitus, Optikusatrophie, Taubheit (DIDMOAD-Syndrom).
  - Engmaschiges Monitoring (Natriumkontrollen!, Überwachung der Ein-und Ausfuhr) in der Einstellungsphase.
  - Cortisol hat ADH-inhibitorische Wirkung, so dass sich Diabetes insipidus centralis unter HC-Substitution verschlechtern kann.
  - Desmopressin nur bei gesichertem Diabetes insipidus centralis, da sonst eine lebensgefährliche Wasserintoxikation droht.
  - Engmaschige Überwachung bei Diabetes insipidus hypersalaemicus, die Patienten müssen zusätzlich zum Trinken angehalten werden.
  - Desmopressin-Gabe zur Nacht führt bei Patienten zu sofortiger Wirkung mit Durchschlafen (keine Nykturie, keine Polydipsie).
  - Alkohol hemmt die ADH-Freisetzung, während sie durch Nikotin stimuliert wird.

Fall 9:

Der Durstversuch zeigt eine fehlende Konzentrierung des Urins ohne Anstieg der Urinosmolalität, während die Serumosmolalität unter dem Dursten ansteigt.

Daher liegt ein Diabetes insipidus centralis vor. Die Copeptin-Bestimmung bestätigt die Diagnose. Das zur weiteren Abklärung durchgeführte MRT der Sella zeigt eine atypische Signalgebung der Neurohypophyse. Die weitere Achsendiagnostik ergibt keine Ausfälle des Hypophysenvorderlappens. Es wird die Diagnose eines idiopathischen Diabetes insipidus centralis gestellt.

Die Therapie wird mit Desmopressin 1 Hub zur Nacht eingeleitet. In der Einstellungsphase werden täglich die Trinkmenge, das Gewicht und die Urinausscheidung protokolliert. Zudem erfolgen engmaschige Natriumkontrollen. Unter der Therapie normalisiert sich die Trinkmenge auf 1–2 l, die Ausscheidung ist ähnlich, keine Nykturie. Die Elektrolyte und die Serumosmolalität liegen im Normbereich.

2.10 Syndrom der inadäquaten ADH-Sekretion (SIADH)

Fall 9:

In der Notaufnahme stellt sich ein 71-jähriger Patient mit zunehmender Schwäche und seit Monaten reduzierter Leistungsfähigkeit vor. Anamnestisch besteht eine symptomatische Epilepsie bei Z .n. Mediainfarkten beidseits sowie eine arterielle Hypertonie. In seiner Medikamentenliste finden sich Valproat, Bisoprolol, Amlodipin, Ramipril sowie NaCl-Kapseln. In der körperlichen Untersuchung sind die Haut- und Schleimhäute unauffällig, Ödeme bestehen nicht. Laborchemisch liegen folgende Laborparameter vor: Natrium 124 mmol/l, Serumosmolalität 271 mosmol/kg, Natrium im Urin 53 mmol/l, Osmolalität im Urin 600 mosmol/kg.

Welche Diagnose stellen Sie?

- **Synonym**

SIADH, Schwartz-Bartter-Syndrom.

- **Epidemiologie**
  - Hyponatriämie ist häufigste Elektrolytstörung (15–30 % der hospitalisierten Patienten), schwere Formen (Natrium <125 mmol/l) in 1–7 % der Fälle,

2

Tab. 2.9 Ursachen des SIADH

ZNS-Erkrankungen	Lungenerkrankungen	Tumore	Medikamente	Andere
- Infektionen (z. B. Enzephalitis, Meningitis), - Blutungen/Tumoren (z. B. SAB, Kopftrauma, Hirntumoren), - sonstiges (z. B. multiple Sklerose, Guillain-Barré-Syndrom)	- Infektionen (z. B. Pneumonie, Tuberkulose), - Asthma bronchiale, - Sarkoidose, - Mukoviszidose, - COPD, - Pneumothorax, - akute respiratorische Insuffizienz, - Überdruckbeatmung	- Karzinome (z. B. Lunge), - Lymphome, - Sarkome	- Stimulation der Vasporessinausschüttung oder Wirkverstärkung (z. B. SSRI, Carbamazepin, Antipsychotika), - Vasopressin und -analoga (z. B. Desmopressin, Oxytocin), - Zytostatika (z. B. Vincristin, Cyclophosphamid), - NSAR	- Erblich, - idiopathisch (Tumorsuche!), - transitorisch (z. B. Stress, Schmerzen, Übelkeit, Narkose), - AIDS, - inaktivierende Mutationen des Vasopressin V2-Rezeptors

- steigendes Risiko mit zunehmendem Alter,
- euvoläme Form im Rahmen eines SIADH am häufigsten.

Pathophysiologie

- ADH im Verhältnis zur Plasmaosmolalität zu hoch (Osmolalität im Wesentlichen durch Natriumkonzentration bestimmt → diese wiederum durch Zufuhr/Ausscheidung von Wasser).
- Inadäquate ADH-Sekretion ist gegeben, wenn ADH bei hypoosmolarer Hyponatriämie und Hypervolämie nicht supprimiert ist und ungeregelt ausgeschüttet wird (aus HHL oder bei ektoper Produktion) → durch inadäquat erhöhte ADH-Konzentration im Blut Retention von freiem Wasser → Verdünnungshyponatriämie.
- Zusätzlich bewirkt Freisetzung von natriuretischen Peptiden vermehrte Natriumausscheidung.
- Ursächlich können ZNS-Erkrankungen, Lungenerkrankungen, Tumoren, Medikamente oder auch idiopathische Gründe sein (Schäffler und Lindner 2015) (Tab. 2.9).

Klinik

Symptome der Hyponatriämie (Natrium im Serum <135 mmol/l) bei klinischer Euvolämie (Hautturgor normal, keine Mundtrockenheit, normale Jugularvenenfüllung, keine Ödeme, kein Aszites, kein orthostatischer Blutdruckabfall); → entscheidend ist Ausmaß der Hyponatriämie sowie Schnelligkeit, in der sie sich entwickelt. Unterscheidung anhand Dauer zwischen akuter und chronischer Hyponatriämie.

Akute Hyponatriämie (<48 h)	häufig schwere Symptome mit Krampfanfällen bis zu Hirnödem/Koma.
Chronische Hyponatriämie (>48 h)	wesentlich häufiger, auch Zufallsbefund, meist mildere neurologische Symptomatik.

- Milde Symptome:
  - Konzentrations-und Koordinationsstörungen,
  - Adynamie, Depressionen,
  - Schwindel, Kopfschmerzen.
- Moderate Symptome:
  - Übelkeit, Erbrechen,
  - Gangunsicherheit mit Sturzneigung,
  - Verwirrtheit, Desorientierheit, Somnolenz.
- Schwere Symptome:
  - Hirnödem mit progredienter neurologischer Symptomatik (Somnolenz, Verwirrtheit, Krampfanfälle) bis zum Koma und Atemstillstand.

Diagnostik

- **Anamnese**: Grunderkrankung, Medikamente (insbesondere Diuretika), Erbrechen, Durchfälle,

◘ Tab. 2.10 Klassifikation der Hyponatriämie

	Hypovoläm	Euvoläm	Hypervoläm
Ursache	- Renale Salzverluste (Diuretika, zerebrales Salzverlustsyndrom), - extrarenale Salzverluste (Erbrechen, Diarrhö, Pankreatitis), - Mineralocorticoidmangel (primäre NNR-Insuffizienz)	- SIADH, - SIADH-ähnliche Zustände (sekundärer Hypocortisolismus → hemmender Effekt auf ADH-Freisetzung im Hypothalamus ↓; Hypothyreose → T3-Mangel → Einschränkung der Nieren, einen maximal verdünnten Urin zu produzieren, sodass Ausscheidung freien Wassers ↓; Hydrochlorothiazid)	- Leberzirrhose, - Herzinsuffizienz, - nephrotisches Syndrom
Klinischer Aspekt	Trocken (orthostatischer RR-Abfall, herabgesetzter Hautturgor, trockene Schleimhäute, ggf. Tachykardie)	Normal	Ödeme, Aszites
Laborbefunde	Kreatinin und Harnsäure im Serum hoch-normal oder erhöht	Kreatinin im Serum und Harnsäure niedrig-normal, Natrium im Urin >30 mmol/l	Kreatinin und Harnsäure im Serum hoch-normal oder erhöht

- **Labor**: Hyponatriämie (Natrium <135 mmol/l), erniedrigte Serumosmolalität (<275 mosm/kg), Urinosmolalität >100 mosm/kg, meist höher als Serumosmolalität, Urin-Natriumkonzentration >30 mmol/l (Spontanurin), Kreatinin i. S. ↓, Harnsäure i. S. ↓, Cortisol, TSH, Lebersyntheseparameter.
- **Apparative Diagnostik**: Echokardiographie.
- **Vorgehen**: euvoläme Hyponatriämie → übrige Laborchemie weist auf SIADH hin → Ausschlussdiagnose.

▪ **Differentialdiagnosen**

Einen Überblick über Klassifikation der Hyponatriämie und möglicher Differentialdiagnosen gibt ◘ Tab. 2.10.

- Zerebrales Salzverlustsyndrom: Elektrolytstörung nach zerebraler Schädigung (z. B. Schädel-Hirn-Trauma, Subarachnoidalblutungen, Schlaganfall) mit gemeinsamen Auftreten von Hyponatriämie, Hypovolämie und Natriurese → Therapie durch physiologische Kochsalzlösung,
- Pseudohyponatriämie: erniedrigtes Serumnatrium bei normaler oder hoher Serumosmolalität (Ätiologie: Hyperlipidämien, Hyperproteinämien, Hyperglykämien),
- primäre Polydipsie: Urinosmolalität <100 mosmol/kg.

▪ **Therapie**

- Behandlung der zugrundeliegenden Ursache,
- abhängig von Schwere der Symptome und Symptomdauer erfolgt abgestuftes Vorgehen,
- Korrekturrate des Natriumspiegels dabei grundsätzlich abhängig von Geschwindigkeit, mit der sich Hyponatriämie entwickelt hat → akute Hyponatriämie darf schneller ausgeglichen werden als chronische Form.
- **Akute Hyponatriämie (<48 h):**
  - bei schwerer/moderater Symptomatik bis Anstieg von 5 mmol/l bzw. bis zum Verschwinden der neurologischen Symptome, max. Anstieg 10 mmol/l/24 h bzw. 18 mmol/l/48 h (Mönig und Arlt 2017).
- **Chronische Hyponatriämie (>48 h):**
  - max. Anstieg 10 mmol/l/24 h bzw. 18 mmol/l/48 h (◘ Tab. 2.11).

▪ **Wirkweise:**

- Flüssigkeitsbeschränkung: nur sinnvoll, wenn Patient viel trinkt (>2 l/d),
- Harnstoff: osmotische Harnstoffdiurese → Ausscheidung elektrolytfreien Wassers wird gefördert; bislang keine Zulassung in Deutschland für SIADH; 30–60 g p.o./d,
- Vaptan: Vasopressin V2-Rezeptorantagonist → Aquarese ohne Ausscheidung von Elektrolyten; in Europa nur Tolvaptan bislang zugelassen; wirksame therapeutische Option,

2

Tab. 2.11 Einteilung der Hyponatriämie nach biochemischem und klinischem Schweregrad

Symptomschwere (Klinik), Serum-Natrium (biochemischer Schweregrad)	Therapie	Monitoring	Ausschluss bzw. Behandlung zu behebender Faktoren	Chronischen Therapiebedarf evaluieren
Mild (130–135 mmol/l)	Flüssigkeitsbeschränkung (800–1000 ml), kausale Therapie	Nein	Ja	Nein
Moderat (125–129 mmol/l)	Initial Vaptan (7,5–15 mg) oder hypertone Kochsalzlösung (3 %, 150 ml über 6 h i.v.), alternativ Harnstoff 0,25–0,50 g/kg/d (30–60 g/d); zur Erhaltung Flüssigkeitsrestriktion oder Tolvaptan, kausale Therapie	Kontrolle nach 1, 6, 12 h, dann täglich bis zum Erreichen stabiler Werte	Ja	Ja
Schwer (<125 mmol/l)	Hypertone Kochsalzlösung (3 %, 150 ml über 6 h i.v.; ggf. wiederholen bis Anstieg von 5 mmol/l oder Verbesserung der neurologischen Symptomatik), intensivmedizinische Überwachung, zur Erhaltung Flüssigkeitsrestriktion oder Tolvaptan (7,5–15 mg), kausale Therapie	Kontrolle nach 20 min, 1, 6, 12 h, dann täglich bis zum Erreichen stabiler Werte	Ja	Ja

dennoch keine klare Empfehlung durch europäische Fachgesellschaften (Spasovski et al. 2014); 7,5–15 mg p.o.

Verlauf und Prognose

- Abhängig von Genese der zugrundeliegenden Erkrankung,
- bei idiopathischem SIADH häufig Beendigung der Vaptantherapie nach Normalisierung des Serum-Natriums möglich,
- bei persistierendem Risikofaktor (Karzinom, Medikament) alternativlos, ggf. Dauertherapie, dann regelmäßige Kontrolle der Leberwerte,
- Hyponatriämie mit erhöhter Mortalität assoziiert (durch Elektrolytstörung, prognostisch bei schwerer Grunderkrankung),
- verlängerte Verweildauer im Krankenhaus.

Komplikationen

Zentrale pontine Myelinolyse bei zu rascher Natriumkorrektur: schlaffe Para- oder Tetraplegie, Dysarthrie, Dysphagie, Koma → Risikofaktoren: Malnutrition, Alkoholismus, kombinierte Elektrolytstörungen (Hypokaliämie und Hyponatriämie), sehr niedriges Ausgangsnatrium, postoperativ bei sonst gesunden Frauen → ggf. Gabe von Desmopressin, Glukose 5 % oder 1 l Tee.

Tipp für die Praxis/FAQ

- Oft Zufallsbefund (Verbalis et al. 2013).
- Häufig nicht sicher festzustellen, ob eine Hyponatriämie akut oder chronisch ist → Schwere der Symptomatik entscheidendes Therapiekriterium.
- Im Zweifel Gabe von 1 l NaCl (geeignet zur Suppression physiologisch erhöhter ADH-Spiegel bei Hypovolämie), Absinken des Natriums unter Flüssigkeitsgabe weist auf SIADH hin (Retention freien Wassers) (Grant et al. 2015).
- Keine NaCl („Schweden")-Tabletten! (keine Wirkung bei SIADH, führt zu vermehrtem Durstempfinden und Flüssigkeitsaufnahme).
- In unklaren Fällen („idiopathische" Genese) Tumorsuche.

- Ist keine Urinosmolalität verfügbar, so kann auch das spezifische Gewicht des Urins einen Hinweis auf die Genese geben (normal >1.010 g/l).
- Keine Bestimmung von ADH im Rahmen der Diagnostik, da Hormon zu instabil.
- Einleitung Vaptantherapie unter engmaschigen Natrium-Kontrollen (alle 6 h innerhalb der ersten 48 h) nur unter stationären Bedingungen (Gefahr der Überkorrektur).
- Aufgabe der Trinkmengenbeschränkung unter Vaptantherapie.
- NaCl 3 % nicht als Fertigpräparat verfügbar → Herstellung von 100 ml 3 % NaCl-Lösung: 30 ml 10 % NaCl-Lösung + 70 ml Aqua dest.
- 100 ml NaCl 3 % hebt Serumnatrium um 1–2 mmol/l (i. d. R. selten mehr als 300–500 ml erforderlich).

Fall 9:

Verlauf: Nach initialer Gabe von 1 l 0,9 % NaCl kommt es zu einem Abfall des Natriums auf 120 mmol/l. Somit bestätigt sich bei diesem euvolämen Patienten die Diagnose eines SIADH. Die Ursache kann sowohl zerebral als auch medikamentös (Valproat) sein.

Es erfolgt zunächst eine Flüssigkeitsbegrenzung auf 1 l, die NaCl-Tabletten werden abgesetzt. Hierunter kommt es nur zu einem geringen Anstieg des Natriums auf 125 mmol/l. Der Patient klagt weiterhin über Schwäche sowie über Schwindel. Geprüft wird eine Umstellung der Valproat-Medikation. Da der Patient bereits zuvor unter Carbamazepin rezidivierende Hyponatriämien hatte, kommt eine Umstellung hierauf nicht in Betracht. Die Valproattherapie wird beibehalten und eine Therapie mit Tolvaptan (7,5 mg) eingeleitet. 6 Stunden nach Erstgabe erfolgt eine Natriumkontrolle.

Nach 48 Stunden liegt ein Serum-Natrium von 137 mmol/l vor. Der Patient ist klinisch beschwerdefrei. Die Therapie wird in der Folge fortgeführt.

Kontrollfall mit Fragen

Fall:

Ein 26-jähriger Patient stellt sich in Ihrer Sprechstunde mit starken Kopfschmerzen vor. Bei der körperlichen Untersuchung bemerken Sie eine bitemporale Hemianopsie. Zudem weist der Patient eine verringerte Sekundärbehaarung auf. Auf Nachfrage gibt er eine verminderte Libido an.

❓ *Wie gehen Sie zunächst weiter vor?*

✅ Endokrinologisches Labor.

✅ Sie haben das folgende Labor bestimmt: LH 0,1 IU/l, FSH 0,5 IU/l, Testosteron <0,2 ng/ml, IGF-1 26 ng/ml, TSH 0,9 mIU/l, fT3 1,5 pg/ml (2,0-4,4), fT4 0,82 ng/dl (0,9-1,7), Cortisol 5 µg/dl, Prolaktin 61 µg/l.

❓ Welche Verdachtsdiagnose haben Sie? Was machen Sie weiter?

✅ Verdacht auf HVL-Insuffizienz, Bestimmung von Urin-und Serumosmolalität, Ein-und Ausfuhrbestimmung, ACTH-Test, Stimulation der somatoropen Achse nicht erforderlich, wenn mindestens 3 Achsen ausgefallen sind, MRT der Sella, Augenarzt.

✅ Im ACTH-Test lässt sich Cortisol nur unzureichend stimulieren. Im MRT der Hypophyse zeigt sich ein intra-und supraseIlär gelegenes Makroadenom (15 × 16 × 13 mm) der Hypophyse.

❓ Wie interpretieren Sie den Prolaktinspiegel?

✅ Entzügelungshyperprolaktinämie.

❓ Wie ist das weitere therapeutische Procedere?

✅ Einleitung einer Hydrocortison-Ersatztherapie, perioperative Anpassung, L-Thyroxin nach Hydrocortison geben, operative Resektion, postoperative Substitution der betroffenen Achsen, regelmäßige endokrinologische Verlaufskontrollen, ob Achsenerholung

Kontrollfall mit Bild

Fall:

An welches Krankheitsbild denken Sie bei diesem Bild? (◘ Abb. 2.12)

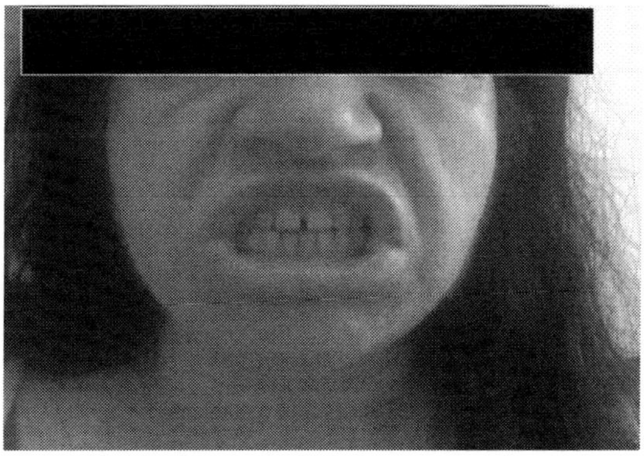

◘ **Abb. 2.12** Mund-Zahnpartie einer Patientin

2

✓ Verdacht auf Akromegalie.

? Welche Therapie veranlassen Sie nach Diagnosesicherung?

✓ Wenn möglich transsphenoidale Resektion des Hypophysenadenoms.

? Postoperativ zeigt sich in den ersten Tagen eine Ausfuhr von 8 Litern. Die Patientin ist beunruhigt. Was tun Sie? Was sagen Sie ihr?

✓ Verdacht auf postoperativen passageren Diabetes insipidus. Bestimmung von Ein-und Ausfuhr, Gabe von Desmopressin, Kontrolle der Elektrolyte (v. a. Natrium).

Literatur

Chifu I, Fenske W (2018) Neuer Diagnosestandard bei Verdacht auf Diabetes insipidus. Dtsch Med Wochenschr 143:1739–1744

Faje AT, Sullivan R, Lawrence D et al. (2014) Ipalimumab-induced hypophysitis: a detailed longitudinal analysis in a large cohort of patients with metastatic melanoma. J Clin Endocrinol Metab 99:4078–4085

Fenske W, Quinkler M, Lorenz D et al. (2011) Copeptin in the differential diagnosis of the polydipsia- polyuria syndrome-revisiting the direct and indirect water deprivation tests. J Clin Endocrinol Metab 96:1506–1515.

Fleseriu M, Hashim IA, Karavitaki N et al. (2016) Hormonal replacement in hypopituitarism in adults: an endocrine society clinical practice guideline. J Clin Endocrinol Metab 101:3888–3921

Grant P, Ayuk J, Bouloux PM et al. (2015) The diagnosis and management of inpatient hyponatraemia and SIADH. Eur J Clin Investig 45:888–894

Honegger J (2012) Update hypophysitis. Exp Clin Endocrinol Diabetes 120:T7

Katznelson L, Laws ER Jr, Melmed S et al. (2014) Acromegaly: an endocrine society clinical practice guideline. J Clin Endocrinol Metab 99:3933–3951

Mönig H, Arlt A (2017) Hyponatriämie: Differentialdiagnose und Therapie. Dtsch Med Wochenschr 142:1231–1247

Müller HL (2014) Craniopharyngioma. Endocr Rev 35:513–543

Nieman LK, Biller BM, Findling JW et al. (2015) Treatment of Cushing's syndrome: an Endocrine Society clinical practice guideline. J Clin Endocrinol Metab 100:2807–2831

Petersenn S, Lüdecke DK, Fahlbusch R et al. (2006) Therapie von Hypophysentumoren. Dtsch Arztebl 103:A-474/B-407/C-389

Schäffler A, Lindner U (2015) Das Syndrom der inadäquaten ADH-Sekretion (SIADH). Dtsch Med Wochenschr 140:343–346

Spasovski G, Vanholder R, Allolio B et al. (2014) Clinical practice guideline on diagnosis and treatment of hyponatraemia. Eur J Endocrinol 170:G1–G47

Verbalis J, Goldsmith S, Greenberg A (2013) Diagnosis, evaluation, and treatment of hyponatremia: expert panel recommendations. Am J Med 126:S1–S42

Wang S, Wang L, Yao Y et al. (2017) Primary lymphocytic hypophysitis: clinical characteristics and treatment of 50 cases in a single centre in China over 18 years. Clin Endocrinol 87:177–184

Nebenniere

© Springer-Verlag GmbH Deutschland, ein Teil von Springer Nature 2020
I. van de Loo, B. Harbeck, *Facharztwissen Endokrinologie und Diabetologie*,
https://doi.org/10.1007/978-3-662-58897-0_3

3

In diesem Kapitel werden die komplexe Funktion der Nebenniere und ihre Einbettung in physiologische Prozesse (mit z. B. Tageszeit- und Stressanpassung) erläutert. Diagnostik und Vorgehen bei Erkrankungen mit adrenalem Hormonüberschuss und Hormonmangel werden erläutert. Ferner werden benigne und maligne Tumoren der Nebenniere sowie mögliche angeborene Stoffwechselstörungen besprochen. Eine Darstellung iatrogener Glucocorticoidwirkung auf den Hypothalamus-Hypophysen-Nebennieren-Kreislauf rundet das Kapitel ab.

Die beiden paarig angelegten Nebennieren befinden sich an den Oberpolen beider Nieren (■ Abb. 3.2). Es handelt sich um endokrine Organe, die zum einen der Steuerung durch die Hyopthalamus-Hypophysen-Nebennieren-Achse und zum anderen dem vegetativen Nervensystem unterliegen. Die Nebennieren sind zusammen mit den Nieren von einer Fettkapsel und der Nierenfaszie umgeben und bestehen histologisch aus einer Nebennierenrinde (NNR) und dem Nebennierenmark.

Die Nebennierenrinde besteht aus drei verschiedenen, hormonproduzierenden Schichten, Ausgangssubstrat für die Synthese aller Steroidhormone der Nebennierenrinde ist Cholesterol:

- **Zona glomerulosa:** Synthese von Aldosteron (Mineralocorticoid: gesteigerte Natrium-und Wasserretention in der Niere, Ausscheidung von Kalium),
- **Zona fasciculata:** Synthese von Cortisol (Glucocorticoid: katabole Wirkung, Beteiligung an immunologischen Prozessen, Stresshormon),
- **Zona reticularis:** Synthese von DHEA (Vorstufe für männliche und weibliche Sexualhormone) → Bestimmung von sulfatiertem DHEA (DHEAS) im Blut, geringere Schwankungen, gleiche Aussagekraft.

3.1 Pathophysiologie

Die Regulation der DHEA-und Glucocorticoidsynthese in der Nebenniere erfolgt über die Hypothalamus-Hypophysen-Achse (CRH→ACTH), während die Aldosteronsynthese vor allem der Steuerung durch das Renin-Angiostensin-Aldosteron-System (RAAS) unterliegt. Stimulierend wirkt zudem ein Anstieg der Kaliumkonzentration, während ACTH nur von untergeordneter Bedeutung ist.

Die Cortisolsekretion folgt einem zirkadianen Rhythmus mit einem Maximum am frühen Morgen und einem Minimum gegen Mitternacht. Diese Tagesrhythmik der Cortisolfreisetzung entspricht der zirkadianen Ausschüttung von ACTH. Darüber hinaus wird Cortisol physiologischerweise über den Hypothalamus-Hypophysen-NNR-Regelkreis als Reaktion auf verschiedene Stimuli (Stress, emotionale Reize, niedrige Spiegel an Corticosteroiden) während des Tages verstärkt ausgeschüttet. Cortisol ist zu 90 % an das spezifische Transportprotein (CBG oder synonym Transcortin) und Albumin gebunden, nur ein kleiner Anteil zirkuliert frei im Blut und vermittelt biologische Aktivität. Eine CBG-Erhöhung (z. B. durch Östrogene, Schwangerschaft, Lebererkrankungen) führt zur Erhöhung des Gesamtcortisols (■ Abb. 3.1). DHEA wird in Leber zum Sulfat DHEAS metabolisiert (in Analytik geringere Schwankungen).

Im Nebennierenmark werden Adrenalin (80 %) und Noradrenalin (20 %) synthetisiert. Über das Enzym Phenylethanolamin-N-Methyltransferase (PNMT) erfolgt die N-Methylierung von Noradrenalin zu Adrenalin, wobei fast ausschließlich Zellen des Nebennierenmarks dieses Enzym besitzen.

Das Nebennierenmark ist Teil des vegetativen Nervensystems, sodass es nach Stimulation durch vegetative Nervenzellen des ZNS zu einer Ausschüttung von Katecholaminen kommt.

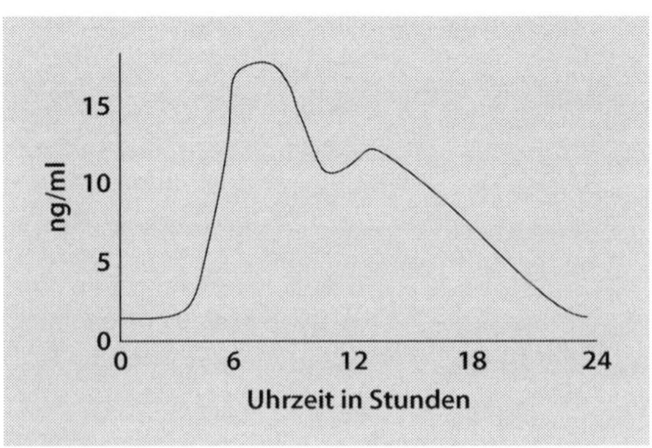

■ **Abb. 3.1** Sekretionskurve Cortisol im zirkadianen Rhythmus

Die Erkrankungen der Nebenniere können auf vier verschiedene Pathologien zurückgeführt werden (◘ Tab. 3.1).

Zusammengenommen sind etwa 12 % aller Hypertonieformen durch Erkrankungen der Nebenniere bedingt! Insbesondere folgende Patienten sollten gescreent werden:

- arterielle Hypertonie bei Jugendlichen/jungen Erwachsenen,
- Inzidentalom,
- schwere arterielle Hypertonie,
- therapieresistente arterielle Hypertonie (schlechte Kontrolle unter ≥3 Antihypertensiva).

◘ Tab. 3.1 Erkrankungen der Nebenniere

Entität	Resultierende hormonelle Störung
Überfunktionszustände	Hyperaldosteronismus
	Hypercortisolismus (syn. Cushing-Syndrom)
	Phäochromozytom
Unterfunktionszustände	Morbus Addison
	Adrenogenitales Syndrom
Tumoren	Adenom (endokrin aktiv/inaktiv)
	Karzinom
Bilaterale Hyperplasie	Überfunktion möglich

3.2 Adrenales Cushing-Syndrom (▸ Kap. 2)

Fall 1:

Auf Ihrer Station wird ein 71-jähriger Patient mit schwer einstellbarem Blutzucker aufgenommen. Der Diabetes mellitus ist seit 3 Jahren bei dem Patienten bekannt. Zudem zeigen sich in der körperlichen Untersuchung hypertensive RR-Werte bis 180/90 mmHg, eine Adipositas mit Stammfettsucht sowie Unterschenkelödeme beidseits.

Zum Aufnahmelabor (pathologische Werte), (◘ Tab. 3.2).

◘ Tab. 3.2 Labor bei Aufnahme

Leukozyten	10.340 µg/l
Glukose	432 mg/dl
HbA1c	10,1 %
Natrium	134 mmol/l
Kalium	2,89 mmol/l
LDH	494 U/l
TSH	0,006 mlU/l
fT3	2.59 pg/ml
fT4	1.14 ng/dl

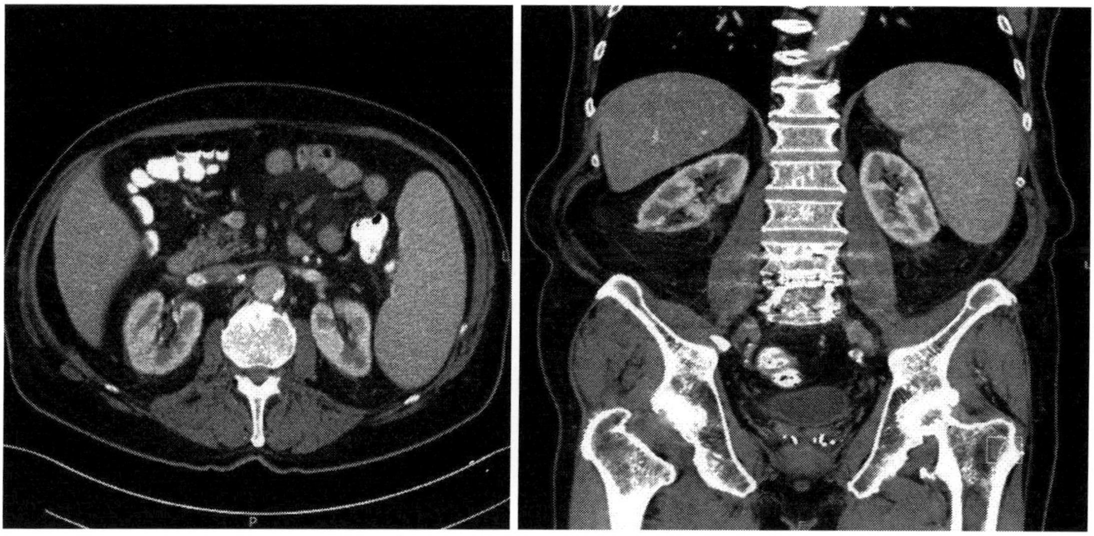

◘ Abb. 3.2 CT Abdomen mit Nebennierendarstellung

3

- **Epidemiologie**
  - Meist Nebennierenrindenadenome,
  - Inzidenz: selten, 0,6 Fälle/Mio. Einwohner/Jahr (Adenome, Steffensen et al. 2010), 0,2 Fälle/Mio. Einwohner/Jahr (Karzinome), Prävalenz: sehr selten,
  - Häufigkeitsgipfel um 40. Lebensjahr, Frauen sind 3-mal häufiger betroffen,
  - am häufigsten bei allen Fällen des Hypercortisolismus: exogenes Cushing-Syndrom durch Steroide!

- **Pathophysiologie**
  - Adrenale Mehrsekretion von Cortisol durch Tumor (Adenom, Karzinom) oder bilaterale noduläre Hyperplasie → negative Rückkopplung führt zur Suppression von CRH und ACTH → Atrophie der corticotropen Zellen des HVL und der gesunden NNR.
  - Während bei der Serumbestimmung die Gesamtcortisol-Konzentration erfasst wird, bietet die Urin- bzw. Speichelbestimmung die Möglichkeit nur den freien, biologisch aktiven Cortisol-Anteil zu messen.
  - Normbereich ACTH: 10–60 pg/ml (morgens), Normbereich Cortisol: 6–23 µg/dl, (morgens: 171–535 nmol/l).

(► Kap. 2, Klassifikation des Cushing-Syndroms)

- **Klinik**
  - Stammbetonte Adipositas (90 %).
  - Rotes gerundetes Gesicht (Facies lunata, 90 %).
  - Glukoseintoleranz (85 %).
  - Arterielle Hypertonie (80 %, Hypercortisolismus Ursache in 0,3 % d. F. einer arteriellen Hypertonie).
  - Zyklusstörungen (75 % Oligomenorrhö, Amenorrhö), Hirsutismus (70 %).
  - Osteoporose (65 %).
  - Muskelschwäche (65 %).
  - Striae rubrae distensae (65 %), Knöchelödeme (55 %).
  - psychische Veränderungen (45 %).
  - Spontanhämatome (40 %), Pergamenthaut.
  - Bei Kindern kann es zum Wachstumsstillstand und zu verzögertem Pubertätsbeginn kommen.
  - Uncharakteristische abdominelle Beschwerden bei sehr großen lokalen Tumoren.

Aufgrund der unspezifischen Symptome ist häufig erst die Zusammenschau mehrerer Symptome wegweisend!

- **Diagnostik**
  - **Indikation:** aufgrund unspezifischer Beschwerdesymptomatik Abklärung bei Patienten mit Nebennierenadenomen, altersuntypischen Symptomen, multiplen Symptomen auf Cushing-Syndrom hindeutend, Kindern mit Wachstumsdezeleration (perzentilenflüchtiges Wachstum) und zunehmendem Gewicht.
  - **Anamnese**: Gewichtszunahme, rote Streifen v. a. im Bauchbereich, arterielle Hypertonie, Zyklusstörungen, Muskelschwäche, dünne Haut, Spontanhämatome, schwer einstellbarer Diabetes mellitus, Hinweise auf zentrale Genese (z. B. Kopfschmerzen, Sehstörungen), Glucocorticoideinnahme.
  - **Labor**:
    - niedrig normales oder supprimiertes ACTH (<10 pg/ml) und erhöhtes Cortisol.
    - Zur Diagnosesicherung sollten **zwei** pathologische Screening-Tests vorliegen.
    - Screening-Tests:
      - 2x 24 h-Sammelurin auf freies Cortisol (pathologisch: Frauen >43 µg/d, Männer >60 µg/d),
      - Speichelcortisol um 23 Uhr (>4 ng/ml = 0,4 µg/dl),
      - niedrig dosierter Dexamethasonhemmtest mit 1 mg (Cortisol > 1,8 µg/dl).
    - Bestätigungstest:
      - bei Grenzbefunden mit ACTH-Werten im niedrig normalen Bereich (>5 – <10 pg/ml) → ggf. Durchführung eines CRH-Tests: keine Reaktion (► Abschn. 2.6.3).
  - **Bildgebung:**
    - Abdomen-Sonographie, MRT oder CT der Nebennieren → unauffälliger Befund bei gesichertem adrenalem Cushing-Syndrom spricht für bilaterale mikronoduläre Hyperplasie,
    - CT: Dichte <10 HU spricht für Adenom (Sensitivität 71 %, Spezifität 98 %) sowie Kontrastmittel-Washout nach 15 min von >40–50 %; Hinweise auf Malignität: Nekrosen und Einblutungen,
    - MRT: hoher Fettgehalt spricht für benignes Adenom; Hinweise auf Malignität: Nekrosen, Einblutungen, in T1 isointens zur Leber,

in T2 hohe Intensität, langsames Washout von Gadolinium nach Kontrastmittelgabe.
- Ggf. Nebennierenvenenkatheter,
- ggf. DXA- Knochendichtemessung

▪ Differentialdiagnosen

Zentraler Morbus Cushing, ektopes Cushing-Syndrom, Pseudo-Cushing-Syndrom und Steroidhormonresistenz, hereditäre Formen (MEN 1, McCune-Albright-Syndrom, Carney-Komplex).
(► Kap. 2, ► Abschn. 2.6.3)

▪ Therapie

Ziel: Tumorresektion, Normalisierung des Cortisolspiegels.

Operative Therapie:
- operative Resektion des Nebennierentumors (Therapie der 1. Wahl), schlimmstenfalls bilaterale Nebennierenresektion
- Einleitung einer **Hydrocortison-Substitutionstherapie**, da Patienten hohe Cortisolspiegel gewohnt sind und zunächst eine Suppression der kontralateralen Seite besteht

Pharmakotherapie:
- bei Kontraindikationen einer Operation, Inoperabilität, Überbrückung bis OP bei hochakutem Krankheitsverlauf.
- **Wirkweise:** Hemmung adrenaler Cortisolproduktion (Adrenolytika, Effektivität 70–80 %, Ausnahme Etomidate: 100 %), Gefahr der NNR-Insuffizienz! (Engmaschige Kontrollen).

Adrenolytika:
- **Ketokonazol:**
  - **Wirkweise:** Hemmung von Cytochrom-P450-abhängiger Enzyme der Steroidsynthese (v. a. 11β-Hydroxylase),
  - **Dosierung:** 200–1200 mg/d oral,
  - **Nebenwirkungen:** Hepatotoxizität, gastrointestinale Symptome, NNR-Insuffizienz, Hypogonadismus.
- **Mitotane:**
  - **Wirkweise:** nicht genau bekannt, Hemmung Steroidsynthese auf mitochondrialer Ebene,
  - **Dosierung:** 1–12 g/d oral, Spiegelbestimmung (therapeutischer Bereich 14–20 g/l),
  - **UAW**: gastrointestinale Symptome, NNR-Insuffizienz, Depressionen, Hautreaktionen.
- **Metyrapone:**
  - **Wirkweise**: Inhibitor der 11-β-Hydroxylase der Steroidogenese,
  - **Dosierung:** 750–6.000 mg/d oral,
  - **UAW:** NNR-Insuffizienz, Hirsutismus, gastrointestinale Symptome, Exanthem.
- **Osidrolostat:**
  - **Wirkweise:** Inhibitor der 11-β-Hydroxylase der Steroidogenese; HWZ länger als Metyrapone, potenter
  - **Dosierung:** 1–30 mg/d oral (Zulassungsstudie)
  - **UAW:** NNR-Insuffizienz, gastrointestinale Symptome, Fatigue, Kopfschmerzen, Ödeme
- **Etomidate:**
  - **Wirkweise:** kurzwirksamer Inhibitor der 11-β-Hydroxylase der Steroidogenese, nur Kurzzeittherapie!
  - **Dosierung:** <0,1 mg/kg/h i.v. (2,5–30 mg/h i.v.),
  - **UAW:** NNR- Insuffizienz, Sedierung bis zur Narkose, Blutdrucksenkung.
- **Mifepriston:**
  - **Wirkweise:** Progesteron-Rezeptorantagonist und Blockade der Rezeptoren für Glukokortikoide,
  - **Dosierung:** 300–1200 mg/d oral,
  - **UAW:** NNR-Insuffizienz, Zyklusstörungen, Hypoglykämie, Hypokaliämie.

Bei jeder medikamentösen Therapie → Einleitung einer **Hydrocortison-Substitutionstherapie!**

▪ Verlauf und Prognose

- Konsequente Therapie ist zwingend erforderlich, da sonst letaler Ausgang!
- Kontrollen im 1. postoperativen Jahr alle 3 Monate, dann jährlich.
- Metabolische Veränderungen können bis zu 1 Jahr andauern (Gewicht, Fettverteilungsstörung, RR, Knochenstoffwechsel).
- Beste Langzeitprognose für Patienten mit Adenom.

▪ Komplikationen

- Folgeerscheinungen des Hypercortisolimus (z. B. Osteoporose, Diabetes mellitus, Wundheilungsstörungen, psychische Veränderungen).

- Erhöhte Morbidität und Mortalität (insbesondere kardiovaskuläre, thrombembolische Komplikationen).
- Nach bilateraler Adrenalektomie: selten Nelson-Tumor (aufgrund fehlender Rückkopplung kommt es reaktiv zu starkem Wachstum der corticotropen Zellen→ hohe ACTH-Spiegel mit Hyperpigmentation, Sehstörungen).
- Nach unilateraler Adrenalektomie temporäre NNR-Insuffizienz durch Atrophie der kontralateralen Seite.

▪ Tipp für die Praxis/FAQ

(► Kap. 2, ► Abschn. 2.6.3)

- Bei anders nicht erklärbarer Hypokaliämie und metabolischer Alkalose auch an Hypercortisolismus denken (insbesondere bei ektopem ACTH-Syndrom oder Nebennierenkarzinom).
- Bitten Sie den Patienten aus der Hocke aufzustehen, um eine Muskelschwäche nachzuweisen.
- Normale Striae distensae (z. B. Schwangerschaftsstreifen, bei rascher Gewichtszunahme) sind weiß und nicht mit Cushing-typischen Striae rubrae gleichzusetzen (rot-livide, häufig >0,5–1,0 cm breit).
- Einzelne basale ACTH- oder Cortisolbestimmungen aufgrund der zirkadianen Rhythmik mit episodischer Sekretion für Diagnose des Hypercortisolismus nicht wegweisend!
- Speichelcortisol sowie 24 h-Sammelurin auf freies Cortisol sind CBG-unabhängig und messen den freien, biologisch aktiven Cortisolanteil → bei Serumbestimmung wird die Gesamtcortisol-Konzentration erfasst!
- Mitternächtliches Speichelcortisol hat hohe Sensitivität und Spezifität, ambulant durchführbar.
- Keine chirurgische Therapie bei Nebennierentumor ohne zuvor eindeutig die Ursache eines Cushing-Syndroms biochemisch (und radiologisch) zu klären → corticotropes Hypophysenadenom als auch zusätzlich Inzidentalom könnten vorliegen.
- Glucocortidcoidsubstitution und Notfallausweis nicht vergessen.

Fall 1:

In der weiteren Diagnostik zeigte sich ein auffälliger linker Hilus im Röntgen-Thorax. Im CT-Thorax und im MRT-Abdomen zeigten sich multiple pulmonale, lymphatische, muskuläre und mediastinale Metastasen.

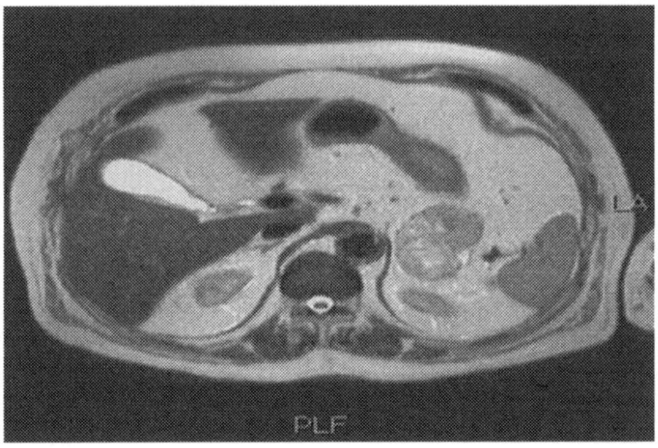

▪ Abb. 3.3 MRT Abdomen mit Nebennierenraumforderung links

Zudem zeigte sich im MRT eine Nebennierenraumforderung links (62 × 46 mm, ▪ Abb. 3.3*).*

Die weitere endokrinologische Aufarbeitung zeigte erhöhte Spiegel von Cortisol, DHEAS, Androstendion und 17-OH-Progesteron. Die Ausscheidung von freiem Cortisol im 24 h-Sammelurin war ebenfalls deutlich erhöht. Der Dexamethasonhemmtest zeigte keine Suppression, ACTH war supprimiert. Im Ergebnis zeigte sich ein metastasiertes hormonaktives Nebennierenkarzinom. Der Patient erhielt eine Chemotherapie mit Mitotane, 5-FU und Streptozotocin sowie eine intensivierte Insulintherapie. Bei persistierendem Hypercortisolismus entschied sich der Patient im Verlauf gegen eine weitere medikamentöse oder operative Therapie und verstarb.

3.3 Nebennierenkarzinom

▪ Synonym Nebennieren-Ca.

▪ Epidemiologie und Klassifikation

- Sehr seltener Tumor mit ungünstiger Prognose, Inzidenz: 1–2 Fälle/Mio. Einwohner/Jahr.
- 0,2 % aller Karzinomtodesfälle.
- Zwei Altersgipfel: Kindesalter, ein weiterer zwischen 40–50 Lebensjahr, Frauen sind etwas häufiger betroffen als Männer (1,5–2:1).
- Mittlere Tumorgröße bei Diagnosestellung ca. 10–12 cm.
- Etwa 10 % der Karzinome fallen zufällig als Inzidentalom in Bildgebung auf (▪ Tab. 3.3).

Tab. 3.3 Stadieneinteilung des NNR-Karzinoms (ENSAT)

Stadium	TNM-Klassifikation	Ausdehnung
I	T1, N0, M0	T1: <5 cm
II	T2, N0, M0	T2: >5 cm
III	T1-2, N1, M0 T3-4, N0-1, M0	T3: Überschreitung der Organkapsel T4: Invasion in Nachbarorgane oder Tumorthrombus in V. renalis oder V. cava N1: Regionäre Lymphknotenmetastasen
IV	T1-4, N0-1, M1	M1: Fernmetastasen

Pathophysiologie

- Sehr seltener maligner, parenchymaler Tumor (kann von jeder Schicht der Nebennierenrinde ausgehen).
- Pathogenese noch nicht abschließend geklärt: Es finden sich zum Teil somatische Mutationen im p53-Tumorsuppressorgen oder Veränderungen des 11p15.5 Gen-Lokus mit Überexpression von IGF-2.
- Nebennierenkarzinome können auch Teil von Syndromen sein (z. B. Li-Fraumeni-Syndrom, Wiedeman-Beckwith-Snydrom). Häufig abnormes Sekretionsmuster der Steroide mit vermehrter Sekretion von Androgenen (DHEAS, Androstendion) und Vorstufen (17-OHP).
- Metastasierung zunächst in regionäre Lymphknoten, Fernmetasten in Leber, Lunge und seltener Knochen.

Klinik

Meist Symptome eines Hormonexzesses (ca. 60 % der Patienten) →Klinik hängt von betroffenen Hormonen ab:

- Zona glomerulasa: v. a. Produktion von Aldosteron → Symptome eines primären Hyperaldosteronismus,
- Zona fasciculata: v. a. Produktion von Cortisol → Symptome eines Cushing-Syndroms bzw. subklinisch im Rahmen einer autonomen Cortisolsekretion (am häufigsten!),
- Zona reticularis: v. a. Produktion von Androgenen → Virilisierungserscheinungen (bei Frauen Hirsutismus, Veränderung der Stimmlage, Haarausfall, Oligo-/Amenorrhö).
- Typischerweise rascher Verlauf, durch intensive Steroidanalytik (inklusive Steroidvorstufen) kann bei >80 % der Patienten eine pathologische Hormonsekretion nachgewiesen werden.
- Hormoninaktive Tumore können zu unspezifischen Beschwerden führen: abdominelle Beschwerden, Müdigkeit, Fieber, Gewichtsabnahme.

Diagnostik

- **Anamnese**: Hinweise auf Vorliegen eines Hormonexzess-Syndroms (z. B. Cushing), abdominelle Beschwerden, Übelkeit, Fieber, Gewichtsabnahme
- **Labor**:
  - Cortisol, ACTH, Metanephrin und Normetanephrin im Plasma, Aldosteron, Renin, DHEAS (oft leicht↑), 17-OHP, Androstendion, Testosteron, Östradiol, Elektrolyte, LDH,
  - Dexamethasonhemmtest mit 1 mg Dexa p.o.,
  - 24 h-Sammelurin auf: freies Cortisol, Metanephrine und -Normetanephrine.
- **Bildgebung**:
  - Abdomensonographie (Echotextur variabel mit Tumornekrosen, Einblutungen, Kalzifizierungen),
  - CT-Abdomen (inhomogene Raumforderung mit Nekrosen und Kalzifizierungen; ohne KM: >30 HU, mit KM: <50 % Washout nach 10–15 min),
  - MRT-Abdomen (gesteigerte Signalintensität in T2 mit langsamem Washout),
  - FDG-PET (hohe Signalintensität),
  - Nebennierenszintigraphie,
  - zum Staging: CT-Thorax und -Abdomen oder MRT-Abdomen, ggf. Skelettszintigraphie und MRT-Hirn.

Differentialdiagnosen

Nebennierenrindenadenome, Metastasen (Melanome, Mammakarzinome, Bronchialkarzinome), Phäochromozytome, Lymphome, retroperitoneale Sarkome, Nierenzellkarzinome.

3

- **Therapie**
- **Operativer Eingriff**
  - 1. Wahl → möglichst vollständige Resektion in Stadien I-III,
  - chirurgische Entfernung in Stadium IV erwägen.
- **Radiotherapie**:
  - auch nach kompletter Tumorresektion häufig Lokalrezidiv → bei hohem Rezidivrisiko (Stadium III, R1-/Rx-Resektion) zusätzliche Bestrahlung des Tumorbettes nach individueller Abwägung,
  - symptomatisch bei Knochenmetastasen.
- **Pharmakotherapie**:
  - wegen hoher Rezidivgefahr ist adjuvante Therapie von großer Bedeutung → Mitotane-Therapie zumindest bei Stadium 3, Ki-67>10% oder R1-Resektion (Fassnacht et al. 2018).
  - **Mitotane**:
    - Derivat vom DDT (Dichlordiphenyltrichlorethan) adrenolytische Verbindung, lange HWZ mit Einlagerung ins Fettgewebe.
    - **Wirkweise:** Zellen der Zona reticularis und Zona fasciculata werden selektiv adrenotoxich zerstört. Wichtig ist ein ausreichender Wirkstoffspiegel (14–20 mg/l).
    - **Dosierungen:** Start meist mit 1,5 g/d, Steigerung auf 5–6 g/d, Anpassung der Dosis an den Serumspiegel.
    - **UAW**: bei 80 % der Patienten, Entstehung einer iatrogenen NNR-Insuffizienz (Substitution!), gastrointestinale Beschwerden, Müdigkeit, Schwäche, Hypogonadismus (Männer), Gynäkomastie, Hypercholesterinämie, Transaminasenerhöhungen.
  - Zwei **Chemotherapieprotokolle** im Stadium IV: Mitotane Monotherapie oder EDP (Doxurubicin, Etoposid, Cisplatin) + Mitotane.

- **Verlauf, Prognose**
- Prognostisch bedeutsam sind Tumorstadium, R0-Resektion und Ki-67-Index.
- laborchemische und radiologische Kontrollen alle 3 Monate.
- meist schlechte Prognose, da zum Zeitpunkt der Diagnosestellung häufig schon metastasiert,
- 5-Jahres-Überlebensrate: 40 %.

- **Komplikationen**

Iatrogene NNR-Insuffizienz (erwünscht).

- **Tipp für die Praxis/ FAQ**
- Patienten sollten an große Studienzentren angebunden und in Therapiestudien eingeschlossen werden.
- Keine Feinnadelpunktion des Tumors (Gefahr der Tumorzellverschleppung).
- Nebennierenraumforderung >5 cm Größe ist verdächtig auf ein Karzinom.

3.4 Primärer Hyperaldosteronismus

Fall 2:

In Ihrer Praxis stellt sich ein 45-jähriger Mann (185 cm, 80 kg) zur Einstellung seines Blutdrucks vor. Er berichtet, seit ca. 10 Jahren unter einem hohen Blutdruck zu leiden. Sein Vater leide zwar auch an einem hohen Blutdruck, habe diesen aber erst seit etwa 5 Jahren. Derzeit nimmt der Patient 4 Präparate ein: Ramipril, Metoprolol, Hydrochlorothiazid und Moxonidin. Der von Ihnen gemessene RR liegt bei 170/95 mmHg.

- **Einteilung Primärer Hyperaldosteronismus (PHA), syn. Conn-Syndrom**

PHA:	primärer Hyperaldosteronismus, Conn-Syndrom.
IHA:	idiopathischer Hyperaldosteronismus (meist durch bilaterale NNR-Hyperplasie).
APA:	unilaterales Nebennierenadenom.

- **Epidemiologie**
- Häufigste Form der sekundären Hypertonie,
- Prävalenz: 5–13 % der Hypertoniker (bei Therapieresistenz ca. 20 %!),
- Hypokaliämie nur bei ca. 10 % der Patienten mit PHA (0,5–1 % der Hypertoniker),
- Erkrankungsgipfel 30–50. Lebensjahr.

- **Pathophysiologie**

Erhöhte Aldosteronsekretion → vermehrte Natrium-und Wasserretention → nachfolgende Suppression von Renin und erhöhte Kaliumausscheidung über Nieren → erhöhter Aldosteron-Renin-Quotient (Renin ↓, Aldosteron ↑).

- Hauptursächlich sind das unilaterale aldosteronproduzierende Adenom (Morbus Conn) in ca. 30 % d. F. und der idiopathische bilaterale Hyperaldosteronismus (ca. 60 % d. F.).

Seltene Ursachen sind die makronoduläre Nebennierenrindenhyperplasie (uni- oder bilateral, 1–5 %), das aldosteronproduzierende Karzinom (1 % d. F.) und ein familiärer Hyperaldosteronismus Typ I–III in 1–5 % d. F. Normbereich Aldosteron (stehend) 40–310 pg/ml, (liegend) 10–160 pg/ml.

▪ Klinik

- Arterielle Hypertonie mit ggf. Kopfschmerzen, Sehstörungen, Gesichtsröte, Nasenbluten, Angina pectoris etc.,
- ggf. Symptome einer Hypokaliämie (z. B. Herzrhythmusstörungen, Muskelschwäche, Paresen, Obstipation, Polyurie).

▪ Diagnostik

- **Anamnese:** Hypertonie, bekannte Hypokaliämie, familiäre Belastung, bekanntes Inzidentalom, Medikamente, Begleiterkrankungen.
- **Labor:**
  - abgestuftes Vorgehen: Screeningtest → Bestätigungstest →differentialdiagnostische Abklärung.
  - **Screening:** jüngere und/oder therapieresistente Hypertoniker mit/ohne Hypokaliämie → Aldosteron/Renin-Quotient erhöht (nach Pausieren störender Medikamente, ◘ Tab. 3.4, die Halbwertszeit der Medikamente ist zu beachten. Gabe von Kalziumkanalblockern vom Nicht-Dihydropyridintyp (z. B. Slow-release-Verapamil), Doxazosin und Urapidil ist möglich).
  - **Bestätigungstest:**
    - Kochsalzbelastungstest: PAC ist nach Gabe von 2 l NaCl 0,9 % > Cut-off-Wert; CAVE Kontraindikationen: Z. n. Myokardinfarkt, Herzinsuffizienz, unzureichend eingestellte arterielle Hypertonie),
    - 24 h-Sammelurin auf Aldosteron-18-Glucuronid unter oraler Kochsalzbelastung (3 × 2g NaCl/d),
    - weitgehend historisch: Fludrocortison-Suppressionstest/Captopriltest.
- **Bildgebung**:
  - **Differentialdiagnostische Abklärung APA-IHA:**
  - CT (1. Wahl (Funder et al. 2016)) oder MRT der Nebennieren; APA sind meist relativ klein (<2 cm).
  - Ergänzend Nebennierenvenenkatheter bei Patienten >35 Jahren; Voraussetzungen: keine Vorbehandlung mit Aldosteronantagonisten, supprimiertes Renin; geglückte Lokalisation, wenn Cortisolkonzentrationen in den Nebennierenvenen 2-mal höher als peripher (V. cava); Auswertung: bei APA ist Quotient Aldosteron/Cortisol (Lateralisierungsindex) 4-mal höher als auf kontralateraler Seite, wo Quotient kleiner als im peripheren Blut ist; bei IHA ist Quotient in den Nebennierenvenen nicht wesentlich größer als peripher.
  - ⟶ Keine Indikation zum NN-Venenkatheter bei jungen Patienten <35 Jahren mit eindeutiger Lokalisation, bei bestehender OP-Indikation wegen Tumorgröße (>5 cm), V. a. NNR-Karzinom, Ablehnung des Patienten.
- Ggf. **genetische Diagnostik** (positive Familienanamnese, Alter <30 Jahre).

▪ Differentialdiagnosen

Essentielle Hypertonie, andere Formen der sekundären Hypertonie (renal, endokrin).

◘ Tab. 3.4 Medikamentenwirkung auf den Aldosteron/Renin-Quotienten (ARQ)

ARQ falsch hoch (Renin ↓)	ARQ falsch niedrig (Renin ↑)	Interferenzen mit Steroiden
- Aliskiren (Reninaktivität), - ß-Blocker, - Clonidin, Moxonidin, - NSAR	- Aliskiren (Reninkonzentration), - ACE-Hemmer/AT1-Blocker, - Spironolacton, Eplerenon, - Calciumkanalblocker vom Dihydropyridintyp, - Amilorid, Triamteren, - HCT, Furosemid, - Gestagen, - Sertralin, Escitalopram, - Herz- und Niereninsuffizienz	- CYP 3 A4-Induktoren, - CYP 3 A4-Inhibitoren, - Glucocortikoide

Therapie

Generell: Kochsalzrestriktion sinnvoll (<2 g/d).

APA:

- Vorbehandlung mit Spironolacton über 4 Wochen (bis ca. 100 mg/d) ⟶kontralaterale Nebenniere möglicherweise durch unilaterale Überproduktion bei APA supprimiert ⟶ postoperativ aufgrund fehlender Aldosteronsekretion Hypotonie und Hyperkaliämie möglich ⟶ ggf. postoperative Gabe von Fludrocortison.
- **Operative Therapie:** definitive Therapie bei APA ⟶unilaterale Adrenalektomie, möglichst minimalinvasiv, offen bei Malignitätsverdacht.

IHA:

- Gabe von Aldosteronantagonisten (z. B. Spironolacton, Eplerenon).
- **Spironolacton**:
  - **Wirkweise:** Antagonist am Mineralocorticoidrezeptor ⟶ verminderte Wirkung von Aldosteron; zusätzlich antiandrogene/progestagene Eigenschaften.
  - **Dosierung:** 50–200 mg/d (Ziel: ca. 75 mg/d).
  - **UAW:** Hyperkaliämie, Gynäkomastie, Libido-und Potenzstörungen bei Männern, Menstruationsstörungen, Stimmveränderungen ⟶dosisabhängig.
- **Eplerenon**:
  - **Wirkweise:** bindet an Mineralocorticoid-Rezeptoren ⟶ Bindung von Aldosteron wird gehemmt; 60 % der antimineralocorticoiden Potenz von Spironolacton, keine antiandrogene/progestagene Wirkung.
  - **Dosierung**: 100–150 mg/d.
  - **UAW:** Hyperkaliämie, Schwindel, Synkope. ⟶Eplerenon derzeit „off-label“ (nur für Herzinsuffizenz und nach Herzinfarkt zugelassen ⟶Antrag bei Krankenkasse für Patienten mit PHA und ohne therapeutische Alternative bei Unverträglichkeit von Spironolacton stellen).

Verlauf und Prognose

- Therapieerfolg beider Verfahren (OP, Dauermedikation) gleich,
- dauerhafte Normalisierung des Blutdrucks auch nach operativer Resektion nur bei 40–60 % der Patienten mit APA (prognostisch günstig: präoperativ nur kurzzeitig bestehende Hypertonie, gutes Ansprechen auf Vorbehandlung mit Spironolacton).

Komplikationen

Erhöhtes Risiko für kardiovaskuläre und renale Endorganschäden: unbehandelt Risiko für Schlaganfälle etwa 6-fach, für tödliche und nicht-tödliche Herzinfarkte 4-fach, Vorhofflimmern 12-fach, auch für Herzschwäche und Nierenschädigung deutlich erhöht.

Tipp für die Praxis/ FAQ

- Bedeutung der Identifikation von Fällen des PHA: Bei APA kann die arterielle Hypertonie durch operative Resektion geheilt werden, bei IHA eine spezifische Therapie eingeleitet werden!
- Falls Antihypertonika nicht abgesetzt werden können, sollte Effekt der Medikamente auf Aldosteron-Renin-Quotienten bei Interpretation berücksichtigt werden.
- Plasma-Renin-Konzentration ist in Präanalytik einfacher (keine Kühlung bis zum Zentrifugieren erforderlich) ⟶ vor Bestimmung der Plasma Renin-Aktivität vorzuziehen.
- Entnahme von Aldosteron und Renin möglichst morgens mindestens 2 Stunden nach dem Aufstehen und 5–15 Minuten in sitzender Position, sowie unter normaler Kochsalzzufuhr und bei normalem Kaliumspiegel.
- Kochsalzbelastungstest: Als erlaubte Antihypertensiva sollten die vom Screeningtest weitergeführt werden.
- Nebennnierenvenenkatheter: Durchführung nur in erfahrenen Zentren, Eingriff unter umgestellter antihypertensiver Medikation, keine Bestimmung von Renin erforderlich.
- Connshing-Syndrom: Cortisol-Co-Sekretion beim Conn-Syndrom→ Adrenalektomie Mittel der Wahl, postoperative NNR-Insuffizienz.

Fall 2:

Durch Bestimmung der Serummetanephrine und nach Durchführung eines 1 mg Dexamethasonhemmtests können ein Phäochromozytom und ein Hypercortisolismus als Ursache für die arterielle Hypertonie ausgeschlossen werden. Nach Pausierung der antihypertensiven Medikation und passagerem Umsetzen auf Verapamil zeigt sich ein erhöhter Aldosteron-Renin-Quotient, der durch einen Kochsalzbelastungstest bestätigt wird. In dem zur weiteren Abklärung durchgeführten CT der Nebenniere zeigt sich ein 3 cm großes Adenom rechts. Es wird ergänzend ein Nebennierenvenenkatheter durchgeführt, der die Diagnose eines Aldosteron-produzierenden Adenoms bestätigt. Nach einer 4-wöchigen Vorbehandlung mit Spironolakton erhält der Patient eine laparoskopische Adrenalektomie rechts. Postinterventionell liegt der gemessene Blutdruck unter einer Zweifachkombinaton (Ramipril, Amlodipin) bei 140/90 mmHg.

3.5 Nebennierenrindeninsuffizienz

Fall 3:

In der Notaufnahme stellt sich eine 42-jährige Patientin mit seit 48 Stunden bestehendem Erbrechen, Exsikkose, abdominelle Beschwerden, Hypotonie und Kaltschweißigkeit vor. Seit einigen Tagen bestehe ein grippaler Infekt mit hohem Fieber. Die weitere Anamnese ergibt eine Einschränkung der körperlichen Leistungsfähigkeit seit mehreren Monaten mit verstärkter Müdigkeit und einem Gewichtsverlust von 5 kg. Bekannt sind eine Hashimoto-Thyreoiditis sowie ein Asthma bronchiale.

In der körperlichen Untersuchung imponiert eine deutliche Hautbräunung der Patientin. Sie gibt an, bereits seit mehreren Monaten nicht mehr im Urlaub gewesen zu sein, obwohl sie jeder danach frage. Die Patientin ist hypoton (RR 80/50 mmHg), sie hat stehende Hautfalten.

Welche Verdachtsdiagnose haben Sie?

▪ Epidemiologie

Seltenes Krankheitsbild:

- **Primäre NNR-Insuffizienz**: Inzidenz: 5 Fälle/Mio. Einwohner/Jahr Prävalenz: 93–140/Mio. Einwohner (in den letzten Jahren zunehmend, v. a. für Frauen (Meyer et al. 2014)).
- **Sekundäre NNR-Insuffizienz**: Inzidenz: 20 Fälle/Mio. Einwohner/Jahr, Prävalenz: 150–280/Mio. Einwohner.
- **Iatrogene NNR-Insuffizienz**: am häufigsten, durch exogene Glucocortiocoidgabe (bis 39 % der Patienten (Borresen et al. 2017)).

- Bei 2/3 d. F. einer primären NNR-Insuffizienz liegen weitere Autoimmunerkrankungen im Sinne eines polyglandulären Autoimmunsyndroms (PGA) vor.
- Positive Familienanamnese für Autoimmunerkrankungen bei 30 % der Patienten mit primärer NNR-Insuffizienz.

▪ Pathophysiologie

- Unterfunktion der Nebennierenrinde ⟶ betroffen sind sämtliche Hormone der Nebennierenrinde, wenn Zerstörung der Nebennierenrinde selbst vorliegt (primäre NNR-Insuffizienz) oder nur die der CRH-ACTH-Steuerung unterliegenden Zonae fasciculata und reticularis bei ACTH- bzw. CRH-Mangel (sekundäre/tertiäre NNR-Insuffizienz) ⟶ Zona glomerulosa mit Aldosteronproduktion bleibt in diesem Fall unbeeinträchtigt
(wird im Wesentlichen durch Renin-Angiotensin-System geregelt).
- Zusätzlich Adrenalindefizit, da die für die Synthese erforderliche Phenolethanolamin-Methyltransferase im Nebennierenmark durch hohe Glucocorticoidspiegel induziert wird.
- zur Genese (◘ Tab. 3.5).

◘ **Tab. 3.5** Überblick über die Genese der unterschiedlichen Varianten der NNR-Insuffizienz

Variante	Pathogenese	Ursachen
Primäre NNR-Insuffizienz (Morbus Addison)	Zerstörung der Nebennierenrinde	Autoimmun (70 % d.F.), Metastasen, Infektionskrankheiten (TBC, CMV-Infektion bei AIDS, Pilzinfektionen), Aplasie oder Hypoplasie der NNR, Enzymdefekte (vgl. AGS), Blutungen, Medikamente, Adrenomyeloneuropathie
Sekundäre/ tertiäre NNR-Insuffizienz (► Kap. 2)	Insuffizienz des Hypophysenvorderlappens/Hypothalamus; Langzeitbehandlung mit Glucocorticoiden (am häufigsten, tertiäre Form!)	In 70 % d. F. Raumforderungen im Bereich von Hypophyse (z. B. Makroadenome) und Hypothalamus; 30 % d. F.: Hypophysitis, maligne Systemerkrankungen des ZNS (z. B. Lymphome), Neurosarkoidose und andere granulomatöse Erkrankungen, Stoffwechselerkrankungen (z. B. Hämochromatose), Infektionskrankheiten, Zirkulationsstörungen (z. B. Subarachnoidalblutungen), Traumata (z. B. SHT, neurochirurgische Operation), Bestrahlung, angeborene Störungen

3

- **Klinik**
- **Aldosteronmangel (nicht bei sekundärer und tertiärer NNR-Insuffizienz):** arterielle Hypotonie (80 %), Hyponatriämie (70–80 %), Hyperkaliämie (70–80 %), Salzhunger (15 %).
- **Cortisolmangel**: Schwäche (95–100 %), Müdigkeit (95–100 %), Leistungsinsuffzienz (95–100 %), Appetitlosigkeit (95–100 %), Gewichtsverlust (95–100 %), gastrointestinale Symptome (Übelkeit, Erbrechen, abdominelle Schmerzen, 80–90 %), bei primärer Form Hyperpigmentierung der Haut (95 %, v. a. Handlinien, Mamille, Narben) und Schleimhäute (60 %), leichte arterielle Hypotonie (mineralocorticoider Anteil von Cortisol!), Muskel- und Gelenkschmerzen (10 %), Blutbildveränderungen, Hypoglykämie, Hyperkalzämie, Hyponatriämie bei SIADH (fehlender inhibierender Effekt der Glucocorticoide)
- **DHEA-Mangel**: Libido-Abnahme, Depressionen, Einschränkung der Lebensqualität, Verlust der Sekundärbehaarung bei Frauen.
- **Akute NNR-Krise:**
  - ausgeprägte Müdigkeit,
  - Oligurie,
  - Pseudoperitonitis, Durchfälle und Erbrechen,
  - Hypoglykämie,
  - Exsikkose, Blutdruckabfall bis zum hypovolämischen Schock.

- **Diagnostik**

Anamnese: Müdigkeit, verminderte Leistungsfähigkeit, Gewichtsabnahme, Erbrechen, Koma, Änderung der Hautfarbe, Hinweise auf zugrundeliegende Ursache (z. B. Schädel-Hirn-Trauma, Kopfschmerzen, Sehstörungen, Endokrinopathien, lange andauernde Cortisontherapie etc.).

Labor:

- Blutbildveränderungen (normochrome normozytäre Anämie, Lymphozytose, Eosinophilie), Hypoglykämie, Hyperkalzämie, Hyponatriämie.
- **Hormonelle Diagnostik bei primärer NNR-Insuffizienz:**
  - Bestimmung basales ACTH und Cortisol, Plasma-Aldosteron, Plasma-Reninkonzentration, DHEAS, Elektrolyte,
  - nach Diagnosesicherung ⟶ Einordnung der Genese ⟶weitere Labordiagnostik:
    - NNR-Antikörper (meist gegen 21-Hydroxylase),
    - VLCFA-Screening (molekulargenetische Untersuchung),
    - Tuberkulosediagnostik etc.,
  - bei autoimmuner Genese:
    - Schilddrüsenautoantikörper,
    - Evaluation der Gonadenfunktion,
    - Nüchtern-Glukose (erhöhtes Risiko für Diabetes mellitus Typ 1),
    - ggf. Parietalzell-Antikörper,
    - ggf. Transglutaminase-Antikörper.
- **Hormonelle Diagnostik bei sekundärer/tertiärer NNR-Insuffizienz:**
  - Bestimmung basales ACTH und Cortisol, DHEAS, Elektrolyte, weitere hypophysäre Achsen
- **Stimulationsteste:**
  - Bei der Nebennieren-Diagnostik muss die pulsatile Ausschüttung von ACTH berücksichtigt werden ⟶morgendliche Untersuchung:
  - Serumcortisolwerte <3 µg/dl (<80 nmol/l) ⟶ gesicherte Insuffizienz,
  - Serumcortisolspiegel >20 µg/dl (> 550 nmol/l) ⟶Insuffizienz ausgeschlossen,
  - Serumcortisolwerte 3–19 µg/dl ⟶Funktionstest zur Diagnoseabklärung erforderlich.
  - **ACTH-Kurztest** mit 250 µg ACTH, normal: unter ACTH ⟶Cortisolanstieg auf > 20 µg/dl (>550 nmol/l), Test zu jeder Tageszeit möglich, Voraussetzung: Vorhandensein von atrophem Niebenenierengewebe, bei erst kürzlich eingetretener sekundärer Nebennierenrindeninsuffizienz ⟶falsch-negative Ergebnisse. CAVE: eine partielle Insuffizienz der corticotropen Hypophysenfunktion kann durch den supraphysiologischen Stimulus maskiert werden. Alternativ kann Test mit 1 µg durchgeführt werden (vor allem bei V. a. sek./tert. NNR-Insuffizienz), Cortisolanstieg nach 30 Min auf > 20 µg/dl (> 550 nmol/l). Nachteile: Unpraktikabilität (praktische Schwierigkeiten bei der Herstellung)
  - Weitere Testverfahren zur Evaluation einer sek./ tert. NNR-Insuffizienz: Insulin-Hypoglykämietest (Goldstandard), Metopirontest, Glukagontest, CRH-Test (► Kap. 2)

Bildgebung:

- ggf. CT oder MRT der Nebenniere bei Tumorverdacht,
- MRT Hypophyse.

■ Differentialdiagnosen

Gastrointestinale Erkrankungen, hämato-onkologische Erkrankungen, psychiatrische Erkrankungen, rheumatologische Erkrankungen.

■ Therapie

Pharmakotherapie:

- Substitutionstherapie für die ausgefallenen Hormone (◘ Tab. 3.6).
- **primäre NNR-Insuffizienz:** Cortisol, Aldosteron, (DHEA),
- **sekundäre NNR-Insuffizienz**: Cortisol, (DHEA), ggf. weitere Achsenausfälle.
- DHEA verbessert möglicherweise Lebensqualität der betroffenen Patienten ⟶ derzeit in Deutschland nicht als Medikament zugelassen ⟶ Einzelfallentscheidung.
- Alle Patienten mit NNR-Insuffizienz benötigen Glucocorticoide ⟶ meist **Hydrocortison** (HC), entspricht physiologisch dem körpereigenem Cortisol.
- Seltener werden verwendet:
  - **retardiertes Hydrocortison** (⟶konstanteres Wirkprofil im Tagesverlauf),
  - **Prednisolon.**
- Cortisol-Produktionsrate einer gesunden NNR: 5,7–7,4 mg/m^2/d (ca. 15 mg) ⟶
- HC-Substitutionsdosis bei:
  - primärer NNR-Insuffizienz möglichst 15–25 mg/d (Bornstein et al. 2016),
  - sekundärer NNR-Insuffizienz möglichst 15–20 mg/d (Fleseriu et al. 2016).
- HC-Dosen >20 mg ⟶ erhöhtes KHK-Risiko, Verschlechterung von metabolischem Profil und Lebensqualität.
- **Therapieziel**:
  - Imitation der physiologischen Rhythmik,
  - Wohlbefinden des Patienten,
  - Vermeiden von Nebenwirkungen.

Häufigere HC-Gaben steigern möglicherweise das Wohlbefinden (3x/d) ⟶physiologische Rhythmik etwas besser nachgeahmt. CAVE: Der Patient muss an die Tabletteneinnahme zu ungewöhnlichen Zeiten denken.

Unabdingbar ist die Anpassung der Glucocorticoid-Dosis in Stresssituationen (◘ Tab. 3.7), die Aufklärung/Schulung des Patienten darüber, das Aushändigen eines Notfallausweises mit Notfallmedikation (Prednison-Zäpfchen und/oder selbst injizierbares Hydrocortison) sowie die Abgabe von Informationsmaterial an den Patienten und seine Bezugspersonen.

Therapie einer akuten Nebennieren-Krise: (► Kap. 19)

- Gabe von 100 mg HC i.v. als Bolus,
- Perfusor mit 100–200 mg HC/24 h in G5 %,

◘ **Tab. 3.6** Substitution einer Nebenniereninsuffizienz

Ausfall	Nebenniereninsuffizienz		Substitutionspräparat	Dosis	Monitoring
	Primär	Sekundär/Tertiär			
Cortisol	+	+	Hydrocortison Retardiertes Hydrocortison Prednisolon	15–25 mg in 2–3 Einzeldosen, z. B. 10–5–0 mg oder 10–5–5– mg 20 mg 1-0-0 (Plenadren®) 3–5 mg 1-0-0-0	Keine Symptome der Übersubstitution (z. B. Gewichtszunahme, Blutdruckanstieg) oder Untersubstitution (z. B. Erbrechen, Übelkeit, Gewichtsabnahme)
Aldosteron	+	-	Fludrocortison	0,05–0,2 mg	Normwertige Elektrolyte im Plasma, Reninkonzentration im oberen Normbereich, normotensiver RR, kein Salzhunger, keine peripheren Ödeme
DHEA	(+)	(+)	(DHEA)	25–50 mg	Zeichen der Androgenwirkung (Hirsutismus, Alopezie, Akne), Bestimmung von DHEAS

3

Tab. 3.7 Steroidsubstitution einer Nebenniereninsuffizienz bei Stress (sog. Stressdosen)

Situation	Dosis
Fieber >38 °C, kleinere operative Eingriffe ohne Allgemeinanästhesie	2-fache Dosis: 30–50 mg HC/d
Hohes Fieber >39 °C, mittlere operative Eingriffe ohne Allgemeinanästhesie	3-fache Dosis: 50–75 mg HC/d
Größere Operationen in Allgemeinanästhesie, Geburten	Abgestuftes Schema: z. B. 100 mg HC i. v. als Bolus, gefolgt von einer kontinuierlichen HC-Gabe i.v. (100–200 mg/24 h) bis Patient wieder essen und trinken darf, dann umstellen auf Tabletten mit doppelter oraler HC-Dosis für 48 h, dann Reduktion auf normale Tagesdosis
Gastroenteritis	Parenterale Substitution: 100 mg HC s.c., i.m., i.v.
Erheblicher psychischer Stress (z. B. Tod eines Angehörigen)	Übliche Dosis um 10 mg HC erhöhen
Schicht/Nachtarbeit	Dreiteilung der Tagesdosis günstig (½-¼.-¼), vermutlich keine höhere Abenddosis erforderlich
Anstrengende körperliche Aktivität (z. B. Sport >30 min)	Strittig, Erhöhung der üblichen Dosis um 5–10 mg HC 30–60 min vor der Aktivität

- großzügige Volumensubstitution,
- ggf. Glukose, Intensivmonitoring.

Bei seltenen Fällen von Nebennierenrindeninsuffizienz durch kausal zu behandelnde Erkrankungen, sollte auch die ursachenspezifische Therapie angestrebt werden (z. B. tuberkulostatische Behandlung).

Verlauf und Prognose

- Therapiemonitoring im Wesentlichen klinisch ⟶ auf Zeichen möglicher Übersubstitution achten (v. a. Körpergewicht, RR, Ödeme).
- Bestimmung von Elektrolyten, Reninkonzentration/-aktivität (prim. NNR-Insuffizienz) ⟶ Plasma Reninkonzentration/-aktivität sollte im oberen Normbereich liegen.
- Bei entsprechender Klinik Screening auf weitere Antikörper im Rahmen einer primären NNR-Insuffizienz (bei 2/3 d. F. positiv).
- Unter adäquater Substitutionstherapie können Betroffene ein weitgehend normales Leben führen.

Komplikationen

- Akute NNR-Krise (Addison Krise bzw. hypophysäre Krise): (▶ Kap. 19) lebensgefährliche Komplikation ⟶ eine der häufigsten Todesursachen bei NNR-Insuffizienz.
- Jeder 13. Patient mit chronischer NNR-Insuffizienz erleidet im Jahresverlauf akute NNR-Krise.
- Häufige auslösende Faktoren (Hahner et al. 2010):
  - gastrointestinale Infekte (22–33 %),
  - sonstige fieberhafte Infekte (17–24 %),
  - Operationen (7–16 %),
  - intensive körperliche Aktivität (7–8 %),
  - psychischer Stress (4–6 %).
- Nebenwirkungen unphysiologischer Substitution: Osteoporose, Steroiddiabetes, Glaukom, iatrogenes Cushing-Syndrom, erhöhte zerebro- und kardiovaskuläre Morbidität und Mortalität (Harbeck et al. 2009),
- Entwicklung einer polyglandulären Insuffizienz (2/3 d. F.).

Tipp für die Praxis/ FAQ

- Symptome einer NNR-Insuffizienz entwickeln sich mit unspezifischer Symptomatik häufig über viele Monate ⟶ bei diffusen Beschwerden an NNR-Insuffizienz denken und zügig Diagnostik und Therapie einleiten (Charmandari et al. 2014)!

- Bei Schwangerschaft und unter der Pille ⟶Erhöhung von CBG ⟶ basales und stimuliertes Gesamtcortisol↑, sodass eine NNR-Insuffizienz übersehen werden kann. Alternative: Speichelcortisol-Bestimmung ⟶ weil keine CBG-Bindung vorliegt (CAVE: Assays und Normalwerte sind bislang nicht hinreichend standardisiert).
- Bei der primären NNR-Insuffizienz liegen bei 2/3 d. F. weitere Autoimmunerkrankungen vor (PAS), bei der sekundären/teritären NNR-Insuffizienz häufig weitere Achsenausfälle.
- Bei jungen Männern mit primärer NNR-Insuffizienz an Adrenoleukodystrophie/ Adrenomyeloneuropathie denken (X-chromosomal erbliche Erkrankung, die zu einer Akkumulation sehr langkettiger gesättigter Fettsäuren führt), Bestimmung bei Männern <50 Jahren ohne NNR-Antikörper.
- Hyperpigmentierung (Cortisol ↓ ⟶ POMC ↑: ACTH ↑, MSH ↑ und ß-Endorphin ↑) spricht für primäre NNR-Insuffizienz (besonders Handlinien), Blässe dagegen für sekundäre/tertiäre NNR-Insuffizienz.
- Hyponatriämie bei NNR-Insuffizienz entsteht bei primärer Form sowohl durch den Mineralocorticoidmangel als auch durch den fehlenden inhibitorischen Effekt von Cortisol auf die Freisetzung von ADH; bei sekundärer Form durch den fehlenden inhibitorischen Effekt von Cortisol auf ADH-Freisetzung (Harbeck und Lehnert 2018).
- Bei V. a. sekundäre/tertiäre NNR-Insuffizienz sollte der ACTH-Test frühestens 12 Wochen postoperativ durchgeführt werden (Harbeck und Lehnert 2018).
- Ab Dosis von 50 mg Hydrocortison liegt ausreichende Deckung des physiologischen Mineralocorticoidbedarfs vor, sodass eine zusätzliche Fludrocortisongabe bei primärer NNR-Insuffizienz nicht erforderlich ist.
- Schwangerschaft: Hydrocortisonerhöhung ab 3. Trimenon um 50 %, parentale Substitution während der Geburt, bei primärer NNR-Insuffizienz ist die Erhöhung der Fludrocortisondosis abhängig von RR und Elektrolyten (Plasma-Reninkonzentration ist aufgrund von antimineralocorticoider Wirkung des Progesterons nur eingeschränkt verwertbar).
- Begriff „Addison-Krise" wird häufig synonym für jede Form der akuten NNR-Krise verwendet.

Fall 3:

Im Labor zeigen sich folgende Laborwerte: Natrium 128 mmol/l, Kalium 5,53 mmol/l, Glukose 55 mg/dl, CRP 160 mg/l, Leukozyten 14.000/nl, Cortisol <1 µg/dl, ACTH >1000 pg/ml. In Zusammenschau der klinischen und radiologischen Befunde wird die Diagnose einer Addison-Krise bei Pneumonie gestellt. Die Patientin erhält 100 mg Hydrocortison i.v. als Bolus und in der Folge 100 mg/24 h i.v. über Perfusor. Zusätzlich erhält sie Volumen (G5 % und NaCl 0,9 %). Die Überwachung erfolgt auf der Intensivstation. Das Befinden der Patientin bessert sich zügig. In der weiteren Diagnostik werden positive NNR-Autoantikörper nachgewiesen. Somit wird die Diagnose einer polyglandulären Insuffizienz Typ 2 gestellt. Die Patientin wird auf eine orale Substitutionstherapie mit Hydrocortison 10–5–5 mg und Fludrocortison 0,1 mg 1–0–0–0 eingestellt. Sie wird umfassend über Therapieanpassungen geschult und erhält einen Notfallausweis.

3.6 Adrenogenitales Syndrom

Fall 4:

Eine 26-jährige Patientin klagt über vermehrten Haarwuchs insbesondere fazial, nachdem sie vor 1 Jahr eine orale Kontrazeption abgesetzt hat. Seitdem bestehe eine Oligomenorrhö. Die Menarche sei im 15. Lebensjahr eingetreten und in der Folge häufig unregelmäßig gewesen. Sie nehme keine regelmäßige Medikation ein und führe bereits seit mehreren Jahren Epilationsmaßnahmen durch. Bei der körperlichen Untersuchung der übergewichtigen Patientin (BMI 29,3 kg/m²) findet sich ein androgenetisches Behaarungsmuster.

Welche Differentialdiagnosen ziehen Sie in Betracht?

- **Synonym** AGS, congenital adrenal hyperplasia (CAH).

- **Epidemiologie**

Am häufigsten betroffen sind Enzyme 21-Hydroxylase (95 % d. F.) und 11ß-Hydroxylase (3–5 % d. F.)

21- Hydroxylase-Defekt:

- häufigste angeborene Stoffwechselstörung in Mitteleuropa nach Mukoviszidose,
- klassisch: Prävalenz ca. 1:10.000 ⟶ AGS mit Salzverlust 3-mal häufiger als unkomplizierte Form (75 % der Fälle),

- nichtklassisch (late-onset): Prävalenz bei weißer Bevölkerung ca. 1:1000,
- heterozygote Carrier: 1:30–1:100.

11 ß- Hydroxylase-Defekt:
- klassisch: weltweite Prävalenz ca. 1: 100.000,
- nichtklassisch: keine genauen Angaben,
- wenn beide Eltern heterozygote Anlageträger sind ⟶ 25 % Risiko für Nachkommen jeweils ein defektes Gen zu erben und damit an einem AGS zu erkranken.

▪ Pathophysiologie

- Physiologische Steroidsynthese (◘ Abb. 3.4):
  - Ausgangssubstanz aller Steroide ist Cholesterin ⟶ durch das StAR-Protein zur inneren Mitochondrienmembran transportiert ⟶ Beginn der Steroidsynthese,
  - Mineralocorticoidsynthese erfolgt über eine Reihe von Zwischenprodukten von Pregnenolon zu Aldosteron,
  - mit 17-Hydroxypregenenolon beginnt Glucocorticodisynthese, die bei Cortisol endet,
  - DHEA ist Grundsubstanz für adrenale Androgensynthese,
- AGS beschreibt Gruppe von genetisch bedingten und autosomal-rezessiv vererbten Störungen der Steroidhormonbiosynthese (Cortisol, Aldosteron, Androgene),
- meist liegt Genmutation auf Chromosom 6 vor ⟶bei homozygoter Ausprägung Krankheitsmanifestation,
- Enzymdefekt verhindert kompletten Abbau von Cholesterin zu Cortisol/Aldosteron ⟶ erhöhter Anfall von Steroidvorstufen (z. B. Pregnenolon, Progesteron) ⟶zu Androgenen abgebaut, da Synthese von Sexualhormonen aus NNR intakt ist⟶ Androgene führen zur Virilisierung,
- ist auch Synthese von Aldosteron gestört (in Teilen identische Enzyme wie Cortisolsynthese) ⟶ Salzverlust durch fehlende Mineralocorticoidwirkung,
- vermehrte Stimulation durch ACTH wegen verminderter negativer Rückkopplung bei Cortisolmangel ⟶ angeborene Nebennierenhyperplasie (CAH).

Je nach Manifestationsalter und Schwere des Enzymdefekts unterscheidet man verschiedene AGS-Formen (◘ Tab. 3.8).

◘ Tab. 3.9 gibt einen Überblick über die verschiedenen Enzymdefekte und die daraus resultierenden hormonellen Störungen.

▪ Klinik

Nachfolgende Klinik betrifft die beiden weitaus häufigsten Formen des AGS durch den 21-Hydro-

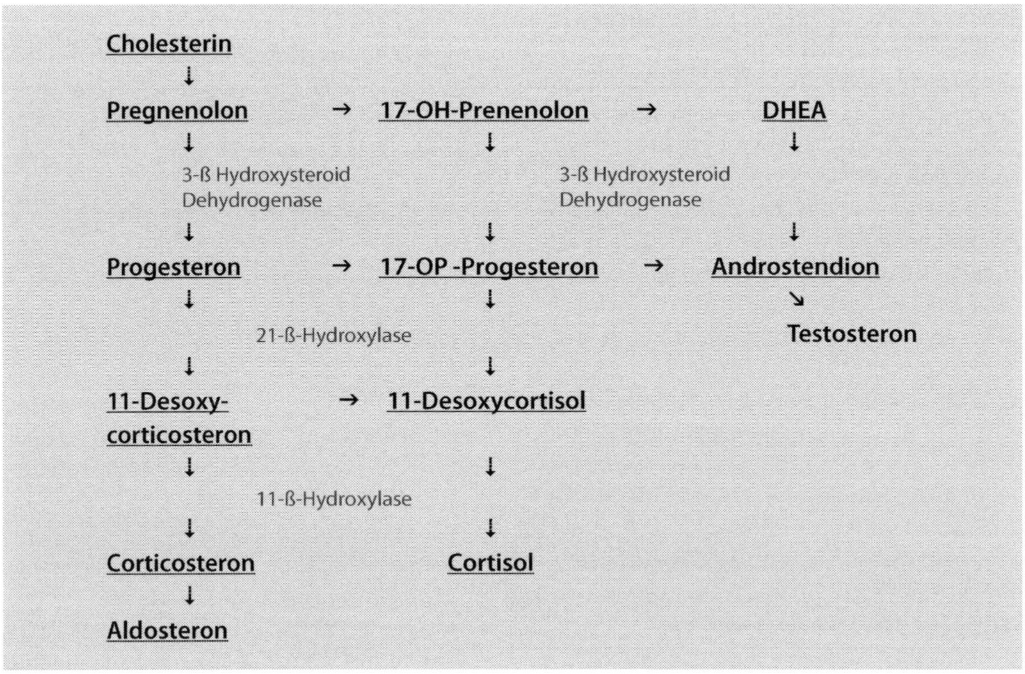

◘ **Abb. 3.4** Schema der Steroidbiosynthese der Nebenniere

Tab. 3.8 AGS-Formen und ihre Enzymdefekte

	Klassische Form (Säuglingsalter)	Klassische Form (Säuglingsalter)	Nichtklassische Form (Adoleszenz, junges Erwachsenenalter)
	„salt-waste" (Salzverlust)	„simple" (einfach virilisierend)	„late-onset"
Enzymaktivität	0–1 %	1–2 %	20–50 %
Cortisol	↓↓↓	↓↓	↓ -
Aldosteron	↓↓	-	-
Androgene	↑↑	↑↑	↑

xylase-Mangel und den 11ß-Hydroxylase-Defekt (Tab. 3.9).

Beide sind virilisierend.

Klassisches AGS:

(Diagnosestellung aufgrund der Symptomschwere im Säuglingsalter)

- bei Mädchen ⟶ Genitalfehlbildungen (Virilisierung mit unterschiedlicher Ausprägung wie Klitorishypertrophie, enger Vulva, Fusion der Labioskrotalfalten),
- bei Jungen⟶ klinisch schwierige Diagnose (z. B. vermehrte Pigmentierung am Skrotum, kräftiger Penis),
- Wachstumsstörungen,
- Zeichen eines Cortisolmangels,
- ggf. beim 21- Hydroxylase-Mangel Zeichen eines Salzverlustes ab 2. Lebenswoche (z. B. Trinkschwäche, Erbrechen bei Säuglingen),
- beim 11ß-Hydroxylase-Defekt i. d. R. kein Salzverlust (Steroidvorstufen haben ausreichende mineralokortikoide Wirkung),
- ggf. arterielle Hypertonie.

Nichtklassisches AGS:

- Kindesalter ⟶Entwicklungsbeschleunigung mit Großwuchs, prämaturer Pubarche und Pseudopubertas praecox,
- erwachsene Frauen: Akne, Seborrhoe, Haarausfall, Hirsutismus, Zyklusstörungen,
- bei beiden Geschlechtern relativer Kleinwuchs (durch vorzeitigen Epiphysenfugenschluss).

Diagnostik

- **Neugeborenen-Screening**: 3.–5. Lebenstag: 17-OHP ↑ (21-Hydroxylase-Mangel), nichtklassische Formen werden nicht erfasst.
- **Hormonelle Diagnostik:**
- wichtig bei sämtlichen AGS-Formen Bestimmung adrenaler Steroide im Plasma (die Parameter sind z. T. abhängig von Alter, Geschlecht, Zyklus, Schwangerschaft):
  - 21-Hydoxylase-Mangel⟶ 17-OHP ↑, ACTH ↑, Cortisol ↓, Renin(↑), Aldosteron (↓), Testosteron ↑, Androstendion ↑, Na ↓, K ↑,
  - bei V. a. nichtklassisches AGS⟶ ACTH-Kurztest mit 17-OHP (17-OHP >12 ng/ml homozygoter 21-Hydroxylase-Defekt); Bestimmung von 17-OHP und DOC zum Nachweis eines heterozygoten Anlageträgers (Quotient >12 heterozygoter 21-Hydroxylase-Mangel),
  - 11 ß- Hydroxylase-Defekt⟶ 11-Desoxycortisol ↑, ACTH ↑, Cortisol ↓, Renin meist erniedrigt, Testosteron ↑, Androstendion ↑, Desoxycorticosteron ↑, Na ↑, K ↓,
  - 3ß-Hydroxysteroid-Dehydrogenase-Mangel⟶ 17-Pregnenolon ↑, ACTH ↑, Cortisol ↓, DHEAS ↓,
  - Multisteroidanalyse bei sehr seltenen Defektformen.
- **Molekulargenetische Untersuchung** (Kostenübernahme der GKV nur bei Kinderwunsch).
- **Bildgebung:** Sonographie der Genitalien und Nebennieren.

Differentialdiagnosen

PCO-Syndrom, idiopathischer Hirsutismus, virilisierende Tumoren der Nebennierenrinde oder der Gonaden, Pubertas praecox, exogene Androgenzufuhr, sonstige Formen der primären/sekundären Nebennierenrindeninsuffizienz, Hypoaldosteronismus.

Tab. 3.9 Klinische und laborchemische Befunde bei adrenalen Enzymdefekten

	20,22-Desmolase-Mangel	StAR-Mangel	3ß-HSD-Mangel	21-Hydroxylase-Mangel	11ß-Hydroxylase-Mangel	17α-Hydroxylase-Mangel	Oxidoreduktase-Mangel
Störung der Geschlechtsentwicklung	Bei Jungen	Bei Jungen	Bei Jungen, bei Mädchen	Bei Mädchen	Bei Mädchen	Bei Jungen	Bei Jungen, bei Mädchen
Addisonkrise	+	+	+	+	(+)	-	-
Salzverlustkrise	+	+	+	+	-	-	-
ACTH	↑	↑	↑	↑	↑	↑	(↑)
Renin	↑	↑	↑	(↑)	↓	↓	Normal
Glucocorticoid	↓	↓	↓	↓	↓	(↓)	(↓)
Mineralocorticoid	↓	↓	↓	(↓)	↑	↑	Normal
Androgene	↓ ↓	↓ ↓	↓ Bei Jungen, ↑ bei Mädchen	↑ ↑	↑ ↑	↓ ↓	↓ ↓
Östrogene	↓	↓	↓	(↓)	(↓)	↓	↓
Kalium	↑	↑	(↑)	(↑)	(↓)	↓	Normal
Natrium	↓	↓	(↓)	(↓)	(↑)	↑	Normal
pH	↓	↓	(↓)	(↓)	(↑)	(↑)	Normal
Blutdruck	↓	↓	↓	↓	↑	↑	Normal
Plasmasteroide erhöht	Keine	Keine	Pregnenolon 17-OH-Preg., DHEA(S)	Progesteron, 17-OH-Progesteron, Androstendion	Desoxycortico-steron, Desoxycortisol,Androsten-dion	Desoxycortico-steron, Corticoste-ron	17-OH-Progesteron, Progesteron

Therapie

Pharmakotherapie:

- lebenslange Substitution mit **Hydrocortison** (15–25 mg/d in 2–3 Einzeldosen) bei den o. g. klassischen Formen, alternativ auch **Prednisolon** (4–6 mg/d in 2 Einzeldosen) oder **Dexamethason** (0,25–0,5 mg/d als Einzeldosis),
- bei Salzverlust zusätzliche Gabe von Mineralocorticoiden (**Fludrocortison** 0,05–0,2 mg/d),
- bei Kindern mit klassischem AGS Substitution mit Hydrocortison, um Längenwachstum nicht zu unterdrücken und ggf. Fludrocortison,
- bei **Late-onset-AGS**: Therapie nur bei entsprechender Klinik (Virilisierung, Zyklusstörungen etc.) ⟶ **antiandrogene Therapie bei Frauen** mit Östrogen-Gestagenpräparat bei fehlendem Kinderwunsch; ggf. auch niedrig dosierte Hydrocortisongabe als Einmaldosis (5–10 mg/d) und in Stresssituationen. Bei Erwachsenen ist auch Dexamethason (z. B. 0,25 mg) zur Nacht oder Prednisolon möglich.

Operativer Eingriff:

- ggf. Genitalkorrekturoperation bei Mädchen ab 2. Lebensmonat ab Prader-Stadium 3 (Speiser et al. 2010),
- ggf. bilaterale Adrenalektomie bei therapieresistenten Verläufen mit schwerster Androgenisierung bei Frauen.

Pränataltherapie:

- Ziel: Verhinderung einer Virilisierung des äußeren Genitales bei weiblichen Feten ⟶Risiko bei Mädchen 1:8:
  - eventuell Behandlung der Mutter mit Dexamethason 3 × 0,5 mg/d so früh wie möglich (Differenzierung der äußeren Geschlechtsorgane: 5.–12. SSW) ⟶Dexamethason ist plazentagängig, „off-lable-use“! (s. auch Tipp für die Praxis/FAQ),
  - ab 11. SSW ist Chorionzottenbiopsie möglich ⟶bei männlichem Karyotyp/Heterozygotie kann Therapie langsam ausgeschlichen werden, anderenfalls wird sie bis Ende der Schwangerschaft fortgeführt (Kontrolle von Cortisol und Estriol im Serum der Mutter alle 4 Wochen),
  - bei Frauen mit nichtklassischem AGS liegt in der Regel eine normale Fruchtbarkeit vor (nur 10–30 % Subfertilität). Die Abortrate wird unter niedrig dosierter Steroidgabe aber reduziert, wahrscheinlich durch eine diskrete Absenkung der Androgene ⟶ verbesserte Endometriumfunktion (z. B. Prednisolon 2 mg morgens, hier ist eine Plazentagängigkeit des Steroids nicht erwünscht).

Verlauf und Prognose

Im Wachstumsalter:

- Überwachung von Größe, Gewicht, Wachstumsgeschwindigkeit, Pubertätsentwicklung nach Tanner,
- Bestimmung des Skelettalters 1-mal/Jahr,
- Sonographie der NN 1-mal/Jahr; je jünger das Kind desto häufiger Kontrollen.

Alle Patienten:

- Bestimmung von 17-OHP, Elektrolyte, ACTH, Cortisol, Androstendion, Testosteron, DHEA, Renin im Plasma⟶ nur punktuelle Einstellung,
- für Gesamtbeurteilung der Einstellung:
  - 17-OHP-Tagesprofil im Speichel oder
  - Bestimmung spezifischer Steroidabbauprodukte im 24 h-Sammelurin (21-Hydroxylase-Defekt: Pregnantriol, 17-Hydroxy-Pregnanolon und Pregnantriolon).
- ab Pubertät bei jungen Männern Sonographie der Hoden (testikuläre adrenale Resttumore, siehe auch ► Kap. 9),
- Schulung betroffener Patienten/Eltern über Verhalten in Stresssituationen, Rezeptierung einer Notfallmedikation, Ausstellung eines Notfallausweises (auch für Patienten mit nicht klassischem AGS bei unzureichendem Cortisolanstieg im ACTH-Test),
- bei adäquater Hormonsubstitution sehr gute Prognose mit jedoch teilweise eingeschränkter Fertilität für das klassische AGS mit Salzverlust.

Komplikationen

- Bei klassischen AGS- Formen ⟶ akute NNR-Krise,
- bei nicht adäquater Einstellung:
  - testikuläre Tumore bei Jungen/Männern mit möglicher Infertilität (TART = testikuläre adrenale Resttumore, Auchus und Arlt 2013),
  - postnatale Androgenisierung, bei Mädchen ⟶ Klitorishypertrophie,

- Spätfolgen unzureichender Substitutionstherapie ⟶ Vergrößerung der Nebennieren, Ausbildung von Nebennierenadenomen.

- **Tipp für die Praxis/FAQ**
- Im Neugeborenenscreening wird nur der 21-Hydroxylase-Defekt erfasst!
- Sämtliche klassische AGS-Formen können aufgrund der inadäquaten GC-Produktion zu Addison-ähnlichen Krisen führen.
- Nichtklassische Formen manifestieren sich im Schulkindalter, Adoleszenz oder Erwachsenenalter durch vermehrte Androgenproduktion.
- Die inneren Genitalorgange sind auch bei einem klassischen AGS bei Mädchen/Frauen immer weiblich.
- Während es beim klassischen 21-Hydroxylase-Mangel unbehandelt im Kleinkindesalter zunächst zu einem Hochwuchs kommt, führt der vorzeitige Epiphysenschluss im Schulkindalter als Erwachsener zu Kleinwuchs.
- Hohe Androgenspiegel bei Frauen führen zu seiner Suppression der gonadotropen Achse mit einer daraus resultierenden primären Amenorrhö.
- Für das CYP21B-Gen wurden bisher >50 verschiedene Mutationen beschrieben ⟶ die meisten betroffenen Patienten sind „compound heterozygot", d. h. es liegen verschiedene Mutationen auf den von Vater und Mutter stammenden Allelen vor ⟶ dabei bestimmt i. d. R. das weniger schwer betroffene Allel den Phänotyp.
- Das Late-onset-AGS wird durch Homozygotie einer „milden" Mutation oder durch kombinierte Heterozygotie einer „milden" und einer „schweren" Mutation bzw. zweier „milder" Mutationen im 21-Hydroxylase-Gen hervorgerufen (compound heterozygot).
- Bei Heterozygotie können betroffene Individuen eine diskrete Erhöhung von 17-OHP zeigen, ohne klinisch auffällig zu sein.
- Bei klassischem und nichtklassischem AGS sollte der Partner einer betroffenen Frau im Fall von Kinderwunsch **vor** der Konzeption auf das Vorhandensein einer AGS-auslösenden Mutation untersucht werden. (Das ist nicht erforderlich, wenn bei der Frau eine milde Mutation bekannt ist). Das genannte Vorgehen läßt die Option einer möglichen Steroidbehandlung für den Fall, dass beide Eltern Genträger sind. Die Dexamethasontherapie in der Schwangerschaft ist wegen möglicher Folgekomplikationen für Mutter und Kind umstritten. Kognitive Entwicklungsstörungen beim Kind und ein erhöhtes Risiko der Mutter für starke Gewichtszunahme, Schwangerschaftsdiabetes und Gestose werden (in Abhängigkeit von Dosis und Dauer der Dexamethasongabe) diskutiert. Problematisch ist, dass zum Therapiebeginn das Geschlecht des Kindes nicht bekannt ist und so möglicherweise die Therapie eines (gesunden) Kindes in Kauf genommen wird. Demgegenüber stehen lebenslange körperliche und psychische Probleme bei der Virilisierung eines betroffenen Mädchens. Grundlage einer Therapieentscheidung ist die bekannte Genetik beider Eltern und das intensive Gespräch mit den werdenden Eltern.

Fall 4:

In diesem Fall ist zu denken an ein nichtklassisches adrenogenitales Syndrom (AGS), das Syndrom der polyzystischen Ovarien (PCO) oder einen idiopathischen Hirsutismus.

Es erfolgt eine Bestimmung der Gonadotropine LH, FSH, Östradiol, freier Androgenindex, Prolaktin. Dabei zeigt sich eine geringe Erhöhung von DHEAS, Testosteron und freiem Androgenindex. Der LH/FSH-Quotient liegt bei 5,5. Ein durchgeführter ACTH-Kurztest mit 17-OHP ist unauffällig. Sie veranlassen eine gynäkologische Untersuchung inklusive transvaginaler Sonographie der Ovarien, dabei zeigen sich multiple Ovarialzysten. Bei klinisch und laborchemisch bestehender Hyperandrogenämie, Anovulation und sonographischen Ovarialzysten liegt somit ein PCO-Syndrom vor (▶ Kap. 8).

3.7 Inzidentalom

Fall 5:

Eine 43-jährige Patientin stellt sich bei Ihnen vor, nachdem bei ihr im Rahmen einer Vorsorgeuntersuchung in der Abdomensonographie zufällig eine ca. 2 cm große Nebennierenraumforderung aufgefallen ist. Die Patientin ist besorgt und wünscht eine weitere Abklärung.

Wie gehen Sie weiter vor?

- **Epidemiologie**
- Häufig, Prävalenz: 3 % mit eindeutiger Altersabhängigkeit.

- Bei 80-jährigen bereits bei etwa 10 %, unabhängig vom Geschlecht.
- Selten handelt es sich um bösartige Erkrankungen der Nebenniere, bei bekanntem Tumorleiden finden sich jedoch bei bis zu 50 % der Patienten Nebennierenmetastasen.
- 80 % der Nebennierenraumforderungen sind gutartige Adenome (80 % hormoninaktiv).
- Hormonproduzierende Adenome ⟶ Adenome mit autonomer Cortisolsekretion 12 %, Phäochromozytome 7 %, Aldosteron-produzierende Adenome 1 %.
- Weitere Inzidentalome: Nebennierenkarzinome 8 % (Prävalenz von Grösse abhängig), Metastasen 5 %, andere Tumore (Myelolipome, Zysten und seltene Ursachen).
- Autonome Cortisolsekretion: klinisch kein manifestes Cushing-Syndrom (zum Beispiel Pergamenthaut, Striae rubrae, stammbetonte Adipositas, proximale Myopathie) bei inadäquat supprimiertem Serumcortisol im 1 mg Dexamethason-Hemmtest
- Risiko für Malignität steigt mit zunehmender Größe:
  - <4 cm Tumorgröße: 2 %,
  - 4–6 cm Tumorgröße: 6 %,
  - >6 cm Tumorgröße: 25 %.

Pathophysiologie

- Tumoren, die im Rahmen einer Bildgebung (z. B. Ultraschall, CT, MRT), die aus anderen Gründen (z. B. Pankreatitis) veranlasst wurde, zufällig aufgefallen sind.
- Nicht unter diese Definition fallen Tumoren, die im Rahmen von Staging-Untersuchungen bei malignen Erkrankungen gefunden werden.

Klinik

In der überwiegenden Zahl der Fälle asymptomatisch ⟶ Ausnahme:
hormonproduzierende Tumore.

Diagnostik

- Weiterführende Diagnostik nur bei Inzidentalomen >1 cm, es sei denn Raumforderung ist funktionell aktiv,
- bei beidseitigen Inzidentalomen gelten gleiche Grundsätze wie für einseitige Raumforderungen,
- zügige Diagnostik insbesondere bei Kindern, Heranwachsenden, schwangeren Frauen und Erwachsenen <40 Jahren aufgrund höheren Malignitätsrisikos,
- hormonelle Evaluation auch bei Patienten mit bösartiger Grunderkrankung und V. a. Metastasierung.
- **Anamnese:** Symptome eines Hormonexzesses.
- **Hormonelle Diagnostik:**
  - 1 mg Dexamethason-Hemmtest zum Ausschluss **Hypercortisolismus** (<1,8 mg/dl≙50 nmol/l),
  - mögliche autonome Cortisolsekretion bei Cortisolwerten 51–138 nmol/l (≙1,9–5,0 µg/dl),
  - Nachweis autonomer Cortisolsekretion bei >138 nmol/l (≙ 5,0 µg/dl),
  - bei möglicher/nachgewiesener autonomer Cortisolsekretion Screening auf Vorliegen einer arteriellen Hypertonie, Diabetes mellitus Typ 2, atypischer Wirbelkörperfraktur,
  - Bestimmung von ACTH, 24 h-Sammelurin auf freies Cortisol/Mitternachtsspeichel-Cortisol,
  - Wiederholung 1-mg-Dexamethasonhemmtest nach 3–6 Monaten zur Evaluation des Schweregrads der Cortisolsekretion (nicht bei manifestem CS!),
  - bei **Phäochromozytom**: Bestimmung von Plasmametanephrinen und -normetanephrinen (sekundär auch im Urin möglich),
  - bei **Hyperaldosteronismus**: Aldosteron, Reninkonzentration, Elektrolyte (s. primärer Hyperaldosteronismus),
  - bei **Karzinomverdacht**: DHEAS, 17-OHP, Androstendion, Testosteron,
  - bei **großen bilateralen Metastasen**: Evaluation der adrenalen Restfunktion.
- **Bildgebung:**
  - bereits bei initialer Evaluation Einordnung der adrenalen Raumforderung entsprechend Dignität anstreben (Fassnacht et al. 2016),
  - CT nativ (1. Wahl; Ausnahmen: Kinder, Heranwachsende, schwangere Frauen, Erwachsene <40 Jahre⟶ MRT),
  - CT ⟶ Hinweise für **Benignität:** HU <10, homogen, lipidreich, Größe <4 cm ⟶ keine weitere Bildgebung erforderlich (auch bei maligner Grunderkrankung),
  - CT ⟶ Dignität **unsicher**: HU >10 ⟶individuelles Vorgehen: zügig 2. Bildgebung

(ggf. auch 2 zusätzliche Bildgebungen⟶ wenn beide auf Benignität hinweisen, keine Operation erforderlich) oder Verlaufskontrolle nach 6–12 Monaten (natives CT oder MRT mit chemical shift) oder Operation ohne weitere Verzögerung,
- bei Patienten mit maligner Grunderkrankung: ggf. zusätzlich FDG-PET, ausnahmsweise alternativ auch Biopsie. Bei engmaschiger Verlaufskontrolle ⟶ Kontrollintervalle wie bei primärer Tumorerkrankung.

Generell **keine** Nebennierenbiopsie (Ausnahme: bekanntes Tumorleiden) ⟶ Biopsie nur bei Erfüllung aller folgenden Voraussetzungen: Raumforderung hormonell inaktiv, nicht eindeutig benigne, Histologie hat Auswirkungen auf weitere Therapie.

▪ Differentialdiagnosen

Adenome, Myolipome, Neuroblastome, Ganglioneurome, Hämangiome, Karzinome, Zysten, Hämorrhagien, Granulome, Amyloidose.

▪ Therapie

Grundsätzlich gelten für ein- und beidseitige Inzidentalome die gleichen therapeutischen Grundsätze ⟶Ausnahme: s. u.

Operativer Eingriff:
- Adrenalektomie ⟶ bei unilateralen Tumoren mit Hormonexzess (keine Operation bei fehlender Hormonproduktion und asymptomatischer benigner Raumforderung),
- laparoskopische Adrenalektomie ⟶bei unilateralen malignitätsverdächtigen Tumoren < 6 cm,
- offene Adrenalektomie ⟶bei Zeichen lokaler Invasion,
- individualisiertes Vorgehen ⟶in allen anderen Fällen,
- bei bilateralen Tumoren keine beidseitige Adrenalektomie bei autonomer Cortisolsekretion ohne manifestes Cushing-Syndrom ⟶ggf. aber einseitige Adrenalektomie.

Pharmakotherapie:
- perioperative Glucocorticoidsubstitution bei allen Patienten mit möglicher/ gesicherter autonomer Cortisolsekretion (◘ Tab. 3.7: Steroidsubstitution einer Nebenniereninsuffizienz bei Stress)

▪ Verlauf und Prognose

- Bei konservativem Procedere (keine Operation): keine weitere Verlaufskontrolle bei Patienten mit radiologisch benigner Raumforderung < 4 cm,
- bei Raumforderungen unklarer Dignität: Verlaufskontrolle nach 6–12 Monaten (natives CT oder MRT) ⟶ wenn Größenprogredienz > 20 % und max. Diameter mind. 5 mm Zuwachs Operation empfohlen; bei geringerer Größenzunahme erneute Bildgebung nach 6–12 Monaten,
- keine erneute Hormondiagnostik, wenn diese initial unauffällig war und keine neue klinische Symptomatik oder eine Verschlechterung bestehender Komorbiditäten vorliegen,
- bei autonomer Cortisolsekretion (ohne manifestes Cushing-Syndrom) jährliche Evaluation, ob Hypercortisolismus-assoziierte Erkrankungen vorliegen.

▪ Komplikationen

Glukosestoffwechselstörung bei Patienten mit Inzidentalom (unabhängig von Cortisolsekretion (Papanastasiou et al. 2017)), Einblutungen, Kompressionserscheinungen bei sehr großen Tumoren (z. B. abdominelle Beschwerden), Malignität.

▪ Tipp für die Praxis/ FAQ

- Nur in Ausnahmefällen Punktion einer Nebennierenraumforderung,
- vor operativer Resektion einer Nebennierenraumforderung unbedingt Plasmametanephrine bestimmen.

Fall 5:

Es wird zunächst eine hormonelle Diagnostik durchgeführt (Aldosteron, Renin, Cortisol, Serummetanephrine und -normetanephrine sowie DHEAS). Alle Hormone liegen im Normbereich. Im 1-mg-Dexamethasonhemmtest zeigt sich eine adäquate Suppression des Cortisolspiegels. Zusätzlich wird ein CT-Abdomen durchgeführt, wo sich ein 2,4 cm großes benignes Adenom zeigt. Damit wird die Diagnose eines hormoninaktiven Nebennierenadenoms gestellt. Eine weitere Verlaufskontrolle ist nicht erforderlich.

3.8 Phäochromozytom und Paragangliom

Fall 6:

Eine 68-jährige Patientin klagt über erhöhten Blutdruck seit mehreren Jahren. Seit mehreren Wochen leide sie nun unter starken Schmerzen im Schulter- und Ober-

schenkelbereich. Zudem leide sie hin und wieder unter Kopfschmerzen, gelegentlich auch unter Herzrasen.

- **Epidemiologie**
- Inzidenz: 10 Fälle/Mio. Einwohner/Jahr. Prävalenz: 0,1–0,3 % bei Patienten mit arterieller Hypertonie
- bilaterales Auftreten in 15 % d. F., v. a. bei Kindern und hereditären Syndromen,
- in 15 % d. F. bösartig ⟶ Risikofaktor:
  - junges Alter,
  - weibliches Geschlecht,
  - Tumoren >5 cm,
  - extraadrenale Manifestation,
- häufig auch in Zusammenhang mit hereditären Syndromen (25 %) wie MEN2, VHL, Neurofibromatose Typ 1, Paragangliom-Syndrome (Typ 1, 3 und 4), tuberöse Sklerose, Sturge-Weber-Syndrom.

- **Pathophysiologie**
- Katecholamin-produzierende Tumoren (Noradrenalin, Adrenalin, Dopamin), die von chromaffinen Zellen ausgehen,
- meist im Nebennierenmark (intraadrenal 85 %) lokalisiert,
- etwa 15 % gehen von extraadrenalen chromaffinen Zellen in Ganglien des sympathischen Nervensystems aus ⟶ sog. Paragangliome.
- Metanephrine: zwei Methylierungsprodukte der Katecholamine Adrenalin und Noradrenalin; Normbereich Metanephrine i. Plasma: > <90 pg/ml, Normetanephrine i. Plasma: <180 pg/ml

- **Klinik**
- Hypertonie (95–100 %, anfallsartig oder dauerhaft)⟶ hypertensive Krisen können spontan/ nach Medikamenteneinnahme (Betablocker)/Erhöhung des intraabdominellen Drucks/ körperlicher Anstrengung auftreten,
- Kopfschmerzen (60–90 %),
- Palpitationen (50–70 %),
- Schwitzen (55–75 %), Fieber (50–70 %),
- Blässe (40–45 %),
- Übelkeit (20–40 %), Gewichtsverlust (20–40 %),
- Müdigkeit (20–40 %), Nervosität (20–40 %),
- Hyperglykämie (20–40 %).

- **Diagnostik**
- **Anamnese**: Bluthochdruck, Kopfschmerzen, Herzrhythmusstörungen, Schwitzen, Blässe, bekanntes Nierenzellkarzinom, medulläres Schilddrüsenkarzinom.
- **Labor**:
  - Screening bei jungen Hypertonikern (<30 Jahren), typischer Klinik, schwer einstellbarer Hypertonie (>3 Antihypertensiva), genetischer Prädisposition, Inzidentalomen, paradoxem RR-Anstieg unter Betablockern, Hypertonie unter trizyklischen Antidepressiva,
  - 1. Wahl Plasmametanephrine (Sensitivität 99 %, Spezifität 89 %) beim sitzenden Patienten,
  - 2. Wahl Metanephrine im 24 h-Sammelurin (Sensitivität 97 %, Spezifität 69 %), keine Bestimmung mehr von Urin- oder Plasma-Vanillinmandelsäure!
  - Chromogranin A bei erhöhten Plasmametanephrinen
  - Bei Grenzbefunden (Werte <3-fach oberhalb oberen Grenzwerts): Testwiederholung und/ oder Clonidin-Suppressionstest (nach 300ug Clonidin Messung von Katecholaminen/ Plasmametanephrinen vor und während der nächsten 3 Stunden ⟶positiv, wenn Plasmanormetanephrine nur um <40 % gesenkt werden (in diesem Fall hat Test höhere Sensitivität und Spezifität, Siehe ▶ Kap. 22), Bestimmung der Metanephrine im 24 h-Sammelurin, sehr spezifisch Chromogranin A im Serum >270 ng/ml (CAVE: falsch-hohe Werte bei PPI oder Niereninsuffizienz), ggf. Bestimmung von 3-Methoxytyramin.
- **Bildgebung**:
  - Abdomen-Sonographie,
  - Schnittbildgebung (CT/MRT, Sensitivität ca. 95 %, da Tumore meist 3–6 cm groß sind),
  - MIBG-Szintigraphie mit 123-Metaiodobenzylguanidin (V. a. extraadrenale Tumore),
  - Somatostatinrezeptorszintigraphie (Indikation: malignes Phäochromozytom, Metastasen),
  - FDG-PET (Indikation: MIBG-neg. Läsionen),
  - CT (1. Wahl, (Lenders et al. 2014)) bzw. MRT und MIBG-Szintigraphie sind komplementäre Verfahren! ⟶ insbesondere bei multipler Tumorbildung/maligner Entartung
- **Humangenetische Untersuchung**:
  - bei positivem Befund (bis 25 % der Fälle hereditär); s. o., v. a. VHL und SDHB,

  - notwendig bei Patienten <20 Jahren mit unilateralem Phäochromozytom, bilateralen Phäochromozytomen, Patienten mit sympathischem Paragangliom,
  - nicht notwendig bei Patienten >50 Jahren
  - im Übrigen: fakultativ.

Differentialdiagnosen

MEN 2, VHL, Neurofibromatose Typ 1, Paragangliom-Syndrome (Typ 1, 3 und 4), tuberöse Sklerose, Sturge-Weber-Syndrom, Inzidentalom, PHA, Cushing-Syndrom.

Therapie

Operativer Eingriff:

- präoperativ:
  - 7–14 d präoperativ Alphablockergabe (Phenoxybenzamin = Mittel der Wahl),
  - **Wirkweise:** irreversibler, nichtselektiver Alpharezeptorantagonist (v. a. α1-Rezeptoren) ⟶Katecholamin-induzierte Vasokonstriktion wird aufgehoben, Vasodilatation der Arteriolen/Venen,
  - **Dosierung:** Startdosis 2 × 10 mg, im Verlauf weitere Erhöhung auf 3x tgl. bis 60–120 mg ⟶klinisch gilt Anschwellung der Nasenschleimhaut als Hinweis auf effektiv durchgeführte Alpharezeptorenblockade,
  - **UAW**: Tachykardie, orthostatische Hypotonie, Miosis, gastrointestinale Beschwerden, verstopfte Nase,
  - ggf. bei Tachykardien und ausreichend langer Alphablockade zusätzliche Gabe eines Betablockers,
  - natriumreiche Kost, ausreichende Volumenzufuhr,
  - bei unilateralen Tumoren: endoskopische Adrenalektomie (Kontraindikation v.a. Malignomverdacht, Größe >6 cm),
- bei hereditären Phäochromozytomen: parenchymsparende OP,
- bei sporadischen/unilateralen Tumoren: unilaterale vollständige Adrenalektomie,
- bei Malignomverdacht: transperitonealer Eingriff ⇒ Vermeidung der intraoperativen Tumoreröffnung mit Zellaussaat!

Radiotherapie: Behandlung mit 131 I-MIBG als Mittel der Wahl bei nicht resezierbaren MIBG-positiven malignen Phäochromozytomen.

Pharmakotherapie: bei Malignität: Phenoxybenzamin, Chemotherapie nach Averbuch-Schema bei fehlender MIBG-Speicherung (Vincristin, Cyclophosphamid, Dacarbazin), Somatostatinanaloga, Tyrosin-Kinase-Inhibitoren, Multikinase-Inhibitoren, mTOR-Inhibitoren

Verlauf und Prognose

Aufgrund Rezidivgefahr und Möglichkeit der Entwicklung eines malignen Phäochromozytoms ist systemische Nachsorge zwingend erforderlich:

- Bestimmung Plasmametanephrine und Chromogranin A ⟶ 2 Monate postoperativ, dann jährlich,
- jährliche Abdomen-Sonographie,
- Prognose bei vollständiger Entfernung und fehlender Malignität gut, bei malignem Phäochchromozytom 5-JÜR ca. 40 %.

Komplikationen

Krisenhafter Blutdruckanstieg, postoperativ drastischer Blutdruckabfall durch Hypovolämie infolge desensibilisierter adrenerger Rezeptoren, persistierende Hypertonie bei strukturellen Gefäßwandadaptationen.

Tipp für die Praxis/ FAQ

- Klassische Trias bei arterieller Hypertonie: Kopfschmerzen, Schwitzen, Herzrasen.
- Blässe kommt durch Vasokonstriktion zustande.
- Bei Auftreten eines Phäochromozytoms, insbesondere in jüngerem Lebensalter, extraadrenaler Lokalisation bzw. Malignität auch an familiäre Syndrome denken und ggf. auf weitere Neoplasien achten bzw. ein genetisches Screening veranlassen!
- Insbesondere bei Paraganglioma-Syndrom Typ 4 an malignes Phäochromozytom denken (50 %, SDHB-Mutation, extraadrenal)!
- Niemals einen Nebennierentumor vor Ausschluss eines Phäochromozytoms punktieren!
- Falsch hohe Katecholaminwerte bei trizyklischen Antidepressiva, Phenoxybenzamin, Doxazosin, Levodopa, MAO-Hemmer, einigen Betablockern, Koffein, Alkohol, Nikotin ⟶ 7 Tage vorher absetzen.
- Betablockade darf nur nach ausreichend langer Applikation eines Alpharezeptorblockers eingeleitet werden, da es aufgrund der „Demaskierung“ von Alpharezeptoren bei Blockade peripherer vasodilatorischer Betarezeptoren zu einem ausgeprägten paradoxen Blutdruckanstieg kommen kann.

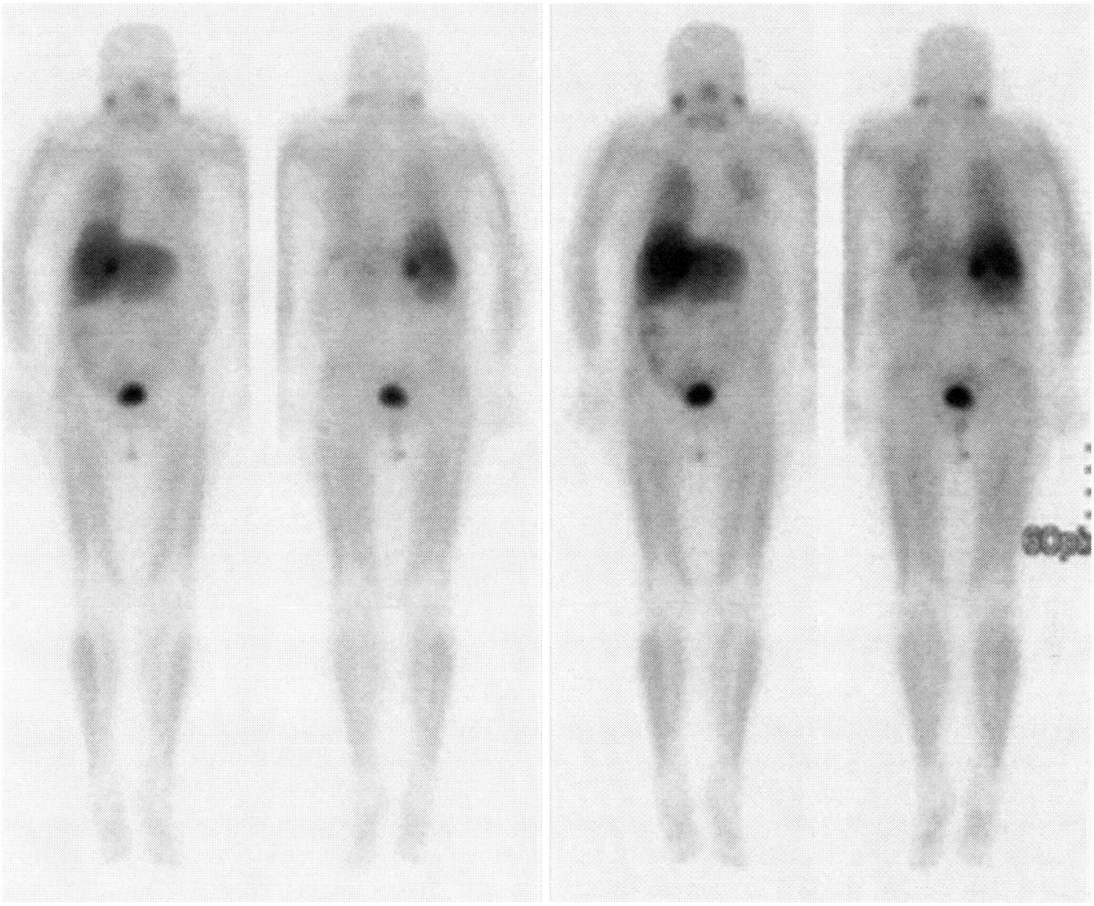

◘ Abb. 3.5 MIBG-Szintigraphie mit Mehranreicherung im Bereich der rechten Nebenniere

- Nach Diagnosestellung sollten Patienten mit Phäochromozytom bis zur Operation stationär aufgenommen werden.

Fall 6:

Die Laboruntersuchungen zeigen eine deutliche Erhöhung der CK (7.532 U/l), der LDH (854 U/l) und der Transaminasen sowie eine Leukozytose und Anämie (Hb 9,5 g/dl). Die BSG ist deutlich beschleunigt, CRP und Procalcitonin sind jedoch nur diskret erhöht (19 mg/l bzw. 0.136 μg/l) und die rheumatologische Autoimmunitätsdiagnostik negativ. Eine initiale Therapie mit Steroiden unter dem Verdacht auf eine Polymyalgia rheumatica erbringt keine klinische Verbesserung. Ein daraufhin durchgeführtes MRT des Oberschenkels sowie ein EMG weisen auf eine Myositis hin; eine Muskelbiopsie bestätigt den Befund im Sinne einer unspezifischen Myositis. Da eine unspezifische Myositis häufig Ausdruck eines paraneoplastischen Syndroms sein kann, erfolgt eine ausführliche Tumordiagnostik. Sonographisch wird

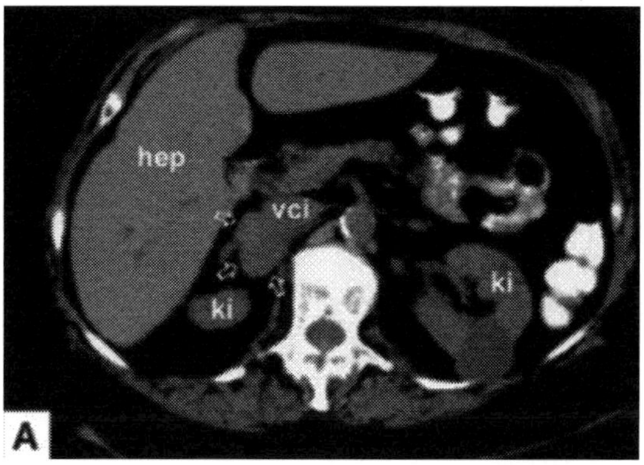

◘ Abb. 3.6 CT Abdomen mit Darstellung (*Pfeile*) der vergrößerten rechten Nebenniere (*ki* Niere, *VCI* V. cava inferior, *hep* Leber)

eine Raumforderung der rechten Nebenniere (40 × 30 × 45 mm) erkannt, die sich im CT (◘ Abb. 3.6) bestätigen lässt; signifikant erhöhte Plasmawerte für Metanephrin (460 pg/ml) und Normetanephrin (1025 pg/ml) weisen auf ein Phäoch-

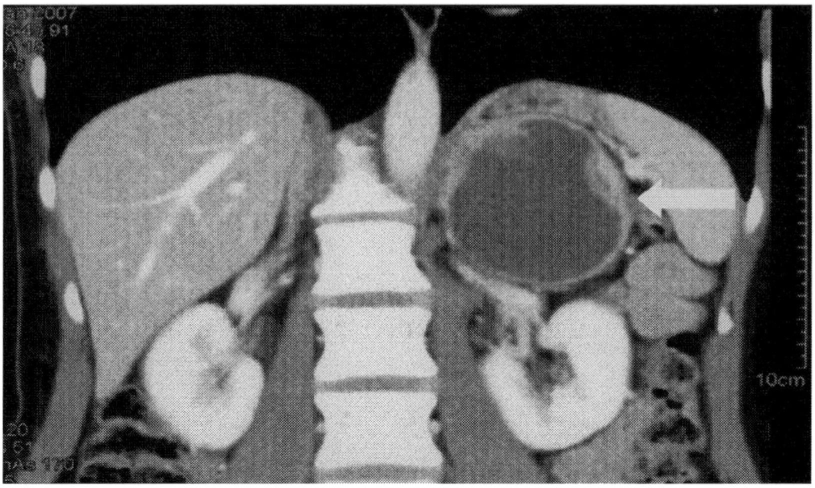

◘ Abb. 3.7 CT Abdomen

romozytom hin. In der MIBG-Szintigraphie (◘ Abb. 3.5) findet sich eine deutliche Anreicherung im Bereich der rechten Nebenniere als Bestätigung des Phäochromozytoms.

3.9 Einfluss von Glucocorticoiden auf den Hypothalamus-Hypophysen-Nebennieren-Regelkreis

Bei einer Steroidtherapie >2 Wochen mit mindestens 5 mg Prednisolon/Tag ist eine Suppression des Hypothalamus-Hypophysen-Nebennieren-Regelkreises möglich, sodass die Therapie ausgeschlichen werden muss bzw. vor Absetzen eine Testung der corticotropen Achse erfolgen sollte. Ist eine Operation geplant, sollte immer eine Testung der corticotropen Achse erfolgen.

Die sog. **Cushing-Schwellendosis** (◘ Tab. 3.10) ist lediglich als grobe Richtlinie zu verstehen, da erhebliche interindividuelle Unterschiede bestehen. Es besteht **keine** absolute Untergrenze, unter der die Glucocorticoidtherapie als sicher anzusehen ist.

Normalbefund 250 µg ACTH-Test: stimuliertes Cortisol >20 µg/dl (=550 nmol/l)

⟶ falls pathologisch: Absetzen von z. B. Prednisolon und Einleitung einer HC-Substitutionstherapie bzw. weiteres langsames Ausschleichen der Glucocorticoidgabe.

Schema zum Ausschleichen der Glucocorticoide:

- Dosen >20 mg/d: Reduktion um 10 mg alle 2 Wochen
- Dosen 10–20 mg/d: Reduktion um 5 mg alle 2 Wochen
- Dosen 10–5 mg/d: Reduktion um 2,5 mg alle 2 Wochen
- Dosen ≤5 mg/d: Reduktion um 1 mg alle 2 Wochen **oder**
- Dosis 5 mg: ACTH-Kurztest (am Testtag keine Glucocorticoideinnahme!).

Kontrollfall mit Fragen *In Ihrer Praxis stellt sich ein junger Mann mit folgendem CT-Bild* (◘ Abb. 3.7) *vor:* Die vorliegende Raumforderung misst 5 × 7 cm.

? Klinisch berichtet er über unspezifische abdominelle Unterbauchbeschwerden linksseitig. Weiteres Vorgehen?

✓ Bestimmung von Aldosteron, Renin, Cortisol, Plasmametanephrine, DHEAS.

? Der Patient steht einer Operation skeptisch gegenüber. Worüber klären Sie ihn auf?

✓ Erhöhtes Malignitätsrisiko.

? Welche Diagnose würden Sie stellen, falls die Plasmametanephrine erhöht sind? Wie wäre das weitere Vorgehen?

✓ Phäochromozytom, stationäre Aufnahme, Beginn einer Alphablockade, nach ausreichender Blockade Operation.

? In der Operation kommt es unerwartet zu erheblichen Komplikationen (Einblutungen), sodass es nach der Adrenalektomie links auch zu einer Adrenalektomie rechts kommt. Wie ist das weitere Procedere bzgl. des Patienten?

Tab. 3.10 Systemische Glucocorticoide im Vergleich

Glucocorticoide	Relative Glucocortcoide Potenz	Relative Mineralocorticoide Potenz	Wirkdauer	Cushing-Schwellendosis (mg/d)	Handelsname (Auswahl)
Cortisol (Hydrocortison)	1	1	8–12 h	30	Hydrocortison®
Prednison/ Prednisolon	4	0,8	12–36 h	7,5	Decortin H®
Methyl-Prednisolon	5	-	12–36 h	6	Urbason®
Dexamethason	30	-	>48 h	1,5	Fortecortin®

Einleitung einer Glucocorticoidersatztherapie, Gabe von Mineralocorticoiden, Aufklärung des Patienten über NNR-Insuffizienz und Schulung hinsichtlich Stressdosen, Verschreibung einer Notfallmedikation und Ausstelllung eines Notfallausweises.

Literatur

Auchus RJ, Arlt W (2013) Approach to the patient: the adult with congenital adrenal hyperplasia. J Clin Endocrinol Metab 98:2645–2655

Bornstein SR, Allolio B, Arlt W et al. (2016) Diagnosis and treatment of primary adrenal insufficiency: an Endocrine Society clinical practice guideline. J Clin Endocrinol Metab 101:364–389

Borresen SW, Klose M, Baslund B et al. (2017) Adrenal insufficiency is seen in more than one-third of patients during ongoing low-dose prednisolone treatment for rheumatoid arthritis. Eur J Endocrinol 177:287–295

Charmandari E, Nicolaides C, Chrousus GP (2014) Adrenal insufficiency. Lancet 383:2152–2167

Fassnacht M, Arlt W, Bancos I et al. (2016) Management of adrenal incidentalomas: European Society of Endocrinology clinical practice guideline in collaboration with the European network for the study of adrenal tumors. Eur J Endocrinol 175:G1–G34

Fassnacht M, Dekkers O, Else T et al. (2018) European Society of Endocrinology Clinical Practice Guidellines on the Management of Adrenocortical Carcinoma in Adults, in Collaboration With the European Network for the Study of Adrenal Tumors. Eur J Endocrinol 179:G1–G46

Fleseriu M, Hashim IA, Karavitaki N et al. (2016) Hormonal replacement in hypopituitarism in adults: an Endocrine Society clinical practice guideline. J Clin Endocrinol Metab 101:3888–3921

Funder JW, Carey RM, Mantero F et al. (2016) The management of primary aldosteronism: case detection, diagnosis, and treatment: an Endocrine Society clinical practice guideline. J Clin Endocrinol Metab 101:1889–1916

Hahner S, Loeffler M, Bleicken B et al. (2010) Epidemiology of adrenal crisis in chronic adrenal insufficiency – the need for new prevention strategies. Eur J Endocrinol 162:597–602

Harbeck B, Lehnert H (2018) Diagnostik und Therapie der Nebennierenrindeninsuffizienz. Dtsch Med Wochenschr 143:1242–1249

Harbeck B, Kropp P, Mönig H (2009) Effects of short-term nocturnal cortisol replacement on cognitive function and quality of life in patients with primary or secondary adrenal insufficiency: a pilot study. Appl Psychophysiol Biofeedback 34:113–119

Lenders JW, Duh QY, Eisenhofer G et al. (2014) Pheochromocytoma and paraganglioma: an endocrine society clinical practice guideline. J Clin Endocrinol Metab 99:1915–1942

Meyer G, Neumann K, Badenhoop K et al. (2014) Increasing prevalence of Addison's disease in German females: health insurance data 2008-2012. Eur J Endocrinol 170:367–373

Papanastasiou L, Alexandraki KI, Androulakis II et al. (2017) Concomitant alterations of metabolic parameters, cardiovascular risk factors and altered cortisol secretion in patients with adrenal incidentalomas during prolonged follow-up. Clin Endocrinol 86:488–498

Speiser PW, Azziz R, Baskin LS et al. (2010) Congenital adrenal hyperplasia due to steroid 21-hydroxylase deficiency: an Endocrine Society clinical practice guideline. J Clin Endocrinol Metab 95:4133–4160

Steffensen C, Bak AM, Rubeck KZ et al. (2010) Epidemiology of Cushing's syndrome. Neuroendocrinology 92(Suppl 1):1–5

Schilddrüse

© Springer-Verlag GmbH Deutschland, ein Teil von Springer Nature 2020
I. van de Loo, B. Harbeck, *Facharztwissen Endokrinologie und Diabetologie*,
https://doi.org/10.1007/978-3-662-58897-0_4

Schilddrüsenerkrankungen spielen in Deutschlands Gesundheitswesen eine große Rolle. Die physiologischen Prozesse des Schilddrüsen-Stoffwechsels und ihre pathophysiologischen Zustände werden in diesem Kapitel im Einzelnen dargestellt. Es werden alle gängigen diagnostischen und therapeutischen Optionen vorgestellt. Nachfolgend werden die einzelnen Krankheitsbilder, beginnend mit häufigen, wie Struma und _ Autoimmunthyreoiditis, bis zu seltenen, wie Riedel-Struma und Schilddrüsen-Rezeptorresistenz, erläutert.

Die Schilddrüse (Gandula thyreoidea) ist die größte Hormondrüse des Menschen (normal 18–60 g). Sie liegt subtracheal unterhalb des Kehlkopfes und ist Ausgangspunkt diverser Erkrankungen, z. B. Funktionsstörungen (Über- und Unterfunktion) sowie Jodmangel-bedingte Kropf- und Knotenbildung.

Die Schilddrüse (Sd) wandert bis zur 7. SSW vom Entoderm der Schlundtasche herunter zu ihrer endgültigen Position vor die Trachea. Hierbei können orthotope Schilddrüsenreste entlang des Transmissionsweges verbleiben.

Ab der 10.–12. SSW beginnt die kindliche Schilddrüse mit der eigenen Hormonsynthese. Dafür bekommt der Fetus das Jod diaplazentar von der Mutter.

Aufgaben der Schilddrüse:

- Speicherung von Jod,
- mehrschrittige Bildung jodhaltiger Schilddrüsenhormone (**T3 Trijodthyronin** und **T4 Thyroxin** = Tetrajodthyroxin) in Thyreozyten,
- Speicherung der Hormone an Glykoprotein (Thyreoglobulin) im Kolloid der Follikel; Thyreoid-Peroxidase (TPO) ist ein Schlüsselenzym bei der Hormonsynthese.

4.1 Pathophysiologie

Die Schilddrüsenfunktion wird durch den thyreotropen Regelkreis gesteuert. Dabei sezernieren Neurone des Hypothalamus das sog. thyreotrope Releasinghormon (TRH), das über das Portalsystem zur Hypophyse gelangt und über die Bindung an hypophysäre Rezeptoren die Ausschüttung von Thyreoidea-stimulierendem Hormon (TSH) verursacht. TSH steigert dann die Jodaufnahme und die Thyreoglobulin-Synthese in der Schilddrüse sowie die Freisetzung von T4 und T3 (normale Sekretionsmenge pro Tag: T4 = 100 ug, T3 = 10 ug). Im Rahmen der negativen Rückkopplung hemmen die Schilddrüsenhormone die Freisetzung von TSH und TRH.

T4 ist zu 99,9 % an Transportproteine (vorwiegend Thyreoidea-bindendes Globulin) gebunden und nur zu 0,03 % frei im Plasma vorhanden (dieser Teil wird freies T4 genannt). Durch die Bindung an die Transportproteine wird die rasche Elimination von T4 verhindert, sodass die Halbwertszeit (HWZ) 5–8 Tage beträgt.

T3 hat eine geringere Affinität zum Thyreoidea-bindenden Globulin, somit beträgt seine Halbwertszeit 19 Stunden.

Transportproteine:

- Thyreoidea-bindendes Globulin (TBG),
- Transthyretin,
- Albumin.

Nur die Menge der freien Schilddrüsenhormone bestimmt die thyreoidale Stoffwechsellage.

Das meiste T4 wird in der Zielzelle zu T3 dejodiert, dieses vermittelt die Wirkung am Rezeptor (besonders an Zellkern + Mitochondrien). T3 überwiegt bei Weitem gegenüber T4 in der Wirkung an der Zielzelle (◘ Abb. 4.1).

Die Schilddrüse bildet auch das Peptidhormon **Calcitonin** in den C-Zellen (auch parafollikuläre Zellen). Calcitonin dient der Hemmung des Knochenabbaus durch Verminderung der Osteoklastenaktivität und verstärktem Einbau von Kalzium und Phosphat in die Knochen.

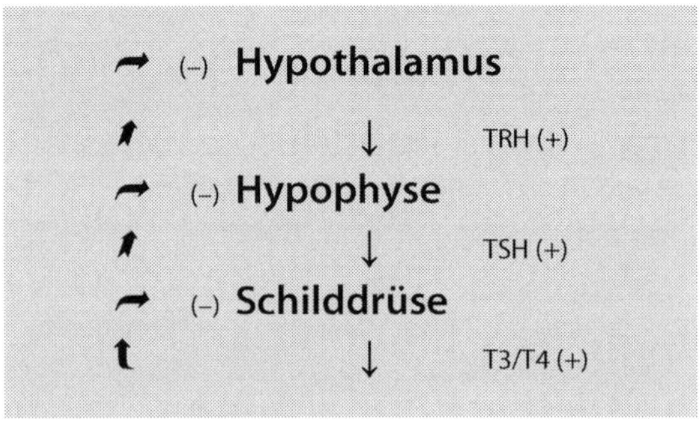

◘ **Abb. 4.1** Steuerung der Schilddrüsenhormone durch den thyreotropen Regelkreis

4.2 Diagnostik von Schilddrüsenerkrankungen

■ Anamnese

Folgende Fragen sind z. B. sinnvoll:

- Schilddrüsenerkrankungen in der Vorgeschichte?
- Positive Familienanamnese für Schilddrüsenerkrankungen?
- Medikamenten-Anamnese (z. B. Amiodaron)?
- Zustand nach Jodexposition?
- Zustand nach Bestrahlung in der Halsregion?
- Allgemeine Beschwerden? Lokale Beschwerden am Hals? Schluckstörungen?

■ Inspektion

- Gesamteindruck,
- Haut,
- Anatomie des Halses, (◘ Tab. 4.1)
- (Lid-/prätibiale) Ödeme, Augen.

■ Palpation

- Größe,
- Gewebebeschaffenheit (derb, weich, fluktuierend),
- Knoten palpabel,
- Lymphknoten palpabel.

■ Labor

Analyse Schilddrüsen-spezifischer Parameter im Serum (◘ Tab. 4.2).

Die angegebenen Referenzwerte sind Anhaltswerte und können je nach verwendetem Analyseverfahren variieren. Für Kinder, Jugendliche und Schwangere gelten gesonderte Referenzbereiche. Für Patienten ab 65 Jahren dürfen aktuellen Angaben zur Folge TSH-Werte zwischen 4–6 mIU/l (im Einzelfall bei Beschwerdefreiheit bis 10mU/l, Schübel et al. 2017) akzeptiert werden.

◘ Tab. 4.1 Einteilung der Schilddrüsengröße, gemäß WHO-Empfehlung bei Schilddrüsenvergrößerung (Struma)

Grad I a	Tastbar, nicht sichtbar
Grad Ib	Tastbar, bei rekliniertem Kopf sichtbar
Grad II	Sichtbar
Grad III	Vergrößert sichtbar

Adipöse weisen physiologisch höhere TSH-Werte als Schlanke auf.

TRH Test:

(► Kap. 22).

Jod-Clearance: (Siehe ► Abschn. 4.3. Jodmangel, Ursachen und Folgen)

Calcitonin:

- Sekretionsprodukt der parafollikulären C-Zellen,
- Tumormarker für C-Zellkarzinome bzw. deren Rezidive/Metastasen. Diese sind oft sehr klein (Millimeterbereich).

Falsch-positive Calcitonin-Werte treten auf bei nichtnüchterner Blutabnahme, Tabakkonsum, Alkoholgebrauch, Einnahme von Protonenpumpeninhibitoren, inkorrekter Probengewinnung und -verarbeitung.

Selten kommt es zur Erhöhung von Calcitonin bei Karzinoid, kleinzelligem Bronchialkarzinom, Mammakarzinom oder schwerer Niereninsuffizienz.

Calcitonin-Stimulationstest: Pentagastrin und hochdosiertes Kalzium stimulieren die parafollikulären C-Zellen der Schilddrüse. Diese Substanzen wurden zur Differenzierung zwischen C-Zellkarzinom und C-Zellhyperplasie eingeführt. Pentagastrin ist seit 2015 aber nur noch selten verfügbar, weshalb der Test kaum mehr eine praktische Relevanz hat.

Für den Kalziumstimulationstest gibt es bisher keine belastbaren Referenzwerte, sodass auf diese Untersuchung meist verzichtet wird.

Unstimmulierte Calcitoninwerte gelten <6,4 pg/ml für Frauen und <9,52 pg/ml für Männer als normal (individuelle Grenzwerte des verwendetes Assays beachten). Bei Werten > 100 pg/ml besteht Tumorverdacht.

■ Sonographie

Darstellung der Schilddrüsenmorphologie:

- Größe: normal ♀18 ml, ♂ 25 ml.
- Echogenität: echogleich, echoarm, echoreich.
- Homogenität: homogen, inhomogen.
- Knoten: Größe, Lage, Form, Begrenzung: scharf, unscharf; Inhalte, z. B. Zysten oder Verkalkungen.
- Zysten: Binnenechos, Septen, solide Anteile, dorsale Schallverstärkung.
- Verkalkungen: Mikro-, Makrokalk.
- Farbdopplersignal: verstärkt, vermindert, ubiquitär. Ein zentral im Knoten nachweis-

4

Tab. 4.2 Laborparameter für Schilddrüsenuntersuchungen

Parameter	Referenzbereich	Besonderheit
TSH	0,4–4 mIU/l	Beeinflussung durch z. B. Tagesrhythmik, Hungern, schwere Erkrankungen, Medikamente etc.
fT4	9,9–16,2 ng/l 12,7–20,8 pmol/l	
fT3	2,5–4,4 ng/l 3,9–6,7 pmol/l	
Schilddrüsen-Peroxidase-AK (TPO)	Positiv >34 IU/ml	90 % positiv bei Autoimmunthyreoiditis, 70 % positiv bei Morbus Basedow, 7 % serologisch positiv ohne Funktionsstörung
Thyreoglobin-AK (TAK)	Positiv >40 IU/ml	70–80 % positiv bei Autoimmunthyreoiditis, 30 % positiv bei Morbus Basedow, 20 % serologisch positiv ohne Funktionsstörung
TSH-Rezeptor-AK (TRAK)	Negativ <1 IU/l, positiv >1,5 IU/l, Graubereich 1–1,4 IU/l	95 % positiv bei Morbus Basedow
Thyreoglobulin (Tg)	<1 ng/ml	Nach **totaler** Thyreoidektomie → Tumormarker für differenzierte Sd-Karzinom (wenn ↑): - bei Hyperthyreosis factitia → Tg ↓, - konnatale Hypothyreose → Tg ↓, aber vorhanden, - Athyreose: kein Tg vorhanden
Wiederfindung	70–130 %	Thyreoglobulin-AK können die Tg-Bestimmung stören
Calcitonin	♀ <6,4 pg/ml ♂ <9,52 pg/ml	Siehe Calcitonin

*pmol/l ist die SI Einheit, in den meisten Laboren sind konventionelle Einheiten gebräuchlich

bares Farbdopplersignal ist ein Malignitätskriterium.
- Elastographie: hoher negativer Vorhersagewert im Fall eines weichen Knotens.
- Halslymphknoten: Anzahl, Form, Echogenität, Inhalt, Kompartment, Hilus, Vaskularisation.
- Nebenschilddrüsenadenome: schwer darstellbar, meist echoärmer und längs-oval.

(Risikoklassifikation von Schilddrüsenknoten (► Abschn. 4.5.3) nach Ultraschallbefund, siehe Schilddrüsenkarzinom)

Schilddrüsen-Szintigraphie

Dient der Darstellung des Funktionszustandes der Schilddrüse, da stoffwechselaktive Schilddrüsenzellen Jod aufnehmen (Jodination) und in organische Verbindungen einbauen (Jodisation). In der Schilddrüsen-Szintigraphie ist die lokale und globale Aktivität darstellbar.

Angewendete Radionuklide:
- **Tc-99** (Tc = Technetium),
- I-123 (Jod),
- I-131 (Jod).

Tc-99-Pertechnetat korreliert in der Beschaffenheit mit Jodid und wird rasch in Thyreozyten eingebaut, sodass der unkomplizierte thyreoidale Technetium-Uptake bevorzugt für die Schilddrüsen-Szintigraphie genutzt wird.

Vorteil: γ-Strahler, kurze Halbwertszeit von 6 Stunden. Untersuchungsdosis 20–80 Mbq, i.v. appliziert.

Indikation für Tc-99 m:
- **Abklärung von Knoten (ab 1 cm)**: hypofunktionelle Knoten, früher „kalte Knoten“,

hyperfunktionelle Knoten, früher „heiße Knoten".
- **Abklärung: funktionelle Autonomie.**
- **Therapiekontrolle nach**: Radiojodtherapie, Operation.
- **Tipp für die Praxis**: Schilddrüsenkarzinome sind meist hypofunktionell.

Indikation für die Suppressionsszintigraphie (Tc-99 m):

Ergänzung der Schilddrüsen-Szintigraphie bei erniedrigtem TSH zur Differenzierung:
- funktionsrelevante fokale Schilddrüsen-Autonomie,
- diffuse Schilddrüsen-Autonomie.
- Voraussetzung für Suppressionsszintigraphie: effektive TSH Suppression →erreichbar durch Gabe von Schilddrüsenhormon (L-Thyroxin).
- Unerwünschte Nebenwirkungen: insbesondere innere Unruhe und kardiale Beschwerden.
- Vorgehen:
  - 100–200 ug L-Thyroxin über 14 Tage, am 15. Tag Sd-Szintgraphie oder
  - 80–160 ug Trijodthyronin über 10 Tage, am 11. Tag Sd-Szintgraphie.

Vorliegen einer funktionsrelevanten Autonomie bei Tc-Uptake >2 %.

Indikation für I-123:

Abklärung:
- retrosternale Struma/dystop gelegenes Schilddrüsengewebe/Struma ovarii,
- konnatale Hypothyreose.

Indikation I-131:

Ganzkörperszintigraphie zur Nachsorge des differenzierten Schilddrüsenkarzinoms → Untersuchung wegen Strahlenschutz in nuklearmedizinischer Therapieeinheit (stationär).
- Voraussetzung: TSH >30 mIU/l.
- Vorgehen: L-Thyroxin-Pause (ca. 4 Wochen vor Untersuchung) oder
- TSH anheben durch rekombinantes humanes TSH (rh-TSH, Thyrogen®)

Durchführung:
- Tag 1: 0,9 mg rh-TSH i.m.,
- Tag 2: 0,9 mg rh-TSH i.m.,
- Tag 3: I-131,
- Tag 5: Ganzkörperszintigraphie + Thyreoglobulintest.

Vorteil: Die Aussagekraft des Thyreoglobulins als Tumormarker ist unter erhöhtem TSH deutlich besser als unter normalem/supprimiertem TSH.

- **Punktionszytologie (Feinnadelpunktion, FNP)**

Indikation zur Feinnadelpunktion (Führer et al. 2012):
- Differenzierung zwischen benignen und malignen Herdbefunden in Abhängigkeit des Malignitätsrisikos (Knoten >1 cm, selten ab 0,5 cms. s. ► Abschn. 4.5.3 ATA Kriterien).
- Verdacht auf Metastasen (Punktion von Knoten/Lymphknoten).
- Entlastungspunktion bei Zysten.
- Klärung der Zytologie zur adäquaten OP-Planung bei V. a. Karzinom.
- Szintigraphisch „heiße" Knoten sollen nicht punktiert werden (→ falsch-positive Zytologie).

Vorgehen:
- (Schriftliche) Aufklärung des Patienten,
- Desinfektion und steriles Abdecken des Punktionsortes,
- Punktion unter Sonographie-Kontrolle (Fotodokumentation der Nadel im Knoten sinnvoll),
- Verwendung von 0,6–0,8 mm Kanülen und 10 ml Spritzen, ggf. Spritzenhalter,
  - fächerförmige Punktion im Knoten mit oder ohne Sog,
  - Aufheben des Unterdrucks, dann wird die Nadel entfernt,
- lokale Kompression,
- Ausstreichen des Aspirats auf einem Objektträger, an der Luft trocknen lassen,

Kontraindikation:
- Gerinnungsstörungen,
- Antikoagulation (z. B. durch Phenprocoumon, NOAK).

Komplikationen:
- Blutungen,
- Infektionen.

Patienten fürchten oft die Verschleppung von Tumorzellen entlang des Stichkanals, das bleibt laut Literatur aber eine Rarität.

Zytologische Befunde:

Für aussagekräftige Befunde benötigt der Zytologe Angaben über:

- Knotenlage,
- Echogenität,
- Größe,
- Randbegrenzung,
- Laborwerte,
- Befund der Schilddrüsen-Szintigraphie,
- Schilddrüsen-spezifische Medikation.
  (> 95 % der Schilddrüsenkarzinome sind sonographisch echoarm und szintigraphisch kalt).

Falsch-negative Resultate entstehen durch eine unzureichende Auswahl des zu untersuchenden Zielgebiets oder inadäquate Probengewinnung/-verarbeitung.

Falsch-positive Resultate resultieren aus suspekten Proben mit unzureichenden Ergebnissen.

Berichtssystem: (Bethesda Klassifikation)

1) Nicht diagnostisch:
   - inadäquat oder unzureichendes Material für eine Diagnose,
   - Zyste: unzureichend aber passend zu einer gutartigen Zyste.
2) Kein Nachweis von Tumorzellen.
3) Intermediär: (follikuläre Neoplasie unklarer Dignität)
   - atypische follikuläre Läsion ohne Signifikanz,
   - follikuläre Neoplasie, suspekt für eine Neoplasie.
4) Malignitätssuspekt (Verdacht auf Vorliegen von Tumorzellen).
5) Maligne (Tumorzellen nachweisbar).

Klinische Relevanz der zytologischen Befunde (American Association of Clinical Endocrinologists 2016)**:**

- >90 % harmlose Befunde Zeichen älterer Einblutungen, Kolloidknoten, Fibroblasten, zystische Degeneration.
- Papilläre Karzinome: sichere Detektion möglich.
- Neoplasien: follikuläre Neoplasie: führt zur OP-Indikation, da eine Differenzierung zwischen dem benignen follikulären Adenom und dem follikulären Karzinom nicht möglich ist. Das gilt auch für die onkozytäre oder oxyphilen Varianten.
- Medulläre Karzinome: zu 60 % in FNP identifizierbar, hohe Detektionsrate durch immunzytochemische Verfahren.

Identifikation von Lymphomen, Metastasen aus Nicht-Schilddrüsengewebe.

Differenzierung verschiedener Schilddrüsenentzündungen möglich.

- **Röntgen**

- Trachea- Zielaufnahme: Beurteilung Trachealeinengung
- Ösophagus-Breischluck: Beurteilung Einengung/Verlagerung Ösophagus.

- **Computertomographie (CT)/Kernspintomographie (MRT) Hals**

Beurteilung der Schilddrüse bezüglich:

- Größe, Lage, Struktur,
- intrathorakale Veränderungen, Lymphknoten,
- lokale Metastasen/Lokalrezidive,
- Nebenschilddrüsendarstellung (wenn vergrößert).
- **Tipp für die Praxis/FAQ**: Applikationen jodhaltiger Kontrastmittels sind vor Diagnostik oder Therapie mit Radiojod zu vermeiden!

- **I-131 Metajodbenzylguanidin-Szintigraphie (MIBG)**

Indikation:

- Diagnostik von medullärem Schilddrüsenkarzinom, Phäochromozytom, Karzinoid, Paragangliom, neuroendokrinen Tumoren.
- Bei Markierung mit Jod-131 auch zur Tumortherapie einsetzbar.

- **Somatostatin-Rezeptor-Szintigraphie, Octreotid-Scan**

Diagnostik von Metastasen eines medullären Schilddrüsenkarzinoms und von neuroendokrinen Tumoren.

- **Positronen-Emissions-Tomographie (PET-CT/PET-MRT)**

Kombination eines szintigraphischen mit einem bildgebenden Verfahren (CT oder MRT) unter Einsatz von DOTATATE = Diethylentriaminpentaessigsäure.

Indikation

- Diagnostik von Tumoren mit niedriger Proliferationsrate, Tumorstaging, z. B. Re-Staging bei follikulärem Schilddrüsenkarzinom.

4.3 Jodmangel, Ursachen und Folgen

In Mitteleuropa besteht generell eine Jodarmut in Böden und Grundwasser. Ursache ist das Ausschwemmen der Böden beim Abtauen der Gletscher am Ende der großen Eiszeiten vor 10.000 Jahren. Meeresprodukte (Fisch, Algen) enthalten dagegen ausreichend Jod.

Die aufgenommene Jodmenge hat Einfluss auf die Morphologie und Funktion der Schilddrüse. Die Jodaufnahme unterliegt einer Autoregulation. Bei Überschreiten einer bestimmten Jodkonzentration im Körper führt dies zur Hemmung des weiteren Jod-Einbaus in die Schilddrüse und es kommt zur Hemmung der Hormonproduktion, genannt Wolff-Chaikoff-Effekt. Die Hemmung der Schilddrüsenhormon-Freisetzung durch hohe Jod-Dosen wird als Plummer-Effekt bezeichnet.

Jod wird beim Menschen renal eliminiert. Die Ausprägung des individuellen Jodmangels lässt sich per Jod-Clearance bestimmen:

Stadieneinteilung	Jodausscheidung im Urin (ug Jod/Gramm Kreatinin)
Kein Jodmangel	>150
Jodmangel 0–I	100–150
Jodmangel I	50–100
Jodmangel II	25–50
Jodmangel III	>25

Durch den Einsatz von jodiertem Salz in der Produktion von Lebensmitteln und in der Viehhaltung hat sich die Jodversorgung der Bevölkerung verbessert. Jodiertes Speisesalz ist für den Privatgebrauch (mit wenigen Ausnahmen) zu empfehlen. Der Jodbedarf Erwachsener beträgt 150–250 ug/d.

Bei positiver Familienanamnese für Jodmangelstruma oder Knoten sollte bei Kindern auch heute noch Jod supplementiert werden:

- Kinder <10 Jahren: 100 ug/d
- Kinder >10 Jahren: 150–200 ug/d

Schilddrüsenhormone und Jodid sind planzentagängig, in der Schwangerschaft und Stillzeit besteht ein erhöhter Bedarf →Jodsubstitution mit 200 ug/d.

Ausnahmen in der Schwangerschaft:

- ggf. latente/fulminante Schilddrüsenüberfunktionen,
- bei Hashimoto-Thyreoiditis sind Tagesdosen bis 150 ug Jod/Tag üblich.

Jodmangel beim Neugeborenen → Kretinismus mit gestörter kognitiver Entwicklung und schweren neurologischen Schäden.

4.4 Schilddrüsen-Stoffwechsel

Die Schilddrüsen-Stoffwechsellage wird eingeteilt nach ihrer Funktion:

Euthyreose	normale Funktionslage,
Hypothyreose	Unterfunktion,
Hyperthyreose	Überfunktion.

4.4.1 Hypothyreose

Mangelnde Schilddrüsenhormonversorgung des Organismus mit konsekutiver Stoffwechselverlangsamung.

- **Pathophysiologie**

Einteilung der Hypothyreose nach Schweregrad (◘ Tab. 4.3):

- **Angeborene Hypothyreose** : Ursachen (Dysplasie/Aplasie), erworbene Hypothyreose, Hormonresistenz
- **Formen:**
  - **Primäre Hypothyreose**: von der Schilddrüse ausgehend wie Autoimmunthyreoiditis, nach Schilddrüsen-OP, nach Bestrahlung, durch Medikamente.

Tab. 4.3 Einteilung der Hypothyreose nach Schweregrad und Laborkonstellation

Hypothyreose	Kompensiert	Subklinisch/latent	Manifest
TSH	Grenzbereich	TSH ↑	TSH ↑
Periphere Schilddrüsenhormone	fT3 + fT4 normal	fT3 + fT4 normal	fT3 ↓+ fT 4 ↓
Beschwerden	Keine	Keine/kaum	Deutlich

- **Sekundäre Hypothyreose:** vom Hypophysenvorderlappen ausgehend.
- Tertiäre Hypothyreose: vom Hypothalamus ausgehend

- **Klinik**

Müdigkeit	Gewicht ↑	Leistungsfähigkeit ↓
Konzentration ↓	Gedächtnisleistung ↓	Depression
Hunger ↓	Obstipation	Myxödeme
trockene Haut	Frieren	Körpertemperatur ↓
Bradykardie	Hyperlipoproteinämie	Hyporeflexie
RR ↓ ggf. paradox ↑	Herzinsuffizienz	selten Perikarderguss
Zyklusstörungen	Infertilität	Gynäkomastie ♂

- **Therapie**
- Schilddrüsenhormonsubstitution mit Levothyroxin, selten einzeln oder in Kombination mit Liothyronin, in angepasster Dosis
- Initialdosis: 25–50 ug, Dosis-Steigerung alle 4 Wochen um 12,5–50 ug,
- Monitoring in der Regel über TSH
- (Ausnahme: bei sehr rascher Änderung der peripheren Schilddrüsenhormone, bei sekundärer und tertiärer Hypothyreose)

- **Therapieziel:**
- TSH 0,4–4,0 mIU/l (für gesunde Erwachsene bis ca. 65 Jahre),
- nach Erreichen der Ziel-Dosis, Laborkontrollen (TSH, fT3, fT4) alle 6–12 Monate, ggf. früher bei Beschwerden, Schwangerschaft oder bei Änderung von besonderen Einflussgrößen (Gewicht, Medikamente, Herzinfarkt etc.).

- **Tipp für die Praxis/FAQ**
- Schilddrüsenhormoneinnahme: morgens nüchtern, (selten zur Nacht), ca. 30 Minuten vor dem Essen, zeitgleiche Einnahme mit säurehemmenden Produkten: Protonenpumpeninhibitoren, Kalzium, Magnesium, Zink, Eisenpräparaten, Milch etc. vermeiden.
- Die Bioverfügbarkeit von Schilddrüsenhormon variiert in Abhängigkeit von den zugesetzten Trägerstoffen → Präparatewechsel vermeiden.
- Auf klinische Symptome des Patienten Rücksicht nehmen → keine Laborwerte, sondern Patienten behandeln, d. h. keine „optimalen laborchemischen Befunde erzwingen“, wenn Patient Beschwerden hat.
- Je länger eine Hypothyreose bestanden hat, desto schwieriger ist oft das Erreichen einer optimalen Stoffwechsellage. CAVE: Beim schnellen Ausgleich der Hypothyreose durch Steigerung des Sauerstoffverbrauchs im Moykard können koronare Komplikationen bzw. kardiale Beschwerden auftreten.
- Ob die medikamentöse Therapie einer subklinischen Hypothyreose notwendig ist, wird kritisch diskutiert (Schübel et al. 2017). Therapieindikation sind:
  - TSH >10 mIU/l,
  - symptomatische Patienten (<65 LJ) bei TSH 4- <10 mIU/l, oder positive Antikörper,
  - subklinische Hypothyreose als Folge einer Sd-OP,
  - Patienten mit diffuser/nodöser Struma.

4.4.2 Hyperthyreose

Krankhafte Schilddrüsenhormon-Überladung des Organismus mit konsekutiver Überaktivierung des Stoffwechsels.

Tab. 4.4 Einteilung der Hyperthyreose nach Schweregrad

Hyperthyreose	Kompensiert	Subklinisch/latent	Manifest	Thyreotoxe Krise
TSH	Grenzbereich	TSH ↓	TSH ↓	TSH ↓
Periphere Schild-drüsenhormone	Normal	Normal	fT3 + fT 4 ↑	fT3 + fT 4 ↑↑↑
Beschwerden	Keine	Keine/kaum	Deutlich	s. ▶ Kap. 19

Pathophysiologie

Nach Schweregrad (Tab. 4.4) Einteilung der Hyperthyreose nach Ursachen:

- Schilddrüsenautonomie,
- Autoimmunthyreopathie,
- Schilddrüsenhormon-Überdosierung (iatrogen bzw. Hyperthyreosis facticia),
- selten entzündlich bedingt, maligne Tumoren,
- sehr selten paraneoplastisch durch maligne Tumoren außerhalb der Schilddrüse,
- hypophysär bedingt (TSHom, ▶ Kap. 2).

Klinik

Herzfrequenz ↑	HRST	Arterielle Hypertonie
Schwitzen	Diarrhöen	Körpertemperatur ↑
Gewicht ↓	Hunger ↑	Insulinresistenz ↑
Nervosität	Rastlosigkeit	emotionale Labilität
Zittern	Schlafstörungen	Muskelschwäche
Zyklusstörungen	Alopezie	thyreotoxe Krise
Osteoporose		

Therapie

Medikamentöse Therapie:

Thyreostatika:

- Thionamide: Thiamazol, Carbimazol,
- Propylthiouracil (PTU).

Halbwertszeit (HWZ) im Körper:

- HWZ 24 h,
- HWZ 12–24 h.

Wirkung:

- Dosisabhängige Hemmung der Jodination des Thyreoglobulins → Reduktion der Schilddrüsenhormonsynthese. (gesteigerte Wirkung bei Jodmangel, verminderte Wirkung bei Jodüberladung, z. B. nach jodhaltigem Kontrastmittel).
- PTU hemmt zusätzlich die Konversion von T4 zu T3.

Die Dosierung wird festgelegt nach:

- klinischen Beschwerden,
- Labor: fT4 + fT3,
- Jodkontamination.

Präparat:	**Initialdosis mg/d**	**Erhaltungsdosis mg/d**
Thiamazol	10–40	2,5–10
Carbimazol	15–60	5–15
PTU	150–300	25–100

- **UAW: Exanthem**, Urtikaria.
- Leukopenie, **Agranulozytose.**
- Transaminasenanstieg bis zum cholestatischen **Ikterus,** Pankreatitis.
- Psychosen, Polyneuropathie, Zephalgie, Arthralgie, Übelkeit, Erbrechen, Gastritis etc.
- Das Risiko für Nebenwirkungen steigt mit der Dosisstärke.

Zur Therapie der Hyperthyreose werden selten eingesetzt:

- Lithium (1.000–1.500 mg/d),
- Jod zur Plummerung,
- Perchlorat (kompetetive Hemmung der Jodaufnahme in der Schilddrüse, z. B. vor oder nach jodhaltiger Kontrastmittelgabe aufgrund von drohender oder fulminanter Hyperthyreose),

Therapieziel:

- Normalisierung der freien Schilddrüsenhormone (fT3 und fT4).
- Laborkontrollen in Abhängigkeit von Klinik und Werten, initial Kontrollen wöchentlich bis 2-wöchentlich, nach Normalisierung der peripheren Schilddrüsenhormone alle 4–6 Wochen.

Zur dauerhaften Sanierung einer Hyperthyreose kann eine operative Resektion erforderlich werden.

Operative Therapie:

Formen der Schilddrüsenresektion (Thyreoidektomie):

- totale Thyreoidektomie,
- partielle Thyreoidektomie,
- Hemithyreoidektomie,
- subtotale Thyreoidektomie,
- ggf. zusätzlich Resektion der medialen und/oder lateralen Lymphknotenkompartimente bei Karzinomen, ggf. mit umgebendem Fett- und Muskelgewebe.

Die Schilddrüsenerkrankung bestimmt das Vorgehen und das Ausmaß der chirurgischen Resektion.

- Absolute Indikation:
  - konkreter Malignomverdacht,
  - Größenzunahme der Schilddrüse,
  - Tracheomalazie (mit Trachealeinengung> 50 %)
  - klinische Beschwerden,
- Relative Indikation:
  - kein Ansprechen auf Medikamente,
  - Ösophaguseinengung/-verlagerung,
  - kalte(r) Schilddrüsenknoten,
  - obere Einflussstauung.
  - retrosternal eintauchende Struma.

■ **Komplikationen:**

- Passagere oder persistierende Nervus-recurrens-Parese (intraoperatives Neuromonitoring des Stimmbandnervs verbessert Prognose) → postoperativ ist HNO-Kontrolle anzustreben. Bei einseitiger Stimmbandparese können ggf. Prednisolon und Logopädie helfen, (bei beidseitiger Parese ist ggf. Tracheostoma unumgänglich). Risiko für einseitige Recurrensparese bei Erstoperation in erfahrenen Zentren: 1 %.
- Passagerer oder persistierender Hypoparathyreoidismus bei Resektion der Nebenschilddrüsenkörperchen → Substitution von Kalzium und Calcitriol/Dihydrotachysterol kann erforderlich werden.
- Anschwellen des Halses durch gestörten Lymphabfluss nach Lymphknotenresektion.
- Nachblutungen und Wundinfekte (selten).

Postoperative Medikation:

L-Thyroxin in individueller Dosierung nach TSH-Wert, TSH-Ziel wird in Abhängigkeit der Grunderkrankungen festgelegt.

- Bei totaler Thyreoidektomie wird die Substitution mit L-Thyroxin in einer Dosis von 1–1,5 ug/kg KG begonnen.
- Bei partieller oder subtotaler Thyreoidektomie wegen Struma werden Jodid 150 ug/d + L-Thyroxin (in angepasster Dosis) zur Rezidivprophylaxe verabreicht (nur L-Thyroxin, wenn Antikörper positiv sind).
- Bei einer Autoimmunthyreopathie wird eine Monotherapie mit L-Thyroxin appliziert.

Seltenes Therapieverfahren: Ethanolinjektion: sonographisch-gesteuerte Ethanolinjektion bei Schilddrüsenzysten oder größeren Knoten mit reichlich zystischen Anteilen.

Radiojodtherapie:

Zur dauerhaften Sanierung einer Schilddrüsenerkrankung kann ggf. auch eine Radiojodtherapie gewählt werden.

Radioaktives Jodisotop I-131:

- Wirkung: Anreicherung im Schilddrüsengewebe. Die ß-Strahlung (Reichweite im Gewebe 0,5–2 mm) zerstört lokal das umliegende Schilddrüsengewebe. Nur speicherndes Gewebe wird zerstört, keine hypofunktionellen Knoten. Innerhalb der Schilddrse wird das Jodisotop je nach Stoffwechsel unterschiedlich aufgenommen. In autonomen Arealen findet eine gesteigerte Speicherung statt, hier wird das Gewebe zuerst eliminiert.
- Ziel-Dosis: 100–150 Gy zur Schilddrüsenverkleinerung; 200–400 Gy bei Autonomie und Autoimmunthyreopathie.
- Die Wirkung ist abhängig von der maximalen Jodaufnahme in das zu bestrahlende Gewebe (erreichte Ziel-Dosis) und von der effektiven Halbwertszeit des Tracers im Gewebe.

Vorbereitung:

- Radiojodtest: Gabe einer Testkapsel mit I-131 zur Ermittlung der effektiven Halbwertszeit und maximalen Aufnahme.

- Berechnung der erforderlichen Radioaktivitätsmenge (MBq) zur Therapie:

Schilddrüsenvolumen (ml) x angestrebte Herddosis (Gy)

- Aktivität (MBq):= F x max. I-131 Speicherung (%) x effektiver Halbwertszeit (d)
- Strahlenexposition: Die Restkörperdosis, mit der der Körper bei einer Radiojodtherapie (RJT) belastet wird, liegt bei ca. 10–60 mSv (entsprechend der Strahlendosis einer CT-Abdomenuntersuchung).

Es besteht keine Kontraindikation für eine Schwangerschaft nach Radiojodtherapie. Eine sichere Kontrazeption über 6 Monate ist nach Radiojodtherapie aber sinnvoll, um eine stabile Schilddrüsenstoffwechsellage zu erlangen und den Behandlungseffekt suffizient beurteilen zu können.

Die Indikation zur Radiojodtherapie ist besonders sinnvoll bei einem erhöhten OP-Risiko und bei Rezidiven nach Schilddrüsenoperationen, da bei Zweiteingriffen das Komplikationsrisiko steigt. Durch die Radiojodtherapie ist eine Volumenreduktionen der Schilddrüse um 30–90 % möglich.

Indikation:

- Immunhyperthyreose (Autoimmunthyreoiditis mit hyperthyreoter Stoffwechsellage),
- Schilddrüsenautonomie,
- postoperativ bei differenzierten Schilddrüsenkarzinomen.
- (Ausnahme: papilläres Mikrokarzinom)

Absolute Kontraindikationen:

- Schwangerschaften, Stillzeit, Kinderwunsch innerhalb der nächsten 6 Monate,
- geringe Radiojodaufnahme im Radiojodtest (<20 %),
- kalter Knoten mit Malignomverdacht,
- (schwere) Hyperthyreose,
- sehr große Struma (mit Trachealkompression).

Relative Kontraindikation:

- Kinder <10 Jahre,
- Struma >60 ml,
- kalter Knoten ohne Malignomverdacht,
- mechanische Beeinträchtigung.

Komplikationen und Therapiemaßnahmen:

- strahleninduzierte Thyreoiditis (Procedere: kühlen, Paracetamol, ggf. Prednisolon),
- Speicheldrüsenentzündungen (Procedere: saure Getränke, Lutschtabletten, Kaugummi),
- bei Morbus Basedow häufig Verschlechterung einer endokrinen Orbitopathie! (Prednisolon-Therapie ab Beginn der Radiojodtherapie),
- Zunahme mechanischer Beschwerden bei sehr großer Schilddrüse durch vorübergehende Volumenzunahme (Prednisolon ab Beginn der Radiojodtherapie).

- **Nachsorge:**

- Laboruntersuchung 4–6 Wochen nach Radiojodtherapie.
- Weitere Laboruntersuchungen nach Verlauf (8–12 Wochen).
- 3–6 Monate nach Radiojodtherapie muss dem Strahlenschutzgesetz folgend eine nuklearmedizinische Nachuntersuchung mittels Schilddrüsen-Szintigraphie erfolgen.

- **Tipp für die Praxis/FAQ:**

- Unter thyreostatischer Medikation immer auch Kontrollen von Differenzialblutbild und Leberenzymen wegen möglicher Nebenwirkungen.
- Carbimazol wird erst hepatisch zu Thiamazol umgewandelt, daher Carbimazoldosis 1,6-fach höher als bei Thiamazol wählen.
- Eine Schwangerschaft sollte unter Carbimazol und Thiamazol wegen erhöhter Fehlbildungsrate vermieden werden (sichere Verhütung anstreben).
- Bei Hyperthyreose mit vorbestehender Thyreostatikatherapie sollte diese vor Radiojodtherapie 2–4 Tage pausiert werden.

4.5 Schilddrüsenerkrankungen

Neben der Schilddrüsenfunktion wird die Morphologie der Schilddrüse beschrieben. Dabei spielen Vergrößerung (Struma) und Knoten die wichtigste Rolle.

4

4.5.1 Struma (▪ Abb. 4.2)

Fall 1:

Vorstellung einer 46-jährigen Frau mit Druckgefühl am Hals und Schluckstörungen. Sie habe vor 15 Jahren eine partielle Thyroidektomie bei Struma erhalten. Nach initialer Besserung habe der Halsumfang in den letzten Jahren wieder zugenommen. Nun fürchte sie eine erneute Operation. Medikamente habe sie nie genommen.

Was ist Ihre Verdachtsdiagnose? Welche Diagnostik veranlassen Sie?

▪ Synonym

Kropf, Schilddrüsenvergrößerung, Schilddrüsenhyperplasie, Satthals, Goiter, Goitre.

▪ Epidemiologie

- 20–30 % aller Erwachsenen in Deutschland von Struma betroffen,
- steigendes Risiko mit dem Alter.

▪ Pathophysiologie

- Jodarmes Schilddrüsengewebe induziert vermehrte Freisetzung von Wachstumsfaktoren → Hyperplasie der Thyreozyten, oft begünstigt durch erhöhtes TSH (physiologischer Anpassungsprozess an Jodmangel) tritt zunächst **ohne** Funktionsstörungen auf, später folgen oft Beeinträchtigungen der Schilddrüsenfunktion.
- Seltene Struma-Genese: zentrale oder globale Hormonresistenz oder TSHom.

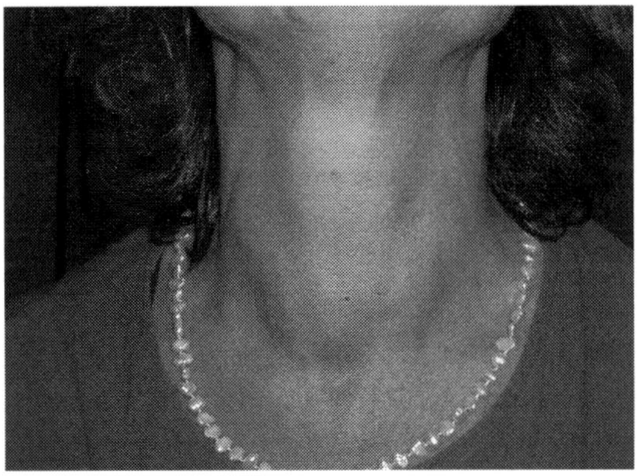

▪ **Abb. 4.2** Struma III

Unterteilung:	
Struma diffusa:	diffuse Gewebezunahme
Struma nodosa:	knotig umgebaute Gewebezunahme

▪ Klinik

Abhängig von der Organgröße (Normales Volumen: ♀ < 20 ml, ♂ <25 ml):

- Engegefühl/Missempfindungen am Hals, Globusgefühl,
- Luftnot bei mechanischer Einengung der Trachea,
- Schluckstörungen bei mechanischer Einengung des Ösophagus,
- Hyperthyreose bei Entwicklung einer Autonomie.

▪ Diagnostik

- Klinische Untersuchung: Inspektion, Palpation,
- Bildgebung: Sonographie,
- Labor,
- ggf. Szintigraphie,
- ggf. Feinnadelpunktion,
- ggf. Röntgen: Trachea-Zielaufnahme,
- ggf. MRT/CT- Hals,
- ggf. HNO-Untersuchung.

▪ Differentialdiagnosen

Lymphom, Tumor im Hals-Rachenbereich.

▪ Prophylaxe

Ausreichende Jodzufuhr.

▪ Therapie

Therapiekriterien: Beschwerden, Autonomie, Malignomrisiko.

- Bei geringen Beschwerden, fehlender Autonomie und keinem Malignomrisiko: (passager) Jodid 100–200 ug/d. Ggf. Kombination mit L-Thyroxin.
  - Ziel-TSH im unteren Normbereich (0,3–0,8 mIU/l, TSH-Suppression sollte vermieden werden, aktuelle Therapieempfehlungen sind auf Dauer von ca. 18 Monaten begrenzt.
- Bei lokalen Beschwerden bzw. Autonomie: dauerhafte Sanierung mittels Operation oder Radiojodtherapie anstreben.

- Bei Malignom(-Verdacht):
  - Operation obligat,
  - weitere Therapie nach **Histologie** und Tumorstadium (s. Schilddrüsenkarzinome).

Verlauf und Prognose

- Variabel: stabil, zunehmend, selten abnehmend.
- Hyper-, Hypothyreose, Euthyreose, mit steigendem Lebensalter nimmt das Autonomie-Risiko zu.
- Nach Operationen lebenslange Rezidivprophylaxe mit Jodid + L-Thyroxin, es sei denn Restgewebe ist > 8–10 ml → reine Jodidgabe ausreichend.
- Nach Radiojodtherapie zur Rezidivprophylaxe L-Thyroxin oder Jodid + L-Thyroxin, je nach verbliebenem stoffwechselaktivem Restgewebe.

Komplikationen

- Diffuse oder lokale Autonomien führen oft in die Hyperthyreose.
- Maligne Entartung von Knoten.
- Lokale Kompression (gefürchtet sind Kompressionsschäden der Trachea, da diese schlecht behandelbar sind, insbesondere wenn die Knorpelspangen der Trachea (= bradytrophes Gewebe) arrodiert sind oder der N. laryngeus irreversibel geschädigt wurde.

Tipp für die Praxis/FAQ

Phasen gesteigerten Jodbedarfs: Pubertät, Schwangerschaft, Laktation.

Fall 1:

Diagnostik: Schilddrüsen-Sonographie: Volumen rechts >90 ml, tief nach retrosternal eintauchend, Volumen links 28 ml, diffuses, echonormales Schilddrüsenparenchym ohne abgrenzbare Knoten. Die Schilddrüsenstoffwechsellage ist euthyreot, Antikörper und Calcitonin sind negativ. Schilddrüsen-Szintigraphie: TcUptake 0,8 %. Röntgen der Trachea: Verlagerung der Trachea nach links. Diagnose: symptomatische Rezidivstruma. Therapie: Re-Thyreoidektomie. Die Patientin wird über das Risiko der Stimmbandverletzung und eines möglichen postoperativen Hypoparathyreoidismus aufgeklärt. Postoperativ ist die lebenslange L-Thyroxineinnahme unumgänglich.

4.5.2 Schilddrüsenautonomie

Epidemiologie

- Hohe Prävalenz in Jodmangelgebieten,
- Inzidenz steigt mit dem Alter (meist >50 LJ).

Pathophysiologie

Durch Jodmangel können im Schilddrüsengewebe Mutationen im Gen des TSH-Rezeptorgens (80 %) oder der α-Untereinheit des G-Proteins des TSH-Rezeptorgens (20 %) entstehen → Aktivierung der cAMP-Kaskade im Thyreozyten mit folgender Stimulation von Wachstum und Steigerung der Hormonproduktion. Je länger dann die Jodmangelstruma besteht und in Abhängigkeit von Strumagröße und knotiger Umwandlung → Tendenz zur Entwicklung von TSH-unabhängigen (autonomen/hyperfunktionellen) Arealen → ungesteuerte Produktion von Schilddrüsenhormonen, die losgelöst aus der Regulation des hypothalamisch-hypophysären Regelkreises freigesetzt werden.

Klinik

Symptome der Hyperthyreose (s. Hyperthyreose).

Diagnostik

- Labor (TSH, fT3, fT4, TPO, TAK, TRAK),
- Schilddrüsen-Sonographie (Struma, Knoten),
- Schilddrüsen-Szintigraphie (unifokales/multifokales Adenom, disseminierte Autonomie).

Therapie

- Operative Resektion,
- Radiojodtherapie,
- selten: Thyreostatika.

Verlauf und Prognose

Krankheitsentwicklung meist über Jahre, betrifft daher oft ältere Menschen.

Komplikationen

Kommt es bei einer Schilddrüsenautonomie zur unphysiologischen Jodbelastung (durch z. B. Amiodaron oder Kontrastmittel) → schwere Hyperthyreose/thyreotoxische Krise möglich.

Tipp für die Praxis/FAQ

Keine Feinnadelpunktionen bei Schilddrüsenautonomie → falsch-positive Ergebnisse.

4

4.5.3 Schilddrüsenkarzinom

Fall 2:

Ein 36-jähriger Mann stellt sich mit einer erstmalig vor 5 Wochen getasteten Schwellung an der rechten Halsseite vor. Schmerzen habe er keine, auf Nachfrage gibt er Nachtschweiß an.

▪ Synonym

Schilddrüsenkrebs, Struma maligna, bösartige Neubildung der Schilddrüse.

▪ Epidemiologie

- Inzidenz: 5,3/100.000 Frauen, 2,5/100.000 Männer (Robert-Koch-Institut 2016),
- Frauen > Männer,
- Sterberate: ♀ 0,4 %, ♂ 0,5 %,
- papilläre Karzinome (gleichmäßig über alle Altersklassen verteilt),
- follikuläre/undifferenzierte Karzinome (höheres Lebensalter).

Häufigkeitsverteilung der Schilddrüsenkarzinome:

- Papilläres Karzinom: 50–80 %
- Follikuläres Karzinom: 20–40 %
- C-Zellkarzinom: 4–10 % (25 % familiär)
- Anaplastisches Karzinom: 2 %

▪ Pathophysiologie

- Ionisierende Strahlung erhöht Karzinominzidenz.
- Histologische Vielfalt ist typisch für Schilddrüsenveränderungen.
- Maligne Tumoren sind selten, benigne Veränderungen häufig.
- 90 % der Karzinome gehen von Thyreozyten (meist differenzierte Karzinome) oder parafollikulären C-Zellen aus. Die übrigen 10% setzen sich im wesentlichen aus anaplastischen Karzinomen, Metastasen und Lymphomen zusammen

Differenzierte Karzinome:	Undifferenzierte Karzinome:
papilläre/follikuläre Karzinome.	C-Zell/anaplastisches Karzinom.

Klassifikation der Schilddrüsentumore nach WHO

I. Epitheliale Tumore

Gutartig:

1)	Follikuläres Adenom
2)	Andere

Bösartig:

1)	Follikuläres Karzinom Minimal invasiv (gekapselt) Grob invasiv Oxyphil Hellzellig
2)	Papilläres Karzinom Papilläres Mikrokarzinom (<1 cm) Gekapselt Follikuläre Variante Oxyphil
3)	Medulläres Karzinom (C-Zell-Karzinom) Hereditäre Form
4)	Undifferenziertes Karzinom
5)	Andere

II. Nichtepitheliale Tumore
III. Maligne Lymphome
IV. Verschiedene Tumore
V. Sekundäre Tumore
VI. Unklassifizierbare Tumore
VII. Tumorähnliche Läsionen

Klinische TNM-Klassifikation für das Schilddrüsenkarzinom (nach UICC (Edge und Compton 2010))

T	Primärtumore
	a: solitär
	b: multifokal; der größte Tumor ist für die Klassifikation bestimmend
	a und b gelten für alle T
	Primärtumor nicht beurteilbar
Tx	Primärtumor kann nicht beurteilt werden
T0	Kein Hinweis auf Primärtumor
T1	Tumor <2 cm in größter Ausdehnung, begrenzt auf die Schilddrüse T1a Tumor <1 cm, T1b Tumor > 1 cm
T2	>2 cm, <4 cm in größter Ausdehnung, begrenzt auf die Schilddrüse
T3	> 4 cm in größter Ausdehnung, begrenzt auf die Schilddrüse oder mit Invasion in die Hals-Muskulatur
T3a	>4 cm, limitiert auf die Schilddrüse

T3b	Tumor egal welcher Größe nur mit Invasion in die vorderen paarigen Halsmuskeln oder infrahyoidalen Muskeln
T4	Jede Größe mit Ausdehnung über die Schilddrüse hinaus
N	Regionäre Lymphknoten
Nx	Regionäre Lymphknoten können nicht beurteilt werden
N0	Kein Hinweis für regionäre Lymphknoten
N1	Regionäre Lymphknotenmetastasen
	N1a: in ipsilateralen Halslymphknoten
	N1b: in ipsilateralen, kontralateralen oder mediastinalen Lymphknoten oder in der Mittellinie
M	Fernmetastasen
Mx	Vorliegen von Fernmetastasen kann nicht beurteilt werden
M0	Keine Fernmetastasen vorhanden
M1	Fernmetastase vorhanden

▪ Klinik

Keine Frühsymptome.

- Typisch:
  - schmerzlos wachsende Solitärknoten,
  - wachsende Knoten in einer Struma nodosa.
- Selten:
  - Druckschmerzhaftigkeit.
- Spätsymptome:
  - Schluckstörungen, Heiserkeit, Lymphknotenvergrößerung, Schmerzen.

▪ Diagnostik

- Risikoadaptierte, rationale Differentialdiagnostik zur Selektion bei großer Zahl suspekter Schilddrüsenknoten mit erhöhtem Karzinomrisiko (Cooper et al. 2009),
- Malignität nicht mit Knotengröße assoziiert → Karzinome in kleinen Knoten nicht seltener als in größeren → keine Grenzwerte für Knotengröße.
- **Anamnese**: (Siehe Diagnostik von Schilddrüsenerkrankung)
- **Untersuchung:**
  - derber, nicht verschieblicher, ggf. schmerzhafter Tastbefund,
  - Halslymphknoten palpabel,
  - Heiserkeit.
- **Labor:**
  - TSH, fT3, fT4, TPO, (TAK), Calciton on, BSG, CEA (bei medullärem Schilddrüsenkarzinom positiv),
    bei C-Zellkarzinom Genanalyse anschließen.
    (Familiäres C-Zell-Karzinom, multiple endokrine Neoplasie, ggf. die Untersuchung weiterer Familienangehöriger bedenken. S. ► Kap. 15).

Sonographie: Risikoklassifikation von Schilddrüsenknoten nach Ultraschallbefund:

- Klasse 1, niedriges Risiko:
  - Überwiegend zystische Knoten (>50 %), Isoechogenität der Knoten, die konfluieren oder einen Halo aufweisen.
    Karzinom-Risiko 1 %.
- Klasse 2. intermediäres Risiko:
  - Diskrete Hypoechogenität der Knoten mit runder/ovaler Form, Makrokalzifikation oder eine kontinuierliche Randkalzifikation, fehlender Halo, solider Knoten.
    Karzinom-Risiko 5–15 %.
- Klasse 3. hohes Risiko:
  - Deutliche Hypoechogenität, Randsaumüberschreitendes Knotenwachstum, Mikrokalzifikationen, Knotenform: höher als weit, extrathyreoidales Wachstum von Schilddrüsengewebe und/oder auffälliger Lymphknotenbesatz. Karzinomrisiko 50–90 %. (ATA Kriterien 2015)

Szintigraphie: hypofunktionelle Knoten.

Feinnadelpunktion: (siehe Feinnadelpunktion).

▪ Tipp für die Praxis: Hinweise für ein erhöhtes Malignomrisiko sind:

- Zustand nach Bestrahlung der Kopf-Hals-Region (z. B. bei Z. n.. Morbus Hodgkin),
- Familienanamnese für medulläres Schilddrüsenkarzinom, MEN Typ 2 oder familiäres papilläres Schilddrüsenkarzinom,
- Alter < 14 Jahren oder > 70 Jahren,
- Größenwachstum des Knotens, Randsaumüberschreitendes Wachstum des Knotens,
- männliches Geschlecht,
- (solitärer) harter Knoten, fixierter Knoten,
- zervikale Lymphknotenvergrößerung,
- persistierende Heiserkeit, Schluckstörung oder Luftnot.

4

▪ Therapie

Papilläres und follikuläres Schilddrüsenkarzinom: Die Prognose der differenzierten Schilddrüsenkarzinome hängt wesentlich von Größe und Tumorstadium ab. In Abhängigkeit davon erfolgt die Festlegung der Therapie. Die Prognose der undifferenzierten Schilddrüsenkarzinome (C-Zellkarzinom und Anaplastisches Karzinom) ist generell schlechter.

Rezidivrisiko differenzierter **Schilddrüsenkarzinome** (ATA Kriterien 2015):

Niedriges Risiko	Intermediäres Risiko	Hohes Risiko
pT 1–2, M0	pT3,N1,M0	pT4,M1

- **Operative Schilddrüsenresektion**
  - Ausmaß der operativen Resektion in Abhängigkeit vom Rezidivrisiko:

Niedriges Risiko	Intermediäres Risiko	Hohes Risiko
Tumor <1 cm, N0	Tumor 1–4 cm, N0	Tumor >4 cm, N1, M1
Hemithyreoidektomie	(Hemi-) Thyreoidektomie	Thyreoidektomie

  - Dissektion befallener Lymphknoten: bei V. a. Befall extrathyreoidaler Kompartimente (laterales und oder zentrales Kompartiment nach Befallsmuster).
- **Radiojodtherapie** (Ausnahme: papilläres Mikrokarzinom < 1 cm, hier ist keine Radiojodtherapie erforderlich.)

Radiojodtherapie des papillären und follikulären Schilddrüsenkarzinoms: praktisches Vorgehen

Radiojodtherapie:	Intervall :
1. Radiojodtherapie (keine L-Thyroxingabe postoperativ)	5–6 Wochen postoperativ
2. Radiojodtherapie vorher 4 Wochen L-Thyroxin-Karenz oder rh-TRH	3 Monate nach 1. RJT, wenn weiter im Scan Aktivität (lokoregionär/Fernmetastase) → 3. RJT
3. Radiojodtherapie vorher 4 Wochen L-Thyroxin-Karenz oder rh-TRH	3 Monate nach 2. RJT, wenn weiter im Scan Aktivität (lokoregionär/Fernmetastase) → 4. RJT
4. Radiojodtherapie Radiojodtherapie abgeschlossen wenn: - keine Speicherung im Posttherapie-Scan, - Tg unterhalb der Nachweisgrenze.	s. 3. Radiojodtherapie

- **Schilddrüsenhormonsubstitution in TSH supprimierender Dosis**
  abhängig vom Rezidivrisiko (regelmäßig das Risiko reevaluieren, Tumormarker Tg)

Niedriges Risiko	Intermediäres Risiko	Hohes Risiko
TSH 0,5–2,0 mU/l	TSH 0,1–0,5 mU/l	TSH <0,1 mU/l

Therapieziel:
- Ablation von Geweberesten.
- Kurative versus palliative Therapie von lokoregionären Resten oder Rezidiven, Lymphknotenmetastasen, Fernmetastasen.
- Die Radiojodtherapie ist nur möglich, wenn das Gewebe Jod speichert. Das ist meist nur bei differenzierten Schilddrüsenkarzinomen der Fall, außerdem muss bis zur Radiojodtherapie Schilddrüsenhormon-Substitution vermieden werden → nur bei hohem TSH findet gute Nuklidaufnahme statt, alternativ kann die Zeit bis zum TSH-Anstieg durch rekombinantes TSH-Stimulation verkürzt werden.
- Fortsetzung der Radiojodtherapie bis im posttherapeutischen Ganzkörperszintigramm keine Radiojodspeicherung mehr nachweisbar ist, parallel dazu meist Abfall des Tumormarkers (Tg).
- Zeitliches Intervall meist alle 3 Monate.

- **Sorafenib:**
  - Der Multikinase-Inhibitor Sorafenib (Nexavar®) wurde 2014 in Europa für die Behandlung des lokal fortgeschrittenen oder metastasierten differenzierten Schilddrüsenkarzinoms, das nicht mehr auf Radiojodtherapie anspricht, zugelassen. (Die Sensitivität für die Radiojod-Speicherung lässt bei den Schilddrüsenkarzinomen oft mit Dauer der Therapie nach.)

- UAW: Appetitlosigkeit, Übelkeit und Erbrechen, Obstipation/Diarrhöen, arterielle Hypertonie, trockene Haut, Exantheme, Hautreaktion an Hand- und Fußflächen, Hautrötung, Juckreiz, Gelenkschmerzen, Neutropenie, Infektionen, Blutungen.

C-Zell-Karzinom (neuroendokriner Tumor):
- Undifferenzierter Tumor, Tumormarker Calcitonin.
- Sporadische Form 75 %, meist unifokaler Befall.
- Familiäre (hereditäre) Form 25 %, meist mit Befall beider Schilddrüsenlappen. In der Regel Auftreten bei Mutationen für MEN-2 oder familiäres C-Zellkarzinom (FMTC).

Therapie des C-Zellkarzinoms:
- Totale Thyreoidektomie mit bilateraler modifizierter Neck dissection (Lymphknotenresektion).
- Sehr selten Radiojodspeicherung → nur dann ist hochdosierte Radiojodtherapie möglich.
- Ggf. perkutane Strahlentherapie, Chemotherapie.
- Ggf. Somatostatin-Rezeptor-Szintigraphie (Octreotid-Scan).
- Bei progressiv inoperablem/lokal fortgeschrittenem/metastasiertem C-Zellkarzinom bleibt Therapieoption mit Inhibitoren Cabozatinib und Vandetimib (Caprelsa®).

Therapie des anaplastischen Karzinoms:
- Zeitnahe Operation, ggf. prä-operativ Strahlentherapie und/oder
- Chemotherapie.
- Sehr selten Radiojodspeicherung, nur dann ist eine hochdosierte Radiojodtherapie möglich.
- Bei Rezidiv erneute Operation/Chemotherapie.

▪ Verlauf und Prognose

- Papilläres Mikrokarzinom (<1 cm):
  - Heilungsrate 100 % durch Thyreoidektomie
  - (hierbei handelt es sich oft um einen Zufallsbefund bei Strumaresektion).

- Papilläres Karzinom:	10-Jahres-Überlebensrate 85–90 %.
- Follikuläres Karzinom:	10-Jahres-Überlebensrate 60–70 %.
- Onkozytäre Variante des follikulären Karzinoms:	10-Jahres-Überlebensrate 50–60 %.
- C-Zell-Karzinom (sporadische Form):	10-Jahres-Überlebensrate >50–70 %.
- C-Zellkarzinom (familiäre Variante, FMTC oder MEN)	10-Jahres-Überlebensrate bei früher Diagnose fast 100 %, Prognose bei MEN-2 ungünstige.
- Anaplastisches Karzinom:	Überlebenszeit etwa 100 Tage.

Metastasierung:
- Papilläres Karzinom:
  - invasiv wachsend,
  - lymphogene Metastasierung,
  - selten Lungenmetastasen.
- Follikuläres Karzinom + onkozytäre Variante des follikulären Karzinoms:
  - hämatogene Metastasierung in Lunge, Skelett, Hirn, Leber.
- C-Zell-Karzinom:
  - lymphogene > hämatogene Metastasierung
- Anaplastisches Karzinom:
  - lokal destruierend, rasch wachsend,
  - schlechte Prognose.

Hinweise für ungünstige Prognose:
- Tumorstadium IV,
- primär vorhandene hämatogene Metastasierung,
- invasives Wachstum,
- onkozytär/oxyphile Tumorform.

Komplikationen nach der Thyreoidektomie:
- Permanente Recurrensparese 2 %,
- permanenter Hypoparathyreoidismus 1–3 %.

Komplikationen durch Radiojodtherapie:
- Passagere Nebenwirkungen:
  - Gastritis,
  - Leukopenie/Thrombopenie,
  - Strahlen-Thyreoiditis,
  - Geschmacksstörungen,
  - Schwellung der Speicheldrüsen.
- Dauerhafte Nebenwirkungen:

4

- Sialadenitis,
- Sicca-Syndrom (Mund),
- Geschmacksstörungen,
- Schwellung der Speicheldrüsen,
- Lungenfibrose (radiojodspeichernde Lungenmetastasen).

- Durch Entdifferenzierung von Karzinomzellen können initial Radiojod-speichernde Metastasen Fähigkeit Jod zu speichern verlieren → Tg-Anstieg ohne Radiojodspeicherung, ggf. bringt Umstellung auf andere Tracer, z. B. Technetium 99 m-MIBI diagnostischen Zugewinn.
- Bei nicht Jod-speichernden Karzinomzellen kann in 50 % der Fälle eine Redifferenzierung durch 13-cis-Retinolsäure (1,5 mg/kg KG über 5 Wochen) erzielt werden → anschließend wieder Radiojodtherapie möglich.
- Neu kann zur Re-Differenzierung der nicht Jod-speichernden Karzinomzellen auch das „small molecul"-Selumetinib eingesetzt werden.

Perkutane Strahlentherapie:
seltene palliative Therapie bei sonst nicht therapierbaren Lokalbefunden.

Chemotherapie:
Doxorubicin/Epirubicin/Cisplatin.
- Differenzierte Karzinome nach Ausschöpfung aller anderen Maßnahmen,
- inoperable nicht Radojod-speichernde (oxyphile) Karzinome/Lokalrezidive,
- inoperable anaplastische Karzinome/Lokalrezidive,
- medulläre Karzinome, wenn die Lokalisationsdiagnostik erfolglos bleibt.

Nachsorge mindestens 10 Jahre:
Die Schilddrüsenhormongabe wird bei differenzierten Schilddrüsenkarzinomen (papilläre und follikuläre Formen) in TSH-suppressiver Dosis gegeben werden (TSH ist Wachstumsfaktor für Schilddrüsenzellen) → verminderte Karzinom-Rezidivrate bei supprimiertem TSH.
Ausnahmen:
- papilläres Mikrokarzinom,
- C-Zell-Karzinom (TSH-Ziel im unteren Normbereich).

Nach vollständiger Entfernung von Schilddrüsengewebes kann Tg als Tumormarker verwendet werden → wichtiger Verlaufsparameter, Therapieziel: Tg nicht nachweisbar, 90-prozentige Sensitivität der Assays → kann weiter gesteigert werden durch TSH-Stimulation (L-Thyroxinmedikation pausieren oder rh-TSH-Gabe).
Radiojod-Ganzkörper-Szintigraphie:
- Bei TNM-Stadium I+II: Radiojod-Szintigraphie einmal alle 12 Monate nach Abschluss der Therapie.
- Bei TNM-Stadium III-IV: Wiederholte Radiojod-Ganzkörper-Szintigraphie sind nach u. g. Algorithmus für die Nachsorge beim papillären und follikulären Schilddrüsenkarzinom indiziert.

Nachsorge bei papillären und follikulären Schilddrüsenkarzinomen

Maßnahme	Zeitpunkt
Remission Untersuchung, Palpation, Sonographie der Halsweichteile	Jeder Kontrolltermin
Suppressive L-Thyroxin Therapie	Dauerhaft nach Abschluss der letzten Radiojodtherapie
TSH < 0,1 mIU/l	Absetzen vor erneuter RJT, ggf. rh-TSH
I-131 Diagnostik-Scan	1 Jahr nach letzter RJT, weitere Kontrollen bei Tumorstadium - I+II: keine - Stadium III+IV: jährlich bis 5 Jahre nach letzter RJT
Röntgen-Thorax	1 Jahr nach letzter RJT, bei Bedarf wiederholen
Tg-Bestimmung + Wiederfindung TSH, fT3, fT4	Jede Kontrolle (ca. alle 6 Monate)
Rezidive/Metastasen	
Bei V. a. Rezidiv/Metastasen	Absetzen von L-Thyroxin
durch:	Radiojoddiagnostik und -therapie 3700 MBq I-131
- Tg Anstieg	Posttherapie-Scan bei I-131-Speicherung
- Klinisch/sonographisch	Erneute Radiojodtherapie in 3–6 Monaten. Bei fehlender Radiojodspeicherung Versuch der Re-Differenzierung durch 13-cis-Retinsäure, - wenn kein Erfolg: weiterführende Lokalisationsdiagnostik PET, MRT, MIBI, - wenn Lokalisation möglich: OP.

Risikogruppen nach erfolgter Radioiodtherapie und Nachbeobachtung von 2 Jahren:

Exzellentes Ansprechen (excellent response): unauffällige Bildgebung und Tg unter TSH-Unterdrückung <0,2 ng/ml oder TSH-stimuliertes Tg < 1 ng/ml.

Unbestimmbares Ansprechen (indeterminate response): in Bildgebung unauffälliger Befund bzw. schwache Radiojodspeicherung im Schilddrüsenbett, Tg unter TSH-Unterdrückung >0,2 ng/ml und <1 ng/ml.

Biochemisch unvollständiges Ansprechen (biochemical incomplete response): in Bildgebung unauffälliger Befund und Tg unter TSH-Unterdrückung >1 ng/ml.

Strukturell unvollständiges Ansprechen (structural incomplete response): in Bildgebung Nachweis von strukturellen oder funktionellen Raumforderungen, die einem Schilddrüsenkarzinom zuzuordnen sind.

Ggf. Nachuntersuchungen mit PET-CT/PET-MRT.

- **Tipp für die Praxis/FAQ**

- Vor und während der Radiojodtherpie müssen unter allen Umständen jodhaltige Medikamente, Kontrastmittel und Externa (wie jodhaltige Desinfektionsmittel) umgangen werden.
- Selten treten in der Schilddrüse andere Malignome auf: Lymphome und Metastasen anderer Primärtumoren (Bronchial-, Nierenzell- und Mammakarzinom). Die Therapie erfolgt den Richtlinien der Primärtumoren entsprechend.
- Bei undifferenzierten Schilddrüsenkarzinomen erfolgt postoperative Schilddrüsenhormonsubstitution in physiologischen Dosen → kein Vorteil durch TSH ↓.
- bei C-Zellkarzinom molekulargenetische Untersuchung veranlassen (MEN, FMTC).

Fall 2:

Sie veranlassen eine Schilddrüsen-Sonographie, die einen echokomplexen Knoten von 2,9 × 1,8 cm mit Kalkeinschlüssen und zentralem Gefäß im Farbdopplersignal ergibt. Die Schilddrüsenstoffwechsellage ist euthyreot, die TPO liegen gering über der Norm und das Calcitonin ist unauffällig. Die Schilddrüsen-Szintigraphie ergibt eine fokale Minderspeicherung, sodass zeitnah unter dem Va. eine maligne Raumforderung eine Feinnadelpunktion erfolgt. Die ergibt eine follikuläre Neoplasie unklarer Dignität. Es erfolgt die totale Thyreoidektomie mit dem Ergebnis: follikuläres Schilddrüsenkarzinom pT2,N0,M0. Eine Radiojodtherapie wird eingeleitet, der Patient erhält L-Thyroxin, ein erniedrigtes TSH wird angestrebt.

Weitere nichtmaligne Schilddrüsenerkrankungen werden im Verlauf vorgestellt.

4.5.4 Autoimmunthyreoiditis Hashimoto (AIT)

Fall 3:

Eine 34-jährige Patientin stellt sich vor mit Müdigkeit und Muskelschmerzen, 5 kg Gewichtszunahme in 6 Monaten. Das Schlafbedürfnis sei gestiegen und sie müsse täglich >9 Stunden schlafen. Auf Nachfragen berichtet sie über eine Zyklusverlängerung auf 35–40 Tage. Prämenstruell fühle sie sich durch eine Mastopathie beeinträchtigt. Ein aktiv verfolgter Kinderwunsch habe binnen eines Jahres nicht zu einer Konzeption geführt. Mutter und Schwester leiden an einer Schilddrüsenunterfunktion.

- **Synonym**

Hashimoto-Thyreoiditis, atrophische Thyreoiditis, Struma lymphomatosa, (chronisch) lymphozytäre Thyreoiditis.

- **Epidemiologie**

- 6–8 % der Bevölkerung subklinische Verläufe.
- 1–2 % der Bevölkerung klinische Verläufe.
- Frauen >> Männer.
- Betroffen sind alle Altersklassen mit Maximum während der Pubertät, im Klimakterium und postpartum.

- **Pathophysiologie**

- Antikörper richten sich bei Patienten mit HLA-assoziierter Disposition gegen Oberflächenantigene der Thyreozyten → schmerzlose Entzündung der Schilddrüse → irreversible Follikeldestruktion und damit Funktionsverlust des Organs.
- Krankheit verläuft in Schüben, zeitlicher Verlauf variabel.
- Im Entzündungsschub (Zelldestruktion) → kurze Phasen einer hyperthyreoten Stoffwechsellage durch Ausschwemmen präfor-

mierter Schilddrüsenhormone (laborchemisch selten nachweisbar, klinisch **oft** asymptomatisch).
- Typisch: Eintreten einer schleichenden Funktionsminderung von Euthyreose über subklinische- bis zur manifesten Hypothyreose.

▪ Klinik
Oft Zufallsbefund, Symptome der Hypothyreose.

▪ Diagnostik
2 von 3 Kriterien müssen für die Diagnose Hashimoto-Thyreoiditis erfüllt sein:

- Labor:	(latente) Hypothyreose positive Antikörper (TPO und/oder TAK).
- Sonographie:	echoarmes inhomogenes Schilddrüsenparenchym.

In die Diagnosekriterien der AIT fließen folgende, typische Befunde nicht mit ein:
- geringe Größe der Schilddrüse
- Sd-Szintigraphie: verminderter Tc-Uptake.

▪ Differentialdiagnosen
- Morbus Basedow,
- Postpartum-Thyreoiditis,
- Amiodaron-induzierte Thyreoiditis,
- Riedel-Struma,
- Zustand nach Radiojodtherapie oder Bestrahlung der Halsregion.

▪ Therapie
L-Thyroxin, Dosierung an den Individualfall angepasst.
- Initial zur Dosisfindung Laborkontrollen alle 4–6 Wochen.
- Nach Erreichen der Ziel-Dosis: Laborkontrollen alle 6–12 Monate.
- Die anfänglichen Phasen der Hyperthyreose sind selten behandlungsbedürftig und werden bei Bedarf symptomatisch mit Betablockern therapiert.

▪ Verlauf und Prognose
Sehr variabel. Vom stabilem Zufallsbefund, der über Jahrzehnte unverändert bleibt, bis zur fast vollständigen Zerstörung des Schilddrüsengewebes wird alles beobachtet.

Hypertrophe Form:	strumig vergrößertes Organ.
Atrophe Form:	verkleinertes Organ durch narbige Geweberegression.

▪ Tipp für die Praxis/FAQ
- In den meisten Fällen lässt sich eine gute Einstellung mit L-Thyroxin erzielen, sehr selten treten Konversionsstörungen von T3 zu T4 auf. Subgruppen von Patienten mit genetischen Polymorphismen, die für ein Dejodasegen kodieren (ca. 14 % der Bevölkerung (Castagna et al. 2017)), profitieren dennoch von einer kombinierten Gabe durch Thybon (T3) + L-Thyroxin (Thybon-Anteil nicht höher als maximal 15 % der Gesamtdosis → T3 wirkt stärker TSH suppressiv als T4).
- Nach Therapieumstellungen sind Laborkontrollen erforderlich, dauerhafte TSH-Suppression ist mit Osteoporose und kardialen Nebenwirkungen, wie Vorhofflimmern assoziiert → vermeiden.
- TSH-Werte gesunder Probanden steigen physiologischerweise mit dem Alter an.
- Es werden jährliche Sonographie-Kontrollen gefordert, da beim gemeinsamen Auftreten von Autoimmunthyreoiditis und Schilddrüsenknoten ein erhöhtes Malignitätsrisiko (insbesondere für Lymphome und papilläre Schilddrüsenkarzinome) besteht.
- Es gibt Hinweise darauf, dass das Risiko für Depression und Angsterkrankungen bei Patienten mit AIT um das 2- bis 3,5-Ffache höher als in der Normalbevölkerung ist.

Assoziation mit anderen Autoimmunerkrankungen ist möglich (▶ Kap. 15):
- M. Addison,
- Diabetes mellitus Typ 1,
- Hypophysitis,
- rheumatoide Arthritis,
- perniziöse Anämie,
- Zöliakie (einheimische Sprue),
- systemischer Lupus erythematodes,
- Myastenia gravis,
- Vitiligo.

Selen: Es gibt Hinweise für die Abnahme von Antikörpern bei Tagesdosen von 200 ug, Eine Verbesserung des Krankheitsverlaufes wurde aber nicht bewiesen. Mögliche negative Langzeitfolgen, wie eine erhöhte Inzidenz für Diabetes mellitus Typ 2, werden unter Seleneinnahme diskutiert.

Jod: Unphysiologische Tagesdosen von Jodid (> 200 ug/d) werden bei Autoimmunthyreoiditis kritisch beurteilt → fraglich induzieren hohe Jod-Dosen eine Zunahme der Antikörper-Aggressivität → deshalb wird die Jodidsupplementation bei Autoimmunthyreoditis (außerhalb der Schwangerschaft) nicht angestrebt.

Hashimoto-Thyreoiditis und Schwangerschaft: Frauen mit Hashimoto-Thyreoiditis sollten zum Schutz der kindlichen Schilddrüse Jodid-Dosen bis 150 ug/d einnehmen, regelmäßige Kontrollen der Schilddrüsenwerte und Anpassung der Schilddrüsenhormon-Dosen sind (insbesondere in der Frühschwangerschaft wegen Interaktion von ß-HCG mit Schilddrüsenhormonen) erforderlich.

▪ Tipps für die Praxis/FAQ

Mindestens 7 % der Bevölkerung weisen TPO-Antikörper auf ohne eine Autoimmunthyreoiditis zu entwickeln. 5 % der Antikörperträger entwickeln pro Jahr eine Unterfunktion→ deshalb jährliche Laborkontrollen.

Die Höhe der Antikörper soll nicht mit der Schwere des Krankheitsverlaufs korrelieren.

Fall 3:

Die Schilddrüsen-Sonographie ergibt folgenden Befund: Volumen rechts 4 ml, links 4,5 ml, echoarmes inhomogenes Parenchym ohne Knoten. Labor: TSH 11 mIU/l, fT3 1,8 ng/l, fT4 7,6 ng/l, TPO 3202 IU/ml. Diagnose: Autoimmunthyreoiditis Hashimoto. Therapie: L-Thyroxin in angepasster Dosis. Die Patientin wird aufgeklärt, dass im Fall einer Schwangerschaft regelmäßige Kontrollen der Schilddrüsenhormone erforderlich sind und bereits in der Frühschwangerschaft mit einer Dosiserhöhung zu rechnen ist.

4.5.5 Morbus Basedow

Fall 4:

Ein 42-jähriger Mann wird vom Kardiologen mit Bitte um einen zeitnahen Termin wegen Herzrasen, Schwitzen und innerer Unruhe überwiesen. Trotz reichlichem Essen habe er in den letzten Wochen 6 kg Gewicht abgenommen. Er fühle sich abgeschlagen und spüre Druck hinter den Augen, die immer tränten. Seine Frau beklage sich, er sei vermehrt aggressiv.

▪ Synonym

Basedow'sche Krankheit, Graves'disease.

Merseburg-Trias (Heufelder et al. 1996): Struma, Exophthalmus, Tachykardie.

▪ Epidemiologie

- Inzidenz: 15/100.000 Einwohner.
- 37 % aller Hyperthyreosen sind durch einen Morbus Basedow verursacht.
- Frauen >> Männer.

▪ Pathophysiologie

Durch T-Zell-vermittelte Immunreaktion kommt es zur Bildung von TSH-Rezeptor-stimulierenden Antikörpern → Stimulation von Thyreozyten mit vermehrter Schilddrüsenhormonsekretion und Vergrößerung des Organs.

Ursache: **79** % genetische Prä-Disposition (Heufelder et al. 1996), 21 % Umweltfaktoren, weitere Einflussgrößen sind Geschlecht, Alter, Zigarettenrauchen, Jodaufnahme und Medikamente. Eine Assoziation zu Stress, Virus- und bakteriellen Infekten wird über Antigene und Stressproteine als Ausdruck eines komplizierten Immunprozesses diskutiert.

▪ Klinik

Symptome der Hyperthyreose, ggf. Augensymptome (s. Endokrine Orbitopathie).

▪ Diagnostik

- Labor: fT3 ↑–↑↑↑, fT4 ↑–↑↑↑, TSH ↓,
- ggf. TPO und TAK, **TRAK** (in 95 % positiv)
- **Schilddrüsen-Sonographie:** echoarmes inhomogenes Parenchym, Farbdopplersignal diffus gesteigert.
- **Schilddrüsen-Szintigraphie:** Tc-Uptake ↑

▪ Differentialdiagnose

Schilddrüsenautonomie, Hashimoto-Thyreoiditis, Thyreoiditis de Quervain.

4

Marine-Lenhart Syndrom: gemeinsames Vorliegen einer Knotenstruma (mit oder ohne Autonomie) bei gleichzeitigem Bestehen einer immunogenen Hyperthyreose.

▪ Therapie

Pharmakotherapie:

- Thyreostatika: Thiamazol/Carbimazol, Propylthiouracil (PTU).

Thyreostatika:	Initialdosis/d:	Erhaltungsdosis/d:
Thiamazol	10–20 (40) mg	2,5–10 mg
Carbimazol	15–60 mg	5–15 mg
PTU	150–300 mg	25–100 mg

Die Dosiswahl erfolgt nach der Schwere des Laborbefundes, regelmäßige Laborkontrollen und ggf. Dosisanpassungen der Thyreostatika sind erforderlich, große Dosisschritte mit konsekutiven Schwankungen der Schilddrüsen-Stoffwechsellage von hyperthyreot zu hypothyreot sind zu vermeiden.

- Übliche Therapiedauer mit Thyreostatika 1–1,5 Jahre (Ausnahmen sind möglich), dafür wird gelegentlich das Thyreostatikum mit L-Thyroxin kombiniert.
  Ziel: immunmodulatorische Wirkung zur Antikörperreduktion durch Thyreostatikum nutzen ohne Abfall der peripheren Schilddrüsenwerte in Kauf nehmen zu müssen.
- Sollte nach 1–1,5 Jahren keine Remission erzielt worden sein, ist Aussicht auf Ausheilen des Morbus Basedow gering → dauerhafte Sanierung anstreben (gilt auch für therapierefraktäre Fälle, Patienten mit hohen TRAK und beim Auftreten von Rezidiven).

Supportive Medikamente:

- **Betablocker**: (Propranolol 3 × 10–3 × 40 mg). Bei den häufig auftretenden kardialen Beschwerden sollte Betablocker, bevorzugt Propranolol, verabreicht werden→ Hemmung der Konversion von T4 zu T3 und Dämpfung der Sympatikusaktivität.
- **Steroide:** sind schweren Krankheitsbildern vorbehalten (beginnend mit Prednisolon 40 mg → Hemmung der 5'Dejodase, antiinflammatorische Wirkung.
- **Cholestyramin**: wird in besonders kritischen Fällen (3 × 4–8 g) verabreicht → Unterbrechung des enterohepatischen Kreislaufs → die zirkulierenden Schilddrüsenhormone fallen ab.
- **Lithium**: Der Einsatz bleibt ein extremer Ausnahmefall, geringe therapeutischer Breite (600–1500 mg/d), senkt proteolytische Schilddrüsenhormon-Freisetzung aus dem Thyreoglobulin und reduziert T4-Dejodase.
- **Radiojodtherapie**: (meist 150–200 Gy Herddosis). Hier ist die Dauer bis zur Wirkung der Radiojodtherapie zu beachten, während dieser Zeit (6–12 Monate) sind regelmäßige Laborkontrollen erforderlich, das Risiko für die Entwicklung einer endokrinen Orbitopathie ist im Vergleich zur operativen Resektion erhöht.

Operative totale Thyreoidektomie:

- Es soll kein Restgewebe belassen werden, um den Antigenpool zu eliminieren.

▪ Verlauf und Prognose

- Variabel.
- Ca. 50 % Remission unter konservativer Therapie.
- Als prognostisch ungünstig gelten hohe TRAK und eine große Struma zum Zeitpunkt der Diagnosestellung.
- Auch nach Erreichen einer peripheren Euthyreose kann TSH lange supprimiert bleiben.
- Auch Jahre nach einer Morbus-Basedow-Erkrankung können Rezidive auftreten.
- **Ziel-TSH unter Therapie**: 0,5–1 mIU/l. Bei höherem TSH (oder Abfall der freien Schilddrüsenhormone) steigt das Risiko für eine endokrine Orbitopathie.

▪ Komplikationen

Thyreotoxische Krise (▶ Kap. 19), endokrine Orbitopathie (S. Endokrine Orbitopathie).

▪ Tipp für die Praxis/FAQ

- Die Klinische Empfindlichkeit für Schilddrüsenhormone variiert stark → Beschwerden korrelieren nicht immer mit der Höhe der Schilddrüsenhormone.

- Meist haben Männer weniger Beschwerden als Frauen und jüngere Patienten mehr als ältere.

Morbus Basedow und Schwangerschaft:

- TRAK sind plazentagängig, dies kann beim Feten durch eine maternal induzierte Hyperthyreose zur fetalen Hyperthyreose und konsekutiven Tachymyopathie führen → vor einer Schwangerschaft sollte eine Euthyreose und Sanierung des Morbus Basedow mit Normalisierung der TRAK angestrebt werden → durch Operation lässt sich dies schneller erreichen als durch Radiojodtherapie.
- **CAVE:** Thiamazol und Carbimazol sind gut plazentagängig und können eine fetale Hypothyreose induzieren. Ferner gelten sie als potentiell embryotoxisch mit den hier aufgeführten (seltenen) Folgen: Aplasia cutis, Ösophagusatresie, Choanalatresie, tracheoösophageale Fistel, faziale Dysmorphie, mentale und motorische Entwicklungsverzögerung.
- Propylthiouracil gilt nicht als embryotoxisch, aber als lebertoxisch für die Mutter → je weiter die Schwangerschaft voranschreitet, desto höher steigt das Risiko für die Entwicklung einer maternalen Hepathose (kein Einsatz mehr ab 2. Trimenon).
- In der Stillzeit kann Thiamazol bis zu einer Dosis von 10 mg täglich verabreicht werden (► www.embryotox.de, Stand 2018).

Fall 4:

Die veranlasste Schilddrüsen-Sonographie ergibt folgenden Befund: Volumen rechts 14 ml, links 11 ml echoarmes inhomogenes Schilddrüsenparenchym mit ubiquitär verstärktem Farbdopplersignal. Labor: TSH 0,01 mIU/l, fT 3 8,2 ng/l, fT 4 41,2 ng/l (Norm 10–23,0), TRAK 18,0 IU/l (Norm <1). Diagnose: Morbus Basedow. Einleiten einer thyreostatischen Medikation mit Thiamazol, supportiv erhält der Patient Propranolol 3 × 20 mg. Engmaschige Laborkontrollen werden vereinbart. Der Patient wird gebeten den Tabakgebrauch zu beenden, um das Risiko für die Entwicklung einer EO zu reduzieren.

4.5.5.1 Endokrine Orbitopathie (EO) (◘ Abb. 4.3)

▪ Synonym

Endokriner Exophthalmus, endokrine Ophthalmopathie, graves ophthalmopathy, endocrine ophthalmopathy.

▪ Epidemiologie

- 1/3 aller Patienten mit Morbus Basedow entwickeln eine EO.
- 60 % gemeinsames Auftreten von Hyperthyreose und EO.
- Selten EO Monate bis Jahre **vor** der Hyperthyreose.

▪ Pathophysiologie

T-Zell-vermittelte lymphozytäre Infiltration von Retrobulbärraum (Binde- und Fettgewebe) und Augenmuskeln durch Antikörper, die sich gegen gemeinsame Strukturen von Schilddrüse und Orbita richten. Initial lymphozytäre Freisetzung von Zytokinen, im Verlauf kommt es zur Expression von Adhäsionsmolekülen durch Fibroblasten. Es werden unterschieden: **akute** und **chronische** Krankheitsphase. Raucher sind häufiger betroffen als Nicht-Raucher

▪ Klinik

- Gesteigerter Tränenfluss, Fremdkörpergefühl, Druckgefühl hinter dem Auge, ggf. Doppelbilder (meist beginnend bei Müdigkeit).
- Farbsehstörungen und Visusstörungen sind Notfallsituationen → sofortige augenärztliche Mitbetreuung. CAVE: Kompression des N. opticus.

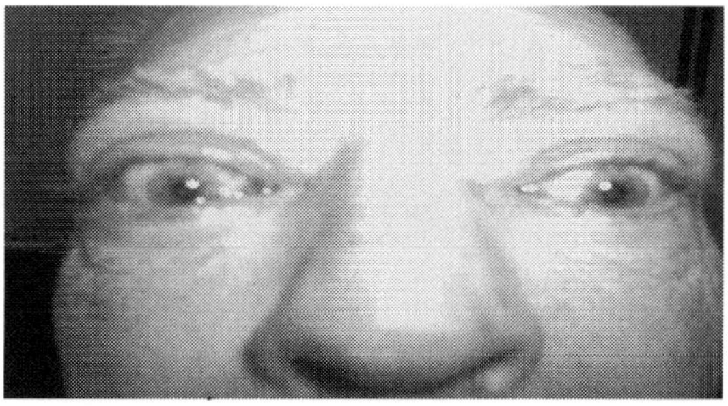

◘ Abb. 4.3 57-jähriger Patient mit schwerer endokriner Orbitopathie und Kompression des N. opticus bds

4

Klinische Zeichen:

- Dalrymple'sches Zeichen:	Retraktion des Augenoberlides
- Graefe'sches Zeichen:	Zurückbleiben des Oberlides
- Stellwag'sches Phänomen:	seltener Lidschluss
- Möbius-Zeichen:	Konvergenzschwäche
- Bell'sches Phänomen:	Aufwärtsbewegung bei Lidschluss

Schweregradeinteilung nach Symptomen:

Leicht	Mittel	Schwer
Tränenfluss,	Exophthalmus,	Hornhautdefekte,
Lichtempfindlichkeit,	Chemosis,	Keratitis,
Fremdkörpergefühl,	Konjunktivitis,	Visus- oder/und Gesichtsfeldeinschränkungen,
Lidödem,	Doppelbilder.	
verschwommenes Sehen.		

Stadieneinteilung der Endokrinen Orbitopathie (nach Sektion Schilddrüse, DGE):

Klasse 0:	keine Symptome.
Klasse 1:	seltener Lidschluss, Lidretraktion.
Klasse 2:	Chemosis, Konjunktivitis, Lidschwellung.
Klasse 3:	Exophthalmus.
Klasse 4:	Augenmuskelveränderungen.
Klasse 5:	Hornhautläsion.
Klasse 6:	Nervus-opticus-Kompression.

▪ Diagnostik

- **Anamnese:** (Schilddrüsen-Vorerkrankung, Rauchen? Beschwerden? Verlauf?).
- Körperliche Untersuchung: Augeninspektion, ggf. Fingerperimetrie zur Prüfung von Augenmuskelmotilität und Konvergenzschwäche (Doppelbilder induzierbar?).
- **Labor:** fT3, fT4, TSH, TRAK, ggf. TPO und TAK.
- **Augenärztliche Untersuchung:** (inklusive Hertel Index, durch das Exophthalmometer nach Hertel wird die Protrusio bulbi quantitativ bestimmt).
- **Bildgebung:**
- Sonographie der Augenmuskeln.
- MRT Orbita (Vorteil: In T2-Gewichtung ist die Beurteilbarkeit der Entzündungs-Floridität möglich).
- CT-Orbita.

▪ Differentialdiagnosen

Orbitatumoren, okuläre Myositis, Strabismus, Pseudotumor cerebrin

▪ Therapie

Pharmakotherapie: Therapie der Schilddrüsen-Stoffwechsellage mit

Thyreostatika, ggf. L-Thyroxin (TSH-Anstiege > 1,5 mU/l sind zu vermeiden).

Akute Krankheitsphase:	Akute und chronische Krankheitsphase:	Chronische Krankheitsphase:
- Stadium 1–2:	Nikotinkarenz, getönte Brillengläser, Windschutz, Prismenfolien.	Operative Lid-oder Augenmuskelkorrekturen.
	lokale Maßnahmen.	
- Stadium 2–4:	Systemische Glucocorticoide (Macchia et al. 2001): 1 mg Prednisolon/kg KG/d für 2 Wochen, anschließend schrittweise Dosis reduktion um 5 mg/Woche bis zur - individuellen Schwellendosis, - Therapiedauer meist 6 Monate.	Operative Lid- oder Augenmuskelkorrekturen, ggf. Orbitadekompression

Akute Krankheitsphase:	Akute und chronische Krankheitsphase:	Chronische Krankheitsphase:
	Alternativ: Methylprednisolon 500 mg i.v. 2x/Woche, nach Ansprechen auf die Therapie schrittweise Dosis reduktion (i.v.-Therapie wird oft besser vertragen als orale Therapie). **Retrobulbärbestrahlung** mit 10–20 Gy Herddosis. Bitte beachten: Wirkeintritt erfolgt erst nach ca. 6 Monaten.	
- **Stadium 5–6:**	lokale Maßnahmen + Methyl prednisolon i.v. bis zu 500 mg/d, operative Orbitadekompression.	Operative Lid- oder Augenmuskelkorrekturen

Selten: bei therapierefraktären Fällen: immunmodulatorische Medikamente, wie Ciclosporin, Azathioprin, Cyclophosphamid, MTX ("off lable", geringe Evidenz).

- **Verlauf und Prognose**

- Sehr variabel.
- Therapieergebnisse bleiben oft unbefriedigend und können in Berufsunfähigkeit münden.
- Engmaschige Befundkontrollen sind erforderlich.
- Tabakverzicht ist wegen deutlich schlechterer Verläufe und eingeschränkter Wirksamkeit der Therapien unumgänglich.

- **Tipp für die Praxis/FAQ**

Bei Prednisolon-Tagesdosen > 10–15 mg müssen PPI und Vitamin D (+ Kalzium) zur Prophylaxe gegen Magengeschwüre und Osteoporose verabreicht werden. CAVE: Bei Kummulativdosis von 8–9 g Methylprednisolon sind hepatische Komplikationen möglich → Transaminasenkontrollen.

4.5.6 Subakute Thyreoiditis de Quervain

Fall 5:

Ein 58-jähriger Mann stellt sich nach einem akuten bronchopulmonalen Infekt wegen starker Schmerzen am Hals mit Ausstrahlung zum linken Ohr vor. Er habe für eine Woche Schmerzmittel (Ibuprofen) genommen, worunter die Beschwerden vorübergehend besser geworden seien. Jetzt kämen die Schmerzen wieder und er fühle sich so krank, dass er nicht zur Arbeit gehen könne.

- **Synonym:**

Subakute granulomatöse Thyreoiditis.

- **Epidemiologie**

- Selten,
- Frauen > Männer,
- Altersgipfel 40.–50. Lebensjahr,
- Häufung im Frühling und Herbst.

- **Pathophysiologie**

Durch Viren ausgelöste subakute Thyreoiditis. Die meist bronchopulmonalen Infekte können blande oder fulminant verlaufen, ggf. tritt zu Beginn der Erkrankung die Freisetzung präformierter Hormone auf.

- **Klinik**

Starke Schmerzen am Hals, oft Ausstrahlung zum Ohr/Kiefergelenk, Krankheitsgefühl, ggf. Gliederschmerzen, ggf. Hyperthyreosesymptome.

- **Diagnostik**

- **Labor:** BSG (>50 mm), Differentialblutbild, CRP, TSH, fT3, fT4, TPO, ggf. TAK, TRAK.
- **Bildgebung:**
  - Sonographie: echoarmes Parenchym mit teils konfluierenden echoarmen Herden. Diese wechseln im Verlauf die Lokalisa-

tion und sind nicht scharf begrenzt (landkartenartig).
  - Schilddrüsen-Szintigraphie: (zur Diagnosefindung nicht erforderlich). Die betroffenen Herde sind nicht speichernd, der Tc-Uptake ist vermindert.
- Feinnadelpunktion: mehrkernige Riesenzellen, passend zur granulomatösen Entzündung.

▪ Differentialdiagnosen

Akut eitrige Thyreoiditis, rasch wachsendes Malignom.

▪ Therapie:

Leichter Verlauf:	Mittelschwerer Verlauf:	Schwerer Verlauf:
ASS 1–2 g/d.	NSAR, z. B. Diclofenac 50–150 mg/d.	Prednisolon 1 mg/kg KG/d (60 mg/d), im Verlauf über Wochen langsam Dosis reduzieren.

▪ Verlauf und Prognose

- Sehr variabel.
- 50 % der Patienten entwickeln eine transiente Hyperthyreose.
- 50 % entwickeln eine Autoimmunthyreoiditis.
- Meist komplette Ausheilung innerhalb von 6 Monaten.

▪ Komplikationen

Bei mehr als zwei Rezidiven unter medikamentöser Therapie → operative Sanierung anstreben.

▪ Tipp für die Praxis/FAQ

Bei den teils monatelangen Steroid- und NSAR-Gaben sollten ein Magenschutz (z. B. PPI) und bei Prednisolondosen ab 5 mg Vitamin D (+ Kalzium) verabreicht werden.

Fall 5:

In der veranlassten Sonographie zeigt sich folgender Befund: Volumen rechts 15 ml, links 14 ml echoarmes Parenchym mit teils konfluierenden echoarmen Herden. Bei der Untersuchung fällt eine starke Schmerzhaftigkeit am Hals auf. Die Schilddrüsen-Stoffwechsellage ist latent hyperthyreot, die BSG ist beschleunigt und das CRP lieg bei 43 mg/dl (Norm <5). Diagnose: Thyreoiditis de Quervain. Therapie: Prednisolon in absteigender Dosis, NSAR 3-mal täglich, zum Schutz des Magens erhält der Patient vorübergehend PPI.

4.5.7 Riedel-Struma

Fall 6:

Vorstellung eines 43-jährigen Patienten mit starken Schmerzen am Hals und ausgeprägtem Krankheitsgefühl. Eine Thyreoidektomie sei begonnen, aber intraoperativ bei nicht zu lösendem Organ abgebrochen worden. Seit 6 Monaten Auftreten rezidivierender Pleuraergüsse unklarer Genese, aktuell V. a. Retroperitonealfibrose.

▪ Synonym:

Riedel-Thyreoiditis, eisenharte Struma.

▪ Epidemiologie

- Extrem selten,
- Frauen >> Männer,
- Altersgipfel: 40.–50. Lebensjahr.

▪ Pathophysiologie

Entwicklung einer sklerosierenden Thyreoiditis mit Überschreitung der Schilddrüsenkapsel.

▪ Klinik

Rasche Vergrößerung einer derben, nicht schluckverschieblichen Schilddrüse → Schluckbeschwerden, ggf. Gefäßkompression, Rekurrensparese, Trachealeinengung, selten spontane Schmerzen.

▪ Diagnostik

- **Anamnese**
- **Klinische Untersuchung:** Tastbefund: derb und nicht verschiebliche Schilddrüse.
- **Labor:** TSH, fT3, fT4, TPO, Tg-AK.
- **Bildgebung:**
  - Schilddrüsen-Sonographie (diffus echoarmes Parenchym),
  - Schilddrüsen-Szintigraphie (stark reduzierter Tc-Uptake).
- **Feinnadelpunktion:** fibrosierende Proliferation, sklerosierende Thyreozyten.

▪ Differentialdiagnose

Malignom.

▪ Therapie

- Konservative Therapie oder OP,
- ggf. Glucocorticoide und/oder Immunsuppressiva.

▪ Verlauf und Prognose

Abhängig von lokaler Organdestruktion und Begleiterkrankungen.

▪ Komplikationen

Assoziation zu anderen Erkrankungen mit Fibroseprozessen wie Retroperitoneal- oder Mediastinalfibrose, Lungenfibrose, Fibrosis der Glandula parotis, Zusammenhang zu IgG-4-assoziierten Erkrankungen wird diskutiert.

Fall 6:

Im Ultraschall der Schilddrüse: Volumen rechts 11 ml, links 8 ml echoärmeres „verwaschenes" Parenchym mit schlechter Abgrenzung zum Umgebungsgewebe. Fabrdopplersignal vermindert. Schilddrüsen-Szintigraphie im Tc-Uptake 0,2 %. Bei der Schilddrüsenpunktion lässt sich zwei Mal kein ausreichendes Material gewinnen. Bei der Punktion fällt ein sehr hartes Gewebe auf. Es besteht der hochgradige V. a. eine Riedel-Struma. In Zusammenarbeit mit den Rheumatologen ergibt sich eine IgG-4-assoziierte Grunderkrankung, eine immunsuppressive Therapie wird eingeleitet. Die begleitende mäßige Hypothyreose wird mit L-Thyroxin ausgeglichen.

4.5.8 Akute Thyreoiditis

▪ Synonym:

Akut eitrige Thyreoiditis.

▪ Epidemiologie

Extrem selten.

▪ Pathophysiologie

Akut auftretende bakterielle Entzündung der Schilddrüse durch Streuung von bakteriellen Herden (oft im HNO-Bereich) oder bei Sepsis.

▪ Klinik

- Starke regionale Schmerzen, ggf. lokale Rötung,
- Schwellung und Druckempfindlichkeit,
- Fieber, ausgeprägtes Krankheitsgefühl,
- Tachykardien.

▪ Diagnostik

- **Labor:** TSH, fT3, fT4, BSG, Differentialblutbild.
- **Bildgebung:** Sonographie (echoarme unscharf begrenzte Läsion),
- **Schilddrüsen-Szintigraphie** (verminderte fokale Speicherung).
- **Feinnadelpunktion:** Nachweis von Granulozyten, ggf. bakterieller Erregernachweis.

▪ Differentialdiagnosen

Thyreoiditis de Quervain, rasch wachsendes Malignom, Einblutung.

▪ Therapie

Gezielte Antibiose, Operation.

4.5.9 Strahlenthyreoiditis

▪ Synonym:

Thyreoiditis nach Radiojodtherapie oder Strahlentherapie.

▪ Pathophysiologie

Auftreten nach Radiojodtherapie oder externer Strahlentherapie.

▪ Klinik

- Lokale Schmerzen,
- Überwärmung der Haut,
- Schluckbeschwerden,
- ggf. kurzfristig Symptome der Hyperthyreose.

▪ Diagnostik

Befund ergibt sich aus Anamnese.

▪ Therapie

Lokale Kühlung, NSAR.

▪ Verlauf

Rasche Spontanremission.

4

4.5.10 Jod-induzierte Hyperthyreose

- **Epidemiologie**

15 % aller Hyperthyreosen.

- **Pathophysiologie**

Bei vorbestehender Schilddrüsenerkrankung (Autonomie, Immunthyreopathie) kann Jod in höheren Dosierungen eine Hyperthyreose auslösen (häufig, da jodhaltige Kontrastmittel zu diagnostischen, jodhaltige Medikamente zu therapeutischen Zwecken und jodhaltige Desinfektionsmittel im operativen Bereich eingesetzt werden).

- **Klinik**

Symptome der Hyperthyreose.

- **Diagnostik**

- **Labor:** TSH, fT3, fT4, TSH, ggf. TPO, TAK, TRAK, ggf. Jod-Bestimmung im Urin (Jod-Clearance).
- **Bildgebung:**
  - Schilddrüsen-Sonographie.
  - Schilddrüsen-Szintigraphie: liefert meist keine verwertbaren Ergebnisse, da die Schilddrüse mit Jod gesättigt ist.

- **Prophylaxe**

Beispielsweise bei bevorstehender Kontrastmittelgabe

- Perchlorat 500 mg vor Kontrastmittelgabe und 3 × 300 mg p.o./d über 7 Tage nach Kontrastmittelgabe.
- Bei manifester Hyperthyreose zusätzlich Perchlorat 3 × 300 mg p.o./d über 14 Tage nach Kontrastmittelgabe und Thiamazol 40 mg über 14 Tage, dann Dosisanpassung nach Labor.

- **Differentialdiagnosen**

Autoimmunthyreoiditis, Schilddrüsenautonomie.

- **Therapie**
  - Perchlorat 3 × 300 mg p.o./d über 14 Tage und Thiamazol 40 mg.
  - Perchlorat: konkurriert mit Jodid am Natrium-Jodid-Symporter → kompetetive Hemmung der Jod-(und Technetium-) Aufnahme in die Schilddrüse.
  - UAW: Exanthem, Übelkeit, Mundtrockenheit, Halsschmerzen, Neutropenie, Panzytopenie, Hauteinblutungen, Fieber.

- **Verlauf und Prognose**

Abhängig von zugrundeliegender Schilddrüsenerkrankung und applizierter Jod-Dosis.

- **Komplikationen**

Vorhofflimmern, hyperthyreote Krise.

- **Tipp für die Praxis/FAQ:**

Patienten sollten über das Risiko einer jodinduzierten Hyperthyreose bei entsprechenden Grunderkrankungen aufgeklärt werden → Jod-Supplementation durch Nahrungsergänungsmittel, Algenprodukte und bei Kinderwunsch die Kombinationspräparate aus Jod und Folsäure thematisieren.

4.5.11 Amiodaron-induzierte Hyperthyreose

Fall 7:

Anruf der Elektrophysiologie wegen einer 18-jährigen Patientin mit schwerer, hypertroph obstruktiver Kardiomyopathie (HOCM), Z. n. ICD-Implantation, aktuell gehäuft Tachykardien und Auslösungen des Defibrillators.

- **Epidemiologie**

2–18 % der mit Amiodaron behandelten Patienten jeden Alters, Amiodaron ist ein in der Kardiologie Medikament gegen tachykarde Herzrhytmusstörungen → Verlängerung der Repolarisationszeit (QT-Zeit-Verlängerung).

- **Pathophysiologie**

Amiodaron hat einen hohen Jodgehalt (37 % Jodgehalt, 1 Tablette mit 200 mg Amiodaron enthält 6 mg Jod → entspricht der 20- bis 60-fachen empfohlenen Tagesdosis für Jod) → Veränderungen der Schilddrüsen-Stoffwechsellage mit fT4 ↑, fT3 ↓ und initial TSH ↑, im Verlauf dann TSH ↓ oder TSH normalisiert, oft keine Beschwerden und keine Behandlungsindikation.

Tab. 4.5 Einteilung der Amiodaron-induzierten Hyperthyreose nach Diagnosekriterien

	Typ I	Typ II
Klinik	Symptome der Hyperthyreose	Meist asymptomatisch
Schilddrüsen-Vorerkrankung	+	-
Labor	fT3, fT4, TSH, TPO, ggf. TAK, TRAK, Tg-AK	fT3, fT4, TSH, TPO, ggf. TAK, TRAK, Tg-AK
Interleukin-IV	→/↑	↑↑↑
Schilddrüsen-Sonographie	Echoarmes Parenchym	
Farbdopplersignal-Signal	↑	↓
Schilddrüsen-Szintigraphie: Tc-Uptake	→/↑	↑↑↑

Einteilung der Amiodaron-induzierten Hyperthyreose (Tab. 4.5):

Typ I:	gesteigerte Bildung von Schilddrüsenhormonen bei bestehender Prädisposition (Hyperthyreose oder Autonomie).
Typ II:	gesteigerte Freisetzung von Schilddrüsenhormonen durch Destruktion der Follikel mit Nekrosen, vergleichbar der initial bei der Hashimoto-Thyreoiditis auftretenden Hyperthyreose.

Differentialdiagnosen

Morbus Basedow, Hashimoto-Thyreoiditis, Schilddrüsenautonomie.

Therapie

- **Typ I**
  - Absetzen von Amiodaron,
  - Thyreostatika,
  - Kaliumperchlorat 3 × 250 mg/d über 8 Wochen.
- **Typ II**
  - Absetzen von Amiodaron,
  - Glucocorticoide, z. B. 0,5–1,25 mg Prednisolon/kg KG/d.

Verlauf und Prognose

- Therapiert wird bis zur TSH-Normalisierung, ggf. muss (insbesondere bei Typ I) eine operative Resektion angestrebt werden.
- Selten führt der hohe Jodgehalt im Amiodaron zur Entwicklung einer Hypothyreose, die mit L-Thyroxin behandelt werden muss.

Tipp für die Praxis/FAQ

Absetzen des Amiodarons bei schwer herzkranken Patienten nicht immer möglich → enge Kooperation mit den betreuenden Kardiologen erforderlich. Bei der Amiodaron-induzierten Hyperthyreose Typ II ist die Fortsetzung/Wiederaufnahme der Amiodaron-Medikation ggf. möglich.

Fall 7:

Unter Amiodaron liegt bei der Patientin eine deutliche Hyperthyreose vor (TSH 0,01 mIU/l, fT3 6,7 ng/l und fT4 28,5 ng/l, TPO 148 IU/ml, TRAK negativ). Es erfolgt der Nachweis einer Amiodaron-induzierten Hyperthyreose, sodass eine hochdosierte Thyreostatika-Therapie mit kurzfristiger Ergänzung durch Prednisolon verordnet wird. Die Option der zeitnahen Thyreoidektomie muss wegen der eingeschränkten Narkosefähigkeit verworfen werden. Es folgt eine 8-monatige Amiodaron-Pause, in der die Patientin thyreostatisch behandelt wird. Nach dieser Zeit hat sich die Jodüberladung abgebaut und eine Radiojodtherapie wird durchgeführt. Heute besteht eine Euthyreose unter L-Thyroxin-Substitution.

4.5.12 Schilddrüsen-Rezeptorresistenz

Epidemiologie

Extrem selten.

Pathophysiologie

Angeborene Mutation, z. B. der hormonbindenden Domäne des T3-Rezeptor-b-Gens.

Formen:

Generell periphere Hormonresistenz:	Peripheres Gewebe und Hypophyse sprechen nicht auf Schilddrüsenhormone an.
Rein hypophysäre Form:	Die Hypophyse spricht nicht auf Schilddrüsenhormone an.

- **Klinik**

Struma, ggf. Hyperthyreose.

- **Diagnostik**

- **Labor:** fT4 ↑↑, TSH ↑↑. (Erhöhtes TSH wird nicht durch Schilddrüsenhormongabe supprimiert, Einschätzung der Stoffwechsellage geht nur anhand klinischer Symptome.)
- **Bildgebung:** Sonographie: (diffus vergrößerte Schilddrüse).

- **Differentialdiagnose**

TSHom.

- **Therapie**

- Generalisierte Form: meist kine Therapie, ggf. L-Thyroxin nach Klinik.
- Hypophysäre Form: TSH-Erhöhung kann zu sehr großen Strumen und Hyperthyreose führen → Thyreostatika, ggf. mit Schilddrüsenhormonen TSH-Ausschüttung zu bremsen, ggf. Thyreoidektomie.

- **Verlauf**

Heterogen nach zugrundeliegender Mutation.

- **Komplikationen**

Schwierig zu steuernde Erkrankung aufgrund der fehlenden Rückkopplung über das TSH.

- **Tipp für die Praxis**

Patienten benötigen oft mehr Schilddrüsenhormon als bei anderen Schilddrüsenerkrankungen.

4.5.13 TSH-produzierende Hypophysentumore (TSHom)

(s. ► Kap. 2)

4.5.14 Schilddrüse und Kinderwunsch

Frauen mit normalen Schilddrüsenwerten weisen höhere Konzeptionsraten auf als Frauen deren Schilddrüsenwerte von der Norm abweichen. Aus dem Grund hat sich (trotz fehlender Evidenz) bei unerfülltem Kinderwunsch und (latenter) Hypothyreose die Schilddrüsenhormongabe eingebürgert. Das Vorgehen ist kritisch zu hinterfragen. Frauen sollen im Behandlungsfall darauf hingewiesen werden, dass nach Abschluss der Familienplanung die Schilddrüsenmedikation zu beenden ist.

4.5.15 Schwangerschaftshyperthyreose

- **Epidemiologie**

Insgesamt häufig, verstärkt bei Mehrlingsschwangerschaften.

- **Pathophysiologie**

Das Schwangerschaftshormon hCG hat eine Schilddrüsen-stimulierende Wirkung (Maximum der hCG-Wirkung in 10. SSW) → Schwangerschaftshyperthyreose tritt meist durch inadäquat hohe hCG-Werte im 1. Trimenon auf.

- **Klinik**

Hyperemesis gravidarum.

- **Therapie**

Abwarten (fT3 und fT4 sinken im 2. Trimenon kontinuierlich).

- **Verlauf und Prognose**

In der Regel vorübergehende Hyperthyreose.

4.5.16 Neugeborenen-Screening

Zum Neugeborenen-Screening gehört in Deutschland die TSH-Bestimmung. Eine kindliche Hypothyreose, z. B. durch mütterliche Hypothyreose, Medikamentennebenwirkungen oder angeborene Schilddrüsenaplasie/-hypoplasie sollen frühzeitig detektiert werden, da sonst Kretinismus droht.

4.5.17 Postpartale Hyperthyreose

- **Epidemiologie**

2,2 % aller Hyperthyreosen.

- **Pathophysiologie**

Antikörper-negative Hyperthyreose im 1. Jahr nach Entbindung.

- **Klinik**

Typische Symptome der Hyperthyreose.

- **Diagnostik**

- **Labor:** TSH ↓, fT3 ↑, fT4 ↑, TPO, TAK und TRAK negativ.
- **Bildgebung**: Sonographie (diffuse oder fleckige Echoarmut, verstärktes Farbdopplersignal).

- **Differentialdiagnosen**

Autoimmunthyreoiditis, Schilddrüsenautonomie.

- **Therapie**

Wenn möglich abwarten bzw. symptomatische Therapie.

- **Verlauf und Prognose**

- Dauer der Erkrankung 6–9 Monate.
- Häufig kommt es zur spontanen Remission.
- 30 % der Patientinnen entwickelt eine Schilddrüsenatrophie mit konsekutiver Hypothyreose.

Kontrollfall mit Fragen *Eine 44-jährige Frau stellt sich mit Schmerzen an der rechten Halsseite, Schluckstörungen und Abgeschlagenheit vor. Sie habe nachts Herzrasen und beklagt starkes Schwitzen. Auf Nachfrage berichtet sie über einen gastrointestinalen Infekt vor 4 Wochen. Seit 2 Wochen nähme sie Ibuprofen, worunter die Schmerzen jetzt mäßig rückläufig seien.*

? Welche Untersuchungen veranlassen Sie?

✓ (Labor: BSG, Differentialblutbild, CRP, TSH, fT3, fT4, TPO, Schilddrüsen-Sonographie).

? Was erwarten Sie in der Schilddrüsen-Sonographie?

✓ (Diskret vergrößerte Schilddrüse mit Nachweis von echoarmem inhomogenem Parenchym).

? Folgende Laborparameter erhalten Sie:

✓ (TSH 0,38 mIU/l, fT3 2,4 ng/l, fT4 13,7 ng/l, TPO 80 IU/ml, TRAK negativ, BSG 76 mm (nach 1 h), CRP 46 mg/dl, Leukozytose im Blutbild).

? An welches Krankheitsbild denken Sie?

✓ (Subakute Thyreoiditis de Quiervain).

? Wie ist das therapeutische Vorgehen?

✓ (NSAR, Prednisolon 0,5 mg/kg KG in absteigender Dosis, PPI und Vitamin D).

? Was sagen Sie der Patientin über Verlauf und Prognose?

✓ (Bei der subakuten Thyreoiditis de Quiervain handelt es sich um eine (meist) heilbare Schilddrüsenerkrankung, die mit starkem Krankheitsgefühl assoziiert ist. Unter der Therapie ist innerhalb von Wochen (bis Monaten) mit einer Remission zu rechnen. Bei einem Teil der Patienten kann sich im Verlauf eine Hypothyreose entwickeln, diese ist dann aber gut durch Schilddrüsenhormon ausgleichbar.)

Literatur

American Association of Clinical Endocrinologists and Associatione Medici Endocrinologi medical guidielines for clinical practice for the diagnosis and management of thyroid nodules, 2016

Castagna MG et al. (2017) Reduces deiodinase-2 activity and serum-T3 levels in thyroid-deficient patients. J Clinical Endocrinol Metab 102(5):1623–1630. https://doi.org/10.1210/jc.2016-2587. Published: 02 February 2017

Cooper DS, Doherty GM, Haugen BR et al. (2009) Revised American Thyroid Association management guidelines for patients with thyroid nodules and differentiated thyroid cancer. Thyroid 19:1167–1214

Edge SB, Compton CC (2010) The American Joint Committee on Cancer: the 7th edition of the AJCC cancer staging manual and the future of TNM. Ann Surg Oncol 17(6):1471–1474. https://doi.org/10.1245/s10434-010-0985-4.

Führer D, Bockisch A, Schmid KW (2012) Euthyreote Struma mit und ohne Knoten – Diagnostik und Therapie. Deutsches Ärzteblatt 109(29–30):506–516. https://doi.org/10.3238/arztebl.2012.050

Heufelder E, Hofbauer C, Hörmann R, Basedow M (1996) Morbus Basedow: Neuester Stand zur Pathogenese, Diagnostik und Therapie. Deutsches Ärzteblatt 93(42):A-2690

Macchia PE et al. (2001) High-dose intravenous corticosteroid therapie for Graves ophthalmopathie. J Endocrinol Investig 24:152–158

Robert-Koch-Institut (2016). http://www.rki.de/Krebs/DE/Content/Krebsarten/Schilddruesenkrebs/schilddruesenkrebs_node.html. Stand 2016, Zugegriffen am 04.01.2020

Schübel J, Feldkamp J, Bergmann A, Dossard W, Voigt K (2017) Latente Hypothyreose des Erwachsenen. Deutsches Ärzteblatt 114(25):430–437

4

Knochen und Kalziumstoffwechsel

© Springer-Verlag GmbH Deutschland, ein Teil von Springer Nature 2020
I. van de Loo, B. Harbeck, *Facharztwissen Endokrinologie und Diabetologie*,
https://doi.org/10.1007/978-3-662-58897-0_5

5

Dieses Kapitel widmet sich dem Knochen- und Kalziumstoffwechsel. Hierbei werden die wesentlichen Metabolite und Hormone wie Kalzium, Phosphat, Vitamin D und Parathormon besprochen. Störungen des Parathormonhaushalts (Hypersekretion, Mangel) werden dargestellt. Im Mittelpunkt steht die große Volkskrankheit Osteoporose mit Diagnostik, Leitlinienempfehlungen und Therapieoptionen, aber auch seltene Knochenstoffwechselerkrankungen wie Hypophosphatasie und Phosphatdiabetes finden Erwähnung.

In der Osteologie liegt der Fokus auf den Krankheiten der Knochen und des Skelettsystems. Dabei werden Mechanismen der Krankheitsentstehung, Diagnostik und Therapie häufig in einem interdisziplinären Setting evaluiert, an dem neben Endokrinologen eine Vielzahl von Disziplinen (z. B. Pathologen, Orthopäden, Unfallchirurgen, Neurochirurgen, Rheumatologen, aber auch Gynäkologen) beteiligt sind.

5.1 Pathophysiologie

Kalzium und Phosphat sind zum einen wichtige Bestandteile der Knochenmatrix, zum anderen aber auch wichtige Elektrolyte, die der Aufrechterhaltung der Zellmembranfunktionen dienen. Kalzium-Phosphat-Kristalle sind im Knochengewebe in großer Menge eingelagert und geben diesem seine Festigkeit. Ein durchschnittlicher Erwachsener enthält ca. 1 kg Kalzium, welches zu >99 % in den Knochen eingelagert ist. Täglich werden etwa 20 g Kalzium im Rahmen des Knochenumbaus zwischen Knochen und extrazellulärer Flüssigkeit (z. B. Blutplasma) ausgetauscht. Phosphat ist zu 86 % im Knochen verbaut, im Übrigen liegt es vor allem intrazellulär vor, nur 1 % ist extrazellulär gelöst. Die Kalziumkonzentration im Blut beträgt etwa 2,5 mmol/l. Dabei sind nur 50 % frei verfügbar (ionisiertes Kalzium), während 40 % an Proteine (Albumin, Globuline) gebunden sind. Ein kleiner Teil ist an Salze gebunden.

Insbesondere die Bindung an Albumin ist bei der Interpretation des Gesamtkalziumspiegels zu berücksichtigen.

- Normalwerte Gesamtkalzium im Serum: 2,2–2,6 mmol/l,
- Normalwerte freies ionisiertes Kalzium: 1,1–1,4 mmol/l (physiologisch relevanter Anteil),
- Normalwerte Phosphat im Serum: 0,84–1,45 mmol/l.

Die Prävalenz der Hypophosphatämie liegt bei ca. 3 % aller stationären Krankenhauspatienten. Hauptursachen sind eine unzureichende gastrointestinale Resorption, Umverteilung von Phosphat aus dem Extrazellulärraum in den Intrazellulärraum sowie eine gesteigerte renale Phosphatausscheidung.

Die Knochenhomöostase wird durch folgende Hormone aufrechterhalten (siehe ◘ Tab. 5.1):

Parathormon (PTH) wird aus den Epithelkörperchen der Nebenschilddrüsen freigesetzt, wenn der Kalziumspiegel sinkt. Durch seine Wirkung am Knochen führt es zu einer Freisetzung von Kalzium aus den Hydroxylapatit-Kristallen. Zudem verursacht PTH eine verstärkte Rückresorption von Kalzium in der Henle-Schleife und im distalen Tubulus.

1,25-$(OH)_2$-Cholecalciferol (Calcitriol) ist die aktive Form von Cholecalciferol (Vitamin D_3, syn. Vitamin D). Stimuliert wird es unabhängig voneinander durch erhöhtes Parathormon, erniedrigtes Kalzium und/oder erniedrigtes Phosphat im Serum. Es bewirkt im Darm eine verstärkte Resorption von Kalzium, indem es im Dünndarm an intrazelluläre Rezeptoren bindet und Kalziumkanäle öffnet. Zudem führt Calcitriol zu einer verstärkten Rückresorption von Kalzium in der Niere.

Calcitonin wird vor allem in den C-Zellen der Schilddrüse gebildet und wird bei erhöhtem Kalziumspiegel im Serum freigesetzt. Es sorgt dafür, dass durch Hemmung der Aktivität der Osteoklasten weniger Kalzium aus der Knochensubstanz freigesetzt wird. Außerdem führt es in der Niere zu einer verringerten Rückresorption von Kalzium und damit zu einer gesteigerten Kalziumausscheidung.

Diskutierte und stark umstrittene Wirkungen von Vitamin D:

- Beeinflussung der Immunregulation,
- antiproliferativ, Reduktion des Tumorrisikos (z. B. Mamma, Kolonkarzinom),
- günstiger Einfluss auf Herz-Kreislauf-Erkrankungen: RR, Myokardinfarkt, Herzinsuffizienz, pAVK,
- Reduktion von Typ-1-Diabetes,
- Verbesserung des Metabolismus bei Typ-2-Diabetes,

Tab. 5.1 Hormone des Kalziumstoffwechsels

Wirkort	PTH (Nebenschilddrüse)	Calcitriol (Vitamin D, Niere)	FGF23 (Osteozyten des Knochens)	Calcitonin (C-Zellen der Schilddrüse)
Kalzium im Serum	↑	↑		↓
Phosphat im Serum	↓	↑	↓	↑
Knochen	Kalzium-Mobilisierung ↑ (Aktivierung der Osteoklasten)	Mineralisierung ↑ (Aktvierung der Osteoblasten)	↓ überschießende Knochenbildung ↑ Osteomalazie	Kalzium-Einbau↑ Knochenabbau ↓
Niere	Kalzium-Reabsorption ↑ Phosphat-Ausscheidung ↑	Kalzium- und Phosphat-Reabsorption ↑	Calcitriolsynthese ↓ Phosphat-Reabsorption ↓	Kalzium-Ausscheidung ↑ Phosphat-Ausscheidung ↑
Darm	Kalzium-Resorption ↑	Kalzium-Resorption ↑ Phosphat-Resorption ↑	Phosphat-Reabsorption ↓	Kalzium-Resorption ↓

- günstiger Verlauf von Autoimmunerkrankungen (z. B. Rheumatoide Arthritis), chronisch entzündliche Darmerkrankungen,
- positiver Einfluss auf die Muskelkraft.

5.2 Diagnostische Mittel in der Osteologie

5.2.1 Knochengewebe

Knochengewebe besteht aus Osteozyten sowie extrazellulärer Matrix, die aus Wasser (25 %), organischen (30 %) und anorganischen Stoffen (45 %) besteht.

Knochenaufbau und -abbau werden reguliert durch die Interaktion von Osteoblasten und Osteoklasten.

Osteoklasten sind mehrkernige Zellen, die für die Resorption der Knochensubstanz zuständig sind. Osteoblasten hingegen sind Zellen, die für die Knochenbildung verantwortlich sind. Sie lagern sich an Knochen hautschichtartig an und bilden indirekt die Grundlage für neue Knochensubstanz (Knochenmatrix, Osteoid), indem sie vor allem Typ-1-Kollagen, Calciumphosphate (Hydroxylapatit) und Calciumcarbonate in den interstitiellen Raum ausscheiden. Dabei verändern sie sich zu einem Gerüst aus nicht mehr teilungsfähigen Osteozyten, das langsam mineralisiert und mit Calcium aufgefüllt wird.

Beide Zellarten (Osteoblasten und Osteoklasten) setzen Knochenumbaumarker frei, die laborchemisch bestimmt werden können. Sie stellen kein diagnostisches Kriterium dar, da sie nicht zwingend erhöht sein müssen, können aber z. T. bei Osteoporosepatienten zum Monitoring des Therapieverlaufs eingesetzt werden. Es werden Marker für den Knochenaufbau (-formation) und Knochenabbau (-resorption) unterschieden:

Knochenformation (Osteoblastenprodukte):	alkalische Phosphatase (AP, BAP), Osteocalcin, Prokollagen Typ 1 Propeptid (PINP).
Knochenresorption (Osteoklastenprodukte):	Kollagenabbauprodukte: Hydroxyprolin, Pyridinium Crosslinks, Crosslinked Telopeptid des Typ 1 Kollagen (CTX); nicht-kollagene Proteine: Knochen Sialoprotein; Osteoklasten-Enzyme: Tartrat-resistente saure Phosphatase, Cathepsin K.

5.2.2 Bildgebung

Zu den wichtigsten radiologischen Verfahren gehört neben konventionellen Röntgenbildern und MRT/CT vor allem die Knochendichtemessung (Osteodensitometrie), welche nach den Leitlinien der DVO in DXA-Technik durchgeführt werden sollte.

5

Die Dual Energy X-ray Absorptiometry (DXA) ist der Goldstandard der Osteodensitometrie → Knochenmineraldichte BMD (bone mineral density) wird ermittelt → sog. T-Score → guter Prädiktor zukünftiger Frakturen, Prüfung der Indikation einer medikamentösen Therapie.

Zusätzliche Information kann der TBS (trabecular bone score) erbringen → ergänzende Auswertungsmöglichkeit der DXA (LWS), gibt Auskunft über Mikroarchitektur des Knochens → je höher TBS, desto besser Mikroarchitektur → TBS korreliert unabhängig von Knochendichte mit Frakturrisiko (normal für postmenopausale Frauen >1350).

Neben der DXA-Technik gibt es die quantitative Computertomographie (QCT) (◘ Abb. 5.1 und Tab. 5.3)

Wichtige Messwerte bei der Auswertung der DXA-Messung:
- Z-Score (Z-Wert): Vergleich der Knochendichte der gemessenen Person mit Normalpersonen im gleichen Alter und mit gleichem Geschlecht.
- T-Score (T-Wert): Vergleich der Dichtewerte der gemessenen Person mit denen eines normalen jungen Erwachsenen (20–30 Jahre alt; Vergleich mit der "maximalen Knochendichte").

◘ **Tab. 5.2** Verlauf der AP bei ausgewählten Erkrankungen

Erkrankungen	AP
Achondroplasie	↓
Hypophophatasie	↓
Osteoporose	– (selten ↑)
Vitamin-D-Mangel	↑
Frakturen	↑
Morbus Paget	↑
Skelettmetastasen (osteolytische: v. a. Niere, Mamma, Schilddrüse; osteoblastische: v. a. Prostata)	↑
Knochentumoren	↑
Frakturen	↑
pHPT	↑
Rachitis/Osteomalazie	↑

◘ **Tab. 5.3** Wichtige Unterschiede zwischen DXA und QCT

Zentrale DXA	Zentrale QCT
Wirbelsäule, Femur, Unterarm und Ganzkörper	Nur Wirbelkörper
Messung von integralem Knochen	Messung von trabekulärem/kortikalen/integralem Knochen
Flächendichte	Physiologische Knochendichte
Projektionsbild, 2-dimensional	Tomographisches Schnittbild
Mögliche Fehlerquelle: v. a. degenerative Veränderungen	Mögliche Fehlerquelle: Markfett

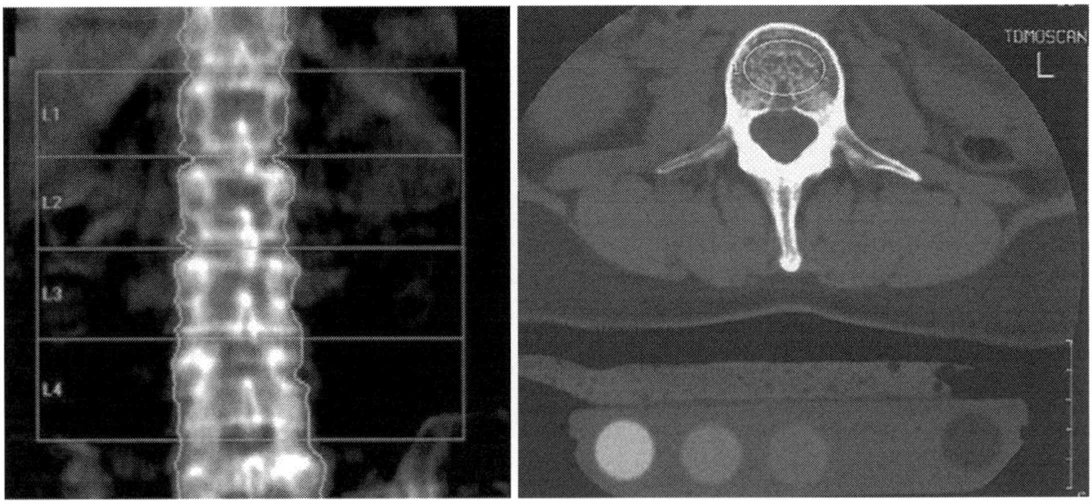

◘ **Abb. 5.1** Osteodensitometrie mittels Dual Energy X-ray Absorptiometry (DXA, links) und quantitativer Computertomographie (QCT, rechts)

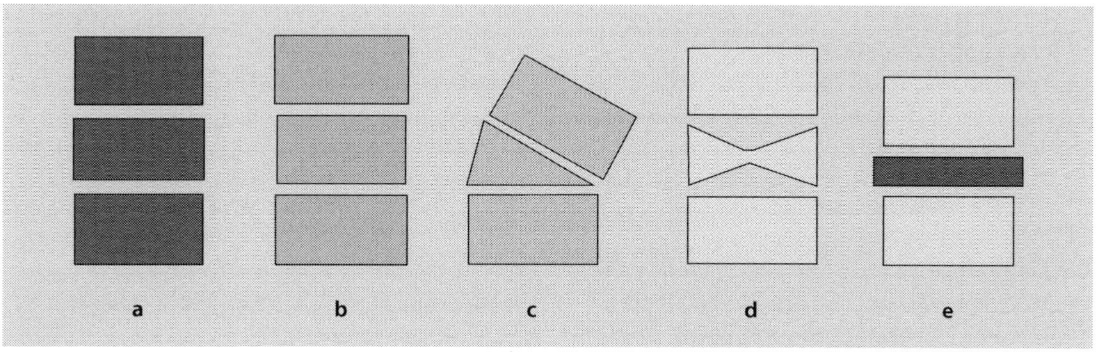

Abb. 5.2 Schematische Darstellung typischer radiologischer Wirbelbefunde bei Osteoporose: **a** normale Wirbelkörper, **b** Rahmenwirbel, **c** Keilwirbel, **d** Fischwirbel, **e** Plattwirbel

Typische Zeichen einer **osteoporotischen Fraktur:**
- traumatische keilförmige, konkave oder bikonkave Veränderungen des Wirbelkörpers (WK) → Plattwirbel, Fisch- und Keilwirbel (Abb. 5.2).

Traumatische Frakturen:
- einzelne Wirbelkörper betroffen,
- Knochenfragmente,
- Verminderung aller WK-Höhen,
- verminderte Zwischenwirbelräume,
- brückenbildende Spondylophyten etc.

Graduierung der WK-Frakturen nach Genant:
- Grad 1: < 25 % Höhenverminderung,
- Grad 2: 25–40 % Höhenverminderung,
- Grad 3: >40 % Höhenverminderung.

Die Skelettszintigraphie dient dem Nachweis eines erhöhten Knochenstoffwechsels, z. B. Knochenmetastasen, entzündliche Veränderungen, Frakturen.

5.2.3 Vitamin-D-Mangel

Epidemiologie
- >60 % der Bevölkerung in Deutschland >50 Jahren hat zwischen Oktober und April Vitamin-D-Mangel mit 25-OH-Vitamin-D <15 ng/ml.

Pathophysiologie
- Physiologischer Bedarf an Vitamin D ist nicht gedeckt.
  - Optimaler Bereich: >50 nmol/l bzw. 20 ng/ml,
  - Insuffizienz: 30–50 nmol/l bzw. 12–20 ng/ml
  - Defizienz: <30 nmol/l bzw. <12 ng/ml → erhöhtes Risiko für Rachitis, Osteoporose und Osteomalazie.
- Vitamin D sowohl über Ernährung zugeführt als auch durch UVB-Lichtexposition (Sonnenbestrahlung) im Körper gebildet → Zufuhr über Ernährung mit den üblichen Lebensmitteln reicht i. d. R. nicht aus, um erforderlichen Schätzwert für angemessene Zufuhr bei fehlender endogener Synthese zu erreichen und gewünschte Versorgung (25-OH-Vitamin-D-Serumkonzentration) >50 nmol/l sicherzustellen.

Mögliche Ursachen für Vitamin-D-Mangel:
- verminderte Vitamin-D-Produktion in Haut,
- Breitengrad des Wohnorts (nördlich 42. Breitengrad), Jahreszeit,
- dunkel pigmentierte Haut,
- verhüllende Kleidung,
- Sonnencremes,
- Alter,
- Bettlägerigkeit,
- große Hauttransplantationen nach Verbrennung,
- mangelnde Vitamin-D-Aufnahme aus der Nahrung,
- verminderte Bioverfügbarkeit (Malabsorption, Malassimilation, Fettsucht),
- vermehrter Verlust von Vitamin D (Störung des enterohepatischen Kreislaufs, tubuläre Defekte/nephrotisches Syndrom),
- verstärkter Katabolismus (Medikamente),

- verminderte 25-Hydroxylierung (Lebererkrankungen, Medikamente),
- verminderte 1α- Hydroxylierung (Niereninsuffizienz, Medikamente, genetische Defekte der 1α-Hydroxylase),
- Zielorganresistenz (genetischer Defekt des Vitamin-D-Rezeptors).

▪ Klinik

- Müdigkeit, Abgeschlagenheit, verminderte Leistungsfähigkeit, Konzentrationsprobleme,
- morgendliche Schmerzen in Knochen und Gliedern,
- Schlafstörungen, Wachstumsstörungen, Herzrhythmusstörungen,
- Nervosität, Kopfschmerzen, Depressionen,
- Haarausfall.

▪ Diagnostik

- Anamnese,
- **Labor**: Bestimmung der Speicherform 25-OH-Vitamin-D → HWZ: ca. 6 Wochen.

▪ Differentialdiagnosen

- Fehlende Vitamin-D-Prophylaxe bei gestillten Säuglingen,
- Meiden von Sonne/starke Pigmentierung,
- chronische Malabsorption (z. B. Zöliakie, Mukoviszidose, Morbus Crohn),
- Lebersynthesestörung, Gallenwegserkrankung, chronische Niereninsuffizienz.

▪ Therapie

- Idealerweise ausreichender Aufenthalt im Freien (Aussetzen von Gesicht und Händen für ca. 30 Minuten in der Sonne → verbleibender Tagesbedarf 5 µg),
- üblicherweise Vitamin-D-Zufuhr als Nahrungsergänzung bei Kindern 1–2 µg pro Tag,
- bei Jugendlichen und Erwachsenen 2–4 µg pro Tag.

▪▪ Therapieindikation (Deutsche Gesellschaft für Ernährung, German Nutrition Society 2012):

Vorbeugung von Rachitis bei Säuglingen, Osteomalazie, chronische Niereninsuffizienz, Hypoparathyreodismus, Osteoporose, Sturzgefährdung bei älteren Menschen.

▪▪ Pharmakotherapie:

- 1 µg Vitamin D = 40 Internationale Einheiten (IE); 1 IE = 0,025 µg; 10 µg (400 IE).
- Für Kinder (ab 1. Lebensjahr), Jugendliche und Erwachsene beträgt Schätzwert für Vitamin-D-Zufuhr bei fehlender endogener Synthese 20 µg pro Tag = 800 IE.
- Säuglinge benötigen 10 µg pro Tag (=400 IE).
- Gabe von Cholecalciferol 800–2000 IE/d.
- Soweit möglich keine 1α-hydroxylierten Metaboliten (z. B. Alfacalcidol, Calcitriol) → Gefahr der Hyperkalzämie, Hyperkalzurie (Therapie abhängig von Grunderkrankung).

▪ Verlauf und Prognose

- Bei frühzeitiger Therapie gut.
- Bei seit mehreren Monaten/Jahren bestehendem Mangel kann es zu Folgeerkrankungen (s. u.) oder auch hronischen Schmerzzuständen kommen.

▪▪ Mögliche Assoziation von Vitamin-D-Mangel mit Folgekrankheiten:

- Osteomalazie/Rachitis,
- sekundärer HPT,
- Osteoporose,
- gestörte neuromuskuläre Funktion (Sturzneigung bei Osteoporose),
- Schwangerschaft: bei ungeborenem Kind niedrige Knochenmasse und erhöhtes Atopierisiko,
- Demenz und Parkinson,
- Hirnleistungsstörung,
- allgemein erhöhte Sterblichkeit,
- Fibromyalgie,
- Infektionskrankheiten,
- kardiovaskuläre Erkrankungen: arterielle Hypertonie, KHK,
- metabolisches Syndrom,
- Autoimmunkrankheiten,
- Asthma (◘ Tab. 5.4).

▪ Komplikationen

Rachitis/Osteomalazie, sekundärer Hyperparathyreoidismus, chronische Knochen bzw. Muskelschmerzen, Osteoporose, erhöhtes Sturz- und Frakturrisiko, möglicherweise erhöhtes Risiko für Kolonkarzinome, erhöhtes Risiko für Autoimmunerkrankungen und erhöhtes Risiko für kardiovaskuläre Ereignisse.

▪ Tipp für die Praxis/FAQ

- Bestimmung der Speicherform des Vitamin D in der Diagnostik.

■ Tab. 5.4 Ergebnisse zur präventiven Wirkung von Vitamin D bei ausgewählten chronischen Erkrankungen (DGE 2011)

	Evidenz überzeugend	Evidenz wahrscheinlich	Evidenz möglich	Evidenz unzureichend
Stürze	↓ (Ältere)			
Funktionseinbußen d. Bewegungsappparates		↓ (Ältere)		
Frakturen	↓ (Ältere)			
Krebs				Unzureichend
KolonCa			↓	
MammaCa			Kein Zshg.	
ProstataCa		Kein Zshg.		
Andere maligne TU		Kein Zshg.		
Pankreas Ca		Kein Zshg.	(↑)	
KHK			↓	
Dm2				unzureichend
Art. HTN			(↓)	
Mortalität		↓ (Ältere)		

↓ Risikosenkung durch Vit. D

↑ Risikoerhöhung mit steigendem 25 -OH-Vitamin D

- Auch während der sonnenreicheren Jahreszeiten werden vermehrt Schutzmaßnahmen gegenüber direkter UV-Bestrahlung getroffen, sodass Vitamin-D-Mangel auch im Sommer nicht ausgeglichen wird.
- Durch eine altersbedingte Hautatrophie kommt es zu einer verminderten Vitamin-D-Synthese.
- Auch bei Menschen mit dunkler Hautfarbe ist die Vitamin-D-Produktion in der Haut reduziert.
- Die klinische Umsetzung der Vitamin-D-Substitution ist individuell vom Behandler zu treffen. Die Entscheidung wird durch die kritische Diskussion einiger Autoren, die die prophylaktische Vitamin-D-Gabe bis zum Erreichen prospektiv randomisierter Studien mit positivem Behandlungserfolg zurückstellen, erschwert.

5.3 Hyperparathyreodismus

5.3.1 Pathophysiologie

Die 4 Nebenschilddrüsen (syn. Epithelkörperchen) befinden sich i. d. R. an den oberen und unteren Polen der Schilddrüse, können jedoch auch atypisch (z. B. retrosternal) liegen. Ihnen kommt durch die Sekretion von Parathormon eine entscheidende Rolle in der Regulation des Kalziumhaushalts zu.

Normwert: intaktes Parathormon 10–65 pg/ml.

■ Tab. 5.5 gibt einen Überblick über die Funktionen des Parathormons.

Beim Hyperparathyreoidismus kommt es zu einer Mehrsekretion von Parathormon. Abhängig von der zugrundeliegenden Ursache unterscheidet man drei verschiedene Formen:

Tab. 5.5 Funktionen des Parathormons

Organ	Kalzium	Phosphat
Niere	Förderung der Kalziumrückresorption; Stimulation der Bildung von Calcitriol → Kalziumaufnahme in der Niere wird erhöht	Hemmung der Rückresorption von Phosphat
Knochen	Stimulation der Osteoklasten zum Knochenabbau	
Darm	Stimulation der Resorption von Kalzium im Dünndarm	

- **Primärer Hyperparathreoidismus (pHPT)**: Überfunktion der Nebenschilddrüsen durch Adenom oder Hyperplasie → Parathormon ↑, Kalzium im Serum ↑, Phosphat ↓.
- **Sekundärer Hyperparathyreoidismus**: im Wege der Rückkopplung vermehrte Synthese von Parathormon bei erniedrigtem Kalzium → Parathormon ↑, Kalzium im Serum ↓, Phosphat -/↑.
- **Tertiärer Hyperparathyreoidismus**: chronische Überstimulation der Nebenschilddrüsen durch lange bestehenden sekundären Hyperparathyreoidismus → Parathormon ↑, Kalzium im Serum ↑, Phosphat im Serum -/↑.

5.3.2 Primärer Hyperparathyreoidismus (pHPT)

Fall 1:

Eine 52-jährige Patientin kommt zum jährlichen Check-up. Sie finden im Labor zufällig ein erhöhtes Kalzium von 2,92 mmol/l. Bei der Patientin sind keine relevanten Vorerkrankungen bekannt, sie nimmt keine Medikamente.

Wie ist das weitere Vorgehen?

Epidemiologie

- Häufige Stoffwechselerkrankung des Knochens,
- Prävalenz: 1:1000 Einwohner, im Alter zunehmend (bis 1:100), Altersgipfel nach dem 50. Lebensjahr,
- Inzidenz: 250–400 Fälle/Mio. Einwohner/Jahr,
- Frauen > Männer 3:1,
- meist sporadisch, selten hereditär (MEN 1, MEN 2a, isolierter familiärer pHPT, Jaw-Tumor-Syndrom).

Pathophysiologie

- Übersekretion von Parathormon → gesteigerte Freisetzung von Kalzium aus Knochen, erhöhte Kalziumrückresorption aus Niere und Darm, vermehrte Ausscheidung Phosphat.
- Ursachen:
  - Adenom (solitär 80 %, multiple 5 %),
  - Hyperplasie aller Epithelkörperchen (ca. 15 %),
  - Karzinom (1 %).

Klinik

- Asymptomatische Hyperkalzämie in bis 75 % d. F.,
- Müdigkeit, Abgeschlagenheit, Depression,
- Anorexie, Übelkeit, Erbrechen, Obstipation,
- Muskelschwäche,
- Blutdruckerhöhung,
- Polydipsie, Polyurie, Nephrokalzinose/Nephrolithiasis,
- Knochenschmerzen.

→ Klassische Ausprägung: „Stein, Bein- und Magenpein".

Diagnostik

- **Anamnese**: Magenprobleme, Nierensteine, Osteoporose, Familienanamnese.
- **Labor**:
  - Kalzium ↑, Phosphat ↓, Parathormon ↑,
  - Albumin (Bindungsprotein von Kalzium),
  - AP bei Knochenbeteiligung ↑,
  - 24 h- Sammelurin: Kalzium ↑ (DD FHH); Berechnung der Kalzium-Clearance/Kreatinin-Clearance: Quotient <0,01 FHH, >0,02: pHPT,
  - ggf. auch Bestimmung von Phosphat im 24 h-Sammelurin ↑,

  - ggf. bei V. a. MEN: Prolaktin, Plasmametanephrine und -normetanephrine,
  - ggf. Genanalysen.
- **Bildgebung:**
  - DXA-Knochendichtemessung,
  - Sonographie: Nieren, Schilddrüse- und Nebenschilddrüsen (ca. 70 % der Adenome sind darstellbar),
  - 99m Tc Sestamibi- Szintigraphie (syn MIBI),
  - Röntgen (Osteitis fibrosa: subperiostale Resorptionen, lamelläre Aufsplitterung der Kortikalis, Knochenzysten).

▪ Differentialdiagnosen

- Familiäre hypokalziurische Hyperkalzämie (FHH) → inaktivierende Mutationen im CaSR-Gen,
- Medikamente (Thiazide, Lithium, Tamoxifen, Vitamin D),
- Tumorhyperkalzämie,
- Sarkoidose.

▪ Therapie

Operativer Eingriff:

- Resektion ist einzig kurative Behandlungsmöglichkeit (auch minimalinvasiv).
- Ausmaß ist abhängig von zugrundeliegender Genese: Entfernung betroffener Nebenschilddrüse bei Adenom, bei Hyperplasie aller 4 Drüsen komplette Entfernung von 3,5 Nebenschilddrüsen und autologe Transplantation von ½ Nebenschilddrüse in M. sternocleidomastoideus oder M. brachioradialis im Unterarm
- OP-Indikationen:
  - symptomatischer pHPT,
  - bei asymptomatischem pHPT: Kalzium >0,25 mmol/l oberhalb Normgrenze, reduzierte Kreatinin-Clearance <60 ml/min, Nierensteine oder in der Bildgebung nachgewiesene Verkalkung, T-Score <-2,5 an LWS, Femur oder distalem Radius, vertebrale Frakturen klinisch oder radiologisch, Hyperkalziurie >10 mmol/d (400 mg/d), Lebensalter <50 Jahre (Bilezikian et al. 2014).

Perkutane Alkoholablation:

ggf. Injektion von Alkohol in vergrößertes Epithelkörperchen.

Pharmakotherapie:

wenn keine operative Therapie möglich ist bzw. zur Überbrückung bis zur definitiven Therapie:

- keine Thiazide, Lithium oder kalziumhaltige Medikamente,
- **Cinacalcet (Kalzimimetikum):**
  - Wirkweise: Wirkung am kalziumsensitiven Rezeptor der Nebenschilddrüsenzelle → direkte Hemmung der PTH-Synthese,
  - Dosierung: Beginn mit 2 × 30 mg, weitere Anpassung nach Kalziumspiegel,
  - UAW: gastrointestinale Beschwerden, Hypokalzämie, Myalgien, Schwindel.
- **Osteoporosetherapie**:
  - Bisphosphonate, Raloxifen, Denosumab (Wirkweise, Dosierung und Nebenwirkungen, ► Abschn. 5.9),
  - moderate Vitamin-D-Aufnahme (400–600 IE/d) und moderate Kalziumzufuhr (keine kalziumarme Diät!)

Trinkmenge: ≥ 2 Liter, **Körperliche Betätigung**

▪ Verlauf und Prognose

- Bei Patienten, bei denen keine Operation durchgeführt wird → jährliche Kontrolle von Kalzium, Parathormon, Kreatinin und Knochendichte, bei Hinweisen auf Fortschreiten der Erkrankung → Operation (Kalzium >0,25 mmol/l oberhalb der Norm, T-Score <-2,5 oder signifikante Reduktion der Knochendichte/Frakturen, Kreatinin-Clearance <60 ml/min, Nierensteine oder Nephrokalzinose).
- Postoperativ tägliche Kalziumkontrollen (Hypokalzämie?), ggf. passagere Kalziumsubstitution, jährliche Kontrollen von Parathormon.
- Unter adäquater Therapie gute Prognose.

▪ Komplikationen

- Hungry-Bone-Syndrom: prolongierte Hypokalzämie nach Parathyreoidektomie bei lange bestehendem HPT (primär, sekundär oder tertiär) mit Knochenbeteiligung,
- Risikofaktoren: Adenomgröße, Alter, stark erhöhtes PTH, erhöhtes Serumkalzium, erhöhte AP, akute hyperkalzämische Krise.

- **Tipp für die Praxis/FAQ**
- Bestimmt wird intaktes Parathormon → biologisch aktive Form.
- Bei der Interpretation des Kalziumspiegels Albuminkorrektur berücksichtigen!
- Ein pHPT kann auch vorliegen, wenn der Parathormonspiegel im oberen Normbereich liegt, aber in Relation zum erhöhten Kalziumspiegel zu hoch ist.
- Bei etwa 10–20 % der Patienten mit einem pHPT liegt das Parathormon im Normbereich.
- Beim pHPT ist die NSD-Hyperplasie eine mögliche Ursache, während sie beim sekundären HPT dagegen reaktiv entsteht.
- Substitution eines Vitamin-D-Mangels ist empfohlen, da sonst reaktiv eine weitere Steigerung des Parathormons folgt.
- Keine kalziumarme, sondern ausgeglichene Ernährung.
- pHPT kann Teil einer multiplen endokrinen Neoplasie sein.
- Familiäre hypokalziurische Hyperkalzämie: autosomal-dominant vererbte Störung des Kalziumstoffwechsels → inaktivierende Mutationen des kalziumsensitiven Rezeptors in Nebenschilddrüsen und Nieren; moderate Hyperkalzämie, Parathormon normal oder leicht erhöht, Hypokalziurie, Phosphat normal.

Fall 1:

Parathormon ist erhöht. Im 24 h- Sammelurin zeigt sich zweimalig eine erhöhte Kalziumausscheidung. Bei V. a. das Vorliegen eines pHPT erfolgt eine Sonographie der Schilddrüse. Es zeigt sich kein pathologischer Befund in der Schilddrüse, jedoch am kaudalen Pol rechts eine echoarme dreieckige Struktur; V. a. Nebenschilddrüsenadenom. In der Knochendichtemessung zeigt sich ein T-Score von -2,7 ohne manifeste Frakturen. Die Nierensonographie ist unauffällig. Bei der asymptomatischen Patientin besteht aufgrund der Osteoporose eine Indikation zur Operation. Präoperativ wird eine Nebenschilddrüsenszintigraphie durchgeführt, die den Befund bestätigt. Das Nebenschilddrüsenadenom wird erfolgreich entfernt.

5.3.3 Sekundärer Hyperparathyreoidismus

Fall 2:

Ein 58-jähriger Dialysepatient stellt sich mit Knochenschmerzen bei Ihnen vor.

Woran denken Sie?

- **Pathophysiologie**
- Ursächlich sind Erkrankungen, die zu Hypokalzämie oder Vitamin-D-Mangel führen:
  - chronische Niereninsuffizienz (renale Osteopathie),
  - Malassimilationssyndrom.
  - Leberzirrhose, Cholestase.
  - Fehlende Sonnenlichtexposition.

- **Klinik**
- Abhängig von zugrundeliegender Genese
- gestörter Knochenstoffwechsel: Knochenschmerzen, Spontanfrakturen

- **Diagnostik**
- **Anamnese:** Vorerkrankungen (Niere etc.), Knochenschmerzen.
- **Labor:**
  - Kalzium ↓, Phosphat n/↑, Parathormon ↑,
  - AP ↑.
- **Bildgebung:**
  - DXA-Knochendichtemessung,
  - ggf. Sonographie: Nieren,
  - Röntgen, insbesondere Hände und Wirbelsäule (Osteitis fibrosa: subperiostale Resorptionen, lamelläre Aufsplitterung der Kortikalis, Knochenzysten, Querstreifung der Wirbel).

- **Therapie**
- Behandlung der Grunderkrankung,
- renale Osteopathie:
  - diätetische Phosphatrestriktion (0,8–1,0 g/d)
  - Gabe von Vitamin D (z. B. Cholecalciferol 20.000 IE alle 2 Wochen oder Calcitriol 0,25 µg/d → aktives Vitamin D, wenn 25-OH-Vitamin-D im Normbereich liegt und Parathormon erhöht ist), Dosisanpassung nach Kalziumspiegel
  - Phosphatbinder und Cinacalcet,
- ggf. auch Kalziumgabe (z. B. Malabsorption).

- **Verlauf**
- Initial alle 2 Wochen Kontrolle von Kalzium und Phosphat im Serum, dann 3-monatlich,
- Kontrolle von Parathormon nach 3 Monaten.

- **Komplikationen**

Low-turnover Osteopathie, Kalziphylaxie.

Fall 2:

Renale Osteopathie. Intaktes PTH 150 pg/ml bei Kalzium im unteren Normbereich. Der Patient erhält eine Therapie mit aktiviertem Vitamin D (z. B. Rocaltrol 0,25 µg/d), weitere medikamentöse Maßnahmen sind bei dem bereits dialysierten Patienten zunächst nicht erforderlich. Es erfolgen engmaschige Kontrollen Kontrollen von intaktem PTH, Kalzium und Phosphat.

5.3.4 Tertiärer Hyperparathyreoidismus

Besteht über einen längeren Zeitraum (Jahre, Jahrzehnte) ein sekundärer Hyperparathyreoidismus, kann die Regulation der Sekretion von Parathormon durch Serumkalzium entfallen. Auch bei normalen und hohen Serumkalzium- Konzentrationen wird autonom Parathormon sezerniert, da es zu einem vermehrten Wachstum der Nebenschilddrüsen gekommen ist (z. B. langjährige Dialysepatienten). Die Therapie erfolgt ggf. durch eine Resektion der betroffenen Nebenschilddrüsen.

5.4 Hypoparathyreoidismus

Fall 3:

Eine 52-jährige Patientin stellt sich in Ihrer Sprechstunde mit einem vermehrten Kribbeln in den Händen und Taubheitsgefühlen um den Mund vor. Sie berichtet, vor 4 Tagen aus der Klinik entlassen worden zu sein, wo ihr die Schilddrüse entfernt worden sei.

Wie gehen Sie weiter vor?

Epidemiologie

- Prävalenz: 40/Mio. Einwohner,
- Inzidenz des postoperativen Hypoparathyreoidismus: 500–1500 neue Fälle/Jahr,
- transient bis zu 70 % d. F. bei totaler Thyreoidektomie,
- permanent 1–4 % d. F. (nach 6 Monaten).

Pathophysiologie

- Unterfunktion der Nebenschilddrüsen → verminderte Sekretion von Parathormon → konsekutiver Kalziummangel.
- Genese:
  - (sub)totale Thyreoidektomie (75 % d.F.), Risikofaktoren: Ausmaß der Resektion, OP-Technik, Erfahrung des Chirurgen, Lymphknotendissektion, Tumoroperation, retrosternale Struma, Rezidiv, Parathyreoidektomie bei pHPT),
  - Bestrahlung im Halsbereich,
  - autoimmun bedingter Hypoparathyreoidismus bei polyglandulärer Insuffizienz, Typ 1,
  - Di-George-Syndrom,
  - Hypomagnesiämie, Defekte des PTH-Moleküls oder der Regulation der PTH- Sekretion,

Klinik

→ Durch Hypokalzämie-bedingte Symptome geprägt, aber auch asymptomatische Verläufe möglich:

- Tetanie mit gesteigerter Erregbarkeit,
- Parästhesien, Muskelkrämpfe, Pfötchenstellung,
- Hyperreflexie:-
  - positives Chvostek-Zeichen → Zucken der Mundwinkel bei Beklopfen des Nervus-facialis-Stammes,
  - Trousseau-Zeichen → karpopedaler Spasmus (Pfötchenstellung) nach Aufpumpen einer Blutdruckmanschette über den systolischen Druck für 3 min,
- evtl. Laryngospasmus mit konsekutivem Stimmritzenkrampf,
- Krampfanfälle bei erhaltenem Bewusstsein,
- kardiale Symptome (z. B. Verlängerung der QT-Zeit, ventrikuläre Tachykardien),
- psychiatrische Symptome (z. B. Depressionen, Psychosen),
- bei chronischem Verlauf auch Entwicklung eines Morbus Fahr möglich (symmetrische Verkalkung der Basalganglien).

Diagnostik

- **Anamnese**: Missempfindungen peroral oder an den Händen/Füßen, Muskelkrämpfe, Depressionen, Herzrhythmusstörungen, vorangegangene Erkrankungen (z. B. Schilddrüsen-OP), andere Autoimmunerkrankungen, Familienanamnese.
- **Labor**:
  - Kalzium ↓ (inklusive ionisiertem Kalzium), Phosphat ↑, Parathormon ↓,
  - Kreatinin, Albumin, Magnesium, 25-OH-Vitamin D,
  - 24 h- Sammelurin: Kalzium ↑,
  - ggf. Genanalysen oder Antikörperbestimmung.
- **EKG**

▪ **Differentialdiagnosen**

Albright-Syndrom(= Pseudohypoparathyreoidismus), neuropsychiatrische Erkrankungen (normokalzämische Tetanie bei psychogener Hyperventilation, zerebrale Tetanie bei hirnorganischen Erkrankungen), Hypokalzämien bei internistischen Erkrankungen (chronische Niereninsuffizienz, akute Pankreatitis, Malabsorptionssyndrom, Peritonitis, Hepatopathien), Elektrolytverschiebungen (▸ Hypomagnesiämie, schwere Hypokaliämie), Intoxikationen (Atropin, Blei oder Strychnin).

▪ **Therapie**

Pharmakotherapie:

- **Akut**:
  - 1–2 Ampullen 10 %ige Kalziumgluconatlösung über 10–20 min; Effekt hält nur 2–3 Stunden an (▸ Kap. 19). CAVE: Digitalistherapie → engmaschige Kalziumkontrollen (synergistische Wirkung);
- **Chronisch**:
  - **Therapieziele** (Bollerslev et al. 2015):
    - klinische Beschwerdefreiheit,
    - Serumkalzium im unteren Normbereich zur Vermeidung einer Hyperkalziurie (2,0–2,1 mmol/l),
    - Kalzium-Phosphat-Produkt <4,4 mmol/l,
    - Reduktion der Hyperkalziurie (Kalzium im 24 h-Sammelurin innerhalb des geschlechtsspezifischen Referenzbereiches: Männer <300 mg, Frauen <250 mg).
    - Serumphosphat im Referenzbereich
  - **Kalzium:** 500–1500 mg/d in 2 oder 3 Einzeldosen.
  - **Vitamin-D-Analoga:**
  - Cholecalciferol 25.000–200.000 IE/d oder
  - Calcitriol 0,25–1,0 ug 2–3x/d.
  - **Thiazide**:
  - Wirkweise: Stimulation der renalen Kalziumreabsorption, dadurch Absenkung der Hyperkalziurie,
  - Dosierung: 12,5–25 mg/d,
  - UAW: Elektrolytstörungen (insbesondere Hyponatriämie), Kreatininanstieg.
  - **Rekombinantes PTH (1–84)**: Zusatztherapie, falls sich Erkrankung durch Standardtherapie nicht hinreichend kontrollieren lässt;
  - initial 50 ug 1x/d s.c. abhängig vom Kalziumspiegel,
  - UAW: Hyperkalzämie, Kopfschmerzen, gastrointestinale Beschwerden, Arthralgien.

Ausgeglichener Magnesiumhaushalt; falls Serumphosphat unter Therapie nicht abfällt, ggf. zusätzlich Phosphatbinder.

▪ **Verlauf und Prognose**

- Zunächst wöchentliche Kontrollen von Kalzium und Phosphat bis zum Ausgleich Hypokalzämie, dann monatlich, danach bei stabiler Einstellung 3-monatlich,
- nach 6 Monaten Normalisierung von Parathormonspiegel bei Großteil der Patienten (transienter Verlauf),
- während Titrierungsphase von rekombinantem PTH engmaschige Kalziumkontrollen,
- bei chronischem Verlauf: 1x jährlich zusätzlich: 24 h-Sammelurin: Kalzium, Kreatinin, augenärztliche Untersuchung, Nierensonographie.

▪ **Komplikationen**

Katarakt, Kalzifikationen der Basalganglien, Pseudotumor cerebri, Depressionen, Herzinsuffizienz, akuter tetanischer Anfall.

▪ **Tipp für die Praxis/FAQ**

- 40 % des Gesamtkalziums ist an Albumin gebunden, wobei das ionisierte, freie Kalzium funktionell bedeutsam ist; ggf. Berechnung des korrigierten Kalziums (s.o).
- Am häufigsten Abnahme des ionsierten Kalziums respiratorisch durch psychogene Hypverventilation → respiratorische Alkalose.
- Bei ätiologisch unklaren tetanischen Anfällen vor der symptomatischen Kalziumgabe Blutabnahme zur Kalzium- und Phosphatbestimmung.
- Pseudohypoparathyreoidismus: selten; Symptome einer Nebenschilddrüsenunterfunktion, ohne dass ein Parathormonmangel vorliegt → Störung am PTH-Rezeptor oder Organresistenz gegen PTH.
- In der Regel laborchemischer Nachweis ohne Nebenschilddrüsenbildgebung.

Fall 3:

Sie führen eine laborchemische Bestimmung von Kalzium, Albumin, Phosphat, 25- OH-Vitamin-D, Magnesium und Parathormon durch. Es zeigt sich eine Hypokalzämie von 1,7 mmol/l bei erniedrigtem Parathormonspiegel (PTH 6 pg/ml, Norm 15–65). Eine Nachfrage hinsichtlich der histologischen Auf-

arbeitung des OP-Präparates ergibt, dass zwei Epithelkörperchen im Präparat nachgewiesen wurden. Diagnose: hypokalzämische Tetanie bei postoperativem Hypoparathyreoidismus. Es wird eine Therapie mit Kalzium 2x 500 mg sowie Calcitriol 0,5 μg 2x/d eingeleitet. Es erfolgen zunächst wöchentliche Kalziumkontrollen. Es kommt zu einer deutlichen Beschwerdebesserung. Die Patientin wird darüber aufgeklärt, dass es in vielen Fällen noch nach einigen Monaten bis Jahren zu einer Erholung der Nebenschilddrüsenfunktion kommen kann.

5.5 Osteomalazie

Fall 4:

Eine 28-jährige türkisch-stämmige, verschleierte Patientin stellt sich bei Ihnen mit unspezifischen muskuloskelettalen Beschwerden vor. Sie beklagt insbesondere Knochenschmerzen im Bereich von Wirbelsäule und Rippenbogen. Bei der klinischen Untersuchung zeigt sich ein auf Druck auslösbarer Schmerz im Bereich des Sternums. Ananmnestisch bestehen keine bekannten Erkrankungen, ebenfalls keine Dauermedikation.

Synonym

Knochenerweichung, Rachitis → bei Kindern.

Epidemiologie

- Klinisch manifeste Osteomalazie vermutlich selten, genaue Daten zur Prävalenz und Inzidenz liegen für Deutschland nicht vor → fließender Übergang Vitamin-D-Mangel zu Osteomalazie (Reuss-Borst 2014),
- häufiger subklinischer Vitamin-D-Mangel → Auftreten vorwiegend im höheren Lebensalter,
- Inzidenz zunehmend durch Migration (v. a. Frauen),
- Rachitis betrifft nur Kinder (meist bis 2. Lebensjahr) → durch Vitamin-D-Prophylaxe bei Säuglingen selten.

Pathophysiologie

- Generalisierte Knochenerkrankung durch unzureichende Mineralisierung der extrazellulären Knochenmatrix.
- Gestörter Einbau von Kalzium und Phosphat („Mineralisation") → Erweichung des Knochens.
- Ursächlich sind Vitamin-D-Mangel bzw. Störungen im Vitamin-D-Stoffwechsel.
- Ohne Vitamin D werden nur 10–15 % des mit der Nahrung aufgenommenen Kalziums und nur etwa 60 % des Phosphats absorbiert (Reuss-Borst 2014).
- Seltenere Formen: hypophosphatämische Osteomalazie bzw. hereditäre hypophosphatämische Rachitis → Vitamin-D-unabhängige Formen, die auf Phosphatmangel zurückzuführen sind (z. B. onkogene Osteomalazie, X-gebundene hypophosphatämische Rachitis oder autosomale hereditäre Rachitis). Daneben Phosphatmangel durch primär renale Tubulusschäden (z. B. durch Medikamente, Dent- oder Lowe-Syndrome oder bei hereditärem monoklonalem Defekt im Natrium-Phosphat-Kanal (NTP2c)) → reduzierte Transportkapazität für Phosphatrückresorption aus dem glomerulären Filtrat → renaler Phophatverlust ↑.
- Überblick über die verschiedenen Ätiologien gibt ◘ Tab. 5.6.

Klinik

- Häufig unspezifisch,
- diffuse muskuloskelettale Beschwerden; lokalisierte und generalisierte Skelettschmerzen (insbesondere Wirbelsäule, Rippenbogen, Becken- und Schultergürtel),
- Verbiegung v. a. der langen Röhrenknochen (O-Beine, X-Beine, Coxa vara: Varisierung des Oberschenkelhalses → Insuffizienz der Glutealmuskulatur→ Watschelgang; Rippendeformationen),
- Synovitiden, Arthralgien der Hand-, Sprung- und Kniegelenke,
- proximal betonte Muskelschwäche,
- erhöhte Sturzneigung, Frakturen, Muskelkrämpfe, Tetanien,
- Auftreibung der Knorpel-Knochen-Grenzen:
  - Rachitis-Rosenkranz (Auftreibung an Rippen),
  - Marfan-Zeichen (Auftreibung an Gelenken),
  - Kraniotabes (Erweichung des Hinterhaupts).

Diagnostik

- **Anamnese**: Knochenschmerzen, Verformungen der Knochen, Frakturen, Gelenkschmerzen, Muskelschwäche, bekannter Vitamin D Mangel, Familienanamnese.

Tab. 5.6 Ätiologie der Osteomalazie

Mechanismus	Ursachen
Vitamin-D-Mangel	Fehlende Sonnenlichtexposition, unzureichende Zufuhr von Kalzium und Vitamin D mit der Nahrung, Malabsorption (Zöliakie, Morbus Crohn etc.), Malassimilation (chronische Pankreatitis)
Störungen des Vitamin-D-Stoffwechsels	Medikamenteninteraktionen (HIV-Medikamente, Antikonvulsiva etc.), unzureichende Bildung von Calcidiol in der Leber, reduzierte Vitamin-D-1,25-Hydroxylierung (chronische Niereninsuffizienz, Ketoconazol, Vitamin-D-abhängige Rachitis Typ 1), Zielorganresistenz (Vitamin-D-abhängige Rachitis Typ 2, Phenytoin)
Phosphatmangel	Onkogene Osteomalazie, erbliche Phosphatverlustsyndrome (am häufigsten X-gebundene hypophosphatämische Rachitis, s. u.)
Sonstige	Renale Tubulopathien (Fanconi-Syndrom, renal-tubuläre Azidose), primäre Mineralisationsdefekte (Hypophosphatasie)

- **Labor**:
  - AP ↑, Parathormon intakt ↑, Kalzium ↓ (Vitamin-D-Mangel), 25-OH-Vitamin D ↓ (Vitamin-D-Mangel), 1,25-OH-Vitamin D ↓ (Vitamin-D-Mangel),
  - Phosphat ↓,
  - FGF-23 (↑ oder normal), (bei hypophosphatämischer Osteomalazie: FGF-23 ↑, 1,25-Vitamin-D ↓ oder normal; bei Tubulusschäden FGF-23 ↓, 1,25-OH-Vitamin-D ↑),
  - 24 h-Sammelurin: Kalzium ↓ (Vitamin-D-Mangel), Phosphat ↑ (bei hypophosphatämischer Osteomalazie).
- **Bildgebung**:
  - Röntgen der Knochen → Rarefizierung der Knochentrabekel, Osteopenie, Looser-Umbauzonen in der Kortikalis, ggf. Knochenverformungen, z. B. Säbelscheidentibia,
  - Skelettszintigraphie →Mehrspeicherung.

Ggf. Knochenbiopsie.

Differentialdiagnosen

Polymyalgia rheumatica, rheumatoide Arthritis, Polymyositis, Fibromyalgie, Morbus Paget, Knochenmetastasen, multiples Myelom, myeloproliferative Syndrome, systemische Mastozytose, renale Osteodystrophie, Osteoporose.

Therapie

- Behandlung der Grundkrankheit.
- Bei manifester Osteomalazie:
  - Substitution von Kalzium (1000–1500 mg/d) und Vitamin D (Cholecalciferol, initial 5.000–10.000 IE/d; Erhaltungsdosis: 1000–2000 IE/d); bei starken Beschwerden Gabe von aktivem Vitamin D 2 × 0.25 µg/d.
- Vitamin-D-Prophylaxe bei:
  - Säuglingen 400–500 IE/d,
  - Risikopatienten (Ältere, Migranten) 1000 IE/d.
- Phosphatverlustsyndrome: (hypophosphatämische Osteomalazie)
  - 1–3 g Phosphat/d (in 3–5 Dosen), häufig zusätzliche Gabe von Calcitriol 2 × 0,5 µg/d (Steigerung der Phosphataufnahme im Darm, s. auch Phosphatdiabetes) (Linglart et al. 2014).
  - Ggf. Entfernung eines zugrundeliegenden Tumors.

Verlauf und Prognose

- Unter adäquater medikamentöser Therapie gute Prognose, normalerweise sind Skelettveränderungen reversibel.
- Bei Hypokalzämie zunächst wöchentliche Kontrollen von Kalzium, später monatliche Kontrollen mit AP.
- Normalisierung der AP nach 3–6 Monaten, Kontrolle von 25-OH-Vitamin-D.

Komplikationen

Pathologische Frakturen, rachitogene Tetanie.

▪ Tipp für die Praxis/FAQ

Sog. Migrantenosteomalazie: bei Frauen auftretende Mineralisationsstörung, die aus kulturellen oder religiösen Gründen eine Verschleierung (Tschador, Burka) tragen, welche die Sonnenexposition der Haut und damit die Vitamin-D-Synthese verhindert.

Fall 4:

Die Labordiagnostik zeigt eine Erhöhung der AP sowie erniedrigte Spiegel von Kalzium und Vitamin D. Der Phosphatspiegel liegt im Normbereich. Diagnose: Osteomalazie. Die Patientin wird über die Ursache ihrer Beschwerden aufgeklärt (mangelnde Sonnenlichtexposition bei Verschleierung) und es wird ihr angeraten, wenn möglich mehr in die Sonne zu gehen. Es wird eine Therapie mit Kalzium 1000 mg sowie Calcitriol 0,25 μg 2x täglich eingeleitet. Hierunter sind die Beschwerden rasch rückläufig.

5.6 Phosphatdiabetes

Fall 5:

Ein befreundeter Kinderarzt fragt Sie um Rat, weil ihm ein 2-jähriges Kind mit Skelettdeformierungen (Genu varum), Watschelgang, Minderwuchs und gestörter Zahnentwicklung zur weiteren Abklärung vorgestellt wurde.

Was raten Sie ihm?

▪ Synonym

X-linked hypophosphatemia (XLH), Vitamin-D-resistente Rachitis.

▪ Epidemiologie

- Prävalenz 1: 20.000–25.000 Neugeborene,
- Mädchen > Jungen betroffen 2:1,
- Manifestation meist im 2. Lebensjahr.

▪ Pathophysiologie

- X-chromosomal-dominant vererbte Form der Rachitis (XLH), mit Mutation im PHEX-Gen (>300 Mutationen beschrieben), bei ca. 1/3 der Patienten Spontanmutation, bei 2/3 vererbt.
- PHEX reguliert das Hormon Fibroblasten-Wachstumsfaktor 23 (FGF-23) das u. a. in Osteoblasten, Osteozyten und Odontoblasten gebildet wird → es reguliert den Vitamin-D- und Phosphat-Haushalt.
- Mutation im PHEX-Gen → FGF-23 ↑, Vitamin-D-Produktion ↓ → renale und gastrointestinale (Re-)Absorption von Phosphat ↓ und Phosphatrückresorption in der Niere ↓ → renale Phosphatausscheidung ↑ →Hypophosphatämie → verminderte Konzentration von Phosphat im Skelettsystem → Knochenmineralisationsstörung → Weichheit des Knochens, insbesondere der tragenden Beinknochen.

▪ Klinik

- Symptome ab ca. 2. Lebensjahr,
- watschelnder-breitbeiniger Gang, Beindeformitäten (Genu varum),
- Knochenschmerzen, Schmerzsyndrom, Mobilisation ↓, Fatique,
- dysproportionierter Kleinwuchs,
- Zahnentwicklung gestört,
- nicht heilende/schlecht heilende Knochenfrakturen (Pseudarthrosen),
- Enthesiopathien.

▪ Diagnostik

- **Anamnese**:
  - Knochenschmerzen, Knochendeformitäten, Wachstumsstörung, Alter des Kindes, Familienanamnese.
- **Labor**:
  - (meist) Normalwerte für: Kalzium, 25-OH-Vitamin-D, Parathormon,
  - Phosphat im Serum ↓, AP ↑, FGF-23 ↑,
  - 1,25-OH-Vitamin-D meist ↓,
  - Kreatinin im Serum und Urin, Phosphat im Urin, Kalzium/Kreatinin-Quotienten,
  - verminderte prozentuale tubuläre Phosphatrückresorption (TRP) und TmP/GFR (Phosphattransportmaximum → Quotient aus maximaler tubulärer Phosphatrückresorption und GFR).
- **Bildgebung:**
  - Röntgen Hand links (Alter >1 Jahr) oder Kniegelenk a.p. (Alter <12 Monate) → rachitische Veränderungen an Wachstumszonen der Unterarme, Knie- und Sprunggelenke,
  - Sonographie: Nieren (Kalkablagerungen).
- **Genanalyse.**

▪ Differentialdiagnosen

Andere Formen der hypophosphatämischen Osteomalazie, Hypophosphatasie, fibröse Dysplasie.

5

▪ Therapie

Pharmakotherapie:

- symptomatisch,
- Substitution von elementarem Phosphat (20–40 mg/kg KG/d) in 5 Einzelgaben über den Tag verteilt,
- UAW: intestinale Beschwerden (Diarrhöen, Übelkeit, Meteorismus);
- Calcitriol (20–30 ng/kg/d) in 1–2 Einzeldosen zur Vermeidung eines sekundären Hyperparathyreoidismus,
- Ziel: Abfall bzw. Normalisierung der AP, Erlangen altersbezogener normaler perzentilenparalleler Wachstumsgeschwindigkeit;
- Therapie mit STH: „off-label" → fehlende kontrollierte Studien zur Endgröße und fehlende Zulassung für diese Indikation;
- Burosumab (2018 neu: für Kinder mit XLH zugelassen, Zulassung für Erwachsene September 2020 erwartet) → kausaler, rekombinanter monoklonaler IgG1-AK. Anwendung unter Auflagen: orale Phosphatpräparate und Vitamin-D-Derivate müssen 1 Woche vor Behandlungsbeginn abgesetzt werden,
- Wirkweise: blockiert spezifisch FGF-23 → tubuläre Rückresorption von Phosphat ↑ → Serumkonzentration von 1,25-OH-Vitamin-D ↑ → Serumphosphatwert ↑,
- Dosierungen: 0,4 mg/kg KG s.c., nach 4 Wochen Steigerung bis auf 0,8 mg/kg KG alle 2 Wochen (Erhaltungsdosis), Maximaldosis 90 mg alle 2 Wochen,
- UAW: Reaktionen an der Injektionsstelle, Kopfschmerzen, Schmerzen in einer Extremität, erniedrigtes Vitamin D, Ausschlag, Zahnschmerzen, Myalgie, Schwindel, Anstieg PTH.

Operativer Eingriff: ggf. Korrekturoperation zur Verbesserung der Achsenfehlstellungen.

▪ Verlauf und Prognose

- Bei adäquater frühzeitiger Therapie gut, Fehlstellungen können vermieden werden, Krankheitsverlauf aber individuell sehr unterschiedlich.
- Orthopädische Korrekturoperationen bei unzureichender Therapie.
- Schwerere Verläufe bei Jungen.
- 3-monatliche Kontrollen von PTH, AP, Serumphosphat, Serumkalzium und Kalzium/Kreatinin im Spontanurin (hohes Risiko für sekundären Hyperparathyreoidismus).
- Bei Gabe von Burosumab: Messung des Serumphosphats im 1. Monat alle 2 Wochen, danach alle 4 Wochen.
- Sonographische Kontrolle des Nierenparenchyms (Nephrokalzinose).
- Ggf. Röntgenkontrollen zur Überprüfung der Beinachsenfehlstellung etc.
- Hörtest bei erhöhtem Risiko für die Entwicklung einer Presbyakusis.
- Kontrolle von Parametern des metabolischen Syndroms bei erhöhtem Risiko für dessen Entwicklung.
- Frühzeitig Zahnabszesse und Zahnverlust.

▪ Komplikationen

Folgen einer Vitamin-D-Überdosierung (Nephrokalzinose etc.), sekundärer und tertiärer Hyperparathyreoidismus, gastrointestinale Beschwerden, chronisches Schmerzsyndrom, Immobilisation.

▪ Tipp für die Praxis/FAQ

- Je früher Behandlungsbeginn, desto besser Wachstumsprognose.
- Elementares Phosphat ist in Deutschland nur als Reducto spezial® erhältlich, alternative Präparate müssen bei Bedarf über die internationale Apotheke angefordert werden (z. B. Brausetabletten für die Pädiatrie). Der Hersteller gibt für Reducto spezial® die enthaltene Phosphatmenge mit 613 mg/Dragee an. Therapieentscheidend ist aber die Menge des elementaren Phosphats, von dem pro Dragee nur 200 mg enthalten sind.
- Nach neuen Erkenntnissen sollte die Therapie über das Alter des Epiphysenfugenschlusses hinaus fortgesetzt werden, um das Risiko für Langzeitkomplikationen zu reduzieren.
- Bei Manifestation einer hypophosphatämischen Rachitis jenseits des Kleinkindesalters und negativer Molekulargenetik Tumor-induzierte Osteomalazie (TIO) ausschliessen.

Fall 5:

Zunächst Klärung der Familienanamnese. Bestimmung von Serumphosphat, Parathormon, Serumkalzium, 25-OH-Vitamin-D, 1,25-OH-Vitamin-D, AP und FGF-23. Ferner Bestimmung von Kreatinin im Serum und Urin, Phosphat im Urin, Kalzium/Kreatinin-Quotienten, prozentuale Phosphatrückresorption (TRP), TmP/GFR (Phosphattransportmaximum). Bei V. a. das Vorliegen eines Phosphatdiabetes sollte auch eine Röntgenaufnahme der linken Hand erfolgen.

5.7 Morbus Paget

Fall 6:

Eine 70-jährige Patientin erzählt Ihnen im Rahmen eines Routine-Check-ups nebenbei, dass ihre Hüte nicht mehr passen würden. Außerdem habe sie gelegentlich Kopfschmerzen und habe das Gefühl, schlechter zu hören.

Welchen Verdacht haben Sie und wie können Sie ihn erhärten?

Synonym

Osteodystrophia deformans.

Epidemiologie

- Vor allem Europäer betroffen,
- nach Osteoporose zweithäufigse Knochenerkrankung i.e.S.,
- Prävalenz: ca. 5 % der Männer und 8 % der Frauen >80 Jahre,
- Auftreten meist nach >55. Lebensjahr.

Pathophysiologie

- Skeletterkrankung ungeklärter Ursache → möglicherweise Virusinfektionen; familiäre Häufung (ca. 15 %) spricht für zusätzliche genetisch determinierte Komponente → verschiedene Genmutationen bekannt.
- Erhöhter/unorganisierter Knochenumbau in einem (monostotisch 1/3 der Fälle)/mehreren Knochenarealen (polyostotisch 2/3 der Fälle) → langsam fortschreitende Verdickung des betroffenen Areals.
- Aktivität der Osteoklasten ↑ → Knochensubstanz ↓ → ungeordnete Anbauvorgänge durch Osteoblasten → hypervaskularisierter Knochen mit verformter Knochenmasse und verminderter mechanischer Stabilität → artikuläre, neurologische und kardiologische Komplikationen. Betroffen sind vor allem Wirbelsäule, Becken, Extremitäten und Schädel.

Klinik

- Häufig insbesondere initial Beschwerdefreiheit,
- lokale Schmerzen des befallenen Knochens, Knochenverbiegungen, Knochenbrüche der langen Röhrenknochen (vor allem LWS, Becken, Sakrum),
- Überwärmung der angrenzenden Hautabschnitte,
- Wurzelkompressionssyndrome,
- Verdickung des Schädels mit Zunahme des Kopfumfanges, Schwerhörigkeit bei Schädelbefall, Erblindung,
- Auftreten von Nierensteinen, Herzinsuffizienz,
- maligne Entartung (<1 %).

Diagnostik

- **Anamnese**: Knochenschmerzen, Frakturen, Hörvermögen, Sehvermögen, Nierensteine, Familienanamnese.
- **Labor**: AP ↑, Hydroxyprolin im Urin ↑.
- **Bildgebung**:
  - Röntgen des Knochens,
  - MRT/CT bei unklarer DD oder Komplikationen,
  - Skelettszintigraphie → Mehrspeicherung.
- Ggf. Knochenbiopsie

Differentialdiagnosen

Ossäre Metastasen, Osteomalazie.

Therapie

Pharmakotherapie:

- Bisphosphonate (zugelassen: Etidronat, Pamidronat, Risedronat, Zoledronsäure) (Reid et al. 2005),
- Wirkweise: antiresorptive Wirkung durch Hemmung der Osteoklasten und konsekutiv des Knochenabbaus,
- Dosierung: z. B. Zoledronsäure 5 mg zunächst einmalig i.v. (Singer et al. 2014),
- UAW: muskuloskelettale Schmerzen, gastrointestinale Beschwerden (Einnahmemodalitäten beachten!), selten: Osteonekrose des Kiefers, atypische Femurfrakturen;
- Analgetika,
- Vitamin D (800 IE),
- ggf. Kalziumpräparate.
- Sekundär noch Calcitonin empfohlen, aber nicht verfügbar

Physikalische Maßnahmen:

- Physiotherapie, Massage,
- Elektro- und Balneotherapie.

Chirurgische Therapie:

- Hüft- oder Knie-TEP,
- Korrektur-Osteotomien,
- ggf. Wirbelsäulenoperation.

▪ **Verlauf und Prognose**

- AP im Serum hat in Verlaufsbeurteilung höchsten Stellenwert → Normalisierung anstreben,
- Kontrolle AP nach Beginn Bisphosphattherapie, dann im 6-monatigen Intervall.

▪ **Komplikationen**

Bösartige Knochentumore (1 %), Schwerhörigkeit, Herzinsuffizienz, spinale Kompressionssyndrome.

▪ **Tipp für die Praxis/FAQ**

- Jede isolierte Erhöhung der AP sollte nach Ausschluss eines Vitamin-D-Mangels (Serumkalzium, Phosphat, PTH, 25-OH-Vitamin D) oder nach Persistenz trotz Vitamin-D-Behandlung mittels Knochenszintigraphie weiter abgeklärt werden.
- Paget-Areal breitet sich niemals über Gelenk hinaus oder über den ursprünglich vom Paget betroffenen Knochen des Skelettsystems hinaus aus.
- Patienten vor Beginn einer Bisphosphonattherapie beim Zahnarzt vorstellen (Risiko einer Osteonekrose bei onkologischen Patienten und/oder i.v.-Gabe ↑)!

Fall 6:

V. a. M. Paget. Laborchemisch zeigt sich eine Erhöhung der AP. Es werden eine Röntgenaufnahme des Schädels und eine Skelettszintigraphie durchgeführt. Im Röntgenbild zeigt sich eine Verdickung der Kalotte, die Skelettszintigraphie zeigt eine Mehranreicherung in diesem Areal. Weitere Areale sind nicht betroffen. Es erfolgt die Einleitung einer Bisphosphonattherapie mit Zoledronat 5 mg i.v., zudem die Vorstellung beim HNO-Arzt zur Mitbetreuung wegen V. a. Presbyakusis.

5.8 Hypophosphatasien

Fall 7:

Ein 33-jähriger Patient stellt sich mit diffusen Knochen-und Muskelschmerzen wiederholt bei Ihnen vor. Anamnestisch berichtet der Patient über rezidivierende Sehnenentzündungen. In der Laborkontrolle zeigt sich eine AP von 30 U/l bei im Übrigen unauffälligen Laborparametern. Wie gehen Sie weiter vor?

▪ **Synonym**

Rathbun-Syndrom, Phosphatasemangelrachitis, HPP.

▪ **Epidemiologie**

- Prävalenz: ca. 1:6730 Personen,
- vermutlich hohe Dunkelziffer aufgrund vielfältiger Symptome und geringem Bekanntheitsgrad der Erkrankung.

▪ **Pathophysiologie**

- Seltene, meist autosomal-rezessiv vererbte Erkrankung → Mutation im ALPL-Gen (Chromosom 1), bislang ca. 300 verschiedene, krankheitsrelevante Mutationen sowie 15 Polymorphismen des ALPL-Gens beschrieben → kodiert für unspezifische Alkalische Gewebs-Phosphatase (TNAP).
- TNAP macht >90 % der Aktivität der alkalischen Phosphatase (AP) aus → entscheidend für Skelettmineralisierung (3 Isoenzyme der gewebeunspezifischen Phosphatase: Leber-AP, Nieren-AP, Knochen-AP).
- Verminderte Aktivität der alkalischen Phosphatase (AP) → Ansammlung von nicht abgebauten Stoffwechselprodukten (PLP und PEA) → gestörte Skelettmineralisierung.
- Unterscheidung anhand klinischer Erstmanifestation in (Genest et al. 2016):
  - perinatale Form,
  - infantile Form,
  - juvenile/kindliche Form,
  - adulte Form,
  - orodentale Form (Odontophypophosphatasie).

→ Einzelne Formen lassen sich dabei nur schwer voneinander abgrenzen bzw. gehen ineinander über, Hypophosphatasie Subtypen, ▶ Kap. 18).

▪ **Klinik**

Fokus hier auf adulter Form (Seefried und Genest 2017):

- diffuse Knochenschmerzen,
- erhöhtes Risiko für Frakturen bei Bagatelltraumata, Pseudo- und Insuffizienzfrakturen,
- Gelenkbeschwerden (meist polyartikulär, häufig unterer Rückenbereich, Iliosakralgelenke),
- Muskelbeschwerden (z. B. brennende muskuläre Schmerzen, muskuläre Ermüdbarkeit und Krämpfe),

- Schmerzen im Bereich der knöchernen Sehnenansatzbereiche,
- Kraniosynostosen, peri- oder intraartikuläre Weichteilverkalkungen,
- Hyp- und Dysästhesien, Kopfschmerzen,
- Nephrokalzinose, Nierenfunktionsstörungen,
- Kalzifikationen am Augenhintergrund,
- gastrointestinale Symptome → Obstipation, Diarrhö, Bauchschmerzen, Flatulenz,
- Zahnprobleme,
- psychische Auffälligkeiten → depressive Verstimmung, Nervosität, Angstzustände.

Diagnostik

- **Anamnese**: Knochenschmerzen, Muskelschmerzen, Gelenkschmerzen, Frakturen, Familienanamnese.
- **Labor**:
  - Gesamt-AP ↓ (Bestimmung der einzelnen Isoformen nicht zwingend).
  - Pyridoxalphosphat (PLP) im Serum ↑, Phosphoethanolamin (PEA) im Urin ↑,
  - normale bis leicht erhöhte Werte für Serumkalzium und -phosphat,
  - Parathormon normal bis leicht erhöht,
  - Kalzium im 24 h-Sammelurin kann erhöht sein.
- **Bildgebung:**
  - DXA-Knochendichtemessung ↓,
  - ggf. MRT (Kraniosynostosen, Insuffizienzfraktur, Knochenmarködem),
  - Sonographie: Nieren.
- **Ophthalmologische Untersuchung**: Beeinträchtigungen von Sehschärfe/Fundus.
- **Zahnstatus.**
- **Neurologische/Orthopädische Untersuchung**: muskuloskelettale Funktionstestung.
- **Genanalyse.**

Differentialdiagnosen

Osteomalazie, Osteoporose, Erkrankungen aus dem rheumatologischem Formenkreis, Osteogenesis imperfecta, Phosphatdiabetes, Myasthenia gravis, multiple Sklerose, Fibromyalgie.

DD erniedrigte AP:

- Hypophosphatasie,
- Hypothyreose,
- östrogenhaltige Kontrazeptiva,
- Therapie mit Bisphosphonaten oder Denosumab,
- Morbus Wilson,
- Mangelernährung,
- chronisch myeloische Leukämie,
- aplastische/perniziöse Anämie,
- Magnesiummangel,
- Vitamin-C-Mangel,
- Bestimmungsfehler/Hämolyse.

Therapie

> Multimodaler interdisziplinärer Ansatz; aktuell keine kurative Therapie möglich (Hofmann und Seefried 2017).

Pharmakotherapie:

- Enzymersatztherapie mit Asfotase alfa (rekombinante TNAP) bei Patienten mit ersten HPP-Symptomen im Kindesalter → nur Therapie der Knochenmanifestation, Auswirkungen auf weitere systemische Krankheitsmanifestationen sind bislang nicht belegt,
- analgetische Therapie mit NSAR,
- ggf. Therapie Hyperkalzämie/Hyperphosphatämie,
- möglichst Vermeidung von Bisphosphonaten bei Osteoporosetherapie (pathophysiologisch nicht sinnvoll → allenfalls osteoanabole Präparate),
- Vitamin-D-Substitution entsprechend Empfehlungen für Gesunde (Vitamin-D-Spiegel im unteren Normbereich anstreben).

Operativer Eingriff:

- Ggf. neurochirurgische Intervention → Kraniosynostosen,
- ggf. Korrekturosteotomien bei schweren Extremitätendeformitäten, bei Frakturen intramedulläre Nagelungen (verzögerte knöcherne Durchbauung).

Physiotherapie.

Kieferorthopädische und parodontologische Betreuung.

Verlauf und Prognose

- Perinatale Form am schwerwiegendsten mit potenziell letalem Verlauf in ersten Lebenswochen,
- auch bei infantiler Form (innerhalb der ersten 6 Lebensmonate) schwerwiegende, teils letale Verläufe → für beide Formen 5-JÜR: 27 %,

- im frühen Erwachsenenalter Patienten häufig symptomarm, erst später teilweise schwere Verläufe,
- alle 6–12 Monate Verlaufskontrollen zur frühzeitigen Erfassung systemischer Manifestationen.

▪ Komplikationen

Fehlbildungen des Skeletts, Frakturen, Zahnausfälle, systemische Komplikationen wie erhebliche Muskelschwäche, Krampfanfälle, bei Kleinkindern respiratorische Insuffizienz mit Todesfolge.

▪ Tipp für die Praxis/FAQ

- Nicht charakteristisch für das Krankheitsbild sind eine ausgeprägte Synovialitis mit starker Schwellung und Ergussbildung.
- Vor laborchemischer Diagnostik Einnahme von Vitamin-B_6-Präparaten erfragen und pausieren.
- Bei Diagnosestellung im Erwachsenenalter ist häufig retrospektiv eine Zuordnung von Krankheitssymptomen, die bereits im Jugendalter aufgetreten sind, zu dem Krankheitsbild möglich.
- Betreuung von HPP-Patienten in einem erfahrenen Zentrum.

Fall 7:

Auch in der Kontrolle zeigt sich eine Erniedrigung der AP. Relevante Begleiterkrankungen bestehen nicht. Die Familienanamnese ist dem Patienten nicht bekannt, da er adoptiert wurde. PLP im Serum ist erhöht, sodass eine molekulargenetische Testung erfolgt. Diese zeigt eine Mutation im ALPL-Gen und bestätigt somit den Verdacht einer Hypophosphatasie. Die DXA-Knochendichtemessung liegt im Bereich einer Osteopenie (T-Score: -1,5). Hinweise auf eine systemische Beteiligung finden sich nicht. Bei insgesamt milder klinischer Ausprägung erhält der Patient eine bedarfsadaptierte analgetische Therapie. Zudem wird ihm Physiotherapie verordnet. Im Hinblick auf die Osteopenie wird eine Vitamin-D-Substitution eingeleitet (1.000 IE/d). Regelmäßige jährliche Verlaufskontrollen im Hinblick auf eine Systembeteiligung werden vereinbart.

5.9 Osteoporose

Fall 8:

Sie werden konsiliarisch in die Unfallchirurgie zu einer 68-jährigen Patientin gerufen, die eine frische Sinterungsfraktur von LWK 4 erlitten hat.

Was möchten Sie bei der Patientin erfragen? Wie ist das weitere Vorgehen?

5.9.1 Primäre und sekundäre Osteoporose

▪ Epidemiologie

- Prävalenz: 14 % bei Versicherten >50 Jahren (Hadji et al. 2013).
- Insgesamt etwa 6,3 Mio. Osteoporose-Betroffene in Deutschland (Hadji et al. 2013).
- Inzidenz in gleicher Altersgruppe: 2,1 % pro Jahr →
- Zahl der Neuerkrankungen in Deutschland: ca. 885.000 Menschen jährlich,
- 52 % erlitten innerhalb des 3-jährigen Beobachtungszeitraums Frakturen →
- Inzidenz WK-Frakturen verdoppelt sich pro Dekade bei Männern und Frauen, Anstieg um das 2- bis 4-Fache bei Hüftfrakturen,
- Frauen > Männer 2–3:1.

▪ Pathophysiologie

- Systemische Skeletterkrankung.
- Missverhältnis zwischen Osteoblasten (Aufbau) und Osteoklasten (Abbau) →,niedrige Knochenmasse/Beeinträchtigung der Mikrostruktur des Knochengewebes →,geminderte Bruchfestigkeit des Knochens → erhöhte Frakturgefährdung.
- Sind bereits Frakturen als Folge eingetreten → manifeste Osteoporose.
- WHO-Definition von 1994 → Osteoporose liegt dann vor, wenn Knochenmineralgehalt in DXA-Knochendichtemessung an LWS und/oder proximalem Femur (Gesamtareal oder Schenkelhals) um < -2,5 Standardabweichungen (SD) vom Mittelwert einer 20- bis 29-jährigen Frau abweicht → sog. T-Score.
- Osteopenie: T-Score: -1 bis -2,5, Normalbefund: +1 bis −1.

◘ Tab. 5.7 Ursachen einer sekundären Osteoporose	
Endokrine Erkrankungen	Cushing-Syndrom und subklinischer Hypercortisolismus, primärer Hyperparathyreoidismus, GH-Mangel, männlicher Hypogonadismus, subklinische und manifeste Hyperthyreose, Diabetes mellitus Typ 1 und 2
Rheumatologische Erkrankungen	Rheumatoide Arthritis, Spondylitis ankylosans, systemischer Lupus erythematodes
Gastroenterologische Erkrankungen	Zöliakie, Z. n. Billroth-II-Magenresektion oder Gastrektomie
Neurologische/psychiatrische Erkrankungen	Epilepsie, Schizophrenie, Apoplex, Alzheimer-Erkrankung, Morbus Parkinson, Depression
Andere Erkrankungen	Herzinsuffizienz, MGUS, Alkohol und alkoholische Lebererkrankung, Anorexia nervosa, Rauchen, COPD
Medikamente	Hormonablative Therapie, Aromatasehemmer, bestehende oder geplante Therapie mit GC ≥ 2,5 mg/d über mehr als 3 Monate, hochdosierte GC inhalativ, Glitazone, sturzfördernde Medikamente, Antidepressiva, Antiepileptika, Opioide, Protonenpumpeninhibitoren bei Dauertherapie

- Abhängig von zugrundeliegender Genese werden unterschieden:
  - primäre Osteoporose (95 %): Entstehung multifaktoriell, meist im höheren Lebensalter:
    1. postmenopausale Osteoporose,
    2. senile Osteoporose,
    3. idiopathische juvenile Osteoporose,
  - sekundäre Osteoporose (5 %): Begleiterkrankung bei Vielzahl von Erkrankungen bzw. Medikationen, die mit einer verminderten Knochenfestigkeit und erhöhten relativen Risiko für osteoporotische Frakturen assoziiert sind (◘ Tab. 5.7),
  - Schwangerschaftsosteoporose (selten).

▪ Klinik

- Initial symptomlos, später Frakturen (Wirbelkörper > proximaler Femur > distaler Radius),
- akute und chronische Rückenschmerzen, Rundrücken,
- Abnahme der Körpergröße,
- funktionelle Einschränkungen.

▪ Diagnostik:

Basisdiagnostik (nach DVO-Leitlinie 2017): empfohlen, wenn

- geschätztes 10-Jahres-Risiko für Wirbelkörperfrakturen und proximale Femurfrakturen 20 % übersteigt, aktuell besteht oder bis vor <1–2 Jahren bestand,
- sie unmittelbare therapeutische/diagnostische Konsequenzen hat → sofern eine Therapie grundsätzlich in Frage kommt,
- bei allen Fragilitätsfrakturen (Fraktur aufgrund inadäquaten Traumas) ab Alter von 50 Jahren, nach 3 Monaten Glucocorticoiden ≥7,5 mg/d Prednisolonäquivalent, Vorliegen einer Risikokonstellation (vgl. ◘ Tab. 5.7. Ursachen einer sekundären Osteoporose),
- Vorliegen allgemeiner Risikofaktoren:
  - proximale Femurfraktur bei Vater oder Mutter,
  - multiple intrinsische Stürze oder hohes Sturzrisiko bzw. Immobilität,
- Frauen ab 70. Lebensjahr, Männer ab 80. Lebensjahr, soweit eine Entscheidung über geplante therapeutische Maßnahme getroffen werden soll.
- **Anamnese**:
  - Knochenschmerzen, Frakturen,
  - ggf. Lokalisation/Intensität frakturbedingter Schmerzen,
  - erhöhtes Sturzrisiko, Einschränkung der Muskelkraft
  - Familienanamnese, Hinweise auf sekundäre Genese,
  - Alter, Menarche, Medikamente, Körpergrößenverlust.
- **Klinische Untersuchung**:
  - z. B. Klopfschmerz, Rundrücken, Tannenbaumphänomen, Muskelkraft (ab 70. Lebensjahr: „Timed up and go"-Test oder

„Chair rising"-Test) und Koordination, Hinweis auf sekundäre Osteoporose oder Malignom.

- **Labor**:
  - i. d. R. unauffällig, dennoch wichtig zur Abklärung sekundärer Genese:
  - Serumkalzium, -phosphat, Kreatinin-Clearance (GFR), AP, GGT, BB, BSG/CRP,
  - Eiweißelektrophorese ggf. mit Immunfixation,
  - TSH, 25-OH-Vitamin-D als Einzelfall, Testosteron bei Männern fakultativ,
  - Knochenumbaumarker als Einzelfall (Anbau: Osteocalcin, P1NP, Abbau: CTX),
  - 24 h-Sammelurin; Kalziumausscheidung (2x),
  - ggf. Kadmiumbestimmung bei V. a. erhöhte Kadmiumexposition.
- **Bildgebung:**
  - DXA-Osteodensitometrie (LWS, Gesamtfemur, Femurhals),
  - Röntgen BWS und LWS in 2 Ebenen,
  - MRT bei V. a. Wirbelkörperfrakturen,
  - ggf. Knochenszintigraphie.
- **Ggf. Biopsie.**

▪ Differentialdiagnosen

Osteomalazie, frische Fraktur traumatischer Genese, ossäre Metastasen, entzündliche Prozesse, Plasmozytom, intraossäres Hämangiom, Hypophosphatasie.

▪ Therapie

- Basismassnahmen zur Osteoporose und Frakturprophlaxe
- spezifische medikamentöse Therapieoptionen

Basismassnahmen zur Osteoporose und Frakturprophylaxe

Knochengesunde Lebensführung:

- Body-Mass-Index: >20 kg/m^2 bis <30 kg/m^2,
- kalziumorientierte Ernährung, Sonnenlichtexposition,
- bevorzugt basische Kost,
- körperliche Aktivität: täglich Training für Koordination, Muskelkraft → Sturzvermeidung,
- Nikotinverzicht.

Kalzium und Vitamin D:

- bei allen Osteoporosepatienten → 800–1.000 IE Vitamin D und 1.000 mg Kalzium über Nahrung, (Ausnahmen: Nierensteine, pHPT, Hyperkalzurie, aktive granulomatöse Erkrankungen)
- bei Patienten mit parenteraler antiresorptiver Therapie → Supplementation von ≥1.000 mg Kalzium und 800–1000 IE Vitamin D3 (drohende Hypokalzämie).

Spezifische medikamentöse Therapieoptionen:

- Indikation zur medikamentösen Osteoporosetherapie besteht bei einem geschätzten 10-Jahres-Frakturrisiko von > 30% für Wirbelkörperfrakturen und/oder proximale Femurfrakturen.
- Geschlecht, Lebensalter, bereits vorliegende osteoporoseassoziierte Frakturen, DXA-Knochendichte und weitere Risikofaktoren dabei individuell berücksichtigen
- ◘ Tab. 5.8 zeigt die Konstellationen für den T-Score, bei denen altersabhängig ein 10-Jahres- Frakturrisiko von > 30% angenommen werden kann.

Generelle Indikation für Pharmakotherapie:

1. Niedrigtraumatische singuläre Wirbelkörperfraktur 2.–3.° oder multiple Wirbelkörperfrakturen 1.–3.°, wenn andere Ursachen nicht wahrscheinlicher sind, bei DXA T-Score <-2,0 an LWS/Schenkelhals/Gesamtfemur, individuell auch bei T-Score >-2,0.
2. Niedrigtraumatische proximale Femurfraktur bei DXA T-Score <-2,0 an LWS/Schenkelhals/Gesamtfemur, individuell auch bei T-Score >-2,0. Bei typischen osteoporotischen radiologischen und/oder klinischen Aspekten von Wirbelkörperfrakturen bzw. proximalen Femurfrakturen kann in Abhängigkeit von klinischer Gesamtsituation auf Knochendichtemessung verzichtet werden.
3. Bestehende/geplante Therapie mit oralen Glucocorticoiden ≥7,5 mg Prednisolonäquivalent täglich für >3 Monate, wenn T-Score ≤-1,5 an LWS/Schenkelhals/Gesamtfemur (individuell auch bei T-Score >-1,5) oder niedrig-traumatischen Wirbelkörperfrakturen oder multiplen peripheren Frakturen (endogenes Cushing-Syndrom ist äquivalent zu bewerten.

Therapieindikation auch schon bei um 1,0 höherem T-Score, wenn:

- Glucocorticoide oral ≥2,5 mg und <7,5 mg Prednisolonäquivalent tgl. (außer bei rheumatoider Arthritis +0,5),

Tab. 5.8 Indikation für eine medikamentöse Osteoporosetherapie nach Risikoprofil (vgl. Leitlinie DVO 2017) in Abhängigkeit von Geschlecht, Lebensalter, DXA-Knochendichte und weiteren Risikofaktoren[1]

		T-Score (Nur anwendbar auf DXA-Werte. Die Wirksamkeit einer medikamentösen Therapie ist für periphere Frakturen bei einem T-Score >-2,0 Niedrigster T-Score von Mittelwert L1-L4, Femurhals und Gesamtfemur)				
Frau	**Mann**	**-2,0 bis -2,5**	**-2,5 bis -3,0**	**-3,0 bis -3,5**	**-3,5 bis -4,0**	**<-4,0**
50-60	60-70	Nein	Nein	Nein	Nein	Ja
60-65	70-75	Nein	Nein	Nein	Ja	Ja
65-70	75-80	Nein	Nein	Ja	Ja	Ja
70-75	80-85	Nein	Ja	Ja	Ja	Ja
>75	>85	Ja	Ja	Ja	Ja	Ja

1 Alternative Risikomodellierungen können bei Bedarf vergleichend zu Rate gezogen werden (siehe Langfassung DVO-Leitlinie 2017)
[2] bei Verwendung eines männlichen Referenzkollektivs für die T-Scores

- Diabetes mellitus Typ 1,
- 3 niedrig-traumatische Frakturen in den letzten 10 Jahren im Einzelfall (mit Ausnahme von Finger-, Zehen-, Schädel- und Knöchelfrakturen).

Therapieindikation auch schon bei um 0,5 höherem T-Score, wenn:
- singuläre Wirbelkörperfraktur 1. Grades
- nichtvertebrale Frakturen >50Jahre mit Ausnahme von Finger-, Zehen-, Schädel-, und Knöchelfrakturen,
- proximale Femurfraktur bei Vater oder Mutter,
- multiple intrinsische Stürze,
- Immobilität,
- Rauchen, COPD, und/oder hohe Dosen inhalativer Glucocorticoide,
- Herzinsuffizienz,
- chronische Einnahmen von PPI,
- Epilepsie/Antiepileptika,
- Depression/Antidepressiva,
- Zöliakie,
- rheumatoide Arthritis,
- Spondylitis ankylosans,
- primärer Hyperparathyreoidismus,
- hormonablative Therapie oder Hypogonadismus beim Mann,
- Aromatasehemmer,
- Wachstumshormonmangel,
- Hyperthyreose oder subklinische Hyperthyreose, sofern persistierend,
- subklinischer Hypercortisolismus,
- Glitazone,
- hsCRP-Erhöhung.

Verschiedene Risikofaktoren können einzeln oder in Kombination zu einer Anhebung der Therapiegrenze führen, wobei in der Regel nicht mehr als 2 Risikofaktoren bei der Anhebung des Schwellenwerts berücksichtigt werden sollen (bis max. T-Score -2,0) Die o. g. Faktoren gelten, sofern Risiko aktuell besteht oder vor weniger als 12–24 Monaten beendet wurde.
- Für Medikamentenwahl einer personalisierten Osteoporosetherapie berücksichtigen (Harbeck und Lehnert 2016): Neben- und Zusatzwirkungen, Kontraindikationen, Kosten, Einnahmemodalität.
- Erstlinienmedikamente der DVO: Alendronat, Risedronat, Zoledronat, Denosumab. vgl. Tab. 5.9.
- Spezifische medikamentöse Therapien dienen der **Hemmung** der osteoklastären Knochenresorption (**Knochenabbau**) und/oder der **Stimulation** der osteoblastären Knochenneubildung (**Knochenanbau**).

5

Bisphosphonate (z. B. Alendronat, Ibandronat, Zoledronat, Risedronat):
- Wirkweise: Hemmung der Osteoklastenaktivität → Knochenresorption ↓ (nachgewiesener Nutzen für 3–5 Jahre),
- Dosierung: abhängig vom verwendeten Präparat, z. B. Alendronat 70 mg/Woche oder 10 mg 1 x tgl. p.o., alternativ i.v.-Präparate z. B. Zoledronat 5 mg i.v./Jahr,
- UAW: gastrointestinale Beschwerden (Reflux), muskuloskelettale Schmerzen, Kiefernekrose, atypische Femurfrakturen.

Denosumab:
- Wirkweise: IgG2-anti-RANKL-Antikörper, der mit hoher Affinität an RANKL (Receptor Activator of NF-κB Ligand) bindet → Hemmung Interaktion mit RANKL → Imitation der Effekte von Osteoprotegerin und Steuerung RANKL-induzierter Osteoklastenfunktion (nachgewiesener Nutzen bis zu 3 Jahren),
- Dosierung: 60 mg alle 6 Monate s.c.,
- UAW: Hypokalzämie (→ Kalzium und Vitamin-D-Substitution obligat), Dyspnoe, muskuloskelettale Schmerzen, Kiefernekrose, atypische Femurfrakturen.

Selektive Östrogenrezeptormodulatoren (z. B. Raloxifen, Bazedoxifen):
- Wirkweise: Östrogenrezeptoragonist im Knochengewebe → antiresorptive Wirkung → geringerer Knochenumsatz (nachgewiesener Nutzen bis zu 8 Jahre),
- Dosierung: Raloxifen 60 mg 1x tgl. p.o.,
- UAW: Thrombosen, Hitzewallungen, gastrointestinale Beschwerden.

Östrogene:
- nur für Patientinnen mit vasomotorischen Menopausenbeschwerden bzw. als Reservemedikament.

Anti-Sclerostin-Antikörper (Romosozumab):
- Wirkweise: monoklonaler Antikörper, Bindung und Blockierung von Sclerostin neutralisiert dessen negative Auswirkungen auf den Wnt-Signalweg -> osteoanabole und antiresorptive Wirkung,
- Zulassung für max. 12 Monate Therapiedauer,
- Dosierung: Romosuzumab 210 mg 1x/ Mo s.c.
- UAW: Nasopharyngitis, Arthralgien, Hypocalcämie (nicht bei Z.n. Myokardinfarkt oder Apoplex!)

Teriparatid:
- Wirkweise: Parathormon-Fragment, (PTH 1–34), Stimulation von Osteoblastenaktivität →osteoanabole Wirkung,
- Zulassung für max. 24 Monate Therapiedauer,
- Dosierung: Teriparatid 20 µg 1x tgl. s.c.,
- UAW: Gliederschmerzen, Muskelkrämpfe, Schwitzen, Hypercholesterinämie.

Operativer Eingriff: ggf. Vertebroplastie/Kyphoplastie. Schmerztherapie, ggf. rehabilitative Massnahmen

◘ Knochenspezifische Therapien und ihre Evidenzgrade (DVO 2017)

Belegte Wirksamkeit bei Frauen (für Männer generell geringerer Evidenzgrad)	Weniger Wirbelkörper-Frakturen	Weniger periphere Frakturen	Weniger proximale Femurfrakturen
Alendronat	A	A	A
Bazedoxifen	A	B	–
Denosumab	A	A	A
Ibandronat	A	B	–
Raloxifen	A	–	–
Risedronat	A	A	A
Zoledronat**	A	A	A
Teriparatid*,°	A	B	–
Östrogene*	A	A	A

*Besondere Einschränkungen bei Zulassung und Erstattungsfähigkeit beachten **Nach proximaler Femurfraktur Verabreichung nach Zeitintervall von 2 Wochen (A), Reduktion der Mortalität nach Femurfraktur °Effektivere Frakturreduktion gegenüber oralen Bisphosphonaten in Bezug auf Wirbelkörperfrakturen. Für die Osteoporosetherapie beim **Mann** sind Alendronat (10 mg tgl.), Risedronat (35 mg wöchentlich), Zoledronat **, Teriparatid und Denosumab zugelassen

Bei **postmenopausalen** Frauen, die primär wegen vasomotorischer Symptome mit Östrogenen therapiert werden, ist mit Ausnahme sehr niedrig dosierter Präparate in der Regel keine weitere spezifische Osteoporose-Therapie erforderlich. Wird aufgrund von postmenopausalen Beschwerden Tibolon eingenommen, ist auch hierdurch eine Senkung des Frakturrisikos zu erwarten

Bei **postmenopausalen Frauen,** die mit **Glukokortikoiden** behandelt werden, sind Alendronat, Risedronat, Teriparatid und Zoledronat** zugelassen

Bei **Männern,** die **mit Glukokortikoiden** behandelt werden bestehen Zulassungen für Alendronat, Teriparatid und Zoledronat**

Denosumab ist zugelassen zur Behandlung von Knochenschwund im Zusammenhang mit einer Hormonablation bei Männern mit einem Prostatakarzinom mit erhöhtem Frakturrisiko

Medikamente bei sekundären Osteoporosen
Bei postmenopausalen Frauen, die mit Glukokortikoiden behandelt werden, sind Alendronat, Risedronat, Teriparatid und Zoledronat** zugelassen. Bei Männern, die mit Glukokortikoiden behandelt werden bestehen Zulassungen für Alendronat, Teriparatid und Zoledronat**. In Bezug auf die medikamentöse Therapie anderer sekundärer Osteoporosen wird auf die Therapieempfehlungen der jeweiligen Leitlinien und Empfehlungen der Fachgesellschaften verwiesen

Eine **Kombinationstherapie** der Osteoporose kann im Einzelfall erwogen werden. Eine niedrig dosierte Hormontherapie mit einem spezifischen Osteoporosepräparat kann bei Frauen mit klimakterischen Beschwerden und dem gleichzeitigen Vorliegen einer Osteoporose kombiniert werden

Verlauf und Prognose

- Klinische Kontrollen nach Beginn spezifischer Therapie zunächst alle 3–6 Monate.
- Ggf. Kontrolle Knochenumbaumarker. Bei Therapie-Ansprechen signifikante Abnahme der Knochenresorptionsmarker (3–6 Monate nach Beginn der antiresorptiven Therapie) → Frakturrisiko ↓.
- Erneute Knochendichtemessungen zur Abschätzung medikamentösen Therapieerfolgs nur eingeschränkt hilfreich, kann jedoch Compliance verbessern (i. d. R. nach 2 Jahren).
- Zeitpunkt DXA-Wiederholungsmessung orientiert sich bei Patienten ohne spezifische Osteoporosetherapie an Messwert der Vormessung: T-Werte >-1,0 in der Regel Messintervalle >5 Jahre ausreichend.
- Re-Evaluation spezifischer Osteoporosetherapie nach 3–5 Jahren, dann ggf. Präparatewechsel.
- >50 % der Betroffenen erleiden innerhalb von 4 Jahren eine Fraktur. Mortalität nach proximaler Femurfraktur liegt in ersten 12 Monaten bei 20–30 %, 22 % kommen in ein Pflegeheim, völlige Herstellung der körperlichen Mobilität nur bei 24–50 % der Patienten.

Komplikationen

Erhöhte Mortalität (im 1. Jahr nach Fraktur am höchsten), erhöhtes kardiovaskuläres Risiko.

Tipp für die Praxis/FAQ

- DXA der LWS und des proximalen Femurs ist Goldstandard der Osteodensitometrie.
- Für prämenopausale Frauen oder Männer < 50 Jahren wird für Osteoporose Z-Score präferiert (<-2,0). (Baim et al. 2007).
- Knochenumbaumarker sprechen schneller und zuverlässiger auf Therapien an als DXA-basierte Knochendichtemessung → eignen sich somit besser zur Therapieverlaufskontrolle.
- 30–50 % aller osteoporotischen Wirbelkörperfrakturen sind klinisch stumm.
- Verminderung der Knochenmasse um <30 % ist im konventionellen Röntgenbild nicht erkennbar.
- Hüftfraktur ist schwerwiegendste osteoporotische Fraktur.
- Hohe Dosen von Kalzium stehen bei Supplementation im Verdacht Koronar- und Herzklappenverkalkungen zu begünstigen, die Kalziumzufuhr über die Ernährung wird (außer bei spezifischer Medikation und Indikation) bevorzugt.
- Knochenspezifische Therapie wird meist mit Bisphosphonaten begonnen.
- Umstellung der knochenspezifischen Therapie erwägen, wenn es unter einer Therapie mit Bisphosphonaten, Denosumab oder Raloxifen zu einem deutlichen Abfall der Knochendichte (≥5 %) kommt oder unter einer Therapie 2 oder mehr osteoporotische Frakturen innerhalb von 3 Jahren auftreten.
- Patienten müssen über das Risiko einer Kiefernekrose aufgeklärt werden (Dokumentation), gute Zahnhygiene anstreben (Bisphosponate, Denosumab).
- Bisphosphonate wirken durch ihre lange Verweildauer im Knochen noch Jahre nach Applikation am Knochen nach. Dagegen haben Raloxifen, Denosumab und Teriparatid keine anhaltende Wirkung. Bei Denosumab wird vermehrt über Wirbelkörperfrakturen in der Therapiepause berichtet, sodass die Therapie mit Denosumab nicht ohne eine weiterführende spezifische Antiosteoporosemedikation beendet werden soll (z. B. Umstellung auf ein Bisphosphonat i.v., ca. 9 Monate nach der letzten Denosumab-Gabe). Auch nach Been-

digung einer Teriparatidtherapie wird die Umstellung auf eine alternative Therapie (mit Bisphosphonaten) empfohlen.

Fall 8:

Zunächst wird eine ausführliche Anamnese erhoben (Vorerkrankungen, Medikamente, Familienanamnese). Die Patientin berichtet, seit 20 Jahren unter einer rheumatoiden Arthritis zu leiden, die mit einer Erhaltungsdosis von 5 mg Prednisolon behandelt wird. Laborchemisch zeigen sich keine Auffälligkeiten. Die DXA-Messung zeigt einen T-Score von -3,5. Eine Therapieindikation ergibt sich bereits aus der osteoporotischen Fraktur sowie dem Lebensalter, ohne dass es hier auf die Anhebung der Therapieschwelle (+1,0 bei rheumatoider Arthritis, Glucocorticoidtherapie) ankommt. Nach Aufklärung über das Risiko einer seltenen Kieferosteonekrose wird eine Therapie mit Alendronat 70 mg/Woche sowie Vitamin D 800 IE/d eingeleitet. Der Kalziumbedarf soll über die Ernährung gedeckt werden.

5.9.2 Schwangerschaftsosteoporose:

▪ Epidemiologie

Sehr selten, hohe Dunkelziffer, wahrscheinlich 1:250.000 Schwangere.

▪ Pathophysiologie

Manifestiert sich meist in 1. Schwangerschaft im letzten Trimenon oder unmittelbar postpartal:
- erhöhtes Risiko bei bereits zuvor niedriger Knochenmasse → in Schwangerschaft wird 30 g Kalzium von Mutter auf Kind übertragen,
- Ursache der Schwangerschaftsosteoporose im Einzelnen nicht bekannt.

▪ Klinik

- Sehr starke Schmerzen im Bereich von Becken und Rücken,
- Körpergrößenabnahme.

▪ Diagnostik

- **Bildgebung**:
  - während Schwangerschaft nur MRT möglich,
  - Röntgen/DXA-Messung (postpartal).

▪ Therapie

- Präventionsempfehlungen/standardisierte Therapieempfehlungen existieren nicht.
- Bei Risikokonstellation: 1–2 g Kalzium/d und 800 IE Vitamin D.
- Vorstellung in osteologischem Zentrum, sofortiges Abstillen nach Geburt.
- Physiotherapie.

5.10 Osteogenesis imperfecta

Fall 9:

Sie behandeln einen 37-jähigen Patienten in Ihrer Sprechstunde, der sich wegen einer fiebrigen Erkältung vorstellt. Bei der körperlichen Untersuchung des 1,76 m großen Mannes fallen Ihnen blaue Skleren auf.

An welche Erkrankung denken Sie?

▪ Synonym

Glasknochenkrankheit.

▪ Epidemiologie

- Prävalenz: 40–70/Mio. Einwohner,
- etwa 4000 Betroffene in Deutschland,
- am häufigsten OI Typ 1 (65 % d. F.).

▪ Pathophysiologie

- Seltene meist autosomal-dominante oder auch autosomal-rezessive Erkrankung des Bindegewebes.
- Durch Veränderung Kollagen Typ I → erhöhte Frakturrate schon bei normaler Belastung.
- Kollagen Typ I besteht aus 3 linksgängigen α-Tropokollagenketten → zu rechtsgängiger Helix zusammengelagert.
- Mutation kodierender Gene (90 % d. F.: COL1A1/COL1A2-Gen (Van Dijk und Sillence 2014)) → Herstellung von defektem Kollagen I → Verlust der Stabilität der Kollagentripelhelix → qualitativer Defekt →Krankheitsausprägung schwerer.
- Verlust COL1A1-Allel → verminderte Synthese von Kollagen Typ I = quantitativer Defekt → mildere Krankheitsausprägung.
- Selten Mutationen in Genen LEPRE1, CRTAP und PPIB.
- Nach ursprünglicher Klassifikation von Sillence 4 Typen beschrieben, inzwischen wurden diese auf über 10 Typen erweitert → reichen von fast asymptomatischer Form bis zu intrauteriner letaler Form.

- **Klinik**
- Variable Kombination von Symptomen abhängig vom Typ,
- milde bis ausgeprägte Knochendeformitäten,
- vermehrte Knochenbrüchigkeit,
- verringerte Knochenmasse,
- blaue Skleren, Zahnentwicklungsstörungen,
- progredienter Hörverlust (ca. 50 % der Betroffenen),
- Minderwuchs,
- seltener auch Herzklappenfehler.

- **Diagnostik**
- **Anamnese:** Knochenveränderungen, Farbe der Skleren, Zahnprobleme, Hörvermögen, Frakturen, Familienanamnese.
- **Labor:**
  - meist normal,
  - ggf. erhöhte AP nach Fraktur.
- **Bildgebung**:
  - DXA-Knochendichtemessung (Z-Score maßgeblich),
  - Röntgenbild bei V. a. Fraktur/Deformität.
- **Zahnstatus.**
- **Genanalyse.**

- **Differentialdiagnosen**

Vor Geburt: Chondrodysplasien, postnatal idiopathische juvenile Osteoporose, Osteoporose-Pseudogliom-Syndrom, Cole-Carpenter- und Bruck-Syndrom, Hyper- oder Hypophosphatasie, panostotische Form der polyostotischen fibrösen Dysplasie, multiple Frakturen ohne Osteoporose, behandlungsbedingte Osteoporose, Nährstoffmangel, Stoffwechselkrankheiten, Leukämie.

- **Therapie**
- Interdisziplinäre Behandlung durch Internisten, Pädiater, Orthopäden.
- **Pharmakotherapie**:
  - Bisphosphonate für 2–3 Jahre,
  - ggf. Vitamin-D-Substitution,
  - Wachstumshormon bei Minderwuchs.
- **Operativer Eingriff**:
  - Korrektur der Deformitäten von Knochen und Wirbelsäule.
- **Physiotherapie.**

- **Verlauf und Prognose**

Abhängig von Ausprägungsgrad der Osteogenesis imperfecta und Qualität der Behandlung.

- **Komplikationen**

Schwerhörigkeit/Taubheit, Lungenfunktionseinschränkung → durch Verformungen der Wirbelsäule, Depressionen und Einschränkung der Lebensqualität.

- **Tipp für die Praxis/FAQ**
- Das Vorhandensein multipler Frakturen sollte bei Kindern in zweiter Linie auch an Kindesmissbrauch denken lassen.
- Auf eine ausreichende Versorgung mit Kalzium und Vitamin D achten.
- Schweregrade der Osteogenesis imperfecta: Typ 1 < Typ 4 < Typ 3 < Typ 2.
- Keine verzögerte Frakturheilung.

Fall 9:

Osteogenesis imperfecta Typ 1, mildeste Verlaufsform mit autosomal-dominantem Erbgang. Die weitere Familienanamnese bestätigt die Diagnose.

5.11 Osteopetrose

Fall 10:

Ein Kollege fragt Sie nach Verlauf und Klinik des Morbus Albers-Schönberg.

Worüber informieren Sie?

- **Synonym**

Marmorknochenkrankheit.

- **Epidemiologie**
- Prävalenz infantile maligne Form: 1:250.000,
- Prävalenz adulte benigne Form: 1:20.000.

- **Pathophysiologie**
- Gruppe erblich generalisierter Knochenkrankheiten mit großer genetischer und biochemischer Variabilität, kennzeichnend generalisierte Zunahme der Knochenmasse (Schulz und Komak 2008),
- Defekt der Osteoklastenfunktion mit eingeschränkter Aktivität → verminderte Knochenresorption bei normalem Knochenaufbau → generalisierte Osteosklerose,

- häufig Mutation im CLCN7-Gen, daneben weitere seltene Mutationen,
- 3 Gruppen: infantil-maligne (autosomal-rezessiv), intermediär milde (meist autosomal-rezessiv) und benigne adulte (Morbus Albers-Schönberg, autosomal-dominant).

Klinik

- Infantil-maligne Form: Anämie, Thrombozytopenie, spontane Blutungen, Hepatosplenomegalie (extramedulläre Blutbildung), Wachstumsverzögerung, geistige Retardierung, häufig Schädigung der Hirnnerven (vorrangig N. opticus → Erblindung), Hydrozephalus, epileptische Anfälle, Frakturen, Verbiegungen der Röhrenknochen, Skoliose, Spinalkanalstenose.
- Adulte Form: 20–40 % asymptomatisch; Symptome: Frakturen der langen Röhrenknochen, Deformitäten der unteren Extremitäten mit nachfolgender Kox- und Gonarthrose, Osteomyelitiden, Karies, Rücken- und Knochenschmerzen bei 50 %, Schädigung der Hirnnerven bei bis zu 20 %.

Diagnostik

- **Anamnese**:
  - Knochendeformitäten, Frakturen, Zahnprobleme, Sehvermögen, Wachstum, Familienanamnese.
- **Labor:**
  - infantile/schwere Formen: Panzytopenie, AP ↑, 1,25-OH-Vitamin-D ↑, Parathormon ↑, Kalzium ↓, CK-BB ↑,
  - adulte/intermediäre Formen: AP ↑, CK-BB ↑.
- **Bildgebung**:
  - Röntgen der Knochen → generalisierte oder Schädelosteosklerose, Sandwichwirbel,
  - ggf. MRT.
- **Zahnstatus**.
- **Genanalyse**.

Differentialdiagnostik

Dichteres Skelett des Neugeborenen; Vergiftungen mit Vitamin D, Fluor, Phosphor, Blei; Osteomyelosklerosen.

Therapie

- Interdisziplinäre Behandlung durch Internisten, Pädiater, Orthopäden, Opthalmologen,
- infantil-maligne Form: Knochenmarktransplantation,
- adulte Osteopetrose: keine kausale Therapie bekannt, Lebenserwartung normal.

Verlauf, und Prognose

Abhängig von Schweregrad der Osteopetrose: infantil-maligne Form: unbehandelt Tod im 1. Lebensjahrzehnt; bei adulter Form mit Beginn im Erwachsenenalter: Lebenserwartung normal. Gehäuftes Auftreten von Komplikationen bei Frakturbehandlung (z. B. Infekte, Materialbruch etc.).

Tipp für die Praxis/FAQ

Röntgen: Typische Dreischichtung beim Sandwichwirbel.

Fall 10:

Autosomal-dominante Vererbung, 20–40 % asymptomatisch; Symptome: Frakturen der langen Röhrenknochen, Deformitäten der unteren Extremitäten mit nachfolgender Kox- und Gonarthrose, Osteomyelitiden, Karies, Schädigung der Hirnnerven bei ca. 20 %.

Kontrollfall mit Fragen

? Eine 66-jährige Patientin stellt sich mit starken Rückenschmerzen bei Ihnen vor. In der körperlichen Untersuchung sehen Sie einen Rundrücken, die Wirbelsäule ist klopfschmerzhaft. Wie gehen Sie weiter vor?

✓ Anamneseerhebung (Familienanamnese? Vorerkrankungen? Frakturen? Körpergrößenabnahme? etc.), körperliche Untersuchung, DXA-Osteodensitometrie, Osteoporoselabor.

? Die Patientin gibt an, aufgrund einer rheumatoiden Arthritis seit Jahren 5 mg Prednisolon einzunehmen. In der DXA-Messung zeigt sich über LWK 1–4 ein T-Score von -4, am Schenkelhals beidseits von -3,5. Im Röntgenbild der Wirbelsäule zeigen sich keine Frakturen. Das Labor ist unauffällig. Diagnose?

✓ Osteoporose (Rheuma, GC).

? Welche Therapie leiten Sie ein?

✓ Bewegung, kalziumreiche Ernährung, Vitamin D 1.000 IE/d, knochenspezifische Therapie.

❓ Welche knochenspezifische Therapie ist für die GC-induzierte Osteoporose zugelassen?
✅ Alendronat, Risedronat, Teriparatid und Zoledronat.

❓ Mit welchem Präparat beginnen Sie?
✅ Bisphosphonat.

❓ Worüber müssen Sie die Patientin aufklären?
✅ Kiefernekrose, atypische Femurfrakturen als seltene Nebenwirkungen.

❓ Bei welchem Präparat müssen Sie auch über diese Nebenwirkungen aufklären?
✅ Denosumab.

❓ Wann sollte eine DXA-Messung zur Verlaufskontrolle erfolgen?
✅ Compliance-fördernd, nach 2 Jahren.

Literatur

Baim S, Binkley N, Bilezikian JP et al. (2007) Official Positions of the International Society for Clinical Densitometry and executive summary of the 2007 ISCD Position Development Conference. J Clin Densitom 11:75–91

Bilezikian JP, Brandi ML, Eastell R et al. (2014) Guidelines for the management of asymptomatic primary hyperparathyoidism: summary statement from the fourth international workshop. J Clin Endocrinol Metab 99:3561–3569

Bollerslev J, Rejnmark L, Marcocci C, et al. (2015) European Society of Endocrinology Clinical Guideline: Treatment of chronic hypoparathyroidism in adults. Eur J Endocrinol 173:G1-20

Deutsche Gesellschaft für Ernährung (DGE) (2011) Stellungnahme Vitamin D und Prävention ausgewählter chronischer Krankheiten. Bonn

DVO – Leitlinie des Dachverbands der Deutschsprachigen Wissenschaftlichen Osteologischen Gesellschaften e.V. (2017) zur Prophylaxe, Diagnostik und Therapie der Osteoporose bei postmenopausalen Frauen und bei Männern

Genest F, Hofmann C, Jakob F et al. (2016) Med Orthopädische Tech 1:38–43

German Nutrition Society (2012) New reference values for vitamin D. Ann Nutr Metab 60:241–246

Hadji P, Klein S, Gothe H et al. (2013) Epidemiologie der Osteoporose- Bone Evaluation Study: Eine Analyse von Krankenkassen-Routinedaten. Dtsch Arztebl Int 110:52–57

Harbeck B, Lehnert H (2016) Individualisierte Therapie der Osteoporose. Internist 57:638–645

Hofmann C, Seefried L (2017) Therapie der Hypophosphatasie. Osteologie 26:42–44

Linglart A, Biosse-Duplan M, Briot K et al. (2014) Therapeutic management of hypophospatemic rickets from infancy to adulthood. Endocr Connect 3:R 13–R 30

Reid IR, Miller P, Lyles K et al. (2005) Comparison of a single infusion of zoledronic acid with risedronate for pagets disease. N Engl J Med 353:898–908

Reuss-Borst MA (2014) Metabolische Knochenkrankheit Osteomalazie. Z Rheumatol 73:316–322

Schulz AS, Komak U (2008) Osteopetrose- aktuelle Diagnostik und Therapie. J Mineralstoffwechsel Muskuloskelettale Erkr 15:174–182

Seefried L, Genest F (2017) Klinik und Diagnostik der Hypophosphatasie im Erwachsenenalter. Osteologie 1:36–41

Singer FR, Bone HG, Hosking DJ et al. (2014) Paget's disease of bone: an endocrine society clinical practice guideline. J Clin Endocrinol Metab 99:4408–4422

Van Dijk FS, Sillence DO (2014) Osteogenesis imperfecta: clinical diagnosis, nomenclature and severity assessment. Am J Med Genet A 164A:1470–1481

Wachstum und Entwicklung

© Springer-Verlag GmbH Deutschland, ein Teil von Springer Nature 2020
I. van de Loo, B. Harbeck, *Facharztwissen Endokrinologie und Diabetologie*,
https://doi.org/10.1007/978-3-662-58897-0_6

Wachstum, Körperproportionen sowie primäre und sekundäre Geschlechtsmerkmale haben in der Endokrinologie einen hohen Stellenwert. Sie können hinweisend auf genetische, hormonelle und allgemeine Erkrankungen sein. Es ist daher wichtig die verschiedenen Phasen von Wachstum und die daran gekoppelte pubertäre Entwicklung zu verstehen und zu verinnerlichen. Dies dient der adäquaten Weiterbetreuung von Patienten aus der Transition sowie der nicht seltenen Detektion frühzeitiger Entwicklungsstörungen bzw. Erkrankungen in der Erwachsenenendokrinologie.

▪ Transition

Transition beschreibt den begleiteten Übergang von der Kinder- in die Erwachsenenmedizin bei chronisch erkrankten Jugendlichen.

Ziel ist es Wissensverluste über den Krankheitsverlauf beim Arztwechsel zu minimieren, die Therapieadhärenz zu erhalten und somit Folgekomplikationen zu reduzieren.

Wichtig für den Patienten ist es den Übergang aus der Kindermedizin (mit familienbezogenem Herangehen) in die Erwachsenenmedizin (mit auf Selbstverantwortung des aufgeklärten Patienten ausgelegtem Umgang) zu bewältigen. Das Vertrauen des jungen Erwachsenen in die Medizin soll erhalten bleiben. Dies stellt eine Herausforderung für alle Beteiligten dar.

6.1 Pathophysiologie

Wachstum, Körperproportionen sowie primäre und sekundäre Geschlechtsmerkmale haben in der Endokrinologie einen hohen Stellenwert. Sie dienen als Hinweise für genetische, hormonelle und allgemeine Erkrankungen.

In der Pädiatrie werden Wachstum und Gewicht auf Wachstumskurven aufgetragen, dabei werden die einzelnen Werte ins Verhältnis zu Alter und Geschlecht (ggf. genetischem Hintergrund) gesetzt. Eine normale Körperhöhe liegt vor, wenn das Wachstum zwischen der 3. und 97. Perzentile liegt. Das entspricht dem Bereich von −2 Standardabweichungen um den Mittelwert. Die Daten werden in Deutschland im Vorsorgeheft (sog. gelbes Heft) von den Pädiatern eingetragen.

Postnatal gibt es drei Phasen mit unterschiedlicher Wachstumsgeschwindigkeit:
- hohe Wachstumsgeschwindigkeit im 1–3. Lebensjahr,
- zwischenzeitlich mittlere Wachstumsrate,
- pubertärer Wachstumsspurt.

Nach der Pubertät erfolgt nur noch eine geringe Größenzunahme, die sich jedoch bis zum Alter von 20–22 Jahren fortsetzen kann (Roche und Davila 1972). Erwünscht ist ein perzentilengerechtes Wachstum. Das ist nur möglich, wenn überwiegend der Bereich der 50. Perzentile eingehalten wird. Ein perzentilenflüchtiges Wachstum weist auf eine endgrößenrelevante Störung hin.

▪▪ Berechnung der Zielgröße:
- biologische Elternschaft muss gesichert sein → zu bedenken sind biologische Vaterschaft, Eizellspende etc.,
- Zielgröße ♂: (Körpergröße$_{\text{Vater}}$ + Körpergröße$_{\text{Mutter}}$)/2 + 6,6 cm,
- Zielgröße ♀: (Körpergröße$_{\text{Vater}}$ + Körpergröße$_{\text{Mutter}}$)/2 − 6,6 cm.

6.2 Kleinwuchs

Kleinwuchs: Körperhöhe eines Kindes < 3. Perzentile. Die Körperlänge erwachsener Menschen mit Kleinwuchs beginnt mit 80cm und endet laut Schwerbehindertengesetzt in der BRD bei 140cm Epidemiologie: 100.000 Betroffene in der BRD

▪ Pathophysiologie

Unterschieden werden primäre und sekundäre Ursachen des Kleinwuchses. Auf einige soll hier im Speziellen eingegangen werden.
Primäre Ursachen:
- familiärer Kleinwuchs,
- konstitutionelle Entwicklungsverzögerung,
- syndromatischer Kleinwuchs,
- ossärer Kleinwuchs.

Sekundäre Ursachen:
- Wachstumshormonmangel,
- Hypothyreose,
- Cushing-Syndrom,
- organischer Kleinwuchs.

▪▪ Familiärer Kleinwuchs:
- Zielgröße des Kindes liegt aufgrund geringer Elterngröße < 3. Perzentile, Wachstum ist proportioniert, Knochenalter nicht retardiert.
- Es besteht keine gesicherte Therapie.

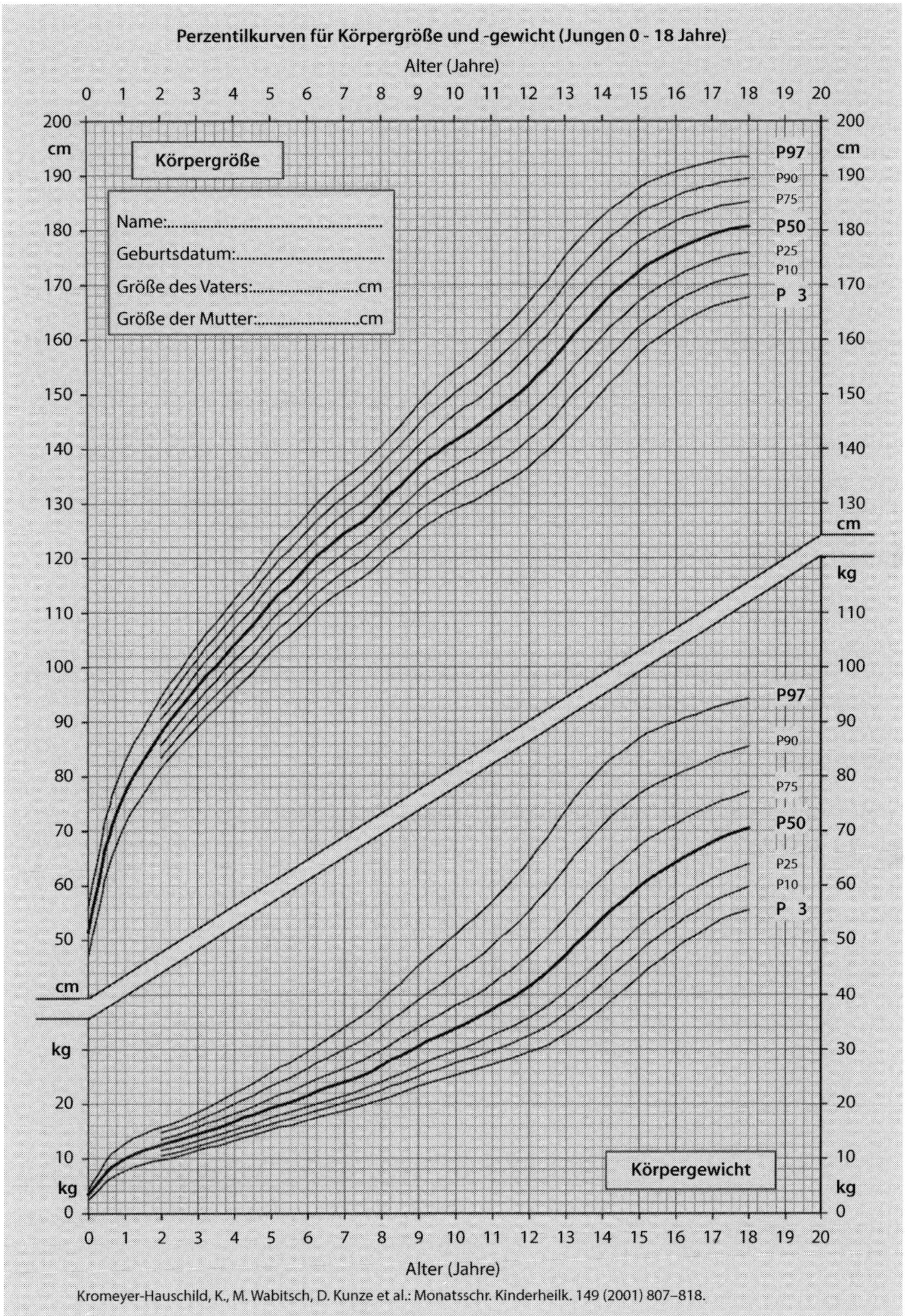

Abb. 6.1 Kurven für Wachstumsgeschwindigkeit in Perzentilen beispielhaft für Jungen (Hiort, Danne Wabitsch, Pädiatrische Endokrinologie)

6

Konstitutionelle Entwicklungsverzögerung:
- Wachstum und Reifung verlaufen verzögert, Knochenalter ist retardiert.
- Anamnestisch ergibt sich oft bei mindestens einem Elternteil ein spätes Einsetzen der Pubertät.
- In der Regel bedarf es keiner spezifischen Therapie.

Intrauteriner Kleinwuchs:
- Hypotrophe oder für das Schwangerschaftsalter zu kleine Früh- oder Neugeborene werden als SGA (small for gestational age) bezeichnet.
- 90 % der Kinder kompensieren die Hypotrophie durch sog. Aufholwachstum bis zum 4. Lebensjahr.
- 10 % der Kinder bleibt zu klein.
- Bei abweichender Körpergröße von der familiärer Zielgröße um >1 Standardabweichung ist die Behandlung mit Wachstumshormon gerechtfertigt.

Psychosozialer Kleinwuchs:
Bei Vernachlässigung von Kindern kommt es zur Wachstumsstörungen → ist eine Verbesserung des sozialen Umfeldes erzielt, kommt es zum sog. Aufholwachstum.

Innerhalb komplexer Krankheitsbilder auftretender Wachstumshormonmangel

Syndromatischer Kleinwuchs:
- Prader-Willi-Syndrom,
- RASopathien,
- Ullrich-Turner-Syndrom: hier müssen keine klinischen Anomalien vorliegen, → jedes Mädchen mit nichtfamiliärem Kleinwuchs sollte eine Chromosomananalyse erhalten.

Ossärer Kleinwuchs:
- Osteochondroplastien treten mit Prävalenz von 1:1000 auf → bekannt sind >300 verschiedene Unterformen der Erkrankung.
- Typisch sind Dysproportionen mit kurzem Stamm oder kurzen Armen/Beinen.

Organischer Kleinwuchs:
- Auftreten als Symptom organischer Erkrankungen (z. B. Herzvitium, Zöliakie, chronisch entzündliche Darmerkrankung, chronisch infektiöse oder metabolische Erkrankungen etc.) → je besser die Grunderkrankungen beherrscht werden, desto eher normalisiert sich das Körperwachstum.

Isolierter Wachstumshormonmangel (GHD = growth hormone deficiency):
- Prävalenz: 1:4000,
- mögliche Ursachen, ◘ Tab. 6.1,

Diagnostik
- Anamnese (inklusive Frage nach onkologischen Erkrankungen und psychosozialer Situation).
- Beurteilung endokriner, organischer, syndromaler, chromosomaler, metabolischer, ossärer Ursachen.
- Wachstumskurve (zentrale Bedeutung hat die Dokumentation einer pathologischen Wachstums-geschwindigkeit).
- Bestimmung von IgF-1 und IGFBP-3.
- ggf. zwei unabhängige Wachstumshormonstimulationstests (z. B. Arginin, Clonidin, Insulin) oder Bestimmung der nächtlichen Spontansekretion von Wachstumshormon.
- Röntgen Handwurzelknochen (Bestimmung des Knochenalters).

Therapie
Bei vielen Krankheitsbildern mit Wachstumshormonmangel ist die Therapie mit GH (growth hormone) zielführend → wegen unterschiedlicher Ansprechraten kommen verschiedene Dosierungen zum Einsatz (◘ Tab. 6.2).

Potentielle Nebenwirkungen der Wachstumshormontherapie:
- gesteigerter Hirndruck,
- Ödeme,
- Hüftkopflösung,
- gestörte Kohlenhydratverwertung bis zum Diabetes mellitus Typ 2.

Tipp für die Praxis
Ein erhöhtes Risiko für Malignome oder Rezidive maligner Erkrankungen konnte nicht gesichert werden. Vorsichtshalber sollte der IGF-1-Wert trotzdem unter Therapie im Normbereich liegen. Ende der Wachstumshormontherapie beim Schluss der Epiphysenfugen. Dann (nach 6 Monaten ohne Medikation) Reevaluation, ob ein Wachstumshormonmangel nach Abschluss von Wachstum und Entwicklung persistiert.

Tab. 6.1 Ursachen des isolierten Wachstumshormonmangels

Genetisch bedingte GHD	Mutationen im GH-1-Gen, GHRH-Rezeptor-Gen, SHOX-Defizienz (short stature homeobox)
Fehlbildungen von Hypopthalamus/ Hypophyse	Hypoplasie, Mittelliniendefekt, ektope Neurohypophyse
Tumoren	Hypopthalamus, Hypophyse, ZNS
Traumata	
Bestrahlung	
Infektionen	
Funktioneller Wachstumshormonmangel	
Idiopathische GHD	
Wachstumshormonresistenz	
Bioinaktives Wachstumshormon	

Tab. 6.2 Wachstumshormontherapie bei verschiedenen Erkrankungen

Indikation:	Dosis:
Wachstumshormonmangel (GHD)	0,025–0,035 mg/kg KG
Ullrich-Turner-Syndrom (UTS)	0,045–0,05 mg/kg KG
Small for gestational age (SGA)	0,035 mg/kg KG
Short stature homeobox (SHOX)	0,045–0,05 mg/kg KG

6.3 Hochwuchs

Synonym

1. Makrosomie = Großwuchs → ♀ >1,80 m, ♂ >1,92 m
2. Gigantismus = Riesenwuchs → ♀ >1,85 m, ♂ > 2,0 m

Pathophysiologie

- Hochwuchs überwiegend konstitutionell bedingt, meist familiär gehäuft.
- Selten ist Hochwuchs ein Begleitsymptom einer zugrundeliegenden Erkrankung (Tab. 6.3).

Klinik

Körpergröße >97. Perzentile.

Diagnostik

Körperliche Untersuchung.

- Bildgebung:
  - Röntgen Handwurzeln (zur Bestimmung des Knochenalters)
  - MRT Hypophyse/ZNS
- Ophthalmologische Untersuchung (Subluxatio lentis?).
- Echokardiographie der Aortenwurzel.

Therapie

- Bei Wachstumsprognose >185 cm bei ♀ und >205 cm bei ♂ kann eine Therapie zur Begrenzung des Wachstums initiiert werden.
- Therapiebeginn, wenn das Knochenalter (s. unten) 11–12 Jahre erreicht hat und Pubertätszeichen einsetzen.
- Therapieende beim Schluss der Epiphysenfugen (meist 2–3 Jahre).
- Nach Absetzen der Medikation ist keine dauerhafte Einschränkung der Fertilität zu erwarten.
- Bei ♀: zyklische Therapie mit Östrogen und Gestagen (14–25. Zyklustag) oder kontinuierliche Östrogentherapie über 2–3 Jahre.
- Bei ♂: Depot-Testosteron.

Verlauf und Prognose

Größenersparnis bei ♀ 5–7 cm, Größenersparnis bei ♂ 7–10 cm.

Komplikationen

In Form von Nebenwirkungen der Hormontherapien (s. unten).

Tipp für die Praxis/FAQ

Hochwuchsbehandlung wird heute in Deutschland zurückhaltend gehandhabt. Auf Einigkeit bei der Therapieentscheidung von Adoleszenten und Eltern ist zu achten, insbesondere unter Berücksichtigung von Wirkung und potenziellen Nebenwirkung der Therapie.

Tab 6.3 Hochwuchs-auslösende Gesundheitskonstellationen

Familiärer Hochwuchs	Konstitutionell
Hochwuchs als Begleitsymptom von: **genetischen Stoffwechselerkrankungen**	Marfan-Syndrom (typische Befunde: Subluxatio lentis, Aortenektasie, Überbeweglichkeit der Gelenke etc.)
	Hypercysteinämie
Hochwuchs als Begleitsymptom von: **Stoffwechselerkrankungen**	Hyperthyreose
	Adiposogigantismus
Hochwuchs als Begleitsymptom von: **Syndromen**	Hypophysärer Gigantismus (Wachstumshormonexzess)
	Sotos-Syndrom (zerebraler Gigantismus)
	Klinefelter-Syndrom (47, XXY)
	Superman-Syndrom (47, XYY)
	Fragiles X-Syndrom
Hochwuchs als Begleitsymptom von: **Pubertätsstörungen**	Pubertas praecox vera
	Pseudopubertas praecox

6.4 Pubertät

Unter Pubertät (lat., pubertas) oder pubertärer Entwicklung wird die Phase der Adoleszenz verstanden, in der es zur Entwicklung der Geschlechtsreife kommt. Während der sexuellen Reifung entwickeln sich die sekundären Geschlechtsmerkmale (meist in typischer Reihenfolge) bis zur vollen Fortpflanzungsfähigkeit. Die primären Geschlechtsorgane dienen der direkten Fortpflanzung und sind beim Menschen angeboren (▫ Tab. 6.4 und 6.5).

Beim Menschen besteht eine enge Verknüpfung von Pubertätsentwicklung und Wachstumsverhalten, was bei der Untersuchung Jugendlicher berücksichtigt werden muss.

Die Stufen der Pubertätsentwicklung werden in Tanner-Stadien angegeben (Prader et al. 1989) (▫ Abb. 6.2).

Tab. 6.4 Primäre Geschlechtsmerkmale

Frauen	Männer
Ovarien, Uterus, Vagina, Vulva	Penis, Hoden, Nebenhoden, Samenwege

Tab. 6.5 Sekundäre Geschlechtsmerkmale

Frauen	Männer
Pubes- und Achselbehaarung, Brustwachstum, Menarche, Anpassung des Körperbaus an typische weibliche Konturen	Pubes-, Achsel- und Körperbehaarung, Stimmbruch, Vergrößerung des Kehlkopfs, Anpassung des Körperbaus an typische männliche Konturen

6.5 Pubertätsstörungen

6.5.1 Pubertas tarda

Bei verspäteter oder ausbleibender Pubertätsentwicklung (Pubertas tarda) sollte in Abhängigkeit vom Geschlecht eine weiterführende Diagnostik veranlasst werden ab dem Alter von:

- ♀ : 13,5 Jahren,
- ♂ : 14,5 Jahren.

Die verspätete Pubertät wird als Pubertas tarda bezeichnet. Jeder Verhalt der Pubertätsentwick-

B 1	Präpuberal: kein palpabler Drüsenkörper, nur die Brustwarze ist prominent	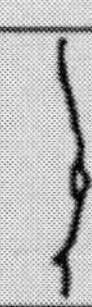
B 2	Brustknospe: leichte Verwölbung der Drüse im Bereich des Warzenhofs. Vergrößerung des Areolendurchmessers gegenüber B 1	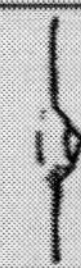
B 3	Brustdrüse und Areola weiter vergrößert. Drüsen jetzt größer als der Warzenhof. Dieser ist jedoch ohne eigene Konturen	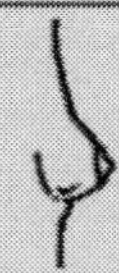
B 4	Knospenbrust: Areolen und Warzen heben sich gesondert von der übrigen Drüse ab	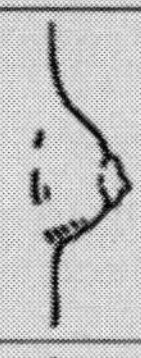
B 5	Vollentwickelte Brust: die Warzenvorhofvorwölbung hebt sich von der allgemeinen Brustkontur nicht mehr ab	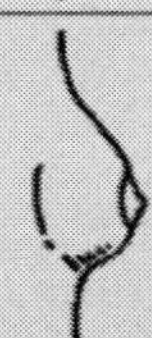

		♂	♀
PH 1	Präpuberal = keine Pubesbehaarung Genitalregion ist nicht stärker als das Abdomen behaart	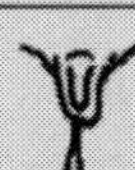	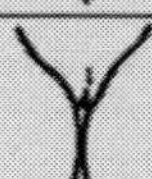
PH 2	Spärliches Wachstum von langen, leicht pigmentierten, flaumigen Haaren, glatt oder gering gekräuselt. Sie erscheinen hauptsächlich an der Peniswurzel bzw. entlang der großen Labien	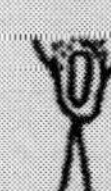	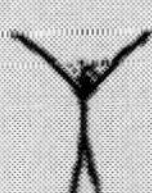
PH 3	Beträchtlich dunklere, kräftigere und stärker gekräuselte Haare. Behaarung geht über die Symphyse etwas hinaus. Auf Foto sichtbar	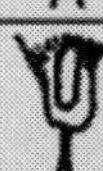	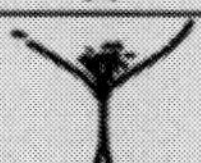
PH 4	Behaarung entspricht dem Erwachsenentyp, die Ausdehnung ist aber noch beträchtlich kleiner. Noch keine Ausbreitung auf die Innenseite der Oberschenkel	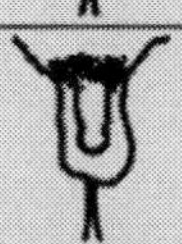	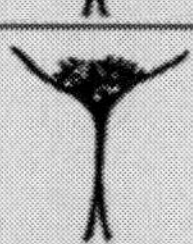
PH 5	In Dichte und Ausdehnung wie beim Erwachsenen, aber nach oben horizontal begrenzt. Dreieckform	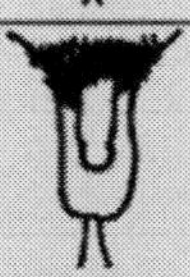	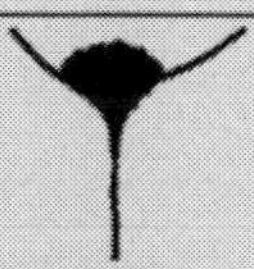
PH 6	Bei 80% der Männer und 10% der Frauen kommt es zu weiterer Ausbreitung der Behaarung über PH 5 hinaus nach oben	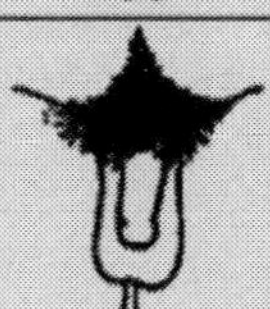	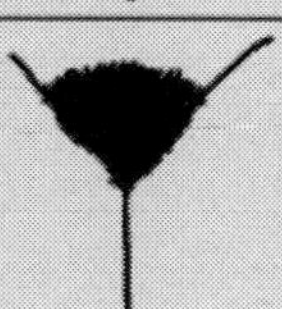

Abb. 6.2 Tanner-Stadien (Hiort, Danne Wabitsch, Pädiatrische Endokrinologie)

lung >1,5 Jahren (Pubertätsarrest) sollte ebenfalls diagnostische Maßnahmen nach sich ziehen.

Pathophysiologie

Ursächlich für eine gestörte Pubertätsentwicklung sind Störungen der Geschlechtshormone oder deren Wirkweise. Es werden unterschieden:

- primärer Hypogonadismus/sekundärer Hypogonadismus,
- angeborene Störung/erworbene Störung,
- zentral bedingte Störung/gonadal bedingte Störung (◘ Tab. 6.6).

6

Ursachen der Entwicklungsverzögerung:

Konstitutionell (KEV):

- Häufigste Ursache der verspäteten Pubertät, meist kombiniert mit Auffälligkeit der Wachstumsgeschwindigkeit,
- oft familiär gehäuft auftretend (Normvariante).

ZNS-Abnormalitäten:

- ZNS-Tumoren:
- Kranyopharyngeom,
  - Astrozytom,
  - Germinom,
  - Hypophysenadenom.
- Kongenitale Malformation:
  - Mittelliniendefekte.
- Erworben:
  - Operationen,
  - Chemotherapie,
  - Bestrahlung,
  - Schädel-Hirn-Trauma,
  - Langerhans-Zell-Histiozytose und ZNS-Infektion.

Gonadotropinmangel:

- Kallmann-Syndrom,
- Prader-Willi-Syndrom,
- Bardet-Biedl-Syndrom,
- unterschiedliche Gendefekte (z. B. LH-Rezeptor-Mutation).

Funktioneller Gonadotropinmangel:

- Essstörung,
- Leistungssport,
- Endokrinopathien (Hypothyreose),
- schwere chronische/konsumierende Erkrankungen.

Diagnostik

- Anamnese.
- Körperliche Untersuchung
- Labor: Hormonanalysen (siehe Bücher der pädiatrischen Endokrinologie).
- Bildgebung:
  - Knochenalterbestimmung (Röntgen Handwurzelknochen linke Hand, Methode nach Greulich und Pyle).
  - ggf. MRT-Kopf/Hypophyse

Therapie

- ♂: initial: Testosteron-Depot 50 mg (–100 mg) über 3–6 Monate, danach Dosis steigern. Ggf. auch Induktion von Pubertät, Hodenwachstum und Fertilität durch s.c. Gabe von hCG,rhFSH oder pulsatiler GnRH Gabe.
- ♀: Östradiolvalerat 0,2 mg täglich, ggf. stufenweise Dosissteigerung, im Verlauf Ergänzung durch ein Gestagen.

Tipp für die Praxis/FAQ

Eine zu rasche Steigerung der Sexualsteroide führt zu einem vorzeitigen Epiphysenfugenschluss und

◘ **Tab. 6.6** Unterscheidung des Hypogonadismus nach Ursprung der Hormonstörung

Lokalisation	Gonadotropine	Periphere Hormone
Hypogonadotroper Hypogonadismus: zentral bedingte Pubertätsstörung (Hypothalamus/Hypophyse)	LH/FSH ↓↓	Periphere Geschlechtshormone ↓
Hypergonadotroper Hypogonadismus: durch Störung der Gonaden bedingte Pubertätsentwicklung	LH/FSH ↑↑	Periphere Geschlechtshormone ↓

bei Mädchen zur unzureichenden Reifung des Uterus (s. auch ► Kap. 7 und 8).

6.5.2 Pubertas praecox

Einsetzen der Pubertät bei Unterschreiten des Pubertätsalters im Vergleich zur regionalen Normalbevölkerung um -2,5 Standardabweichungen, d. h. für Europa:

- ♀: 8 Jahre (bezogen auf die Entwicklung äußerer Geschlechtsmerkmale), 9 Jahre (bzgl. Menarche),
- ♂: 9 Jahre (bezogen auf die Entwicklung äußerer Geschlechtsmerkmale),
- prämature Teilentwicklungsstörung (isoliertes Auftreten einzelner Pubertätsmerkmale).

Pathophysiologie

- Ursächlich für eine gestörte Pubertätsentwicklung sind Störungen der Geschlechtshormone oder deren Wirkweise. Es werden unterschieden:

Tab. 6.7 Unterscheidung der Pubertas praecox nach Ursprung der Hormonstörung

Pathophysiologie	Krankheitsauslöser
Zentrale Pubertas praecox **Pubertas praecox vera** Gonadotropin abhängig (♀> ♂)	ZNS-Tumoren, ZNS-Infektionen, Zustand nach ZNS-Bestrahlung, Zustand nach Chemotherapie, syndromale Erkrankungen (z. B. Williams-Beuren Syndrom, McCune-Albright-Syndrom), ZNS-Malformation (Harmatom, Hydrozephalus, Arachnoidalzyste), Neurofibromatose Typ 1
Periphere Pubertas praecox **Pseudo Pubertas praecox** Gonadotropin unabhängig (♀> ♂)	Ovarialzysten ♀, Ovarialtumoren ♀, Nebennierentumoren ♀♂, HCG-produzierende Tumoren ♂, Leydig-Zell-Adenom ♂, adrenogenitales Syndrom ♀♂, McCune-Albright-Syndrom ♀♂, aktivierende-LH-Rezeptor-Mutation ♂, externe Östrogen/Androgenzufuhr ♀♂

- primäre Pubertas praecox/sekundäre Pubertas praecox
- angeborene Störung/ erworbene Störung
- zentrale Störung/gonadal bedingte Störung (Tab. 6.7).

Klinik

- Prämature Thelarche → Brustdrüsenwachstum.
- Prämature Pubarche → Auftreten von Pubesbehaarung.
- Prämature Adrenarche → Auftreten von Pubesbehaarung und Axillarbehaarung.
- Prämature Menarche → Auftreten vaginaler Blutungen.
- Pubertätsgynäkomastie → Schwellung der Brustdrüsenkörper bei 2/3 der männlichen Jugendlichen, meist spontan regredient zum Ende der Pubertätsentwicklung.

Diagnostik

- Anamnese,
- Untersuchung,
- Labor: LH, FSH, Östradiol, Testosteron, DHEAS, 17-OHP,
- ggf. GnRH-Stimulationstest,
- ggf. Genanalysen, molekulargenetische Untersuchungen,
- ggf. bildgebende Verfahren: MRT Kopf,
- Bestimmung des Knochenalters,
- ggf. Sonographie der inneren Genitale ♀, der Hoden ♂.

Therapie:

- Therapieziel:
  - Stopp der vorzeitigen Pubertätsentwicklung → Verlängerung der Wachstumsphase zum Erreichen der möglichen Zielgröße.
- Primäre Pubertas praecox:
  - LHRH-Agonisten zur Blockierung hypophysärer LHRH Rezeptoren.
- Sekundäre Pubertas praecox/Pseudopubertas praecox:
  - Behandlung der auslösenden Ursachen (z. B. Tumorresektion).

Verlauf und Prognose

- Therapiebeginn mit LHRH-Agonisten: initial Beschleunigung der Pubertätsentwicklung.
- Therapieverlauf: individuell verschieden.

- Nach Therapieende: Fortsetzung der physiologischen Pubertätsentwicklung.

Tipp für die Praxis/FAQ

Bei jedem perzentilenschneidendem Wachstum muss eine medizinische Abklärung erfolgen.

Kontrollfall mit Fragen: Fall: *Vorstellung eines 19-jährigen Mannes in Begleitung seiner Mutter. Ihr Sohn sei jetzt 193 cm groß und sie frage sich, wie viel er noch wachsen werde. Größe des Vaters: 182 cm, Größe der Muter: 174 cm.*

Die Mutter berichtet ferner über eine Entwicklungsstörung mit verspäteter Pubertät. Rasieren müsse sich ihr Sohn nicht. Außerdem seien dem Kinderarzt bei der letzten Jugenduntersuchung kleine Hoden aufgefallen.

? Welche Untersuchungen veranlassen Sie?
✓ Folgende Laborparameter erhalten Sie:
✓ LH 9,9 U/l (Referenzbereich,0,8–7,6), FSH 23,4 U/l (Referenzbereich 0,7–11,1) Testo 0,68 ng/ml (Referenzbereich 1,3–7,7), SHBG 19 (Referenzbereich 10–57), freier Androgenindex 13 (Referenzbereich 20–96), Prolaktin 6,9 ug/l (2,5–17), Estradiol 48 pg/ml <56.

? An welches Krankheitsbild denken Sie?
✓ Verdacht auf Klinefelter-Syndrom, DD Kallmann-Syndrom oder (partielle) Androgen-Rezeptorresistenz, Homocystinurie, Marfan-Syndrom.

? Welche Folgeuntersuchung veranlassen Sie?
✓ Chromosomenanalyse → Karyotyp 47 XXY.

? Wie ist das therapeutische Vorgehen?
✓ Einleiten einer Testosteronsubstitution, ggf. nach Spermiogramm oder mikro TESE auch Induktion der Hodenreifung durch pulsatile GnRh-Gabe oder Applikation von hCG mit rekombinantem FSH.

? Welche Rolle spielt das Thema der Fertilität für die Therapieplanung?
✓ In Abhängigkeit vom potenziellen Kinderwunsch ist die Hodenreifung zu induzieren oder nur eine reine Testosteronsubstitution anzustreben.

? Was sagen Sie dem Patienten und seiner Mutter über Verlauf und Prognose?
✓ Sie klären über das erhöhte Risiko für weitere Erkrankungen auf (z. B. Diabetes mell. Typ 2, Mamakarzinom) und darüber, dass die Fertilität in der Regel erheblich eingeschränkt ist.

? Halten Sie eine Röntgenuntersuchung der Handwurzelknochen für indiziert?

? Wenn ja, was wollen Sie damit erreichen?
✓ Ja, es besteht die Indikation für eine Röntgenuntersuchung der Handwurzelknochen, um festzustellen, ob das Knochenalter dem biologischen Alter des Patienten entspricht.

? Gibt es weitere Gesundheitsstörungen, die Sie bei dem Patienten im Auge behalten müssen?
✓ Osteoporose.

Literatur

Prader A, Largo RH, Molinari et al. (1989) Zürcher Longitudinale Wachstumsstudie Helv Paediatr. Acta Suppl. 1989 Jun:52:1-125, Basel

Roche AF, Davila GH (1972) Late adolescent growth in stature. Pediatrics 50(6):874–880

Weiterführende Literatur

S2e Leitlinie: Diagnostik des Wachstumshormonmangels im Kindes- und Jugendalter. AWMF Register Nr. 174/002,Stand 24.7.2014.

S1 Leilinie: Pubertas praecox, AWMF Register Nr. 174-015, Stand 4/2019

S1 Leilinie: Pubertas tarda und Hypogonadismus, AWMF Register Nr. 027/025, Stand 1/2011

Männliche Gonaden

© Springer-Verlag GmbH Deutschland, ein Teil von Springer Nature 2020
I. van de Loo, B. Harbeck, *Facharztwissen Endokrinologie und Diabetologie*,
https://doi.org/10.1007/978-3-662-58897-0_7

Das Kapitel beschäftigt sich mit den Folgen hormoneller Störungen bei Männern. Das häufige Thema der teils stark belastenden Gynäkomastie wird diagnostisch und therapeutisch aufgegriffen. Ferner stehen Fertilitäts- und Sexualstörungen im Fokus des Endokrinologen. Auch Hodentumoren sollten nicht übersehen bzw. beim adrenogenitalen Syndrom fehlgedeutet werden.

7.1 Pathophysiologie

7

Die Keimdrüsen (Gonaden) sind angeboren und unterliegen in verschiedenen Lebensphasen unterschiedlichen Entwicklungen, sodass ihre Funktion bzw. Funktionsstörung in Abhängigkeit von der individuellen Lebensphase beurteilt werden muss.

Im Folgenden werden die generellen Untersuchungsschritte zur Beurteilung der männlichen Gonaden erläutert. Die erforderlichen Verfahren müssen dem Alter, der Entwicklung und der Fragestellung nach angepasst werden (◘ Tab. 7.1).

- **Diagnostik**
- **Anamnese.**
- **Körperliche Untersuchung:** Beurteilung primärer/sekundärer Geschlechtsmerkmale, Hodenuntersuchung mit Orchidometer
- **Bildgebung:**
  - Sonographie,
  - ggf. weiterführende Diagnostik z. B. MRT,
  - Röntgen Handwurzel links → Beurteilung Knochenalter nach Greulich und Pyle (bei jungen Patienten mit Frage nach Knochenalter → Rückschlüsse auf pubertäre Entwicklung möglich).
- **Labor**: Prolaktin, LH, FSH, Testosteron, Östradiol, SHBG, TSH, ggf. InhibinB, hCG, α-Fetoprotein. (Die zirkadiane Rhythmik der Testosteronsekretion mit Peak am frühen Morgen ist zu beachten.)
- Ggf. Chromosomenanalyse/molekulargenetischer Untersuchungs.
- Ggf. Knochendichtemessung: Bei Androgenmangel besteht ein hohes Osteoporoserisiko.
- Ggf. Spermiogramm (◘ Tab. 7.2 und 7.3).

Es ist nicht möglich eine scharfe Grenze zwischen fertilen und infertilen Männern aufgrund der genannten Parameter zu ziehen.

◘ **Tab. 7.2** WHO-Referenzwerte für Ejakulatparameter. (Cooper et al. 2009, WHO-Laborhandbuch)

Ejakulatvolumen	≥ 1,5 ml
Spermienkonzentration	≥ 15 Mio. Spermatozoen/ml
Spermienzahl	≥ 39 Mio. Spermatozoen/Ejakulat
Progressive Motilität	≥ 32 % Spermatozoen
Gesamtmotilität	≥ 40 % Spermatozoen
Morphologie	≥ 4 % normal geformte Spermatozoen
Vitalität	≥ 58 % vitale Spermatozoen
MAR- Immunobread-Test	< 50 % Spermatozoen mit anhaftenden Partikeln oder Erythrozyten
Leukozyten	< 1 Mio./ml
Neutrale a-Glukosidase	≥ mU/Ejakulat
Fruktose	≥ 13 µmol/Ejakulat
Zink	≥ 2,4 µmol/Ejakulat

◘ **Tab. 7.1** Beispiele gonadaler Störungen in Abhängigkeit von der Lebensphase

Säugling	„Hexenbrust", Schwellung der Brust mit ggf. Galaktorrhö beim Neugeborenen → Reaktion auf maternale Hormone, Hodenhochstand
Kindheit	Hodenhochstand, Hodentorsion, Mumpsorchitis, Pubertas praecox/Pubertas tarda
Pubertät	Pubertätsgynäkomastie
Mittleres Alter	Sexuelle Dysfunktion, Hodentumor
Senium	Altershypogonadismus, Hodentumor

■ Tab. 7.3 Terminologie der Ejakulatbefunde. (nach WHO-Richtlinien 2009)

Normozoospermie	Gesamtzahl und Prozentsatz progressiv motiler und morphologisch normaler Spermien innerhalb der Referenz
Oligozoospermie	< 39 Mio. Spermatozoen/Ejakulat
Asthenozoospermie	< 32 % Spermatozoen mit progressiver Motilität
Teratozoospermie	< 4 % der Spermatozoen mit normaler Morphologie
Oligoasthenoteratozoospermie	Kombination aller drei zuvor genannten Einschränkungen
Kryptozoospermie	Keine Spermien im nativen Präparat jedoch im Zentrifugat
Azoospermie	Keine Spermien im Ejakulat
Aspermie	Kein Ejakulat

7.2 Gynäkomastie

Fall 1:

Ein 21-jähriger Mann stellt sich wegen einer vergrößerten Brust seit der Pubertät vor. Schmerzen oder Galaktorrhö bestehen nicht.

▪ Synonym

Ein-/beidseitige Vergrößerung der männlichen Brust.

▪ Epidemiologie

Häufigkeit nach Alter, Gewicht und Ursache verschieden verteilt.

▪ Pathophysiologie

Es werden unterschieden:
- echte Gynäkomastie: hormonbedingte Vermehrung des Brustdrüsengewebes,
- Pseudogynäkomastie: Einlagerung von Fettgewebe (bei Adipositas),
- reversible Gynäkomastie,
- irreversible Gynäkomastie.

Ursachen einer Brustdrüsenschwellung:
- endokrine Störungen: Hypogonadismus, seltener Akromegalie, Hyperthyreose, Hypophysenadenome,
- hormonabhängige Tumoren,
- Leberfunktionsstörung/Leberzirrhose,
- Medikamntennebenwirkungen, Drogengebrauch,
- Entwicklungsabhängige Ursachen der Brustdrüsenschwellung (■ Tab. 7.4).

■ Tab. 7.4 Typische Lebensphasen und mögliche Ursachen einer Brustdrüsenschwellung

Säugling	Plazentahormon-abhängige Brustschwellung beim Neugeborenen, Laktation möglich
Pubertät	Schwellung des Brustdrüsengewebes während der Reife, ausgelöst durch das Missverhältnis von Androgen- und Östrogenwirkung (Pubertätsgynäkomastie)
Senium	Brustdrüsenschwellung infolge fallender Testosteronwerte im Alter, oft gepaart mit abdomineller Adipositas, was zu erhöhten Östrogenwerten führt

- idiopathisch (häufig findet sich keine Ursache).
- selten: Mammakarzinom.

▪ Klinik

Schmerzhafte/schmerzlose Vergrößerung einer/beider Mammae.

▪ Diagnostik (■ Abb. 7.1)

- **Anamnese:** Schmerzen, Galaktorrhö, Pubertätsentwicklung, Gewichtsentwicklung, Medikation, Sexualfunktion, Medikamenten- bzw. Drogengebrauch.
- **Körperliche Untersuchung:** Mammae und genitale Untersuchung.
- **Labor:**
  - oben genannte Parameter,
  - Kreatinin, Transaminasen, ggf. Androstendion, DHEAS, Östron,

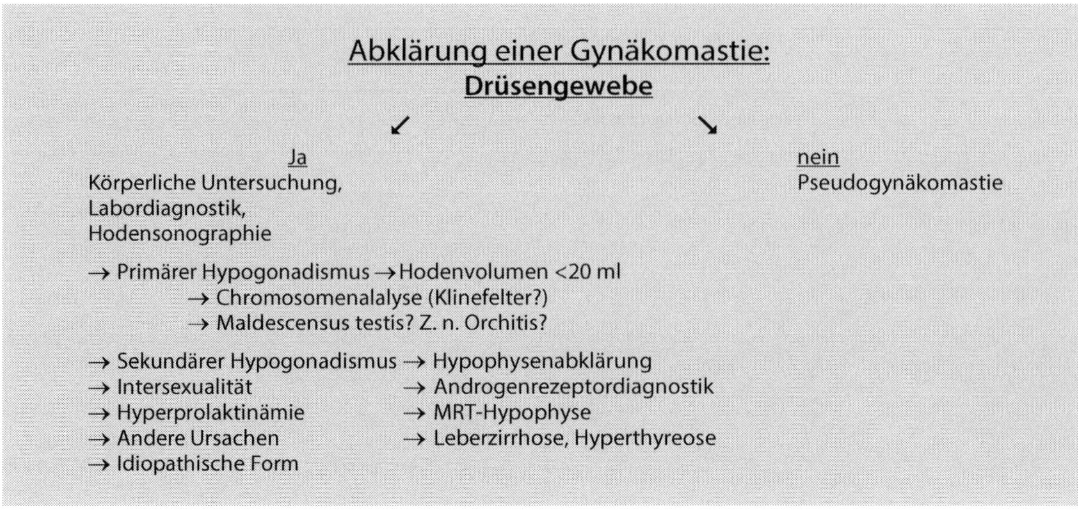

Abb. 7.1 Flussdiagramm zur Abklärung der Gynäkomastie

- Chromosomenanalyse,
- HIV-Serologie,

- **Bildgebung:**
  - Mamma-Sonographie,
  - ggf. Mammographie, MRT Mamma/Kopf, Hoden-Sonographie.

Differentialdiagnosen

→ Siehe Tab. 7.6. Einteilung möglicher Hypogonadismus-Formen,
- Polythelie (überzählige Mamille),
- Polymastie (überzählige Brustdrüsen),
- maligne Tumoren.

Therapie
- Bei Hypogonadismus → Testosteronsubstitution, ggf. medikamentöse Induktion von Pubertät, Hodenwachstum und Fertilität
- bei reversibler Gynäkomastie mit lokalen Beschwerden → 10–20 mg Tamoxifen über 3–6 Monate („off lable use", keine regelhafte Kostenübernahme durch Krankenkassen),
- subkutane Mastektomie (empfehlenswert ist Klärung der Kostenübernahme vor Operation).

Verlauf und Prognose
- Generell kann ein hoher Leidensdruck aus der Gynäkomastie bei Männern erwachsen.
- Pubertätsgynäkomastie → abwarten (Spontanremission häufig).
- Mittleres Alter und Senium → oft Persistenz.

Tipp für die Praxis/FAQ
- Das Brustkrebsrisiko bei Gynäkomastie ist erhöht.
- Generell gilt, dass bei Gynäkomastie ein hormonabhängiger (hCG-abhängiger) Hodentumor ausgeschlossen werden muss.
- Beim Vorliegen einer unilateralen Gynäkomastie muss eine Neoplasie bedacht werden.
- Prolaktin nie nach vorheriger Mammauntersuchung bestimmen! Jeder taktile Reiz der Areole oder sexuelle Stimulation führt zur gesteigerten Prolaktinsekretion.
- CAVE: Gynäkomastie-assoziierte Substanzen:
  - H2-Blocker, Protonenpumpenhemmer,
  - Spironolakton, Finasterid,
  - Kalziumkanalblocker, Neuroleptika,
  - Heroin, Cannabis, Methadon, Amphetamine, Alkohol, Anabolika (typisch bei Sportlern).

Fall 1:

In der initiierten Mamma-Sonographie zeigt sich beidseits Drüsengewebe, ein Mammakarzinom sowie eine Hormonstörung werden ausgeschlossen. Diagnose: persistierende Pubertätsgynäkomastie. Die Krankenkasse übernimmt die Kosten für eine operative Korrektur (nach Prüfung eines Sonderantrags). 6 Monate nach plastisch-chirurgischer Revision ist der Patient mit dem Ergebnis zufrieden.

7.3 Männlicher Hypogonadismus

■ Synonym

Unterfunktion der Keimdrüsen mit verminderter Testosteronproduktion und/oder gestörter Spermienproduktion.

■ Epidemiologie

Inzidenzen beim primären Hypogonadismus:	
Klinefelter-Syndrom	1:500–1000
Kallmann-Syndrom	1:10.000
Noonan-Syndrom	1:1000–5000
kongenitale Anorchie	1:20.000 (bilateral)
	1:5000 (unilateral)
Hodentumor	2:10.000

■ Pathophysiologie

(s. auch Kapitel 9 Unbestimmte Geschlechtsanlage und gestörte Geschlechtsentwicklung)

Pathophysiologische Ursachen sind vielfältig → Erstdiagnose kann in allen Altersklassen erfolgen, häufig aber während Pubertät.

Einteilung des Hypogonadismus (◘ Tab. 7.5 und 7.6):

- angeborene Störung/erworbene Störung und primärer/sekundärer /tertiärer Hypogonadismus (tertiärer Hypogondismus → fehlende GnRH-Sekretion, z. B. beim Kallmann-Syndrom,
- Androgenresistenz stellt eine mögliche Unterform des angeborenen Hypogonadismus dar → sie lässt sich unterteilen in:
- Milde Androgenresistenz (MAIS): normaler männlicher Habitus bei verminderter Sekundärbehaarung und ggf. Gynäkomastie.
- Partielle Androgenresistenz (PAIS): heterogenes klinisches Bild mit Gynäkomastie, Mikropenis, Kryptorchismus, Azoospermie.
- Totale Androgenresistenz: → siehe testikuläre Feminisierung.

◘ Tab. 7.5 Unterscheidung des Hypogonadismus nach Ursprung der Hormonstörung

Lokalisation	Gonadotropine	Periphere Hormone
Hypogonadotroper Hypogonadismus: zentral bedingte Pubertätsstörung (Hypothalamus/Hypophyse)	LH/FSH ↓↓	Periphere Geschlechtshormone ↓
Hypergonadotroper Hypogonadismus: durch Erkrankung der Gonaden bedingte Störung der Pubertätsentwicklung	LH/FSH ↑↑	Periphere Geschlechtshormone ↓

■ Klinik

- Wachstumsstörung,
- Pubertas tarda,
- Gynäkomastie,
- Sexualfunktionsstörung/Fertilitätsstörung.

■ Diagnostik (◘ Abb. 7.2)

- s. oben,
- körperliche Untersuchung: Bestimmung Reifestatus nach Tanner,
- Beurteilung des Wachstumsverhaltens (Wachstumskurven),
- Bildgebung: Röntgen Handwurzelknochen → Bestimmung Knochenalter,
- Funktionstests: z. B. Buserelin-Test,
- ggf. Riechtest.

■ Therapie

- Beim Jugendlichen: stufenweise ansteigende Hormonersatztherapie mit Testosteron (◘ Tab. 7.7) → Entwicklung sekundärer Geschlechtsmerkmale wird induziert (Sekundärbehaarung, Peniswachstum → normale Sexualfunktion, aber **kein** Hodenwachstum, was mit fehlender oder deutlich eingeschränkter Fertilität assoziiert ist).
- Testosteronpräparate sind ab 18. Lebensjahr zugelassen → Pubertätsinduktion muss in der Regel früher begonnen werden, daher gilt zu beachten:
- „off label use" bei Patienten <18. Lebensjahr,
- Testosteron-Depot ist nicht in 50 und 100 mg Dosierungen verfügbar → Differenz zur 250 mg Ampulle muss verworfen werden.
- Alternative: Pubertätsinduktion durch pulsatile GnRH-Gabe (via Pumpe, ◘ Tab. 7.8) oder

7

Tab. 7.6 Einteilung möglicher Hypogonadismus-Formen

Primärer hypergonadotroper Hypogonadismus des Mannes	**Sekundärer/Tertiärer hypergonadotroper Hypogonadismus des Mannes**
Angeboren	**Angeboren**
Chromosomale Störung	**Primäre Störung der hyopthalamisch-hypophysären Regulationszentren**
Klinefelter-Syndrom	Idiopathischer hypergonadotroper Hypogonadismus (IHH)
Testikuläre Dysgenesie	Kallmann-Syndrom (GnRH-Mangel)
	Hypophysenfunktionsstörungen
Primäre Störung der Gonadenfunktion	Syndrome (Prader-Willy-Syndrom, Pasqualini-Syndrom)
Kryptorchismus, Maldescensus testis	
Anorchie	
Gestörte Geschlechtsdifferenzierung	
Defekte von Testosteronsynthese – oder Sensing	
Syndrome, RASopathien	
FSH-Rezeptormutation	
Erworben **Sekundäre Störung der Gonadenfunktion**	**Erworben** **Sekundäre Störung der hyopthalamisch-hypophysären Regulationszentren**
Hodentumor	Hyperprolaktinämie
Hodentorsion	Tumore, granulomatöse Erkrankungen (Histiozytose, Sarkoidose)
Operation, Z. n. Orchidektomie	Operation
Trauma	Trauma
Chemotherapie, Toxine	Medikamenten-induziert (Opiate, Steroide)
Bestrahlung	Bestrahlung
Infektionen (z. B. Mumpsorchitis), Autoimmunerkrankungen	Hypophysitis
Chronische Systemerkrankungen (Leber-Niereninsuffizienz, HIV)	Chronische Systemerkrankungen (Adipositas, Diabetes mellitus, Anorexia nervosa, Kachexie)

subkutane Gabe von hCG und rekombinantem FSH → Induktion gonadaler Reifung → Spermatogenese wird ermöglicht → Fertilität kann resultieren,
- nach Abschluss der Gonadenreifung Umstellung auf Testosteron.

Verlauf und Prognose

Meist ist lebenslange Testosterontherapie indiziert → Ausnahme: konstitutionelle Entwicklungsverzögerung (hier reicht oft Anstoßen der Pubertät durch Hormonersatztherapie über 3–6 Monate aus).

Komplikationen

- Beim erwachsenen Mann ist nach gestörter sexueller Reifung mit unterschiedlich stark eingeschränkter Fertilität zu rechnen → z. B. beim Klinefelter-Syndrom meist Infertilität, vereinzelt können jedoch Spermien im Ejakulat auftreten (Bitte bei der Aufklärung des Patienten thematisieren!).

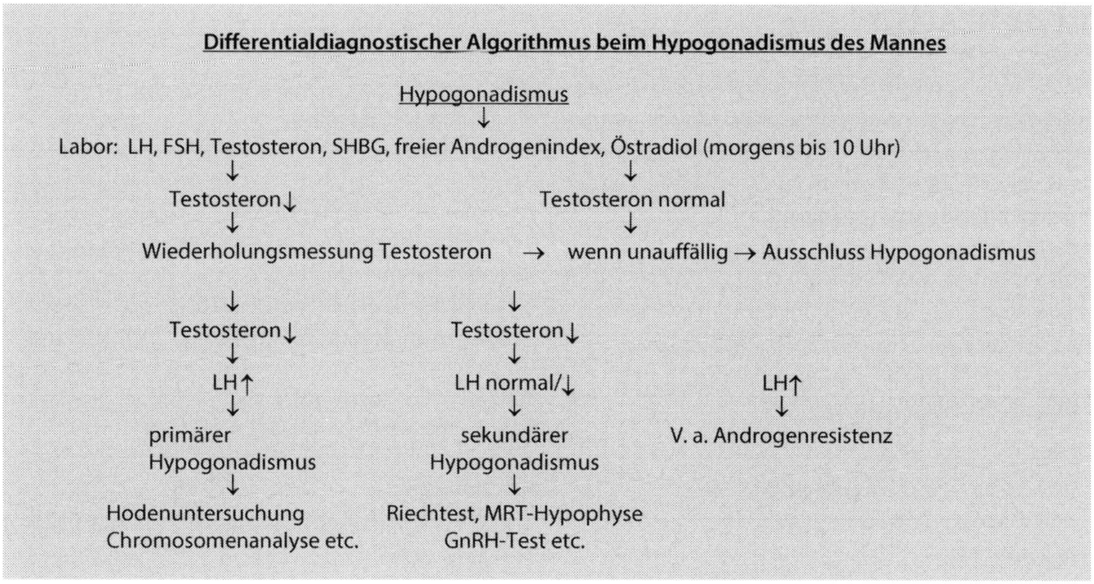

Abb. 7.2 Differentialdiagnostischer Algorithmus beim Hypogonadismus des Mannes. (modifiziert nach Hauffa und Simic-Schleicher 2011)

Tab. 7.7 Hormonersatztherapie zur Pubertätsinduktion bei Jungen (modifiziert nach Hauffa und Simic-Schleicher 2011 (Hauffa und Simic-Schleicher)

Therapie-dauer (Monate)	Testosteron-Depot i.m. (mg)	Injektions-intervall (Wochen)
0 bis 6	50	4
7 bis 12	100	4
12 bis 24	250	4
24 bis 36	250	3

- Bei langfristiger Persistenz eines Androgenmangels durch z. B. unzureichende oder fehlende Testosterontherapie resultieren: sexuelle Dysfunktion, abdominelle Adipositas (mit erhöhtem kardiovaskulären Risikoprofil) und Osteoporose.

Tab 7.8 Therapeutische Stimulation der Spermatogenese beim hypogonadotropen Hypogonadismus

Humanes Chorion-Gonadotropin (hCG)	s. c. oder i.m. (Zulassung nur i.m.)	1.500 IE 2–3x/ Woche	Brevactis®
Humanes Menopausen-Gonadotropin (hMG)	s. c. oder i.m.	150 IE 3x/ Woche	Menogon® (keine Zulassung für Männer)
Rekombinantes FSH	s.c.	150 I.E 3x/ Woche	Puregon®, GonalF®
GnRH	s.c. via Pumpe	520 ug als Puls alle 2 h	Lutrelef®

▪ Therapie

Großzügige Indikation für Testosteronsubstitution → wegen Chromosomenvarianz benötigen diese Patienten höhere Testosteronspiegel für eine adäquate Androgenwirkung.

▪ Tipp für die Praxis/FAQ

- Kallmann-Syndrom: häufigste Ursache des hypogonadotropen Hypogonadismus → Assoziation mit Riechstörungen (Riechtest, z. B. mit Vanillin, Zimt, Ammoniak etc.).
- Immer Klinefelter-Syndrom abklären bei Jungen mit:
  - Hochwuchs,
  - Gynäkomastie,
  - Altersinadäquat zu kleinen Hoden.

7

7.4 Fertilitätsstörung

Bei Kinderwunsch und eingeschränktem Spermiogramm besteht die Möglichkeit zur testikulären Spermienextraktion in Mikrodissektionstechnik (Micro-TESE) und nachfolgender intrazytoplasmatischer Spermieninjektion (ICSI). Die Erfolgsaussichten sind bei jüngeren Männern höher. Mindestens 6 Monate vor der Micro-TESE sollte kein Testosteron mehr verabreicht werden, da Testosteron die Spermienproduktion reduziert. Eine Vorbehandlung mit hCG soll die Erfolgsrate ebenfalls erhöhen.

7.4.1 Ejaculatio praecox

Synonym

Vorzeitiger Samenerguss.

Epidemiologie

- Häufigste sexuelle Störung des Mannes <60 Jahren,
- Prävalenz: 20 % aller Männer im Alter von 40-80 Jahren (multinationale Befragung).

Pathophysiologie

- Unklar, verschiedene Hypothesen werden diskutiert.
- Unterteilung in:
  - primäre Ejaculatio praecox (seit Beginn der sexuellen Aktivität) → ggf. genetische Prädisposition, veränderte Serotoninregulation,
  - sekundäre Ejaculatio praecox (erworbene Form) → Auftreten im Rahmen von Grunderkrankungen:
    - Prostata,
    - Schilddrüse,
    - erektile Dysfunktion.
- Stress, Partnerschaftskonflikte, psychische Störungen stellen weiteren Komplex möglicher Ursachenmodelle dar.

Klinik

Im Rahmen sexueller Aktivität auftretende vorzeitige/zu frühe Ejakulation durch Unfähigkeit den Samenerguss zu kontrollieren, ggf. resultieren daraus Fertilitätsstörungen.

Therapie

- Sexualtherapie/Paartherapie,
- Lokalanästhetika,
- Dapoxetin,
- SSRI.

Verlauf und Prognose

Individuell.

Tipp für die Praxis/FAQ

Die Verordnung von Dapoxetin ist keine Leistung der gesetzlichen Krankenkasse. Der Einsatz von SSRI ist für die Ejaculatio praecox nicht zugelassen, es handelt sich also um einen „off label use".

7.4.2 Sexuelle Dysfunktion

Synonym

Unter sexueller Dysfunktion werden beim Mann subsummiert:

- erektile Dysfunktion (ED),
- Libidomangel/Libidoverlust,
- Ejakulationsstörungen (Anejakulation, retrograde Ejakulation, Ejaculatio praecox).

Epidemiologie

Altersabhängig → steigende Häufigkeit mit den Lebensjahren.

Pathophysiologie

Zu Ursachen einer erektilen Dysfunktion, ◘ Tab. 7.6 und 7.9

Risikofaktoren:

- KHK,

◘ Tab. 7.9 Ursachen einer erektilen Dysfunktion

Penilanatomische Funktion	Anatomische Ursachen (angeborene Fehlbildungen, sexuell übertragbare Erkrankungen)
Hormonelle Funktion	Androgenmangel, Hyperprolaktinämie
Vaskuläre Funktion	Arteriosklerose
Psychogene Funktion	Depression
Medikamente	SSRI, Antihypertensiva, Spironolacton, Antazida, Schmerzmittel, Migränemittel, Antiepileptika, CSE-Senker u.v.m. Zu ß-Blockern und erektiler Dysfunktion gibt es heterogene Studienergebnisse

- pAVK,
- Diabetes mellitus,
- arterielle Hypertonie,
- Adipositas,
- Dyslipidämie,
- Schlaf-Apnoe-Syndrom,
- Tabak-/Alkoholkonsum,
- körperliche Inaktivität,
- Depression.

Klinik

- Fehlende/verringerte Libido,
- unzureichende/fehlende Erektionsfähigkeit,
- Unfähigkeit, die Erektion aufrecht zu erhalten,
- fehlende/vorzeitige/retrograd gerichtete Ejakulation (oft nach Prostata-Operation).

Diagnostik

- Siehe oben.
- Anamnese: Beginn/Dauer der erektilen Dysfunktion, Qualität der morgendlichen/stimulierten Erektion, Rigidität, Dauer. Lebenssituation, Partnerschaft, frühere Behandlungen.
- Labor:
  - oben genannte Parameter,
  - PSA, CRP, LDH, kleines Blutbild, GOT, GPT, Cholesterin, HDL, LDL, Triglyzeride, nüchtern Blutzucker.
- Bildgebung:
  - Farbdopplersonorgaphie,
  - penile Angio-/Kavernographie.
- Ggf. intrakavernöse Prostaglandin-E1-Testung.
- Psychische Evaluation.

Therapie

- Ggf. Hormonersatztherapie.
- Ggf. Sexualtherapie/Psychotherapie.
- Somatische Therapie:
  - PDE-5-Hemmer (Sildenafil, Vardenafil, Tadalafil),
  - Apomorphin (zentral wirksamer Dopaminagonist, reduziert den Sympathikotonus und erhöht den parasympathischen Effekt),
  - α2-adrenerge Antagonisten (Yohimbin, Delequamin),
  - Androgene (s. Testosteronsubstitution),
  - Vakuumpumpe,
  - SKAT (Schwellkörperautoinjektionstherapie),
  - MUSE (intraurethrale Anwendung von Prostaglandin E1, z. B. Alprostadil),
  - Penisprothese.

Verlauf und Prognose

Individuell.

Tipp für die Praxis/FAQ

- 2/3 aller Patienten mit KHK oder pAVK leiden an erektiler Dysfunktion. Nicht selten tritt sie vor Diagnose der kardiovaskulären Erkrankung auf, das gilt besonders für Diabetiker.
- PDE-5-Hemmer dürfen wegen möglichen schweren Hypotonien nicht parallel mit Nitraten oder Alphablockern verabreicht werden.
- Nach pelvinen und/oder retroperitonealen Eingriffen kommt es postoperativ oft zur erektilen Dysfunktion → Ursache: Störungen der Nn. cavernosi und erigentes. CAVE: nächtlich können trotzdem unwillkürliche Erektionen auftreten. Diese werden sympathisch getriggert (Th11/12-L2/3). Sie geben keinen Hinweis darauf, dass keine erektile Dysfunktion besteht, da die durch sexuelle Reize getriggerte Erektion über parsympathische Reflexzentren (S2-4) erfolgt → dies wird häufiger durch operative Eingriffe beeinträchtigt.
- Psychogene Faktoren sind als Auslöser von Libidoverlust und erektiler Dysfunktion nicht zu unterschätzen.
- Depressionen können einen Hypogonadismus auslösen/verschlimmern.

7.4.3 Altershypogonadismus

Fall 2:

Ein 60-jähriger Mann stellt sich wegen erektiler Dysfunktion und depressiver Verstimmung trotz einer neuen Partnerschaft vor. Eigentlich sei er immer fit und sportlich gewesen, aber in letzter Zeit habe er Muskelabbau bemerkt. Heute sei 60 doch das neue 40, ob da nichts zu machen sei?

Synonym

Late-onset-Hypogonadismus (LOH).

7

- **Pathophysiologie**
- Sonderform der verminderten Gonadenfunktion im höheren Alter,
- ab einem Alter von 40 Jahren. → jährlicher physiologischer Abfall der Testosteronproduktion um 1 %,
- parallel entwickelt sich ein SHBG-Anstieg → Abfall des bioverfügbaren Testosterons,
- regulative LH-Erhöhung bei abgeflachter LH-Sekretion,
- Zusammenhang zwischen metabolischem Syndrom und Altershypogonadismus.

- **Klinik**
- Libidoverminderung,
- Erektile Dysfunktion,
- Gynäkomastie,
- Antriebsminderung, Müdigkeit, Nervosität, Ängstlichkeit,
- Leistungsverminderung, Gedächtnisstörungen,
- Depressive Verstimmung,
- Muskel- und Gelenkbeschwerden,
- Hyperhidrosis,
- Schlafstörungen,
- Osteopenie,
- kardiovaskuläre Erkrankungen.

- **Diagnostik**
- Anamnese.
- Körperliche Untersuchung: inklusive Gewicht, Taillenumfang, BMI, Blutdruck, EKG.
- Labor:
  - oben genannte Parameter,
  - Glukose, HbA1c, Cholesterin, LDL, Triglyzeride, Transaminasen, Kreatinin,
  - Testosteron: meist grenzwertig erniedrigt,
  - SHBG: ggf. hoch reguliert,
  - ggf. oraler Glukosetoleranztest.

- **Therapie**

Somatische Therapie:
- Testosteronsubstitution (siehe ◘ Tab. 7.10) bei Erreichen u. g. Grenzwerte unter Beachtung der Kontraindikationen,
- zu Beginn Testosterontherapie: Bevorzugung transdermaler Präparate/Testosteronenantat oder -undeconat → führen zu gleichmäßigeren Testosteronspiegeln,
- bei guter Verträglichkeit: Umstellung auf langwirksame intramuskulär applizierbare Testosteronpräparate, z. B. Testosteronacetat (alle 2–4 Wochen) → Problem dabei: stark schwankende, teils unphysiologisch hohe Testosteronwerte,
- wird auf Testosteronundeconat eingestellt, findet die 2. Gabe 6 Wochen nach der ersten statt, bevor die Dauergabe in Intervallen von 10–14 Wochen erfolgt,
- orale Testosterongabe wegen schlechter Bioverfügbarkeit obsolet.

- **Therapie (◘ Tab. 7.10 und 7.11).**

Kontraindikationen für Testosteronsubstitution:
- Prostatakarzinom,
- benigne Prostatahyperplasie mit Obstruktion,

◘ Tab. 7.10 Indikation für die Testosteronsubstitution

Testosteronspiegel	
>12 nmol/l (>3,46 ng/ml)	Keine Substitution
<8 nmol/l (2,31 ng/ml)	Substitution
8–12 nmol/l (2,3–3,5 ng/ml)	Substitutionsversuch bei typischer Symptomatik

◘ Tab. 7.11 Gängige Testosteronpräparate

Applikationsform	Wirkstoff	Handelsname (beispielhaft)	Dosis
i.m.-Depot	Testosteronenantat	Testosteron Depot® Testoviron Depot®	250 mg alle 3–4 Wochen
	Testosteronundeconat	Nebido®	1000 mg alle 10–14 Wochen
Transdermales Gel	Testosteron 1 %	Testogel®, Testim®, Androtop®	50–100 mg täglich
	Testosteron 2 %	Tostran 2 %	60–80 mg täglich

- viriles Mammakarzinom,
- unbehandeltes obstruktives Schlafapnoe-Syndrom,
- Polyglobulie,
- schwere Lebererkrankungen/Lebertumoren,
- schwere Herzinsuffizienz,
- aktiver Kinderwunsch,
- ggf. kardiovaskuläre Erkrankungen, stattgehabte thromboembolische Ereignisse.

Tipp für die Praxis/FAQ

Die Therapieentscheidung für Testosteron beim Altershypogonadismus ist individuell zu stellen → abzuwägen sind: mögliche Erhöhungen kardiovaskulärer Risiken versus Besserung von Parametern des metabolischen Syndroms unter Testosterongabe.

- Schwere und Häufigkeit von Langzeitkomplikationen sind nicht gesichert. Typische Nebenwirkungen: Akne, gesteigerter Bart- und Körperhaarwuchs, Polyglobulie, Leberwerterhöhung. Halbjährliche Kontrolle von Blutbild und Leberwerten sind daher obligat.
- Vor Testosteronsubstitution muss die Prostata untersucht werden → PSA-Kontrolle, digitale Palpation.
- Nach Ausgleich eines Hypogonadismus kommt es zum PSA-Anstieg auf altersentsprechende Normalwerte. Jährliche urologische Untersuchungen der Prostata (mit PSA-Bestimmungen) sind anzustreben. Nach Therapiebeginn und unter Dauersubstitution mit Testosteron, ist eine Prostatavergrößerung möglich (erhöhte de novo Karzinominzidenz konnte widerlegt werden).
- Unter Testosteronsubstitution kommt es zur Suppression von LH/FSH mit konsekutiv eingeschränkter Fertilität/Sterilität → bei Aufklärung des Patienten thematisieren.

Fall 2:

Folgende Befunde wurden erhoben: BMI 29, RR 156/95 mmHg, Hb 14,1 g/dl, Transaminasen leicht erhöht, Cholesterin 270 mg/dl, LH 2,1 U/l (Referenzbereich,0,8–7,6), FSH 11,5 U/l, (Referenzbereich 0,7–11,1), Testosteron 1,5 ng/dl (Referenzbereich 1,3–7,7), SHBG 16,3 (Referenzbereich 10–57), freier Androgenindex 16,3 (Referenzbereich 20–96). Diagnose: Altershypogonadismus. Procedere: Sie erörtern die Bedeutung von Gewichtsreduktion und Bewegung für die erhöhten kardiovaskulären Risikofaktoren und den Hypogonadismus. Eine Testosteronsubstitution (bevorzugt transdermal) kann nach genauer Aufklärung möglicher Risiken erwogen werden.

7.5 Hodentumor

Epidemiologie

- Häufigste Neoplasie junger Männer,
- Inzidenz: 9,4:100.000 (Tab. 7.12).

Pathophysiologie

- Wahrscheinlich Entstehung in Folge kongenitaler Entwicklungsstörungen → bei Maldescensus testis ist das Risiko für Hodentumore um das 15–45-fach erhöht.

Weitere Risikofaktoren sind:
- kontralateraler Hodentumor,
- positive Familienanamnese,
- Gonadendysgenesie,
- Klinefelter-Syndrom.

Klinik

Meist schmerzlose Skrotalschwellung.

Tab. 7.12 Histologische Verteilung von Hodentumoren mit möglicher Hormonaktivität

Seminom	**(40 %)**	
Klassisches Seminom (80–85 %)	80–85 %	hCG-positiv
Spermatozystisches Seminom (5–10 %)		
Nichtseminom	**(60 %)**	
Embryonales Karziom	30–50 %	Ggf. hCG- und AFP-positiv
Chorionkarzinom	Selten, eher Bestandteil eines Mischtumors	hCG-positiv, selten AFP-positiv
Teratom	30–50 %	
Dottersacktumor	5–10 %	AFP-positiv
Mischtumor	10–30 %	

- **Diagnostik**
  - Körperliche Untersuchung: Palpation der Hoden.
  - Labor: hCG, AFP.
  - Bildgebung: – Sonographie, ggf. mit Biopsie,
  - CT-Abdomen und –Becken,
  - ggf. Röntgen und CT-Thorax beim Seminom (Suche nach Metastasen).

- **Therapie**

Nach Tumorgröße, Histologie und Metastasierung:
  - Operative Resektion,
  - Chemotherapie,
  - Nachsorge erfolgt in Abhängigkeit von initialer Tumorausdehnung und durchgeführter Therapie.

- **Verlauf und Prognose**

Abhängig von Tumorausdehnung, Histologie, Therapieansprechen.

- **Komplikationen**

Androgenmangel, Infertilität, Rezidiv, Metastasierung, Tod.

- **Tipp für die Praxis/FAQ**
  - Operative Korrektur eines Maldescensus testis bis zum 2. Lebensjahr.
  - Vor einer Orchidektomie sollte ein Spermiogramm mit der Möglichkeit zur Spermakryokonservierung als Zeugungsreserve durchgeführt werden. Bei Azoospermie kann auch eine testikuläre Spermienextraktion (TESE) erwogen werden.
  - Bei Vorliegen eines Hodentumors ist das Risiko für das Auftreten eines Tumors auf der kontralateralen Seite erhöht, oft tritt dieser als intraepitheliale Neoplasie (TIN) auf.

7.6 Testikulärer adrenaler Resttumor (TART)

(Siehe auch ► Kap. 3, AGS)

- **Epidemiologie**

Bis zu 94 % der Männer mit klassischem 21-Hydroxylase-Mangel sind betroffen.

- **Pathophysiologie**
  - Die aktuelle wissenschaftliche Hypothese zur Entwicklung von TART postuliert versprengtes Nebennierengewebe, das embryonal in Hoden wandert und ACTH-abhängig wächst. Umstritten ist, inwieweit die Güte der Stoffwechselkontrolle durch die Medikation das Wachstum verhindern/aufhalten kann (Reisch et al. 2011, 2013).
  - In der Regel zentrale Lage im Hoden → mechanische Verlegung der Hodenkanälchen → Veränderung des Hormonmilleus im Hoden/Gesamtkreislauf (Reisch et al. 2013).

- **Klinik**
  - Keine/selten Schmerzen bei Größenzunahme der Hoden,
  - Unerfüllter Kinderwunsch.

- **Diagnostik**
  - Körperliche Untersuchung: Inspektion/Palpation Hoden → TART sind wegen zentraler Lage schlecht tastbar, ein insgesamt vergrößerter Hoden kann auffallen.
  - Bildgebung:
    - Sonographie → guter/sicherer Nachweis,
    - MRT → CAVE: keine Differenzierung zwischen TART und Leydigzelltumoren möglich.

- **Therapie**
  - Gute Hormoneinstellung (in Studien bestätigte sich überraschenderweise der Zusammenhang zwischen Güte der Hormoneinstellung und TART-Vorkommen nicht),
  - durch Dexamethason sind TART rückläufig → über Regelkreis Reduktion erhöhter ACTH-Konzentrationen → Größenabnahme.

- **Komplikationen**

Sterilität.

- **Tipp für die Praxis/FAQ**
  - TART sind immer benigne. Es besteht keine OP-Indikatio. Aufgrund der fehlenden Differenzierbarkeit zu Leydigzelltumoren (in 10 % maligne, mit zwingender OP-Indikation) muss eine Übertherapie vermieden werden.

- Bei der Entscheidung, ob eine Operation indiziert ist, hilft es den AGS-Status des Patienten zu berücksichtigen und zu wissen, dass ein TART in der Regel beidseits auftreten.
- Da Patienten mit AGS an einer chronischen Gesundheitsstörung leiden, ist eine gute Transition und Weiterbetreuung nach der Kinder- in der Erwachsenenendokrinologie wichtig.

Kontrollfall mit Fragen: Fall: *Vorstellung eines 27-jährigen groß gewachsenen Mannes zur Mitbeurteilung bei Müdigkeit und Schwäche. Auf Nachfrage berichtet er über Erektionsstörungen und einen unerfüllten Kinderwunsch seit 1 Jahr. Bei der Frage nach Voroperationen berichtet er über einen Hodentumor im Alter von 3 Jahren mit Orchidektomie rechts und nachfolgender Chemotherapie an einer universitären Kinderklinik. Vor 2 Jahren habe er sich bei einem leichten Sturz den linken Unterarm gebrochen.*

? Welche Untersuchungen veranlassen Sie?

✓ Körperliche Untersuchung (ein Hoden 5 ml ist palpabel), Labor, Hoden-Sonographie (kleiner, echonormaler Hoden ohne Raumforderung).

? Folgende Laborparameter erhalten Sie:

✓ LH 20 U/l (Referenzbereich,0,8–7,6), FSH 60,4 U/l (Referenzbereich 0,7–11,1), Testosteron 1,65 ng/dl (Referenzbereich 1,3–7,7), SHBG 17 (Referenzbereich 10–57), freier Androgenindex 40 (Referenzbereich 20–96), Estradiol 27 g/ml <56).

? An welches Krankheitsbild denken Sie?

✓ Hypergonadotroper Hypogonadismus bei fehlender pubertärer Reifung des unilateralen Resttumors in Folge eines frühkindlichen chemotherapieassoziierten Gewebeschadens.

? Wie ist das therapeutische Vorgehen?

✓ Einleiten einer Testosteronsubstitution.

? Was sagen Sie dem Patienten über Verlauf und Prognose?

✓ Unter der Testosteronsubstitution ist mit einer Besserung von körperlicher Leistungsfähigkeit, Libido und Sexualfunktionen zu rechnen. Aufgrund der frühen Schädigung des Resthodens mit fehlender pubertärer Entwicklung besteht mit hoher Wahrscheinlichkeit eine Sterilität. Bestätigung durch Spermiogramm (ggf. Micro-TESE) möglich.

? Halten Sie eine Knochendichtemessung trotz des jungen Alters für gerechtfertigt?

? Wenn ja, warum?

✓ Ja, aufgrund des Androgenmangels, insbesondere auch während der pubertären Knochenreifung, besteht ein hohes Osteoporoserisiko.

Literatur

Hauffa BP, Simic-Schleicher G. S1-Leitlinie der Deutschen Gesellschaft für Kinderheilkunde und Jugendmedizin (DGKJ), Version 1/2011, AWMF-Register Nr. 027/025

Reisch N, Rottenkolber M, Greifenstein A et al. (2013) Testicular adrenal rest tumors develop independently of long-term disease control: a longitudinal analysis of 50 adult men with congenital adrenal hyperplasia due to classic 21-hydroxylase deficiency. J Clin Endocrinol Metab 98(11):E1820-6. https://doi.org/10.1210/jc.2012-3181. Epub 2013 Aug 22

Reisch N, Arlt W, Krone N (2011) Health problems in congenital adrenal hyperplasia due to 21-hydroxylase deficiency. Horm Res Paediatr 76(2):73–85. https://doi.org/10.1159/000327794. Epub 2011 May 18

Weibliche Gonaden

© Springer-Verlag GmbH Deutschland, ein Teil von Springer Nature 2020
I. van de Loo, B. Harbeck, *Facharztwissen Endokrinologie und Diabetologie*,
https://doi.org/10.1007/978-3-662-58897-0_8

Das Kapitel beschäftigt sich eingehend mit den physiologischen Prozessen der Frau in den verschiedenen Lebensphasen (Kindheit, fertile Lebensphase, Schwangerschaft, Klimakterium, Senium). Dabei stehen hormonelle Wirkungen und Nebenwirkungen im Vordergrund des Interesses. Es werden in der Endokrinologie häufig erfragte Störungen mit Diagnostik, Therapie und Langzeitfolgen erörtert. Wichtige Inhalte zum Thema Kontrazeptiva runden das Kapitel ab.

Die Entwicklung der weiblichen Keimdrüsen (Oogenese) beginnt bereits während der Embryonalentwicklung. Durch mitotische Teilung kommt es zur Vermehrung der Urkeimzellen. Am Ende der Embryonalperiode beginnt die ersten Meiose, die aber in der Prophase gestoppt (und später erst vor der Ovulation wieder gestartet) wird. Die Keimzellen erreichen damit ein Wartestadium (Diktyotän). Mit Beginn der Pubertät ist von den angeborenen Primordialfollikeln noch ein Reservoir von 400.000 vorhanden. Ein Teil von ihnen entwickelt sich ab dann unter der zyklisch ablaufenden hypothalamisch/hypophysären Stimulation zu einer befruchtungsfähigen Eizelle.

Keimdrüsen (Gonaden) unterliegen demnach in verschiedenen Lebensphasen unterschiedlichen Entwicklungen, sodass ihre Funktion bzw. Funktionsstörung in Abhängigkeit von der Lebensphase beurteilt werden müssen.

Hormonell relevante Lebensphasen bei der Frau sind (◘ Abb. 8.2.):

- vor-pubertäre Phase,
- Pubertät,
- fertile Lebensphase (mit möglichen Schwangerschaften),
- Klimakterium
- Senium

8.1 Pathophysiologie

Der Ovarialzyklus läuft in folgender Reihenfolge ab: Primärfollikel → Sekundärfollikel → Tertiärfollikel (einer von mehreren heranreifenden Follikeln wird pro Zyklus zum Graaf Follikel). Die übrigen Tertiärfollikel degenerieren apoptotisch. Bei der Ovulation zerreißt die Hülle der Follikelzellen und die Eizelle wird aus dem Ovar ausgestoßen. Nach der Ovulation entwickelt sich aus dem Graaf-Follikel das Corpus luteum, dessen Hauptaufgabe die Progesteronproduktion ist. Ohne Befruchtung bildet sich der Gelbkörper bindegewebig zurück, dies führt zur verminderten Freisetzung der Hormone. Der Hormonabfall löst den Abbau des Endometriums und damit die Menstruation aus.

Im Fall der Befruchtung einer Eizelle verhindert das ß-hCG (humanes Choriongonadotropin) die Degeneration des Corpus luteum. Das Corpus luteum produziert Östrogene und Progesteron bis zur 8. bis 10. Schwangerschaftswoche. Ab dann übernimmt die Plazenta diese Aufgaben.

Bei Nachlassen der ovariellen Reserve setzen die Wechseljahre, das Klimakterium ein. Hierbei handelt es sich um eine komplexe Phase der hormonellen Umstellung, ähnlich der Pubertät. Das Klimakterium signalisiert den Übergang in das Senium, das bei der Frau durch das weitgehende Fehlen von Geschlechtshormonen gekennzeichnet ist.

Alle diese Prozesse können auf unterschiedlichen Ebenen gestört sein und bedürfen dann der Unterstützung von Gynäkologen und gynäkologisch versierten Endokrinologen.

8.2 Menstruationszyklus

Der menstruelle Zyklus findet bei der Frau von der Pubertät bis zum Klimakterium statt (◘ Abb. 8.1). Er ist charakterisiert durch hormonelle Veränderungen, die darauf ausgerichtet sind, optimale Bedingungen im Körper für Befruchtung und Schwangerschaft zu schaffen.

Als Beginn des weiblichen Zyklus gilt stets der 1. Tag der Monatsblutung. Ein normaler, regelmäßiger, biphasischer Zyklus (Eumenorrhö) umfasst dabei 28 Tage (25–34 Tage) mit maximal 7-tägiger (meist 3- bis 5-tägiger) Blutung und einem Blutverlust von 30–40 ml.

▪ Diagnostik

- **Anamnese**: Menarche, Zyklus-, Blutungs- und Schwangerschaftsanamnese, Klimakterium.
- **Körperliche Untersuchung**:
  - Beurteilung primärer/sekundärer Geschlechtsmerkmale,
  - gynäkologische Untersuchung, ggf. mit Ultraschall Ovarien, Uterus mit Endometrium, Mammae.
- **Labor:**
  - 3.–5. Zyklustag: Prolaktin, LH, FSH, Östradiol, Testosteron, Androstendion,

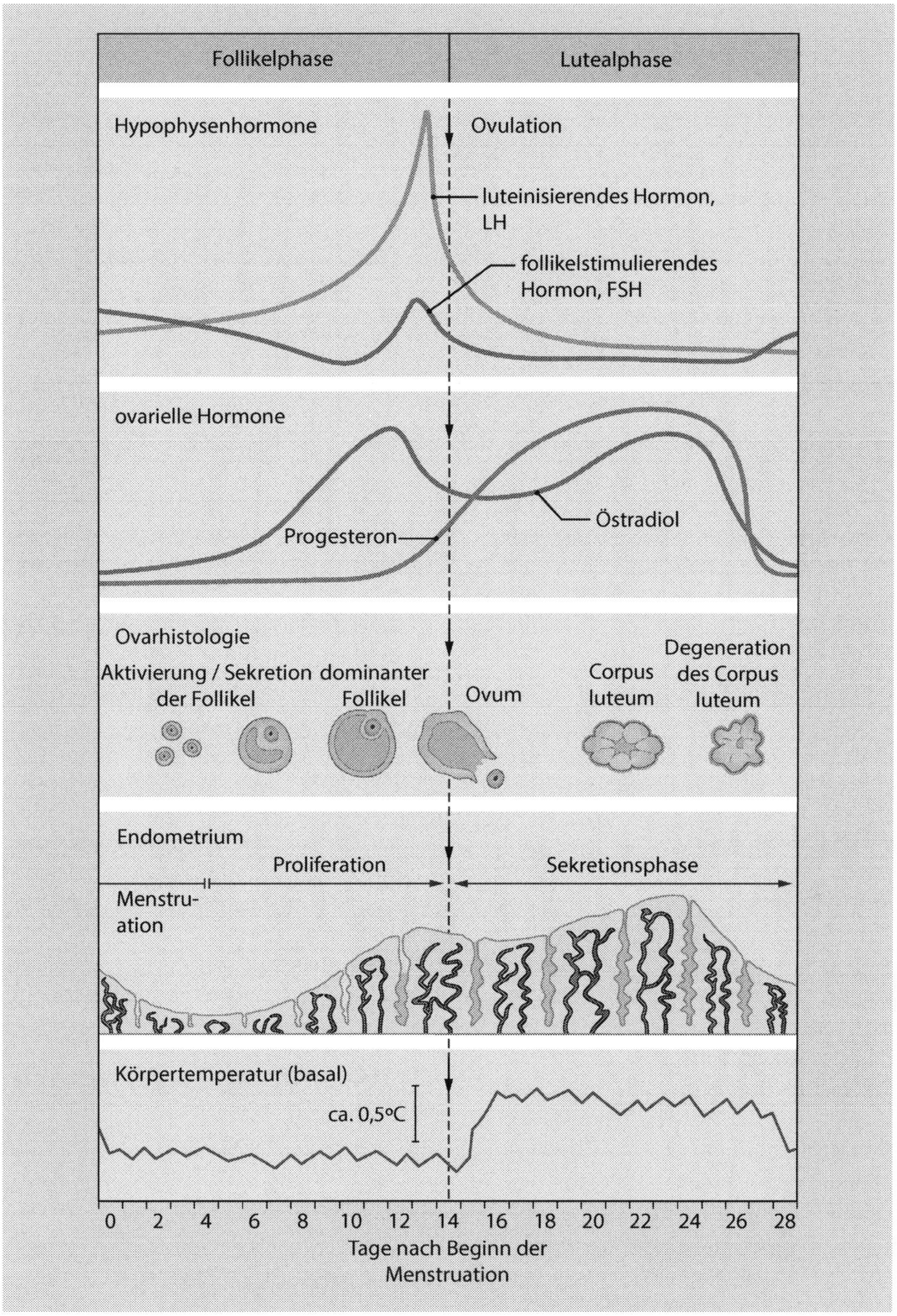

Abb. 8.1 Zyklischer Hormonverlauf der fertilen Frau (RF Schmidt, G. Thews, Physiologie des Menschen Sonderausgabe 31. Auflage)

TSH, SHBG, AMH, ggf. DHEAS, 17-OH-Progesteron, Cortisol,
- ggf. hCG zum Schwangerschaftsausschluss,
- 21. Zyklustag bzw. 5–7 Tage nach der postulierten Ovulation: Estradiol, Progesteron.
- Ggf.Genanalyse.

- **Bildgebung:**
  - ggf. Röntgen der linken Handwurzel → Beurteilung des Knochenalters nach Greulich und Pyle bei jungen Patientinen mit der Frage nach dem Knochenalter →

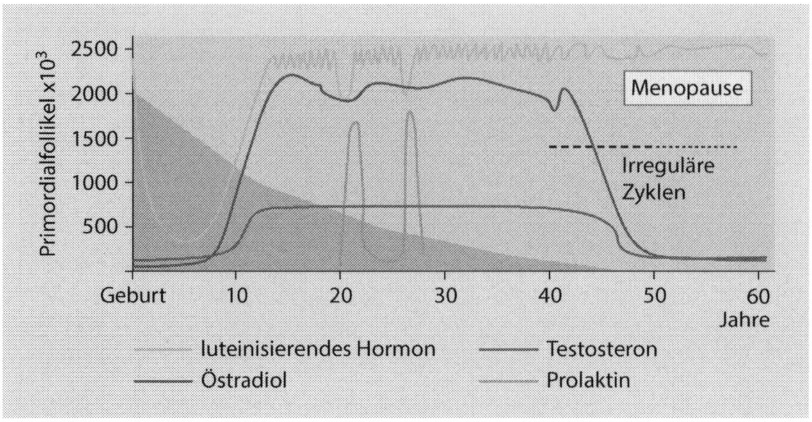

Abb. 8.2 Hormonelle Veränderungen im Lebenszyklus bei Frauen (RF Schmidt, G. Thews, Physiologie des Menschen Sonderausgabe 31. Auflage)

Rückschlüsse auf die pubertäre Entwicklung sind dadurch möglich,
  - ggf. weiterführende bildgebende Diagnostik, z. B. MRT.
- Ggf. Hysteroskopie, Laparoskopie.
- Ggf. Knochendichtemessung → bei vorzeitigem Östrogenmangel besteht ein hohes Osteoporoserisiko.

8.3 Zyklusstörungen

Pathophysiologie

Die Art der Blutungsstörung erlaubt keine endgültigen Rückschlüsse auf deren Ursache.

Es werden verschiedene Störungen unterschieden:

- Regeltempostörungen:
  - Oligomenorrhö: Menses alle 35–90 Tage,
  - Polymenorrhö: Menses häufiger als alle 25 Tage,
  - Amenorrhö: Ausbleiben der Menstruation,
  - Primäre Amenorrhö: Ausbleiben der Menarche (1. Menstruationsblutung) bis zum 16. Lebensjahr,
  - Sekundäre Amenorrhö: Ausbleiben der Menstruation über mehr als 3 Monate nach spontaner Menarche.
- Regeltypusstörungen:
  - Hypermenorrhö: vermehrte Blutungsstärke,
  - Hypomenorrhö: verminderte Blutungsstärke,
  - Menorrhagie: verlängerte Blutungsdauer mit verstärktem Blutverlust.

Hiervon abzugrenzen sind:

- Metrorrhagie: verstärkte, verlängerte, azyklische Blutung,
- Spotting: Durchbruchblutung zwischen den menstruellen Blutungen, max. 3 Tage,
- Durchbruchblutungen: Zusatzblutung in Regelstärke,
- Ovulationsblutungen,
- Dysmenorrhö: schmerzhafte Menses,
- Prämenstruelles Syndrom: prämenstruell auftretender Beschwerdekomplex mit körperlichen und psychischen Beschwerden.

Diagnostik

- Siehe oben,
- Labor: (anzupassen nach Fragestellung).

8.4 Unerfüllter Kinderwunsch

Siehe: ► Kap. 21 und PCO,

Literatur der gynäkologischen Endokrinologie/Fertilitätsmedizin.

8.5 Schwangerschaft

Siehe: ► Kap. 20.

8.6 Klimakterium

Synonym

Übergangsphase bis zum Erlöschen der ovariellen Hormonproduktion.

Epidemiologie

In Europa mittleres Alter bei Menopause 50 Jahre (45.–65. Lebensjahr) → 12–15 Mio. Frauen in Deutschland.

Pathophysiologie

- Voranschreitende (schrittweise/über Jahre) Erschöpfung der Ovarialfunktion mit zunächst verkürzten Zyklen aufgrund von Follikelreifungsstörungen und Lutealinsuffizienz in der 2. Zyklusphase → Absinken der Gestagene, im Vergleich dazu sind die Östrogene relativ hoch und dominieren die Klinik mit Mastopathie und Ödemneigung. (Pathophysiologie der präklimakterischen Östrogendominanz: Im Alter von durchschnittlich 40 Jahren sinkt bei der Frau im Rahmen der ovariellen Erschöpfung das Inhibin → zunehmendes Auftreten anovulatorischer Zyklen und Beeinflussung der Hypophyse mit z. B. Steigerung der FSH-Stimulation zum Ovulationszeitpunkt. Normalerweise wird Östrogen E2 in seine Sulfatform durch das Progesteron-abhängige Enzym Sulfotransferase gesteuert. In der 2. Zyklushälfte kommt es unter Progesteron-Einfluss zur gesteigerten Sulfotransferasebildung → Abnahme von Östradion E2 (Antiöstrogeneffekt von Progesteron). Bei Progesteron ↓ → Sulfotransferase ↓ →relativer Östrogenüberschuss. Außerdem verfügt das natürliche Progesteron (strukturverwandt zu Aldosteron) über einen antidiuretischen Effekt, es besetzt z. T. Aldosteronrezeptoren, was zur vermehrten Diurese führt.)
- Später verlängerte Zyklen bis zum Ausbleiben der Menstruation → der Östrogenmangel dominiert die klinischen Beschwerden → vegetatives Menopausensyndrom.

Definition der verschiedenen Menopausen-Phasen:

Menopause	Letzte Menstruation
Perimenopause	Zeit um die letzte Menstruation
Prämenopause	Zeit unregelmäßiger Zyklen bis zur Menopause
Postmenopause	Zeit nach der letzten Menstruation

Klinik

Vegetatives Menopausensyndrom:

- Hitzewallungen,
- Schweißausbrüche,
- Schlafstörungen,
- Reizbarkeit, Nervosität, Antriebsmangel, depressive Verstimmung (durch Serotoninmangel),
- Schwindel,
- Palpitationen, Tachykardien,
- Alopezie, Hirsutismus,
- Atrophische Kolpitis, ggf. auch Lichen sclerosus,
- Inkontinenz, rezidivierende Harnwegsinfekte,
- Knochenmasseverlust, ggf. Osteoporose,
- Anstieg kardiovaskulärer Risikofaktoren.

Diagnostik

- Siehe oben
- Körperliche Untersuchung (inklusive Blutdruckmessung, Gewicht).
- Labor:
  - ggf. LH, FSH, Östradiol (3–5. Zyklustag), selten AMH,
  - typisch: starke Schwankungen der Laborparameter zu Beginn der Wechseljahre,
  - bei Zeichen der Androgenisierung: SHBG, Testosteron, Androstendion.

Therapie (Ortmann 2009)

- **Hormontherapie (HT):**
  - bei Leidensdruck,
  - orale, transdermale und vaginale Applikationsformen,
  - Beschwerdenführende Substanz: Östrogen
  - Frauen ohne Uterus: reine Östrogentherapie möglich,
  - Frauen mit Uterus: Östrogentherapie mit kontinuierlicher/sequentieller Gestagengabe (Gestagendosis soll die Endometriumproliferation unterdrücken und damit eine Endometriumhypertrophie mit ggf. Karzinomentwicklung verhindern. Eine sequentielle Gestagengabe führt zu Abbruchblutungen, eine kontinuierliche Gestagengabe ist erst ab der Menopause möglich (wenn keine Blutungen mehr zu erwarten sind) → keine Abbruchblutungen.
- **Kontraindikationen für Hormontherapie:**
  - hormonabhängige Tumoren (z. B. Mamma- und Endometriumkarzinom),

  - Thrombophilie,
  - Zustand nach thromboembolischen Erkrankungen (Apoplex, Myokardinfarkt),
  - fortgeschrittene bzw. akute Lebererkrankungen.

▪ **Verlauf und Prognose**

Laut Studien findet sich bei Frauen unter Hormontherapie ein verbessertes Risikoprofil für:

- KHK,
- Morbus Alzheimer,
- kolorektales Karzinom,
- Osteoporose.

Der frühzeitige Einsatz von Hormonen scheint dabei von Nutzen zu sein → beginnt die Therapie längere Zeit nach der Menopause („window of opportunity"): eher Nachteile im internistischen Risikoprofil.

8

▪ **Komplikationen**

Risikoerhöhung für Hormontherapie-induzierte Mammakarzinome → scheint vorrangig unter kombinierten Hormonpräparaten (z. B. mit Medroxyprogesteronacetat) bzw. >5-jährigem Einsatz bis ins höhere Lebensalter aufzutreten (Studiendaten/deren Interpretation sind anhaltend Thema intensiver Diskussionen in Fachkreisen).

▪ **Tipp für die Praxis/FAQ**

- Enge Zusammenarbeit von Endokrinologen und Gynäkologen ist obligat.
- Estradiolbestimmungen zur Verlaufskontrolle unter hormoneller Substitution sind wenig sinnvoll wegen individueller Unterschiede im klinischen Ansprechen.
- Beschwerden durch die Genitalatrophie sind häufig allein durch die lokale Anwendung von Estriolpräparaten zu bessern.
- Bei Patientinnen mit Kontraindikationen für eine Hormontherapie sind Serotonin-Wiederaufnahmehemmer (insbesondere bei vegetativen Beschwerden) eine sinnvolle Therapieoption, bei lokaler Genitalatrophie hormonfreie Feuchtcremes.
- Bezüglich der postmenopausal gehäuft vorkommenden Urge-Inkontinenz wird Progesteron eine therapeutische Bedeutung zugesprochen
- Viele Patientinnen fragen nach pflanzlichen Alternativen zur Hormontherapie, sog. „bioidentischen Hormonen". Die Datenlage dazu ist bis heute nicht ausreichend, sodass keine sichere Bewertung von Nutzen und Risiken möglich ist.

Im Folgenden werden Gesundheitsstörungen im Zusammenhang mit den weiblichen Gonaden erörtert.

8.7 Weiblicher Hypogonadismus

▪ **Pathophysiologie**

Unterfunktion der Keimdrüsen mit verminderter oder fehlender Östrogenproduktion und eingeschränkter oder fehlender Fertilität.

Einteilung:

- angeborene Störung,
- erworbene Störung,

und

- primärer Hypogonadismus,
- sekundärer Hypogonadismus,
- tertiärer Hypogonadismus (fehlende GnRH-Sekretion).

Unterscheidung nach Lokalisation des Hypogonadismus: zentral oder gonadal.. (◘ Tab. 8.1 und 8.2)

Abzugrenzen ist die konstitutionelle Entwicklungsverzögerung (KEV)

◘ **Tab. 8.1** Unterscheidung des Hypogonadismus nach Ursprung der Hormonstörung

Lokalisation	Gonadotropine	Periphere Hormone
Hypogonadotroper Hypognadismus: zentral bedingte Pubertätsstörung (Hypothalamus/Hypophyse)	LH/FSH ↓↓	Periphere Geschlechtshormone ↓
Hypergonadotroper Hypogonadismus: durch Störung der Gonaden bedingte Pubertätsentwicklung	LH/FSH ↑↑	Periphere Geschlechtshormone ↓

Tab. 8.2 Einteilung des Hypogonadismus nach Lokalisation der Organdysfunktion beim Mädchen (modifiziert nach B. Allolio und H.M. Schulte, Praktische Endokrinologie, 2. Auflage, Urban und Fischer)

Hypogonadotroper Hypogonadismus	Hypergonadotroper Hypogonadismus
ZNS-Störungen (Hypothalamus/Hypophyse)	**Chromosomenanomalien**
ZNS-Tumoren (z. B. Kranyopharyngeom, Astrozytom, Optikusgliom, Hypophysentumor)	z. B. Ullrich-Turner-Syndrom, gemischte Gonadendysgenesie
Hirnfehlbildungen (z. B. Mittelliniendefekte)	**Aromatasemangel**
Schädel-Hirn-Trauma, Bestrahlung, Chemotherapie, Infektionen, Autoimmunerkrankungen	**Störungen der Gonadenfunktion**
Isolierter Gonadotropinmangel	Bestrahlung, Chemotherapie, Infektionen, Traumata, Autoimmunerkrankungen
Kallmann-Syndrom	
LHRH-Rezeptormutation	
Hypogonadotroper Hypogonadismus mit angeborener Nebennierenhypoplasie mit/ohne Muskelatrophie (DAX1-Genmutation)	PCO, Defekte der Steroidbiosynthese, LH/FSH-Rezeptormutation
Isolierter LH- oder FSH-Mangel (mit und ohne Mutationen)	
Prohormonkonvertase-1-Mangel (PC1)	
Leptin- oder Leptin-Rezeptor-Defekt	
Seltene genetische Formen hypothalamisch/hypophysärer Ausfälle	
Seltene Mutationen	
Idiopathisch	
Gonadotropinmangel bei Syndromen	
Prader-Willi-Syndrom	
Bardet-Biedl-Syndrom	
Funktioneller Gonadotropinmangel	
Endokrinopathien (Hyperthyreose, Akromegalie)	
Schwere chronische Erkrankungen	
Leistungssport	
Essstörung	

- **Klinik**
- Altersinadäquate Reifung,
- Pubertas tarda mit:
  - ausbleibender Thelarche (bis zum 13. Lebensjahr),
  - ausbleibender Menarche (Pubarche dagegen möglich),
- Zyklusstörungen,
- ggf. Knochenalterretardierung, Wachstumsstörung, ggf. Kleinwuchs.

- **Diagnostik**
- Siehe oben Abb. 8.4. Differentialdiagnostischer Algorithmus bei Pubertas tarda
- **Körperliche Untersuchung**:
  - Bestimmung des Reifestatus nach Tanner,
  - Beurteilung des Wachstumsverhaltens (Wachstumskurven).
- **Labor**:
  - siehe oben,
  - GnRH-Test (z. B. Buserelin-Test).

- **Bildgebung**:
  - Röntgen Handwurzelknochen → Bestimmung des Knochenalters.
  - ggf. MRT-Kopf.
- Chromosomenanalyse/molekulargenetische Untersuchungen

Differentialdiagnosen

- Ullrich-Turner-Syndrom (UTS):
  - bei Mädchen mit Kleinwuchs (oft bereits im Kleinkindalter) und Pubertas tarda,
  - häufigste Form des primären Hypogonadismus der Frau,
  - unbehandelt oft nur Körpergröße von 145 cm
  - Diagnose über Chromosomenanalyse → am häufigsten 45, X Karyotyp
- konstitutionelle Entwicklungsverzögerung (KEV) → Mädchen < Jungen, meist im Zusammenhang mit anderen schweren Erkrankungen.

Therapie

- Bei Mädchen mit gestörter Pubertätsentwicklung (Pubertas tarda) aufgrund fehlender Hormonfunktion → medikamentöse Pubertätsinduktion mittels stufenweise ansteigender Hormonersatztherapie (siehe ◘ Tab. 8.3):
- Beginn mit: Estradiolvalerat (keine kontrazeptive Wirkung),
  - Estradiolvalerattropfen (werden häufig Pädiatrie eingesetzt) in Deutschland nicht generell verfügbar, nur über spezialisierte Apotheken erhältlich.
  - ab Dosis von 1 mg/d Estradiolvalerat muss die Patientin auf mögliche Blutung hingewiesen werden → meist setzt die Monatsblutung ab >1,5 mg/d ein → ab diesem Zeitpunkt soll zyklisch Gestagen dazu, gegeben werden
  - 2 mg/d Estradiolvalerat ist die angestrebte Dosis für eine erwachsene Frau.
- Im Verlauf: zusätzlich zyklische Gabe eines Gestagens.

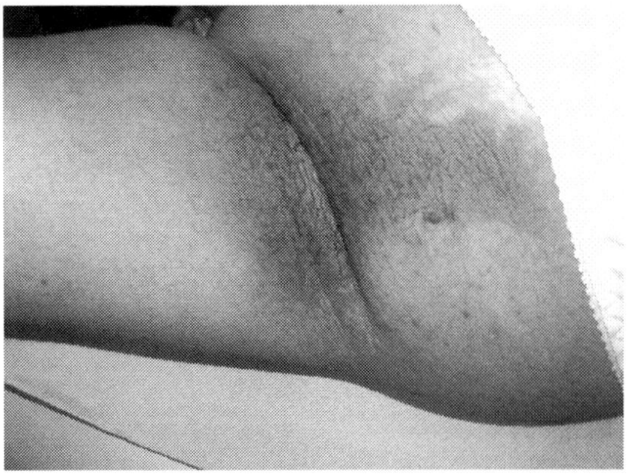

◘ **Abb. 8.3** Acanthosis nigricans bei Hyperandrogenämie und Insulinresistenz

Das Gestagen wird ab dem Tannerstadium B3 oder bei der Menarche hinzugenommen

Alternativ zum gebräuchlichen Gestagen: Chlormadinonacetat können auch mikrosoniertes Progesteron (200 mg) oder Dydrogesteron (10 mg) verwendet werden.

Verlauf und Prognose

- Pubertät wird nach dem in ◘ Tab. 8.3 dargestellten Schema induziert.
- Nach etwa drei Therapiejahren, einsetzender Menarche oder ab Tannerstadium B3 erfolgt die Umstellung auf die fixe Kombination von Östrogen/Gestagen:
  - klassische Hormonersatzpräparate,
  - orale Kontrazeptiva (wenn Verhütung gewünscht/erforderlich).
- Bei den meisten Formen des Hypogonadismus ist die Hormontherapie bis zum natürlichen Alter für das Einsetzen der Wechseljahre (ca. 50. Lebensjahr) fortzusetzen → Abweichungen sind im Einzelfall möglich.

Komplikationen

Hohes Osteoporoserisiko → Indikation zur Knochendichtemessung großzügig stellen.

Tipp für die Praxis/FAQ

- Orale Kontrazeptiva sind nicht geeignet zur Pubertätsinduktion.
- Die hormonelle Pubertätsinduktion führt oft zu keinem, dem Körperbau angepassten Brust- und Uteruswachstum (ggf. bessere Ergebnisse bei stufenweiser Aufdosierung mit Estradiolvalerat). Dies kann zu einem hohen psychischen Leidensdruck führen → ggf. Indikation für plastisch chirurgischen Brustaufbau, Kostenübernahme durch gesetzliche Krankenkasse nach Einzelfallüberprüfung möglich.
- Der Einsatz von equinem Estrogen wird heute aufgrund intraindividuell unterschiedlicher Verstoffwechslung nicht mehr angeraten. Estradiolvalerat gilt als Mittel der Wahl.

Tab. 8.3 Hormonersatztherapie zur Pubertätsinduktion bei Mädchen (modifiziert nach Hauffa und Simic-Schleicher 2011)

Therapiedauer (Monate)	Östrogen		Gestagen	
	Estradiolvalerat (mg/d)	Zyklustag	Chlormadinonacetat (mg/d)	Zyklustag
0–6	0,2	1–28		-
7–12	0,5	1–28		-
12–24	1,0–1,5	1–28	2	14–25
24–36	2	1–28	2	14–25

- Langzeitüberlebende onkologischer Erkrankungen im Kindesalter weisen häufig primäre und/oder sekundäre Hypogonadismusformen auf. Vereinzelt findet sich (vor allem bei jungen Patientinnen) mit zunehmender Zeit seit der Chemotherapie und/oder Bestrahlung eine Erholung der Gonaden. Voraussagen für den Einzelfall lassen sich nicht treffen.

8.8 Hyperandrogenämie

▪ Synonym

Überschuss männlicher Hormone.

Zu unterscheiden sind:

- Ovarielle Hyperandrogenämie, bei z. B. polyzystischem Ovarsyndrom (PCO),
- Adrenerge Hyperandrogenämie bei (Late-onset-) adrenogenitalem Syndrom (AGS) oder Hypercortisolismus (s. ▶ Kap. 3, AGS),
- Gemischt adrenerg und ovarielle Hyperandrogenämie,
- Selten: androgenproduzierende Tumoren.

8.9 Polyzystisches Ovarsyndrom

Fall 1:

Eine 29-jährige Frau berichtet über seltene Monatsblutungen und einen unerfüllten Kinderwunsch seit Absetzen der Pille vor 1,5 Jahren. Die Frauenärztin habe perlschnurartige Zysten an den Eierstöcken gesehen und ihr gesagt, sie müsse bei einem BMI von 29 Gewicht verlieren. Nun möchte sie die Zusammenhänge erklärt bekommen, insbesondere weil sie nach Recherche im Internet Angst vor Altersdiabetes habe.

Wie gehen Sie vor?

▪ Synonym

Polyzystisches Ovarial-/Ovarsyndrom, PCO-Syndrom (PCOS), Stein-Leventhal-Syndrom.

Der Begriff „polyzystische Ovarien" wird synonym mit dem Begriff „polyzystisches Ovarsyndrom" (PCOS) verwendet. Streng genommen ist das nicht korrekt, da es Frauen gibt, die trotz ovarieller Zysten nicht an einem PCO leiden und PCO bei manchen Frauen ohne ovarielle Zysten auftritt.

▪ Epidemiologie

5–10 % aller europäischen Frauen im gebärfähigen Alter sind betroffen.

▪ Pathophysiologie

Syndrom der Eierstocksdysfunktion, genaue Krankheitsursachen sind nicht bekannt.

▪ Klinik

- Ausprägung der verschiedenen Symptome des PCO variierten stark,
- Akne,
- Seborrhö,
- Hirsutismus,
- (androgenetische) Alopezie,
- Acanthosis nigricans ▫ Abb. 8.3,
- Zyklusstörungen, Anovulation, Amenorrhö,
- Infertilität.

▪ Diagnostik:

- **Körperliche Untersuchung**:
  - Hirsutismus kann nach Ferriman-Gallwey-Score bemessen werden (▫ Tab. 8.5),

    - Alopezie (wird in Klassifikation nach Ludwig angegeben, s. ► Kap. 21).
- **Labor**: (wenn möglich 3.-5. Zyklustag):
    - Testosteron, DHEAS, Androstendion, SHBG,
    - freier Androgenindex,
    - ggf. 17-OHP, 17-α Hydroxypregnenolon,
    - LH/FSH-Quotient (>1),
    - AMH (↑), HOMA-Index,
    - oGTT,
    - TSH, Prolaktin, Cortisol, TSH.
    - Ggf. ACTH-Test.
    - Ggf. Dexamethason-Kurztest.
    - Ggf. molekulargenetische Untersuchung auf (Late-onset-)AGS.
- **Gynäkologische Untersuchung:**
    - Inspektion: → selten Nachweis einer Klitorishypertrophie
    - Sonographie der Ovarien → in bis zu 70 % PCO-typischer Befund.
      Es existieren unterschiedliche, teils divergierende Definitionen des PCO wobei immer mehrere Kriterien zur Diagnose notwendig. In Fachkreisen sind heute die (angepassten) Rotterdamm-Kriterien gebräuchlich → für die Diagnose des PCO sind 2 von 3 Kriterien erfüllt sein (► Box 8.1)

Box. 8.1 Rotterdam-Kriterien (von 2003) zur Definition des Polycystischen Ovarsyndroms (Rotterdam ESHRE 2004)

Chronische Anovulation (Oligo-Amenorrhö), (Zyklusdauer <21 Tage oder > 35 Tage)
Klinische Hyperandrogenämie (Akne, Hirsutismus, androgenetische Alopezie) oder laborchemische Hyperandrogenämie (Androstendion ↑, Testosteron ↑, DHEAS ↑, AMH ↑, LH/FSH >1 ,SHBG, freie Androgene)
Polyzystische Ovarien mit 20 oder mehr Follikeln von 2–9 mm/Ovar und/oder einer Ovargröße >10 ml in mindestens einem Ovar

- **Differentialdiagnostik**

- Hypothalamische Amenorrhö → in der Sonographie ebenfalls ovarielle Zysten, diese liegen aber auch zentral und nicht wie beim PCO perlschnurartig in der Peripherie der Ovarien,
- ("late onset") AGS (s. ► Kap. 3) (■ Tab. 8.4).

- **Therapie**

Keine evidenzbasierte Kausaltherapie verfügbar.

Pharmakotherapie:

■ **Tab. 8.4** Differentialdiagnostik des PCO

Diagnose	Untersuchungsparameter
PCO	LH/FSH >1, SHBG ↓ bis normal, Androstendion ↑, Testosteron ↑, AMH ↑, ggf. Insulinresistenz/metabolisches Syndrom, Sonographie der Ovarien
Hypothamalische Amenorrhö	LH/FSH <1, SHBG normal bis ↑, AMH normal, Androstendion normal
Late-onset-AGS	Basales 17-OHP ↑, auffälliger ACTH-Test, ggf. genetische Untersuchung
Hypogonadotroper Hypogonadismus	LH ↓, FSH ↓, E2 ↓
Hypergonadotroper Hypogonadismus (POF)	LH ↑, FSH ↑, E2 ↓, ggf. AMH, Inhibin B, Sonographie: Ovarien
Postmenopausaler Hirsutismus	LH ↑, FSH ↑, E2 ↓
Androgenbildende Ovarialtumore	Testosteron ↑, (bildgebende Diagnostik)
Androgenbildende Tumoren	DHEAS ↑, ggf. Testosteron ↑, (bildgebende Diagnostik)
Anorexia nervosa	BMI <18, LH ↓,
Hyperprolaktinämie	Prolaktin ↑, MRT Hypophyse
Hypothyreose	TSH ↑, fT3 ↓, fT4 ↓, ggf. TPO und Schilddrüsen-Sonographie
Morbus Cushing/Cushing-Syndrom	Cortisol im Urin, Dexamethasonhemmtest ↑, ggf. MRT Hypophyse, CT/MRT NN

- Erstlinientherapie: antiandrogene Ovulationshemmer → Ziel: Unterdrückung der Androgensynthese, SHBG ↑, freie Androgene ↓.
- Bei Adipositas: Gewichtsreduktion, Ernährungsumstellung, Sport (bereits <10 % Gewichtsreduktion → Glucose-Insulin-Quotient ↓, reproduktive Funktion ↑).
- Ggf. symptomatische Androgenrezeptorblockade (CAVE: alle außerhalb der Zulassung, Wegen drohender Feminisierung männlicher Feten nur nach Ausschluss einer Schwangerschaft oder bei sicherer Kontrazeption einzusetzen.)
- Antiandrogene Substanzen (off lable) aufgrund von Teratogenität nur bei gesicherter Kontrazeption, z.B.
- Spironolacton 100-200mg, max. Tagesdosis (CAVE: Hyperkaliämie)
- Finasterid bis 7,5mg tgl. Flutamid 62,5-500mg täglich (CAVE: hepatotoxisch)
- Besteht Kinderwunsch: Clomifen, Letrozol (Erstlinientherapie) und/oder im Heilversuch
- → bei ovarieller Clomifen-Stimulation ist die sonographische Follikelüberwachung obligat, bei polyfollikulärer Reaktion ist der Abbruch des Zyklus zur Verhinderung einer Mehrlingsschwangerschaft angezeigt.
- Metformin-Behandlung:
  - CAVE: „off label use" mit folgenden Konsequenzen:
    - Therapiekosten werden nicht von der gesetzlichen Krankenkasse übernommen.
    - Obligatorische Aufklärung der Patientin über Nutzen/Risiken und deren (schriftliche) Dokumentation.
  - Langzeittherapie, deren Nutzen bis zu 6 Monate nach Therapiebeginn benötigt um die Wirkung zu entfalten.
  - Metformin ist nicht in der Schwangerschaft zugelassen.
- Ovulationsinduktion durch Gonadotropine und ß-hCG möglich.
- Zyklische Gestagengabe (2–4 mg Chlormadinonacetat über 12–14 Tage pro Zyklus/Monat, ggf. ergänzt durch transdermales Estradiol, alternativ kontinuierliche Gabe von 4 mg Chlormadinonacetat mit transdermalem Estradiol).
- Letrozol (nichtsteroidaler Aromatasehemmer, Zulassung: Erstlinientherapie bei hormonsensitivem Mammakarzinom im fortgeschrittenen Stadium bei postmenopausalen Frauen):
  - bei Kinderwunsch: „off label use". Wirkweise: Hemmung der Östrogensynthese → Gegenregulation der Hypophyse mit vermehrter Stimulation von LH/FSH → vermehrte Eireifung. Vorteil gegenüber Clomifen → weniger Mehrlingsschwangerschaften.

Operative Therapie: Annahme, dass beim PCO Ovulation durch verdickte Ovaroberfläche verhindert wird → Ovarian-Drilling (Perforation der verdickten Tunica albicans durch Punktkoagulationen).

■ Verlauf und Prognose

- PCO ist eine **Funktionsstörung** → Funktionsstörung die aber oft von Patientinnen als chronische Erkrankung wahrgenommen wird,
- Es besteht eine enge Assoziation zwischen Hyperandrogenämie und metabolischem Syndrom.

■ Komplikationen

- Erhöhtes Risiko für: Adipositas, Diabetes mellitus Typ 2, arterielle Hypertonie, Dyslipoproteinämie, kardiovaskuläre Erkrankungen, Endometrium-, Mamma- und Ovarialkarzinom.
- Bei Schwangerschaften von Frauen mit PCO besteht wegen gesteigerter Insulinresistenz ein erhöhtes Risiko für Gestationsdiabetes, auch das Risiko für Aborte/schwangerschaftsassoziierte Hypertonie ist erhöht.

■ Tipp für die Praxis/FAQ

PCO-Patientinnen erleben postmenopausal oft eine weitere Zunahme des Hirsutismus, sodass die Fortsetzung der antiandrogenen Therapie möglichst lange beibehalten werden sollte (unter Berücksichtigung des altersbedingt erhöhten kardiovaskulären Risikos).

Fall 1:

Sie veranlassen eine Laboruntersuchung, nüchtern am 3. Zyklustag, die folgende Ergebnisse bringt: LH 20,0 U/L (Norm Follikelphase 1,1–11,6), FSH 6,8 U/L (Norm Follikelphase 3,0–14,4), Testosteron 0,68 ng/ml (Norm <0,73), SHBG 56 nmol/l (Norm 18–144), Androstendion 4,0 ng/ml (Norm 0,3–3,7), Estradiol 24 pg/ml (Norm Follikelphase <84), Blutzucker nüchtern 91 mg/dl. AMH 14 µg/l (Norm 1–10 µg/l). Die gynäkologische Untersuchung ergibt polyzystische Ovarien, sodass mit der Patientin die Notwendigkeit von Gewichtsreduktion und Muskelaufbau besprochen werden. Nach ausführlicher Aufklärung und schriftlicher Dokumentation wird ein Heilver-

such mit Metformin eingeleitet. 2 Jahre später wird die Patientin Mutter einer gesunden Tochter.

8.10 Kutane Androgenisierung (◘ Abb. 8.5)

▪ **Pathophysiologie und Klinik**

Haut und Hautanhangsgebilde sind Produktions- und Zielort diverser Hormone. Insbesondere Androgene wirken auf Talgdrüsen (Akne), Haarfollikel (Hirsutismus) und das terminale Kopfhaar (Alopezie). Ein für das Geschlecht untypisches Hautbild und das Behaarungsmuster können zu erheblichen psychischen Belastungen führen.

Die Diagnose kann mit Hilfe eines Punkte-Scores zur Erfassung von Hirsutismus (Ferriman Gallwey Score) gestellt werden (ab 4 Punkte → Hirsutismus) (◘ Tab. 8.5).

▪ **Therapie**

Folgende supportive Maßnahmen haben sich, über die effektive Therapie mittels hormoneller Kontrazeptiva mit antiandrogener Wirkung hinaus, etabliert (◘ Tab. 8.6).

▪ **Tipp für die Praxis/FAQ**

Im Alltag ist die Differenzierung von Hirsutismus (vermehrte Behaarung mit männlichem Verteilungsmuster) und Hypertrichose (androgenunabhängige verstärkte Körperbehaarung) wichtig, da die antiandrogenen Therapeutika bei der Hypertrichose ohne Effekt bleiben (siehe Klassifikation von Alopezie nach Ludwig und Hirsutismus nach Ferrimann-Gallway-Score, in ► Kap. 21)

8.11 Endometriose

▪ **Pathophysiologie**

- Komplexes, nicht gänzlich aufgeklärtes Krankheitsbild → Kernpunkt ist verschlepptes Endometrium (mit Stroma, glatter Muskulatur und Nerven) außerhalb des Cavum uteri.
- Endometrioseherde wachsen östrogenabhängig.

▪ **Klinik**

- Meist zyklusabhängige, insbesondere prämenstruelle (Abdominal-)Schmerzen,
- Fertilitätsstörungen.

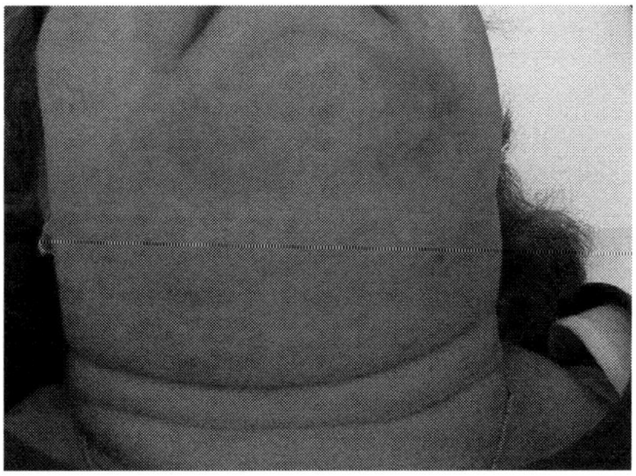

◘ **Abb. 8.5** Hirsutismus mit dichter Behaarung am Kinn bei einer 38-jährigen Frau

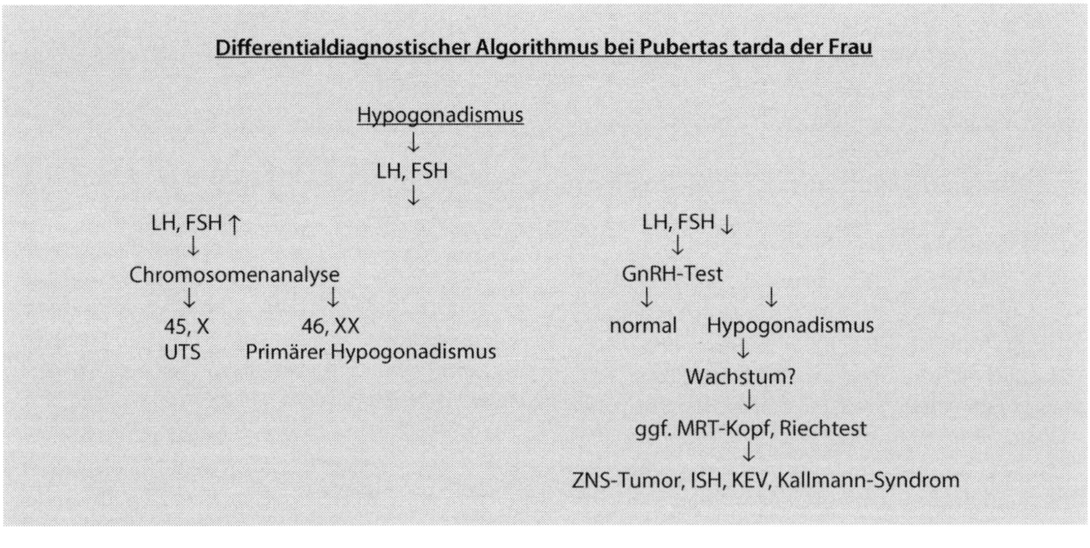

◘ **Abb. 8.4** Differentialdiagnostischer Algorithmus bei Pubertas tarda (modifiziert nach Hauffa und Simic-Schleicher 2011)

Tab. 8.5 Ferriman-Gallway-Score

Lokalisation	Befund	Scorewert
Oberlippe	Wenig Haare außen	1
	Kleiner Bart außen	2
	Oberlippenbart fast bis zur Mittellinie	3
	Oberlippenbart bis zur Mittellinie	4
Kinn	Vereinzelt Haare	1
	Haaransammlung	2
	Komplette Haardecke	3
	Dichte komplette Haardecke	4
Brust	Einzeln periareolär	1
	Haare in der Mittelllinie	2
	¾ bedeckt	3
	Komplett bedeckt	4
Rücken	Vereinzelt Haare	1
	Mehrere Haare	2
	Komplette Haardecke	3
	Dichte komplette Haardecke	4
Lenden	Sakrales Haarpolster	1
	Polster mit lateraler Ausdehnung	2
	¾ bedeckt	3
	Komplette Haardecke	4
Oberbauch	Wenig Haare in der Mittellinie	1
	Stärkere Behaarung in der Mittellinie	2
	Halbe Haardecke	3
	Komplette Haardecke	4
Unterbauch	Wenig Haare in der Mittellinie	1
	Strich von Haaren an der Mittellinie	2
	Band von Haaren	3
	Haaransammlung in Form eines umgekehrtes V	4
Oberarm	Diskrete Behaarung	1
	Mehr Behaarung, keine geschlossene Haardecke	2
	Halbe Haardecke	3
	Komplette Haardecke	4
Oberschenkel	Diskrete Behaarung	1
	Mehr Behaarung, keine geschlossene Haardecke	2
	Halbe Haardecke	3
	Komplette Haardecke	4

Diagnostik

Sicher nur per Laparoskopie möglich.

Therapie

- Keine kausale Therapie möglich → oft sind Analgetika unumgänglich.
- Östrogensuppression:
  - mit Gestagen-betonten oralen Kontrazeptiva (Einphasenpräparate), Einnahme im Langzyklus,
  - Gestagenmonotherapie mit z. B. Dienogest möglich,
  - evtl. gestagenhaltiges Intrauterinpessar,
  - GnRH-Analoga → medikamentös induzierte Wechseljahre, empfohlene Anwendungsdauer: 3–6 Monate (schweren Verläufen vorbehalten).

8.12 Habituelle Aborte

Habituelle Aborte: Auftreten von 3 oder mehr Fehlgeburten vor der 22. Schwangerschaftswoche.

Ursachen:
- Infektionen,
- Genetische Ursachen,
- Endokrine Ursachen,
- Anatomische Ursachen,
- Immunologische Ursachen,
- Unbekannte Faktoren, inklusive Hämostasestörungen.

Mögliche endokrine Störungen als Ursache habitueller Aborte:
- Schilddrüsenfunktionsstörungen,
- PCO,
- Diabetes mellitus

8.13 Klimakterium praecox

Fall 2:

Eine Typ-1-Diabetikerin berichtet im Alter von 25 Jahren über Zyklusstörungen und aufsteigende Hitze. Sie fühlte sich wie in den Wechseljahren, auch wenn sie glauben würde, dass dies noch nicht sein könnte.

Stimmen Sie der Patientin zu? Welche Untersuchungen veranlassen Sie?

Synonym

Vorzeitige Ovarialinsuffizienz, peri-ovarian failure (POF), peri-ovarian insufficiency (POI).

Tab. 8.6 Supportive Therapeutika bei Hyperandrogenämie

Alopezie	Akne	Hirsutismus
Bei nachgewiesenem Mangel: Nahrungsergänzungsmittel (Zink, Vitamin B_7 oder B_{12}, Eisen)	Lokale Therapien (s. Lehrbücher der Dermatologie)	11,5 %ige Eflornithin-Creme, als Hydrochlorid-Monohydrat (Vaniqa-Salbe®)
Haarwasser mit: Minoxidil (Regaine®) oder Alfatradiol (Ell-Cranell®)	Systemische Therapien	Rasieren, Wachsen, (Nadel-Licht-Laser-)Epilation

8

Epidemiologie

1–4 % aller Frauen in der BRD sind betroffen.

Pathophysiologie

- Erlöschen der ovariellen Funktion vor dem 40. Lebensjahr,
- Ursachen sind vielfältig und bleiben oft ungeklärt.

Einteilung nach möglichen Ursachen:

Idiopatisches POF:
- chirurgische Eingriffe,
- Chemotherapie,
- Strahlentherapie.

Primäres POF: genetische Ursachen, z. B.:
- Ullrich-Turner-Syndrom,
- Fragiles-X-Syndrom,
- Galaktosämie,
- Swyer-Syndrom.

Sekundäres POF: bei z. B. Autoimmunerkrankungen oder Infektionen:
- Lupus erythematodes,
- Rheumatoide Arthritis,
- Morbus Crohn,
- Sjögren-Syndrom,
- Mumps,
- Stress,
- Ovarialantikörper.

Klinik

Siehe Klimakterium.

Diagnostik

- Labor,
- gynäkologische Untersuchung,
- ggf. humangenetische Untersuchung.

Therapie

- Hormonersatztherapie → zur Reduktion von vorzeitig einsetzenden kardiovaskulären Veränderungen und Osteoporoseprophylaxe (Ortmann 2009)
- Hormontherapie siehe 8.2. Klimakterium.
- CAVE: bei der Entscheidung für eine Therapie ist der Wunsch der Patientin für/gegen Abbruchblutungen → kontinuierliche oder sequentielle Therapie.
- Wichtig: adäquater Östrogenspiegel.

Verlauf und Prognose

- POF ist meist assoziiert mit Infertilität,
- bei sehr jungen Frauen (mit noch spontanen Blutungen) ist eine gelegentlich Konzeption möglich → bei Befunderläuterung/Wahl einer Hormontherapie (mit/ohne kontrazeptive Wirkung) berücksichtigen.

Komplikationen

Diagnose wird individuell sehr unterschiedlich aufgenommen → oft ist die psychologische Verarbeitung schwierig.

Tipp für die Praxis/FAQ

- Als Ursache eines POF sollte immer ein Fragiles-X-Syndrom abgeklärt werden. Hierbei handelt es sich um eine Erbkrankheit, die durch eine auf dem X-Chromosom gelegene Mutation (FMR1-Gen am Genlokus Xq27.3) verursacht wird. Frauen sind meist (mit Ausnahme des POF) symptomlose Mutationsträgerinnen. Die Erkrankung betrifft dagegen überwiegend Männer und führt zu Intelligenzminderung, Epilepsie und körperlichen Gebrechen.
- Frauen mit POF haben unter einer Hormonersatztherapie kein erhöhtes Risiko für die Entwicklung eines Mammakarzinoms.
- Eizellspenden, die Frauen mit POF einen Kinderwunsch erfüllen können, sind in Deutschland nicht zulässig (Stand 2020).

Fall 2:

Sie veranlassen eine Laboruntersuchung. Folgende Werte werden erhoben: LH 45 U/l (Norm Postmenopause 11,3–39,8), FSH 84 U/l (Norm 21,7–153), Östrdiol <20 pg/ml (Norm Postmenopause <30), AMH 0,1 µg/l (Norm Menopause <0,4 µg/l). Das Labor bestätigt die Diagnose Klimakterium praecox. Sie leiten eine Hormonersatztherapie ein und veranlassen eine Knochendichtemessung.

8.14 Kontrazeptiva

Für die Kontrazeption stehen verschiedene Maßnahmen zur Verfügung. Kontrazeptiva sind für den Endokrinologen von besonderem Interesse, da sie sich zweckentfremdet zur Behandlung verschiedener Krankheitskonstellationen nutzen lassen.

Anwendung von Kontrazeptiva (neben der Kontrazeption) bei:

- Zyklusstörungen,
- starker/schmerzhafter Menstruation,
- Hyperandrogenämie/PCO,
- Endometriose.

Hormonelle Kontrazeptiva sind mit wenigen Ausnahmen nur für die Verhütung zugelassen, sodass die Therapie damit häufig im „off label" ist. Die Wahl eines Präparates sollte stets unter Berücksichtigung des individuellen Risikoprofils und der individuellen Bedürfnisse einer Frau erfolgen. (◘ Tab. 8.7)

Alle oralen Einphasen-Kombinationspräparate können therapeutisch im sog. Langzyklus verabreicht werden. Übliche Einnahmephasen: 6 (-12) Monate.

Indikationen für den Langzeitzyklus:

- Endometriose,
- PCO,
- Uterus myomatosus,
- ggf. prämenstruelles Syndrom,
- ggf. Dysmenorrhö,
- ggf. Migräne,
- hämorrhagische Diathese.

Hormonelle Kontrazeptiva und mögliche thromboembolische Komplikationen (► Box 8.2):

- Kombiniert hormonelle Kontrazeptiva führen durch das Östrogen zur Erhöhung des venös thromboembolischen Risikos.
- In den ersten 6 Monaten der Einnahme → Erhöhung des thromboembolischen Risiko um das 6- bis 8-Fache gegenüber Nicht-Anwenderinnnen.
- Nach 6 Monaten Anwendung → Absinken des thromboembolischen Risiko auf das 2-fach erhöhte Risiko gegenüber Nicht-Anwenderinnen für die weitere Einnahmezeit.
- Bei jeder Einnahmepause (>4 Wochen) steigt das thromboembolische Risiko wieder auf den Ausgangswert an → Pillenpausen sind daher obsolet. Im Bedarfsfall wird ohne Einnahmepause von einer Substanz auf die andere umgestellt.
- Vor Verordnung eines Kontrazeptivums: Eigen- und Familienanamnese zur Risikostratifizierung thromboembolischer Risiken erheben.
- Ggf. vor Einleiten einer hormonellen Kontrazeption eine Gerinnungsserologie veranlassen.
- Thrombophilie stellt eine **absolute** Kontraindikation für kombinierte hormonelle Kontrazeptiva dar. Wobei es Gynäkologen gibt, die die notwendige Substitution unter einem Antikoagulans verordnen. Im Einzelfall können auch Art und Schwere der Thrombophilieform die Therapieentscheidung beeinflussen.

Weitere Risikofaktoren für thromboembolische Ereignisse unter kombiniert hormoneller Kontrazeption:

- Alter,
- Nikotingebrauch,
- Arterielle Hypertonie,
- Adipositas.

→ Bei diesen Patientinnen wird aufgrund der geringeren thrombogenen Wirkung ein reines Gestagenpräparat empfohlen.

Aufgrund der zeitlichen Entwicklung der Präparate werden die hormonellen Kontrazeptiva in Generation 1–4. eingeteilt (alle Produkte enthalten als Östrogen: Etinylestradiol).

Einteilung kombiniert hormoneller Kontrazeptiva:

- 1. Generation: hohe Östrogendosis + Norethisteron.
- 2. Generation: geringere Östrogendosis + Levonorgestrel.

Tab. 8.7 Gruppen der zur Verfügung stehenden hormonellen Kontrazeptiva

Orale Kontrazeptiva:	Parenterale Kontrazeptiva
Einphasenpräparate (Östrogen/Gestagenkombination, meist 21 Tage)	Vaginalring (systemische Wirkung, Kombination von Ethinylestradiol und Etonogestrel -> systemische Wirkung)
Sequenzpräparate (Östrogenphase/kombinierte Östrogen-Gestagenphase)	Intrauterinsysteme (Intrauterinpessar mit Gestagen mono), Endometriumablation
Minipille (Gestagen mono durchgehend, keine Pillenpause, keine Abbruchblutung)	subcutanes Gestagen-Implantat (systemisch wirksam, Depotwirkung)

8

- 3./4. Generation: geringere Östrogendosis + neue Gestagene (Gestoden, Desogestrel, Drospirenon).

Das Risiko für thromboembolische Ereignisse steigt von Generation 1–4 an. Das wird im Einzelfall wegen günstiger antiandrogener Gestageneffekte in Kauf genommen.

Box. 8.2 Kontraindikationen für hormonelle orale Kombinationskontrazeptiva

- Migräne mit Aura/neurologischen Ausfällen
- Z. n. TIA, PRIND, Amaurosis fugax, Apoplex
- Z. n. (venösen) Thromboembolien
- Ischämische Herzerkrankung, pAVK
- Blutdruck >160/100 mmHg
- Alter >35 Jahre und Nikotingebrauch (>15 Zigaretten/Tag)
- Leberinsuffizienz, virale Leberhepatitis
- Diabetische Retinopathie/Nephropathie/Neuropathie
- Hormonabhängige Karzinome

Zu unterscheiden sind Gestagene mit folgenden Nebeneffekten:

- neutrales Gestagen → fehlende Auswirkung auf Androgene,
- Gestagen mit androgener Restwirkung,
- Gestagen mit antiandrogener Wirkung

Tipp für die Praxis/FAQ

- Generell gilt: Alle kombiniert hormonellen Kontrazeptiva führen zu einer SHBG-Erhöhung, was einen antiandrogen Effekt nach sich zieht.
- Eine Verbesserung des Hautbildes erzielen besonders kombiniert hormonelle Kontrazeptiva mit antiandrogener Gestagenwirkung, z. B. Cyproteronacetat, Chlormadinonacetat, Dienogest, Drospirenon (hat zusätzlich noch eine antimineralkortikoide Partialwirkung).
- CAVE: **mögliche** Folge einer antiandrogen wirkenden Pille kann die Libidominderung sein.
- Die Libido wird von Gestagenen mit androgener Restwirkung, z. B. Levonogestrel weniger beeinflußt.
- Unter Gestagen-mono-Präparaten kommt es zu keiner relevanten SHBG-Erhöhung → ggf. begünstigt es bei Prädisposition sogar die Entwicklung von Akne.
- Gestagene werden individuell unterschiedlich vertragen.
- Auch der Östrogenanteil eines Kontrazeptivums kann Beschwerden auslösen (Mastodynie, Kopfschmerz, Blutungsstörungen).
- Das individuell bestverträgliche Präparat muss für jede Frau gesucht werden.
- Stillende Frauen erhalten zur Kontrazeption Gestagen-mono Präparate
- Nach Absetzen hormoneller Kontrazeptiva sind keine Zyklusstörungen zu erwarten, d. h. beim Ausbleiben der Menstruation nach Absetzen der hormonellen Kontrazeptiva ist eine Abklärung erforderlich → Ausnahme: Gestagen-Depotpräparate = „3-Monatsspritze".
- Beachte: Hormonelle Kontrazeptiva können mit verschiedensten Medikamenten interagieren, es droht dadurch ggf. ein Wirkverlust (z. B. Antiepileptika, Johanniskraut etc.).
- Indikation und Zulassung von oralen Kontrazeptiva über die Kontrazeption hinaus:
  - Zyklusstörungen: z. B. Ethinylestradiol/Levonogestrel,
  - prämenstruelles Syndrom: z. B. Ethinylestradiol/Drospirinon,
  - Hyperandrogenämie: z. B. Ethinylestradiol/Cyproteronacetat.

Kontrollfall mit Fragen: *Eine 32-jährige Frau (BMI 29) stellt sich mit Oligomenorrhö, Bartwuchs und neu aufgetretenem Haarausfall bei Ihnen vor.*

Die Beschwerden würden seit 1 Jahr zunehmen. Begonnen haben die Beschwerden mit Absetzen des oralen Kontrazeptivums. Dies wolle sie wegen Stimmungsschwankungen auch nicht wieder nehmen.

❓ An welche Diagnose denken Sie?
✅ PCO und Late-onset-AGS, ggf. seltene Tumoren.

❓ Welche Laboruntersuchung (en) veranlassen Sie?
✅ LH, FSH, Estradiol, Testosteron, SHBG, freier Androgenindex, Prolaktin, DHEAS, Androstendion, 17-OHP, AMH, Blutzucker, Insulin (HOMA), ggf. oGTT, ggf. Transaminasen und Retentionsparameter, ggf. molekulargenetische Untersuchung auf Late-onset-AGS.

❓ Auf was muss bei der Blutabnahme geachtet werden?
✅ Blutabnahme morgens, nüchtern, möglichst 3–5. Zyklustag (oGTT, aber nicht zum Zeitpunkt der Menstruation).

❓ Ist eine gynäkologische Mitbeurteilung sinnvoll? Wenn ja, was ist die Fragestellung an den Gynäkologen?
✅ Ja, eine Sonographie der Ovarien mit Frage nach polyzystischen Ovarien ist sinnvoll, ggf. nach längerer Amenorrhö auch Frage nach Höhe des aufgebauten Endometriums.

❓ Was für therapeutische Optionen gibt es für die Patientin?
✅ Gewichtsreduktion, Sport, Wiedereinnahme der hormonellen Kontrazeption mit antiandrogener Wirkung, bei Kinderwunsch individueller Heilversuch mit Metformin, Applikation von Chlomifen durch den mitbetreuenden Gynäkologen oder weiterführende Maßnahmen der Fertilitätsmedizin. Lokale Lasertherapie oder topische Applikation von Vaniqa Salbe®.

❓ Was sagen Sie der Patientin zur Langzeitprognose?
✅ Die Fertilität kann, muss aber nicht eingeschränkt sein. Beim PCO ist die Stoffwechsellage mit erhöhtem Risiko für Gestationsdiabetes, Diabetes mellitus Typ 2 und kardiovaskulären Folgekomplikationen assoziiert.
✅ Beim (Late-onset-)AGS ist vor Konzeption die Untersuchung des Partners auf einen möglichen heterozygoten Trägerstatus für AGS anzustreben. Es muss eine Aufklärung über den Vererbungsmodus, das mögliche Auftreten von AGS mit/ohne Salzverlustsyndrom und mögliche Virilisierung weiblicher Föten erfolgen.

Literatur

Hauffa BP, Simic-Schleicher G. S1-Leitlinie der Deutschen Gesellschaft für Kinderheilkunde und Jugendmedizin (DGKJ), Version 1/2011, AWMF-Register Nr. 027/025

Ortmann O (2009) Hormontherapie in der Peri- und Postmenopause, S3-Leitlinie, AWMF-Leitlinienregister-Nr. 015/062

Rotterdam ESHRE/ASRM-Sponsored PCOS consensus workshop group Revised 2003 consensus on diagnostic criteria and long-term health risks related to polycystic ovary syndrome (PCOS). Fertility and Sterility, Vol. 81, Issue 1, Jan. 2004, Seite 19-25

Unbestimmte Geschlechtsanlage und gestörte Geschlechtsentwicklung

© Springer-Verlag GmbH Deutschland, ein Teil von Springer Nature 2020
I. van de Loo, B. Harbeck, *Facharztwissen Endokrinologie und Diabetologie*,
https://doi.org/10.1007/978-3-662-58897-0_9

Menschen werden überwiegend mit eindeutigen primären Geschlechtsmerkmalen geboren. Diese werden ab der Pubertät durch sog. sekundäre Geschlechtsmerkmale ergänzt. In seltenen Fällen werden Menschen mit unbestimmtem Geschlecht oder gemischten Gonaden geboren bzw. es kommt im Rahmen der Reifung zu einer gestörten Geschlechtsentwicklung. Dies führt neben erheblichen psychologischen Herausforderungen auch zu somatischen Begleiterkrankungen, die diagnostiziert und behandelt werden müssen. Typische Krankheitsbilder und gängige Therapien werden erörtert.

In Deutschland gibt es formaljuristisch Personen mit unbestimmtem Geschlecht. Dies trägt der Situation Rechnung, dass die Geschlechtsanlage, -entwicklung und Wahrnehmung eines Menschen im Geschlecht nicht immer eindeutig ist.

Direkt nach der Geburt eines Kindes können sich sichtbare Zustände atypisch entwickelter Geschlechtsmerkmale zeigen. Es gibt aber auch Geschlechtsentwicklungsstörungen, die sich im Laufe des Heranwachsens (insbesondere während der Pubertät) demarkieren. Unabhängig von der Ursache der Störung, die chromosomal, gonadal oder anatomisch sein kann, werden die Geschlechtsentwicklungsstörungen als DSD (= disorder of sex development) zusammengefasst. Die Möglichkeit, ein Kind nach dem Personenstandsgesetz dem unbestimmten Geschlecht zuzuordnen, soll die vormals übliche, früh erzwungene Geschlechtszuschreibung verhindern und damit Druck aus der psychosozialen Konfliktsituation nehmen. Unter DSD werden mindestens 80 verschiedene klinische, genetische und biochemische Diagnosen subsumiert. Die Inzidenz liegt bei 1:2000 Lebendgeborene

Die früher verwendeten Begriffe Intersexualität, Hermaphroditismus und Pseudohermaphroditismus, sollen heute nicht mehr verwendet werden. Sie werden hier aber erläutert, um Verständnisprobleme der bisherigen Literatur zu vermeiden (◘ Tab. 9.1).

◘ Tab. 9.1 Klassifikation der Geschlechtsenwicklungsstörungen

Ovotestikuläre DSD Chromosomale Störung	45, X, 47,XXY 45 X/46XY etc.
46 XY DSD (früher männlicher Pseudohermaphoditismus)	- Störung der Gonadenentwicklung (Goadendysgenesie, gonadale Regression etc.) - Störung der Hormonsynthese oder -wirkung Nicht klassifiziert (Hypospadie, Syndrome, Blasenekstrophie)
46 XX DSD (früher weiblicher Pseudohermaphoditismus)	Störung der Gonadenentwicklung (POF, Duplikatur SOX9) Androgenexzess (AGS, Aromatasemangel etc.)
Nicht klassifiziert	

9.1 Pathophysiologie

Epidemiologie und Pathophysiologie der gestörten Geschlechtsentwicklung sind heterogen. Beim unbestimmten Geschlecht (früher Hermaphroditismus verus) liegen Keimzellen beider Geschlechter vor (Hoden und Ovargewebe). Dies kann getrennt oder als gemeinsamer Gonadenstrang (Ovotestes) vorliegen. Die Patienten weisen meist eine eingeschränkte/fehlende Fertilität auf.

Beim früher als Pseudohermaphroditismus bezeichneten DSD liegen isogeschlechtliche Chromosomen und Gonaden vor. Während der intrauterinen Entwicklung fehlt aber die isogeschlechtliche Hormonwirkung oder es wirken gegengeschlechtliche Hormone. Es ist immer zu bedenken, dass sich beim Fehlen der Androgenwirkung in der Entwicklung eines männlichen Feten ein weiblicher Phänotyp ausbildet. Das liegt daran, dass jeder Mensch „bipotente" innere und äußere Geschlechtsanlagen als Embryo entwickelt, die sich je nach Hormonwirkung ausprägen. Das Ausmaß einer Störung hängt dann vom intrauterinen Entwicklungsstadium ab, in dem die Hormondysfunktion zum Tragen kommt.

Nach der Geburt eines betroffenen Kindes stellt sich oft die Frage nach einer Geschlechtszuweisung. Der „richtige" Zeitpunkt für die Festlegung des Geschlechts und damit der Umgang mit möglichen/notwendigen Korrektur-Operationen oder Hormontherapien ist umstritten.

Das Auffinden von Gonadengewebe ist schwierig und sollte von ausgewiesenen Zentren durchgeführt werden.

9.2 Adrenogenitales Syndrom (AGS)

(Siehe ▶ Kap. 3, AGS)

Klinik **Klassisches adrenogenitales Syndrom** (Leitlinie Adrenogenitales Syndrome):
- bei Mädchen:
  - bereits intrauterin Virilisierung durch Andogenüberexpression möglich,
  - Pubertas tarda mit primärer Amenorrhö durch verminderte Östrogenproduktion,
- nach Geburt Addison-ähnliche Krisen durch Cortisol- und Aldosteronmangel möglich,
- Pseudopubertas praecox durch Androgenexzess.

Nichtklassisches adrenogenitales Syndrom:
- Manifestation von Symptomen in jedem Lebensalter möglich, abhängig vom Androgenexzess (hohe Variabilität),
- bei Mädchen:
  - vor Pubertät prämature Pubarche/Adrenarche sowie Klitorishyperplasie möglich,
  - vorzeitig einsetzende Pubertät führt zu vorzeitigem Wachstumsspurt → akzeleriertes Knochenalter → Kleinwuchs,
- bei Frauen:
  - Akne,
  - Hirsutismus, androgenetische Alopezie,
  - Klitorishyperplasie, Zyklusstörungen bis hin zur Amenorrhö, Fertilitätsstörungen. (Das Ausmaß der Fertilitässtörungen wird in der Literatur unterschiedlich bewertet, prinzipiell sind betroffene Frauen aber fertil)

▪ Diagnostik
Überschneidungen von AGS und PCO sind möglich.

▪ Tipp für die Praxis/FAQ
AGS-Notfallausweis → für alle Patienten mit AGS.

9.3 Testikuläre Feminisierung

Fall 1:

Vorstellung einer attraktiven 25-jährigen Frau. Sie berichtet im Alter von 3 Jahren eine Vaginalrekonstruktion bei komplettem Androgenresistenz-Syndrom erhalten zu haben, damals seien die Gonadenanlagen mit entfernt worden. Jetzt habe sie gelesen, dass eine Hormontherapie sinnvoll sei. Außerdem würde sich eine Partnerschaft entwickeln und sie hätte Bedenken wegen möglicher Probleme beim Sexualkontakt.

▪ Synonym
Androgeninsensitivitätssyndrom.

▪ Epidemiologie
Prävalenz: 1:20.000–1:60.000.

▪ Pathophysiologie
- Trotz Androgenproduktion kommt es bei männlichen Individuen (Karyotyp 46XY) zu unterschiedlich stark ausgeprägter Androgenresistenz.
- Unterschieden wird: minimale, partielle und komplette Androgenresistenz.

▪ Klinik
Unterschiedlich ausgeprägte Phänotypen von weiblich bis männlich.
- **Minimales Androgenresistenz-Syndrom:**
  - Gynäkomastie,
  - verminderte Sekundärbehaarung,
  - Infertilität.
- **Partielles Androgenresistenz-Syndrom (PAIS):**
  - Phänotyp männlich, weiblich oder indifferent,
  - Mikropenis, Kryptorchismus, Hypospadie,
  - urogenitaler Sinus, Vagina,
  - Azoospermie.
- **Komplettes Androgenresistenz-Syndrom (CAIS):**
  - weiblicher Phänotyp,
  - fehlende Schambehaarung,
  - primäre Amenorrhö, blind endende Vagina.

▪ Diagnostik
- Anamnese,
- körperliche Untersuchung,
- Labor: LH ↑, FSH ↑, Testosteron ↑,
- ggf. molekulargenetische Untersuchung.

▪ Therapie
- Minimales Androgenresistenz-Syndrom → Testosteronsubstitution auf supranormale Werte.
- Partielles Androgenresistenz-Syndrom → nach Befund/Ausprägung kann die Geschlechtszuweisung erwogen werden, anpassende Operationen werden heute

kritisch gesehen. Wenn möglich erst durchführen wenn der Betroffene einwilligungsfähig ist bzw. mindestens von seinem Mitspracherecht Gebrauch machen kann..

- **Verlauf**

Individuell verschieden.

- **Komplikationen**

Unter hoch dosiertem Testosteron: Tumore von Brust und Prostata.

- **Tipp für die Praxis/FAQ**

- Beim partiellen und kompletten Androgenresistenz-Syndrom ist (nach der Pubertät) die operative Resektion der inguinal/labial gelegenen Gonadenanlagen wegen eines erhöhten Tumorrisikos zu erwägen (Zeitpunkt wird kritisch diskutiert). Die Anlage einer Neo-Vagina ist möglich.
- Eine psychologische Betreuung durch Fachpersonal sollte angeboten werden.

9

Fall 1:

Das Labor ergibt folgende Ergebnisse: LH ↑↑, FSH ↑↑, Östradiol und Testosteron nicht nachweisbar, Chromosomensatz 46XY. Sie leiten eine Hormontherapie durch z. B. transdermales Estradiol ein. Bei fehlendem Uterus ist ein Gestagen verzichtbar. Die angebotene psychologische Mitbetreuung durch ein Expertenteam wird von der Patientin nicht als erforderlich erachtet. Die Vorstellung bei der mitbetreuenden Gynäkologin ergibt ein passables Ergebnis der Vaginalplastik. Die Patientin erhält Dilatatoren zum Bougieren der Vagina, heute führt sie eine erfüllte Partnerschaft.

9.4 Anorchie

- **Synonym**

Vanishing-testis–Syndrom.

- **Pathophysiologie**

Rückbildung oder Verlust der Hodenfunktion während der fetalen Entwicklung.

- **Klinik**

Je nach Zeitpunkt der Schädigung unterschiedlich starke Aupprägung

→ Maximalvariante:

- Verlust der Hodenfunktion vor der 8. Fetalwoche → weibliche Geschlechtsdifferenzierung der inneren/äußeren Genitale,

→ Minimalvariante: männliches Neugeborenes mit normalen Genitalien ohne Hoden(-funktion).

- **Diagnostik**

- Anamnese,
- körperliche Untersuchung,
- Labor: Testosteron ↓↓↓, AMH ↓, Inhibin B ↓, fehlender Testosteronanstieg im hCG-Test,
- ggf. Ultraschall, bildgebende Diagnostik.

- **Therapie**

- Ab der Pubertät Testosteronsubstitution bei Personen, die im männlichen Geschlecht aufwachsen, Bei vohandenem Resthodengewebe Induktion von Pubertät, Hodenwachstum und Fertilität mittels s.c. hCG und rhFSH Gabe oder pulsatile GnRh Therapie erwägen. Die langfristige Auswirkung auf das degenerierte Hodengewebe ist unklar
- ab Pubertät Estradiolgabe bei Individuen, die im weiblichen Geschlecht aufwachsen.

- **Verlauf**

Individuell verschieden. Monitoring der ggf. noch vorhandenen Gonadenstränge/Hoden bei erhöhtem Risiko zur Tumorentwicklung sinnvoll

9.5 Ullrich-Turner-Syndrom (UTS) (◘ Abb. 9.1)

Fall 2:

Vorstellung einer 21-jährigen, 150 cm großen Frau zur Abklärung einer sekundären Amenorrhö nach spontaner Menarche im Alter von 16 Jahren. Seit dieser Zeit seien aber nur zwei weitere Blutungen aufgetreten. Erhöhte Leberwerte und eine Hashimoto-Thyreoiditis seien bekannt. Ihnen fällt ein tiefsitzender Haaransatz auf.

An welches Krankheitsbild denken Sie?

- **Synonym**

UTS, Monosomie X.

- **Epidemiologie**

Prävalenz: 1:2.500 (weibliche Lebendgeburten).

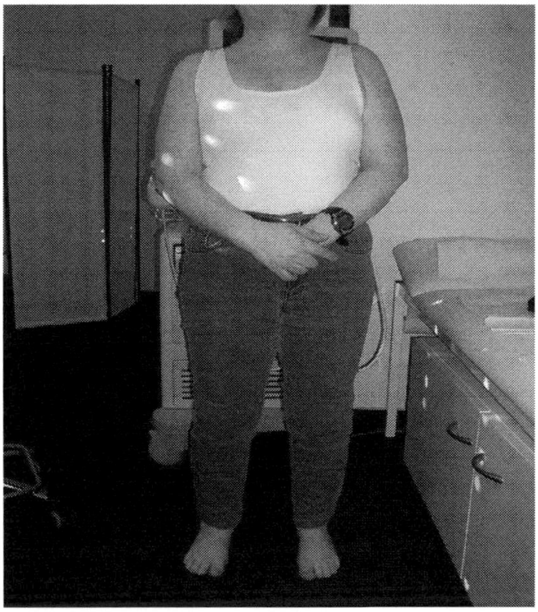

Abb. 9.1 32-jährige Patientin mit Ullrich-Turner-Syndrom. Geringe Körpergröße (154 cm), tiefer Haaransatz, angedeutetes Pterygium colli

Pathophysiologie

- Chromosomenaberration bei weiblichem Karyotyp mit fehlendem oder strukturell fehlerhaftem X-Chromosom → vollständige Ausprägung des Syndroms beim Fehlen eines X-Chromosoms.
- Bei Mosaikformen ist das Syndrom mit weniger ausgeprägten Symptomen assoziiert.

Klinik

- Geringe Körpergröße, Kleinwuchs, Pterygium colli,
- tiefer Haaransatz im Nacken, Schildthorax,
- kleine weit auseinanderstehende Mamillen, Mikromastie,
- Cubitus valgus, multiple Nävi, hoher Gaumen,
- Hufeisenniere,
- Aortenisthmusstenose, bikusbide Aortenklappe,
- Streak Gonaden (degenerierte Ovarien),
- **Primäre Amenorrhö** oder nach spontaner Menarche rasche Entwicklung sekundärer Amenorrhö mit **peri-ovarian failure** (POF-Syndrom), Infertilität (90–98 %),
- regelhaft besteht keine geistige Behinderung.

Diagnostik

- Anamnese,
- körperliche Untersuchung,
- Labor:
  - (nach der Pubertät:) AMH ↓, LH ↑, FSH ↑, Estradiol ↓,
  - TSH, Blutzucker, Transaminasen, Lipide, Kreatinin,
- Chromosomenanalyse.

Differentialdiagnosen

- RASopathien,
- konstitutionelle Entwicklungsverzögerung (KEV).

Therapie

- Wachstumshormongabe bis Abschluss Größenwachstum (siehe Epiphysenfugen im Röntgen der Handwurzelknochen),
- ab typischem Pubertätsalter Östrogene (zur Stimulation der Entwicklung weiblicher Geschlechtsmerkmale), später in Kombination mit Gestagenen (Induktion Abbruchblutung).

Verlauf und Prognose

- Individuell verschieden in Abhängigkeit von der Ausprägung des Syndroms,
- vereinzelt sind Schwangerschaften möglich (am ehesten bei Mosaikformen).

Komplikationen

Osteoporose, Aortendissektion, Fettleber, Autoimmunerkrankungen (Hashimoto-Thyreoiditis, Presbyakusis, Diabetes mellitus Typ 1).

Tipp für die Praxis/FAQ

- Leitsymptom sind Kleinwuchs und primäre Amenorrhö.
- Fertiprotektion wird heute bereits bei präpubertären Turner-Frauen diskutiert, da sich eine mögliche Ovarialreserve früh erschöpft. Schwangerschaften (2–10 % der UTS-Frauen, meist bei chromosomalen Mosaiken) verlaufen statistisch eher komplikationsreich und sind für Mutter und Kind risikoreich.
- Die Infertilität stellt eine große Herausforderung in der psychischen Bewältigung des Ullrich-Turner-Syndroms für die betroffenen Frauen dar.

Fall 2:

Verdacht auf UTS. Folgende Laborergebnisse bestätigen Ihre Verdachtsdiagnose: LH ↑↑, FSH ↑↑, E2 ↓, Chromosomenanalyse: Mosaik 45X/46XX. Sie klären die Patientin und ihre Eltern über das UTS und die daraus resultierende eingeschränkte Fertilität sowie mögliche Begleiterkrankungen auf. Anschließend leiten Sie eine Hormontherapie ein.

9.6 RASopathien

▪ **Synonym**

Pseudo-Turner-Syndrom, Male-Turner-Syndrom.

▪ **Epidemiologie**

Prävalenz: 1:500–1:2.500. (derzeit relative unklar, wahrscheinlich häufiger als gedacht)

9

▪ **Pathophysiologie**

- Komplexes Fehlbildungssyndrom, ohne Dominanz der Geschlechter
- Unterschiedlich starke Ausprägung

Vererbung: sporadisch > familiär autosomal dominanter Erbgang (3:1 mütterlich vererbt da männliche Patienten oft infertil sind).

Ursache: verschiedene Veränderungen in RAS/MAPK Genen

- Noonan Syndrom
- Leopard Syndrom
- Costedello Syndrom
- CFS Syndrom

▪ **Klinik**

Ähnlich dem Ullrich-Turner-Syndrom mit typischer fazialer Dysmorphie

- Kleinwuchs
- Entwicklungsverzögerung
- Pterygium colli,
- Ptosis,
- Skoliose,
- Herzfehler (meist HOCM), Intelligenzminderung,
- unterentwickelte äußere Geschlechtsorgane (besonders bei Jungen), Hypogonadismus.

▪ **Diagnostik**

- Anamnese,
- körperliche Untersuchung,
- Labor:
- (nach der Pubertät) AMH ↓, LH ↑, FSH ↑, Östradiol ↓/Testosteron ↓,
- molekulargenetische Untersuchung.

▪ **Therapie**

Symptomatische Therapie.

▪ **Verlauf**

Individuell.

9.7 Klinefelter-Syndrom

Fall 3:

Vorstellung eines 52-jährigen Mannes zur Abklärung einer Osteoporose mit mehreren Wirbelkörperfrakturen. Es fällt ein geringer Bartwuchs auf. Auf Nachfrage berichtet er über eine kürzliche Trennung, nachdem bei ihm nach Jahren des unerfüllten Kinderwunsches ein „schlechtes Spermiogramm" nachgewiesen wurde.

▪ **Synonym**

XXY-Syndrom.

▪ **Epidemiologie**

Prävalenz: 1:500–1:1.000 (männliche Lebendgeburten).

▪ **Pathophysiologie**

- Chromosomenaberration beim männlichen Karyotyp mit überzähligem X-Chromosom,
- bei 80 % liegt ein Karyotyp 47XXY vor,
- bei 20 % finden sich Mosaikformen, z. B. 46XY/47XXY,
- überzähliges X-Chromosom kann (nach fehlerhafter Trennung der Geschlechtschromosomen bei den Eltern) sowohl von mütterlicher, als auch von väterlicher Seite her vererbt worden sein.

▪ **Klinik**

- Überdurchschnittlich großer Habitus (+10 cm über der erwarteten familiären Endgröße), dabei besonders verlängerte (untere) Extremitäten.
- Hypogonadismus mit: kleinen Hoden, verminderte Sekundärbehaarung, Gynäkomastie, meist Infertilität (Azoospermie).

- Intelligenz ist unwesentlich (im Schnitt um 10 Punkte bei IQ-Messung) reduziert → kann sich in einigen Teilbereichen, z. B Sprachentwicklung widerspiegeln.
- Grad der kognitiven Einschränkung korreliert mit Anzahl der überzähligen X-Chromosome → bei Karyotypen XXXY stärker ausgeprägt.

Diagnostik

- Anamnese,
- körperliche Untersuchung,
- Labor: (nach der Pubertät) LH↑, FSH↑, Testosteron↓, freie Androgene↓, TSH, Glukose,
- Chromosomenanalyse.

Therapie

Lebenslange Testosteron-Substitution (transdermal oder intramuskulär als Depotpräparat bis zum Auftreten von Kinderwunsch).

Verlauf und Prognose

- Individuell verschieden in Abhängigkeit von Ausprägung des Syndroms,
- selten ist Fertilität gegeben (am ehesten bei Mosaikformen).

Komplikationen

Osteoporose in Folge des Androgenmangels. erhöhtes Risiko für Diabetes mellitus Typ 2, Gynäkomastie, Mammakarzinom, Epilepsie und ggf. ADHS und Autismus Spektrum-Störungen.

Tipp für die Praxis/FAQ

Bei unerfülltem Kinderwunsch lohnt die Vorstellung in der Fertilitätsmedizin, ggf. kann via Hodenbiopsie und ICSI eine Konzeption erzielt werden.

Fall 3:

Sie erheben folgende Befunde: Größe 179 cm, Armspannweite 182 cm, LH 10,3 IU/l (Norm 0,8–7,6), FSH 24,5 IU/ll (Norm 0,77–11,1), Testosteron 1,23 ng/ml (Norm 1,6–7,4), SHBG 28 nmol/l (Norm 10–57), freier Androgenindex 15,2 (Norm 20–96), Estradiol 33 pg/ml (Norm <56), Chromosomenanalyse Karyotyp 47XXY. DXA: (hip rechts −3,2 SD Wirbelsäule −3,4 SD). Nebenbefund: Hashimoto-Thyreoiditis. Diagnose: Klinefelter-Syndrom mit Hypogonadismus-assoziierter Osteoporose.

9.8 46XX-Männer

Epidemiologie

Prävalenz: 1:20.000.

Pathophysiologie

Translokation der Sex determin region vom kurzen Arm des Y Chromosoms auf den kurzen Arm des X-Chromosoms während der männlichen Meiose (-> väterlicher Vererbungsmodus)

Klinik

- Siehe Klinefelter-Syndrom, (außer Riesenwuchs),
- zusätzlich Hypospadie,
- ggf. uneindeutige Genitale.

Diagnostik, Therapie, Verlauf und Prognose, Komplikationen

Siehe Klinefelter-Syndrom.

9.9 Kallmann-Syndrom

Synonym

Olfaktogenitales Syndrom.

Epidemiologie

Prävalenz:

- Männer – 1:10.000
- Frauen – 1:50.000

Pathophysiologie

FGFR1-Gendefekt auf Chromosom 8 oder KAL1-Mutation auf X-Chromosom → Störungen eines Proteins das bei der Entwicklung des Bulbus olfactorius und bestimmter Kerngebiete des Hypothalamus eine wichtige Rolle spielt -> Aplasie des Bulbus olfactorius und hypothalamische Insuffizienz der GnRH-Sekretion.

Klinik

- Hypogonadismus mit/ohne Anosmie durch typische Störung im Bulbus olfactorius,
- ggf. weitere syndromale Störungen.

Diagnostik

- Anamnese,
- körperliche Untersuchung,
- Riechtest (Zimt, Kaffee),

- Labor: (nach der Pubertät) LH ↓, FSH ↓, Estradiol ↓/Testosteron ↓,
- Molekulargenetik.

■ **Therapie**

Geschlechtshormone.

■ **Verlauf und Prognose**

Individuell verschieden.

■ **Komplikationen**

- Bei betroffenen Männern besteht meist Infertilität.

Literatur

Leitlinie Adrenogenitales Syndrom, AWMF-Leitlinienregister 027/047, Leitlinien der Gesellschaft für Kinderheilkunde und Jugendmedizin (DGKJ)

Transsexualität

© Springer-Verlag GmbH Deutschland, ein Teil von Springer Nature 2020
I. van de Loo, B. Harbeck, *Facharztwissen Endokrinologie und Diabetologie*,
https://doi.org/10.1007/978-3-662-58897-0_10

Menschen deren Geschlecht nicht komplett und /oder dauerhaft mit ihren körperlichen Geschlechtsmerkmalen übereistimmt werden als „gender incongruent", Tansgender oder einfach als „Trans" beschrieben. Genetisch männliche Menschen mit weiblicher Geschlechtsidentität werden als Mann-zu-Frau-Transsexuelle oder Transfrauen bezeichnet. Genetisch weibliche Menschen mit männlicher Geschlechtsidentität werden Frau-zu-Mann-Transsexuelle oder Transmänner genannt. Menschen die sich weder ausschließlich dem männlichen noch dem weiblichen Geschlecht zugehörig fühlen bezeichnen sich als non- binär. In diesem Kapitel werden grundlegende Prinzipien der Hormontherapie erörtert. Bezüglich Therapien von Kindern und Jugendlichen mit Geschlechtsdysphorie/Geschlechtsvarianz, z.T. mit langjähriger oder rapid onset gender dysphory, wird (unter Hinweis auf einen möglichen medikamentösen Pubertätsarrest) auf die pädiatrische Fachliteratur verwiesen.

10

Fall 1:

Vorstellung eines 83-jährigen Mannes mit Bitte um eine Hormontherapie bei „gender incongruence". Seit der Jugend wisse er, im falschen Körper zu leben und habe sich jetzt entschlossen, sein äußeres Körperbild dem inneren anzupassen. Psychologische Unterstützung erhalte er seit 1 Jahr. Außer einem Diabetes mellitus Typ 2 (HbA1c 7,2 %) seien keine weiteren Erkrankungen bekannt.

Synonym

Transsexualismus, Transidentität, „gender incongruence", „gender dysphorie", früher: Geschlechtsidentitätsstörung. Transsexualismus bezeichnet eine fehlende oder unvollständige bzw. auch nicht dauerhafte Identifikation eines Menschen mit dem ihm nach Geschlechtsmerkmalen zugewiesenen Geschlecht.

WHO-Definition: „der Wunsch, als Angehöriger des anderen Geschlechtes zu leben und anerkannt zu werden".

Oft, aber nicht immer, besteht das Bestreben den eigenen Körper durch Hormontherapie und/oder chirurgische Maßnahmen dem Identitätsbestimmenden Geschlecht anzugleichen. Hierbei werden die medizinische und juristische Geschlechtsanpassung unterschieden.

Die Bewertung von Transsexualität als Verhaltens- bzw. Geschlechts-identitätsstörung wurde aufgegeben. Mit Inkrafttreten der neuen ICD-11 wird Transsexualität als „gender incongruence" bezeichnet.

Genetisch männliche Menschen mit weiblicher Geschlechtsidentität werden als Mann-zu-Frau-Transsexuelle oder **Transfrauen** bezeichnet. Genetisch weibliche Menschen mit männlicher Geschlechtsidentität werden Frau-zu-Mann-Transsexuelle oder **Transmänner** genannt. Die Betroffenen selbst bevorzugen die Bezeichnung Mann/Frau mit transsexueller Vergangenheit. Als non-binär bezeichnen sich Menschen die sich weder ausschließlich dem männlichen noch dem weiblichen Geschlecht zugehörig fühlen. Abzugrenzen ist der Begriff „queer" der sich als Sammelbegriff einer von der Heteronormativität der Geschlechterrolle/Geschlechteridentität abweichenden Lebensweise etabliert hat.

Epidemiologie

- Prävalenz:

Prävalenz: mehrdeutig und unterschiedlich nach zugrundeliegenden Definitionskriterien

Pathophysiologie

Ursachen der „gender incongruence" sind unbekannt.

Klinik

Siehe WHO-Definition.

Diagnostik

- Rein medizinisch nicht zu diagnostizieren,
- ggf. psychologisch-psychiatrische Begutachtungen Die Selbstauskunft des Patienten ist zielführend. Nur wenn aufgrund der Inkongruenz ein Leidensdruck entsteht wird im DSM-5 ein Störungswert konstatiert und eine Therapie kann initiiert werden.
- Psychische Störungen müssen ausgeschlossen sein.

Prätherapeutische Diagnostik

- Anamnese,
- körperliche Untersuchung,
- Abklärung von Vorerkrankungen (Leber, Thromboembolie-Risikos etc.),
- Labor:
  - Blutbild, Leber- und Nierenwerte, Fettstoffwechsel, Hormone,
  - ggf. Gerinnungsserologie,
- ggf. genetische Untersuchung (Karyotyp),
- gynäkologische/urologische Mitbeurteilung,
- ggf. psychologische Begutachtung.

Differentialdiagnosen

Störungen der somatisch sexuellen Differenzierung (Intersexualität), siehe oben.

Therapie

Mögliche Gliederung in 5 Behandlungsstufen → es müssen nicht alle Stufen durchlaufen werden, jede Stufe der geschlechtsangleichenden Therapie kann als persönliches Therapieziel durch Patienten festgelegt werden:

1) Selbstbehauptung des Patienten.
2) Alltagstest (ggf. mit psychotherapeutischer Begleitung).
3) Gegengeschlechtliche Hormonbehandlung (s. Tab. 10.1).
4) Geschlechtsangleichende Operationen, lebenslange Hormonbehandlung.

Geschlechtsangleichende Operationen:

Mann zu Frau:	Frau zu Mann:
- Epilation der Gesichts/Körperhaare,	- Mastektomie,
- Brustaufbau,	- Ovarektomie, Salpingektomie,
- Testektomie,	Hysterektomie,
- Penektomie, Scham- Vulva-und Vaginalplastik,	- Harnröhrenplastik, Hoden- und Schwellkörperprothese,
- operative Stimmerhöhung.	- Phallusplastik/ Klitorispenoid.

5) Nachbehandlung.

Verlauf und Prognose

- Variabel.
- Transsexuelle Menschen weisen z. T. seit früher Kindheit das Gefühl anders zu sein auf → über Jahre steigt empfundener psychischer Druck.
- Höchst variabler Zeitpunkt, zu dem psychische innere Konflikte für Patienten eskalieren und zu dauerhaftem Änderungswunsch führt.
- Out-come-Daten bezüglich Lebensqualität liegen nur wenige vor. Nach einer retrospektiven Betrachtung der Universitätsklinik Essen waren nach einer Mann-zu-Frau-Operation die Befragten mehrheitlich mit dem optischen Ergebnis zufrieden und 85 % fühlten sich dem neuen Geschlecht angehörig. Als „Detransition" wird bezeichnet wenn Personen nach geschlechtsangleichenden Maßnahmen in das ursprüngliche Geschlecht zurückkehren (wollen).

Tab. 10.1 Hormonbehandlung bei „gender incongruence"

Östrogentherapie: Estradiol 2–6 mg	Unterdrückung der Menstruation durch: **Ovulationshemmer im Langzyklus** oder 2 × 150 mg Medroxyprogesteronacetat i.m.
Bei höherem kardiovaskulärem Risiko transdermales Estradiol als Gel oder Pflastersysteme	
Alternativ: GnRH-Analoga	Alternativ: GnRH-Analoga
Antiandrogene Therapie: Cyproteronacetat 10–20 mg; bei Unverträglichkeit: Spironolakton 100–200 mg/d	**Androgensubstitution:** Transdermal: Testosterongel 25–50 mg/d oder i.m. Testosteronenantat 250 mg alle 3 Wochen oder i.m. Testosteronundecanoat 1000 mg alle 3 Monate

Komplikationen

- Im Rahmen der Hormonbehandlung: Hämatokriterhöhung, Thromboembolien, Transaminasenerhöhung, Akne, Gewichtszunahme etc., (Endocrinology of Transgender Medicine (2019))
- OP-Komplikationen,
- psychische Anpassungsstörungen.

Tipp für die Praxis/FAQ

- Vor Einleiten einer Hormonbehandlung Komplikationsrisiken abschätzen (thromboembolisches/kardiovaskuläres Risiko, Leberfunktion etc.). Vor Therapiebeginn die Optionen zum Fertilitätserhalt erörtern
- Bei jugendlichen Transsexuellen kann versucht werden, den Pubertätsbeginn durch GnRH Analoga zu verzögern → Zeitgewinn bis zur endgültigen Entscheidung für ein

phänotypisches Geschlecht. Behandlung <16-Jähriger nur in Zusammenarbeit mit Experten.
- Hormonbehandlung, Epilation und Brustamputation dürfen zu Lasten der gesetzlichen Krankenkassen verordnet werden, sobald die Notwendigkeit (bestätigte Transsexualität) feststeht. Das gilt auch für die Entfernung von Hoden und Ovarien, da sonst die Entfernung gesunder Gonaden in Deutschland verboten ist (Kastration) ggf. Fertilitätsreserve durch Kryokonservierung von Spermien, Follikeln, Hoden- bzw. Ovargewebe erwägen.
- Kontraindikationen für die Hormontherapie sind: Kinderwunsch, hormonsensitive Tumoren, manifeste Leberinsuffizienz und Adipositas per magna.
- Eine Vornamensänderung nach § 1 Transsexuellengesetz (TSG 2011) ist möglich.
- Die Personenstandsänderung nach § 8 TSG ist unabhängig von Infertilität oder genitalangleichenden Maßnahmen möglich. Seit 2018 können Personen die weder dem männlichen noch dem weiblichen Geschlecht zugeordnet werden können die Angabe „divers" als Personenstand eintragen lassen.

Literatur

T`Sjoen G, Arcelus J, Gooren L et al. Endocrinology of Transgender Medicine. Endoc Rev. 2019, Feb 1;40 (1):97–117

Lipidologie

© Springer-Verlag GmbH Deutschland, ein Teil von Springer Nature 2020
I. van de Loo, B. Harbeck, *Facharztwissen Endokrinologie und Diabetologie*,
https://doi.org/10.1007/978-3-662-58897-0_11

Die Lipidologie befasst sich mit der Diagnostik und Therapie von Fettstoffwechselstörungen und ihren Folgeerkrankungen. Komplexe Fettstoffwechselstörungen stellten ein zunehmendes und häufiges Problem dar. Durch die weltweite Zunahme von Adipositas und Diabetes mellitus Typ 2 kommt auch erhöhten Triglyceriden eine immer größere Bedeutung zu. Das folgende Kapitel gibt einen Überblick über Diagnostik und Therapie dieser Erkrankungen.

11.1 Pathophysiologie

Fettstoffwechselstörungen (Hyperlipoproteinämien) gehören zu den Hauptrisikofaktoren für die Entstehung einer Arteriosklerose (Synonym: Atherosklerose) (S3-Leitlinie 2018). Arteriosklerose beinhaltet die Ablagerung von Fett, Thromben, Bindegewebe und Kalk in den Blutgefäßen. Die Instabilität atheromatöser Plaques korreliert mit ihrem Gehalt an Lipiden. Auch daher spielen Fettstoffwechselstörungen eine kausale Rolle für Entstehung und Progress der Arteriosklerose.

11

Lipoproteine sind Komplexe aus Proteinen (Apolipoproteinen) und Lipiden (Cholesterin, Triglyceriden und Phospholipiden). Aufgabe: Transport der wasserunlöslichen Lipide im Blut. Durch Ultrazentrifugation (Dichte) und Elektrophorese (Wanderung im elektektrischen Feld) lassen sich unterscheiden: Chylomikronen, VLDL (very low density lipoproteins), IDL (intermediary density lipoproteins), LDL (low density lipoproteins), HDL (high density lipoproteins), Lipoprotein (a) (◘ Tab. 11.1).

Es besteht ein sicherer Zusammenhang zwischen Konzentration von LDL-Cholesterin, HDL-Cholesterin, Triglyceriden und dem Auftreten einer KHK → beste Korrelation zwischen Konzentration LDL-Cholesterin und KHK.

Lipoprotein (a) ist strukturell mit LDL verwandt und besitzt ebenfalls eine hohe Atherogenität → eigenständiges Lipoprotein → Erhöhung im Plasma >30 mg/dl gilt als **unabhängiger Risikofaktor** der Atherosklerose, zudem thrombogenes Potenzial (Fischer et al. 2013). Bei gleichzeitiger LDL-Erhöhung Steigerung des Atheroskleroserisikos → stärkere Senkung von LDL indiziert.

Hypertriglyceridämien sind wegen des Auftretens rezidivierender Pankreatitiden relevant.

Störungen mit Verminderung bzw. Fehlen von Lipoproteinen sind selten.

Kardiovaskuläre Risikoabschätzung mittels verschiedener Scores: Framingham, Procam, ESC, Heart Score etc. Auch für Deutschland ist eine gute Eignung des jüngsten ACC/AHA-Risikokalkulators für atherosklerotische Erkrankungen (ASCVD-Score) ermittelt worden.

Transportwege:

- **Exogen:** Resorption der Nahrungslipide im Darm → Transport als Chylomikronen (89 % Triglyceride) über Lymphsystem in das venöse Kreislaufsystem → Lipoproteinlipase katalysiert Hydrolyse der transportierten Triglyceride zu Fettsäuren → Energielieferanten für Körpergewebe → Überreste der Chylomikronen werden in Leber aufgenommen → weitere hydrolytische Spaltung in freie Fettsäuren und freies Cholesterin → Abbauprodukte dienen Synthese von VLDL-Partikeln.
- **Endogen:** VLDL-Synthese in Leberzellen; VLDL (54 % Triglyceride) unterliegen hydrolytischem Abbau → Freisetzung von Fettsäuren aus Triglyceriden für Körperzellen → VLDL-Remnants: IDL-Partikel → gelangen wieder in Leber oder werden durch Lipoproteinlipase zu LDL-Partikeln → für Abbau von LDL (46 % Cholesterin) gibt es zwei voneinander unabhängige Wege: benötigtes LDL-Cholesterin wird über LDL-Rezeptoren in Körperzellen aufgenommen und verarbeitet, überschüssiges LDL-Cholesterin wird in Scavenger-Rezeptor tragende Gewebszellen aufgenommen (Scavenger Pathway, v. a. Makrophagen) → bei Überladung mit Cholesterolestern Umwandlung in Schaumzellen → atherosklerotische Plaques.
- **Reverser Cholesterintransport**: durch HDL-Partikel → überflüssiges Cholesterin wird aus peripheren Zellen rück- und zur Leber transportiert → dort Abbau von Cholesterin → Ausscheidung als Gallensäuren in den Darm (>90 % der Gallensäuren werden wieder aufgenommen) oder Wiederverwendung.

11.2 Einteilung der Dyslipoproteinämien

Einteilung nach Ätiologie:

- **Reaktiv-physiologisch**:
  - durch Ernährung bedingte Hypercholesterinämie → z. B. nach hoher Zufuhr

Tab. 11.1 Lipoproteine

Dichteklasse	Verteilung im Nüchernserum (%)	Bildungsort	Zusammensetzung	Elektrophorese	Funktionen und Atherogenität
Chylomikronen	0	Darm	1 % Triglyceride 6 % Cholesterin 4 % Phospholipide 89 % Trigylceride	Keine Wanderung im elektrischen Feld	Partikel zum Transport für v. a. exogene Triglyceride; Atherogenität ↓
VLDL	10	Leber	54 % Trigylceride 20 % Cholesterin 16 % Phospholipide 10 % Proteine	Prä-β-Lipoproteine	Partikel zum Transport endogener Triglyceride, Vorstufe der IDL und LDL; Atherogenität ↑
IDL		Blut	43 % Cholesterin 20 % Trigylceride 20 % Phospholipide 17 % Proteine	β-Lipoproteine	Zwischenprodukt aus dem lipolytischen Abbau von VLDL → VLDL-Remnants; Atherogenität ↑
LDL	70	Leber	46 % Cholesterin 23 % Phospholipide 10 % Triglyceride 21 % Proteine	α-Lipoproteine	Endprodukt der VLDL nach Delipidierung; Transport von Cholesterin und Cholesterinestern zu den extrahepatischen Zellen; Regulation der Cholesterinhomöostase; Atherogenität ↑↑
HDL	20	Darm, Leber	50 % Proteine 18 % Cholesterin 30 % Phospholipide 2 % Trigylceride	α- Lipoproteine	Transport von Cholesterin zur Leber; Regulator zellulärer Cholesterinhomöostase und Lipolyse; Anti-Atherogenität ↓↓
Lipoprotein (a)		Leber	48 % Cholesterin 22 % Phospholipide 8 % Triglyceride 22 % Proteine		Atherogenität ↑↑, Prothrombotisch

  - tierisch gesättigter Fette oder Kalorien bzw. zuckerreicher Nahrung,
  - Hypertriglyceridämie → z. B. nach übermäßigem Alkoholkonsum.
- **Primäre Formen**: familiäre (erbliche) Hyperlipoproteinämien: mono- oder polygenetisch, Mischformen.
- **Sekundäre Formen**:
  - Hypertrigylceridämie: z. B. hoher Alkoholkonsum, Adipositas, Diabetes mellitus, Fettleber, Nierenerkrankungen, Lymphome, Schwangerschaft, Sepsis, Cushing-Syndrom, Therapie mit Corticoiden oder Kontrazeptiva etc.
  - LDL- Hypercholesterinämie: z. B. Diabetes mellitus, Hypothyreose, nephrotisches Syndrom, Cholestase, Porphyrie, Lymphome, Cushing-Syndrom, Medikamente (Corticoide etc.).

Einteilung nach Laborkonstellation:
- reine Hyperlipoproteinämie,
- reine Hypertriglyceridämie,
- gemischte Hyperlipoproteinämie,
- Lipoprotein-(a)-Erhöhung.

11

Die von Fredrickson für die Phänotypisierung der familiären Hyperlipoproteinämien verwendete Typeneinteilung ist heute nicht mehr Standarddiagnostik der Fettstoffwechselstörungen → Beschreibung des Lipoproteinmusters in der Lipidelektrophorese, nur noch bei speziellen Fragestellungen einzusetzen (◘ Tab. 11.2).

11.3 Hyperlipoproteinämie

▪ **Synonym**

HLP, Hyperlipidämie, Dyslipoproteinämie, Dyslipidämie.

▪ **Epidemiologie:**

>50 % der Menschen >40. Lebensjahr in den westlichen Industrienationen betroffen.

▪ **Klinik**
- Atherosklerose mit Folgekrankheiten (zur Beurteilung der Atherogenität → alle Risikofaktoren einbeziehen, Risiko-Score erstellen, siehe oben):
  - KHK, Myokardinfarkt,
  - pAVK,
  - arterielle Verschlusskrankheit der Hirnarterien, Apoplex.
- Pankreatitis (bei ausgeprägter Hypertriglyceridämie).
- Xanthome:
  - Sehnenxanthome (z. B. Achilles- und Fingerstreckersehnen),
  - plane Xanthome (Zwischenfingerfalten),
  - tuberöse Xanthome (z. B. Knie, Ellenbogen),
  - Xanthelasmen (Augenlider),
  - eruptive Xanthome (z. B. Unterarmstreckseite und Gesäß),
  - Handlinienxanthome.
- Arcus corneae,
- Fettleber (besonders bei der Hypertriglyceridämie).

◘ **Tab. 11.2** Einteilung der Hyperlipoproteinämie nach Fredrickson

Typ	I	IIa	IIb	III	IV	V
Vermehrung	Chylomikronen	LDL	LDL + VLDL	IDL	VLDL	VLDL + Chylomikronen
Cholesterin	Normal	↑↑	↑	↑↑	Normal-↑	Normal-↑
Triglyceride	↑↑	Normal	↑	↑↑	↑	↑↑
Serum	Lipämisch	Klar	Trüb bis lipämisch	Trüb bis lipämisch	Trüb bis lipämisch	Trüb bis lipämisch
Rahmschicht oben	Ja + klarer Unterstand	Nein	Nein	Nein	Nein	Ja + trüber Unterstand
Prävalenz	Sehr selten	Häufig	Häufig	Seltener	Häufig	Selten

▪ Diagnostik

Labor:

- Triglyceride: nach 12 h Nahrungskarenz, evtl. auch postprandial.
- Gesamtcholesterin, LDL-, HDL-Cholesterin, ggf. Subklassen.
- Lipoprotein (a): meist lebenslang kaum Schwankungen.
- Apolipoprotein B (ApoB): v.a. bei Triglyceride ↑↑, Diabetes mellitus, Adipositas oder sehr niedrigem LDL
- Bei Serumtrübung → Kühlschranktest zur Erfassung von Chylomikronen → Absetzen einer Rahmschicht bei Kühlung des Serums.
- LDL-Cholesterin kann nach der Friedewald-Formel berechnet werden: LDL-Cholesterin= Gesamtcholesterin – [0,2 × Triglyceride]- HDL-Cholesterin → bei Triglyceriden ↑↑↑ und Lipoprotein (a) ↑↑ sowie HLP Typ III sind die Werte nicht verwertbar, in diesen Fällen sollte LDL-Cholesterin direkt bestimmt werden.
- Differenzierung zwischen reaktiv-physiologischen, sekundären und familiären Lipidstoffwechselstörungen (Abklärung: Hypothyreose, Diabetes mellitus, metabolisches Syndrom, Leber- und Gallenwegserkrankungen, Pankreatitis, Hyperurikämie, Nierenerkrankungen; Erfassung von Ernährungs-, Lebensstilgewohnheiten, Alkohol- und Medikamentenanamese; Erfassung von BMI und Körperfettverteilungsmuster).
- **Familienscreening** bei familiärer Hypercholesterinämie, familiärem Apolipoprotein-B-Defekt, HLP-Typ III.
- **Spezialuntersuchungen** bei V. a. familiäre Lipidstoffwechselstörung (z. B. DNA-Analysen: LDL-Rezeptor, Apo E etc.).

Apparative Untersuchungen: Duplexsonographie der Karotiden, Echokardiographie zum Ausschluss von Klappenverkalkungen, Ergometrie.

▪ Therapie

Allgemeine akzeptierte internationale Lipidzielwerte: Gesamtcholesterin <200 mg/dl, LDL <116 mg/dl, Triglyceride <150 mg/dl (◘ Tab. 11.3).

- **Allgemeines**:
  - fettreduzierte, cholesterinarme Ernährung (AWMF S3-Leitlinie 2014),

◘ Tab. 11.3 ESC/EAS Dyslipidämie Leitlinie 2019: Empfohlene Zielwerte für LDL-Cholesterin

Patienten mit sehr hohem Risiko - dokumentierte kardiovaskuläre Erkrankung[1], - Diabetes mellitus mit Endorganschäden (Proteinurie oder 1 prominenter RF), - schwere CKD (GFR <30 ml/min/1,73 m²), - Score[2]-Risiko ≥10 % (10-Jahresrisiko)	**LDL < 55 mg/dl (<1,4 mmol/l)** und ≥50 % LDL Senkung zum Ausgangswert
Patienten mit hohem Risiko - 1 prominenter RF (Gesamtcholesterin >310 mg/dl, LDL-Cholesterin >190 mg/dl, FH, RR >180/110 mmHg) - Diabetes mellitus ohne Endorganschäden, >10 Jahren Dauer oder mit anderem zusätzlichem RF - CKD (GFR 30–59 ml/min/1,73 m²) - Score-Risiko ≥5 % bis <10 % (10-Jahresrisiko)	**LDL <70 mg/dl (<1,8 mmol/l)** und ≥50 % LDL Senkung zum Ausgangswert
Patienten mit moderatem Risiko - Score-Risiko ≥1 % bis <5 % - Junge Patienten mit Diabetes mellitus <10 Jahren Dauer ohne weitere RF	**LDL <100 mg/dl (<2,6 mmol/l)**
Patienten mit niedrigem Risiko - Score Risiko <1 %	**LDL <116 mg/dl (<3,0 mmol/l)**

[1] Dokumentierte kardiovaskuläre Erkrankung: Herzinfarkt, ACS, koronare Revaskularisierung, CABG, andere arterielle Prozeduren, Schlaganfall, TIA, Aortenaneurysma, pAVK, signifikanter Plaque-Nachweis in Koronar-Angio oder Karotis-Ultraschall.

[2] Score: Systematic Coronary Risk Estimation

■ Tab. 11.4 Statin-Tagesdosen für eine LDL-Cholesterin Senkung um 30–40 %

Statin	Dosis mg/d	Senkung LDL um
Rosuvastatin	5–10	39–45 %
Pitavastatin	1–2 mg	41–43 %
Atorvastatin	10	39 %
Simvastatin	20–40	35–41 %
Pravastatin	40	34 %
Lovastatin	40	31 %
Fluvastatin	40–80	25–35 %

  - Nikotinabstinenz,
  - regelmäßige körperliche Bewegung.
- **Pharmakotherapie**: **Statine** (CSE-Hemmer: Pravastatin, Fluvastatin, Simvastatin, Atorvastatin, Rosuvastatin, Pitavastatin, ■ Tab. 11.4):
  - Wirkweise: kompetetive Hemmung des Enzyms HMG-CoA-Reduktase → vermehrte Expression von LDL-Rezeptoren (vorwiegend an den Hepatozyten) → Cholesterinaufnahme nach intrazellulär ↑↑→ Absenkung des LDL-Cholesterins im Blut um bis zu 40 % → Verlangsamung der Arteriosklerose und Stabilisierung arteriosklerotischer Plaques (sog. pleiotroper Effekt),
  - UAW: Myopathien bis hin zur Rhabdomyolyse, Leberfunktionsstörungen, Katharakt, Zephalgien, Übelkeit, Alopezie.
  - Arzneimittelinteraktionen am geringsten bei Rosuvastatin, Fluvastatin und Pravastatin (keine Metabolisierung über Cytochrom P450 3A4)
- **Cholesterinresorptionshemmer** (Ezetemib):
  - Wirkweise: Hemmung des Niemann-Pick C1 -Like 1 Proteins (NPC1L1) → in Kombination mit Statinen weitere Senkung des LDL um 20–25 %,
  - UAW: meist gute Verträglichkeit, ggf. gastrointestinale Beschwerden mit Diarrhöen, Übelkeit, selten auch muskuläre Beschwerden.
- **Fibrate** (Bezafibrat, Fenofibrat, Gemfibrozil → Einsatz bei reiner Hypertriglyceridämie (Triglyceride >200 mg/dl) oder gemischter Hyperlipoproteinämie:
  - Wirkweise: komplexe Wirkung → Aktivierung nukleärer PRARα (Peroxisomen-Proliferator-aktivierter Rezeptor α) mit VLDL↓ Triglyceride ↓↓↓ und HDL (↑), der Effekt auf LDL-Cholesterin ist variabel und nur mäßig → bei Kombination mit Statinen LDL um 20–25 % ↓,
  - UAW: gastrointestinale Beschwerden, Gallensteine, Leberfunktionsstörungen, Alopezie, sehr selten Myopathien bis hin zur Rhabdomyolyse,
  - CAVE: Wirkverstärkung von Sulfonylharnstoffen und Cumarinen,
  - Wechselwirkungen beim kombinierten Einsatz mit CSE-Hemmern möglich: falls indiziert → Kombination Fibrat (bevorzugt Fenofibrat) mit Fluvastatin oder niedrig dosiertem Atorvastatin bzw. Rosuvastatin.
- Seltener **Gallensäurebinder** (Colesevelam):
  - Wirkweise: durch Bindung an Gallensäuren → Unterbrechung der enterohepatischen Rückresorption der Gallensäuren → Absenkung von Cholesterin (was beim Menschen der einzige Vorläufer von Gallensäuren ist) um ca. 15–30 %,
  - UAW: Diarrhöen, Obstipation, Erbrechen, Dyspepsie, Zephalgien, Myalgien, Triglyceridanstieg, selten Transaminasenanstieg.
  - Bempedoinsäure
- **PCSK-9 Inhibitoren** (humane monokolonale Antikörper gegen Proproteinkonvertase Subtilisin/Kexin Typ 9: Evolocumab, Alirocumab):
  - Wirkweise: monoklonaler humaner Antikörper → hemmt die Serinprotease PCSK 9. Physiologisch bindet PCSK 9 an den LDL-Rezeptoren auf der Oberfläche von Hepatozyten und fördert damit deren lysosomalen Abbau. Wird der Abbau vermindert → Anstieg von LDL-Rezeptoren an der Oberfläche der Hepatozyten → vermehrte Aufnahme von LDL-Cholesterin nach intrazellulär → Abfall von LDL-Cholesterin im Blut. PCSK-9-Inhibitoren haben eine sehr starke LDL-Cholesterin-senkende Wirkung, die noch verstärkt wird, wenn sie in Kombination mit weiteren Lipidsenkern eingesetzt werden (additive Effekte) → LDL <70 mg/dl möglich.

Anwendung bei HoFH-Patienten, sofern LDL-Rezeptoren gebildet werden (zur Vermeidung der Lipidapherese) oder als Zweitlinientherapie bei Patienten mit HeFH oder gemischter Dyslipoproteinämie, bei denen andere Therapiemaßnahmen nicht zu einer ausreichenden LDL-Cholesterin-Absenkung führen und eine gesicherte progrediente kardiovaskuläre Erkrankung besteht (CAVE: hohe Therapiekosten).
  - UAW: lokal allergische Reaktionen an der Injektionsstelle, Müdigkeit, fraglich Gedächtnis- und Konzentrationsstörungen (in Studien nicht zu objektivieren).
- **Selektiver Inhibitor des mikrosomalen Triglycerid-Transfer-Proteins** (Lomitapid):
  - Wirkweise: selektiver Inhibitor des mikrosomalen Triglycerid-Transfer-Proteins, dessen Aufgabe am endoplasmatischen Retikulum die Bindung und der Transport von Lipidmolekülen zwischen Membranen ist → verminderte Bildung von VLDL in der Leber und Chylomikronen im Darm.
  - UAW: gastrointestinale Beschwerden, Transaminasenanstieg, erhebliche Zunahme des Fettgehalts in der Leber.
- **Ω-3-Fettsäuren** (zur Primärprävention bei Hypertriglyceridämie erwägen):
  - CAVE: Keine **einheitlich** positive Evidenz für die Protektion vor ASCVD vorhanden, aber aktuell Hinweis für die (signifikante) Reduktion kardiovaskulärer Endpunkterkrankungen (in der Sekundärprävention von Patienten mit Hypertriglyceridämie unter Einnahme hoher Dosen von Icosapent Ethyl Säure (Derivat der Ω-3-Fettsäuren, Bhatt et al. 2019). Erhöhter Verzehr von Ω-3-Fettsäuren aber nutzlos (Abdelhamid et al. 2018).
- **Nikotinsäure** kommt in Deutschland nicht mehr zur Anwendung.
- **Lipidapherese**: (selektives LDL-Eliminationsverfahren) bei homozygoter oder heterozygoter familiärer Hypercholesterinämie mit Folgeerkrankungen → Anbindung an eine Lipidambulanz oder Apheresezentrum.
- In Einzelfällen als Ultima Ratio ggf. Lebertransplantation.

Tipp für die Praxis/FAQ

- Lipidsenkung im Alter → in der Sekundärprävention Orientierung an jungen Patienten.
- Bei V. a. Hyperlipoproteinämie immer TSH als Screening-Parameter mitbestimmen!
- Medikamentösen Einfluss auf den Fettstoffwechsel beachten: Östrogene erhöhen Triglyceride um 30–80 %, nichtselektive Betablocker um 20–35 %!
- Statine: Eine Verdopplung der Dosis führt nur zu einer weiteren Wirkungssteigerung um 6 % → mit steigenden Dosen zunehmendes Nebenwirkungsrisiko (→ Kontrolle: Transaminasen, CK).
- je tiefere LDL-Cholesterin Werte unter Therapie erzielt werden, desto geringeres Risiko für vaskuläre Folgen!
- Fibrate verbessern beim Typ-2-Diabetes nichtkardiovaskuläre Endpunkte, wie Retinopathie und Minoramputationen (Klose 2019).

11.3.1 Primäre Formen

11.3.1.1 Monogene Hyercholesterinämie

Fall 1:

Ein 43-jähriger Patent stellt sich nach 2 Herzinfarkten vor. Er berichtet, sein Großvater sei mit 45 Jahren am plötzlichen Herztod verstorben. Sein Vater und sein Bruder hätten vor dem 50. Lebensjahr koronare Bypässe erhalten. Eine Statintherapie habe er beendet, da Statine in den Medien doch sehr umstritten seien.

Synonym

Primäre Hypercholesterinämie, familiäre Hypercholesterinämie (FH), HLP Typ II.

Epidemiologie

- Gehört zu den häufigsten monogenetischen Erkrankungen in der ärztlichen Praxis,
- Prävalenz: homozygote familiäre Hypercholesterinämie (HoFH) 1:300.000–1.000.000,
- Prävalenz: heterozygote familiäre Hypercholesterinämie (HeFH) 1:200–1:500.

Pathophysiologie

- Autosomal-dominanter Erbgang.

- Mutationen können auf verschiedenen Genen liegen, Phänotyp ist gleich.
- Charakterisiert durch Defekte im LDL-Katabolismus und vorzeitiger Atherosklerose.
- 85 % der Mutationen im LDL-Rezeptor, seltener Mutation im Apolipoprotein-B100- (5 %) oder PCSK-9-Gen (3 %).
- Sehr selten ist Mutation im LDL-Rezeptor-Adaptor-Protein 1 (LDLRAP1).

Klinik

Xanthome, frühe Atherosklerose mit pAVK, KHK, Myokardinfarkt, Apoplex → schon im Kindesalter mögliche kardiovaskuläre Komplikationen.

Diagnostik

- **Anamnese:** kardiovaskuläre Erkrankungen, kardiovaskuläre Risikofaktoren, Rauchen, Alkohol, Ernährung, Familienanamnese (meist positive Familienanamnese für frühzeitige kardiovaskuläre Erkrankungen, Fettstoffwechselstörung).
- **Körperliche Untersuchung:** Xanthome, Arcus lipoides corneae.
- **Labor:**
  - Gesamtcholesterin ↑↑↑, LDL >190 mg/dl,
  - homozygot: Gesamtcholesterin meist >700 mg/dl, LDL> 600 mg/dl,
  - heterozygot: Gesamtcholesterin >300 mg/dl, LDL>190 mg/dl,
  - Fettspiegel auf Blutprobe,
  - ggf. genetische Untersuchung.
- **Apparative Untersuchungen:** ggf. Duplex Karotiden, Echokardiographie, Ergometrie.

11

Differentialdiagnosen

Polygene Hypercholesterinämie, familiäre kombinierte Hyperlipidämie, familiärer Apolipoprotein-B100-Defekt, autosomal-rezessive Hypercholesterinämie, Hypothyreose, Cholestase, membranöse Glomerulopathien.

Therapie

- Ziel: möglichst intensive Cholesterinsenkung mit Ziel-LDL-Cholesterin <70 mg/dl, bei bereits Vorliegen kardiovaskulärer Erkrankungen <55 mg/dl,
- initiale Behandlung mit Statinen,
- optional Kombinationstherapien mit Ezetimib (1. Wahl), Colesevelam, Fibraten und PCSK-9-Inhibitoren,
- LDL-Apherese,
- in Einzelfällen als Ultima Ratio ggf. Lebertransplantation (bei homozygoter, besonders schwerer Manifestation).

Komplikationen

pAVK, KHK, Myokardinfarkt, Apoplex.

Verlauf und Prognose

Durch konsequente Behandlung des LDL kann das Risiko auf das Niveau der Allgemeinbevölkerung gesenkt werden.

Tipp für die Praxis/FAQ

- Häufig erst späte Diagnosestellung, wenn Herzinfarkt in ungewöhnlich jungem Alter oder bei besonderer familiärer Häufung.
- Klinische Diagnose beruht auf LDL >190 mg/dl in Kombination mit einer Familienanamnese für Hypercholesterinämie oder vorzeitige Atherosklerose oder Nachweis von Xanthomen.

Fall 1:

Im veranlassten Labor ergeben sich folgende Parameter: Gesamtcholesterin 328 mg/dl, LDL 241 mg/dl. Diagnose: familiäre Hypercholesterinämie. In der Farbdoppleruntersuchung der Karotiden zeigen sich altersinadäquate Plaques als Korrelat für eine Atherosklerose. Sie initiieren eine kardiologische Abklärung und leiten eine lipidsenkende Medikation mit einem Statin und Ezetemib ein; Ziel: Halbierung des LDL-Cholesterins, besser noch LDL-Cholesterin <55 mg/dl. Bei Nicht-Erreichen der Zielparameter wird die Statintherapie durch einen PCSK-9-Inhibitor ergänzt.

11.3.1.2 Polygene Hypercholesterinämie

Epidemiologie

Häufig.

Pathophysiologie

Zusammenwirken endogener Faktoren (Mutationen nur teilweise bekannt) und exogener Faktoren (z. B. Übergewicht, fettreiche Ernährung, Medikamente).

Klinik

Atherosklerose, KHK-Risiko ↑↑↑.

Diagnostik

- **Anamnese:** (kardiovaskuläre) Vorerkrankungen, kardiovaskuläre Risikofaktoren, Fami-

lienanamnese (v. a. Fettstoffwechselstörung), Medikamente, Ernährung.
- **Labor:** Gesamtcholesterin 250–350 mg/dl, LDL ↑.
- **Apparative Untersuchungen:** ggf. Duplex Karotiden, Echokardiographie, Ergometrie.

▪ Differentialdiagnosen

Monogene Hypercholesterinämie, familiäre kombinierte Hyperlipidämie, sekundäre Hypercholesterinämie.

▪ Therapie
- **Allgemeines:** Gewicht normalisieren, fettarme Ernährung, Bewegung.
- **Pharmakotherapie:** Therapieziel (amerikanischen und europäischen Leitlinien entsprechend) → möglichst intensive Cholesterinsenkung mit Ziel LDL-Cholesterin <70 mg/dl, bei bereits Vorliegen kardiovaskulärer Erkrankungen <55 mg/dl.
- Initiale Behandlung mit Statinen,
- optional Kombinationstherapien mit Ezetimib (1. Wahl), Colesevelam, Fibraten und PCSK-9-Inhibitoren.

▪ Komplikationen

pAVK, KHK, Myokardinfarkt, Apoplex.

▪ Verlauf und Prognose

Bei konsequenter Behandlung gut.

▪ Tipp für die Praxis/FAQ

Schwierig zu objektivieren → Ausschlussdiagnose.

11.3.1.3 Familiäre kombinierte Hyperlipidämie

▪ Epidemiologie

Eine der häufigsten genetischen Dyslipidämien: 1–2:100 (0,5–2 % in der Allgemeinbevölkerung), häufigste Dyslipidämie bei KHK 10–30 %.

▪ Pathophysiologie

Cholesterin und/oder Trigylcyeride erhöht bei wenigstens 2 Familienangehörigen; durch Überproduktion von VLDL-assoziiertem Apo B100 charakterisierte Lipidstoffwechselstörung (FCHL); autosomal-dominanter Erbgang.

▪ Klinik

Manifestation kardiovaskulärer Erkrankungen im Erwachsenenalter.

▪ Diagnostik
- **Anamnese:** kardiovaskuläre Vorerkrankungen, kardiovaskuläre Risikofaktoren, Familienanamnese (v. a. Fettstoffwechselstörung), Medikamente, Ernährung.
- **Labor:** intraindividuelle und intrafamiliäre Variabilität des Lipidprofils:
  - Gesamtcholesterin bis 350 mg/dl, LDL ↑, erhöhte VLDL-Synthese, Apo-B100-Überproduktion, HDL meist ↓, Triglyceride 200–400 mg/dl,
  - ggf. Lp(a) ↑.
- **Apparative Untersuchungen:** ggf. Duplex Karotiden, Echokardiographie, Ergometrie.

▪ Differentialdiagnosen

Monogene Hypercholesterinämie, polygene Hypercholesterinämie, familiäre Hypertriglyceridämie, sekundäre Dyslipidämie (siehe oben), metabolisches Syndrom.

▪ Therapie
- **Allgemeines:** Gewicht normalisieren, fettarme Ernährung, Bewegung.
- **Pharmakotherapie:** Statine, Fibrate, ggf. PCSK-9-Inhibitoren, Kombination Statine und Fenofibrat (Nierenfunktion beachten).

▪ Komplikationen

pAVK, KHK, Myokardinfarkt, Apoplex.

▪ Verlauf und Prognose

Sehr hohes kardiovaskuläres Risiko (<60 Jahre); das KHK-Risiko steigt mit der Höhe des LDL-Cholesterins und vor allem gleichzeitig bestehender Hypertriglyceridämie.

▪ Tipp für die Praxis/FAQ

Nicht zu verwechseln mit Typ-III-HLP; treten Xanthome auf ist die Diagnose unwahrscheinlich.

11.3.1.4 Familiäre Hypertriglyceridämie

▪ Epidemiologie

Prävalenz 1:50–100.

▪ Pathophysiologie

Uneinheitliche Molekulargenetik, autosomal-dominante Vererbung.

Klinik

Auftreten und Schwere von Stoffwechselbelastung abhängig, Pankreatitis bei hohen Triglyceriden möglich.

Diagnostik

- **Anamnese**: Vorerkrankungen (u. a. Pankreatitis, kardiovaskulär), kardiovaskuläre Risikofaktoren, Familienanamnese (kardiovaskuläre Erkrankungen, Pankreatitis, bekannte familiäre Fettstoffwechselstörung), Medikamente, Ernährung, Alkohol.
- **Labor:** Gesamtcholesterin ↑, LDL normal oder ↓, HDL ↓, in den meisten Fällen Triglyceride 200–1000 mg/dl, in einigen Fällen auch höher.
- **Apparative Untersuchungen:** ggf. Duplex Karotiden, Echokardiographie, Ergometrie.

Differentialdiagnosen

Sekundäre Hypertriglyceridämie (siehe oben), familiäre kombinierte Hyperlipidämie.

Therapie

- **Allgemeines:** Gewicht normalisieren, fettarme Ernährung, Alkoholkarenz, Bewegung, Verzicht auf Östrogene.
- **Mäßiggradige TG** (200–1000 mg/dl): Ω-3-Fettsäuren, Fibrate.
- **Schwere TG** (>1000 mg/dl):
- **Akuttherapie:** (TG >2000 mg/dl): initial Plasmapherese oder Membranfiltration bis TG <1000 mg/dl, anschliessend Dauertherapie.
- **Dauertherapie:** TG <1500 mg/dl: MCT-Fett (mittelkettige Triglyceride) und Ω-3-Fettsäuren (> 4 g EPA + DHA), Fibrate, Ezetimib; keine Statine bei reiner Hypertriglyceridämie!

Komplikationen

Pankreatitis, KHK, Fettleber, Diabetes mellitus Typ 2.

Verlauf und Prognose

Triglyceride sind ein wichtiger unabhängiger Risikofaktor für KHK → Atheroskleroserisiko ↑↑ bei HDL↓.

11.3.1.5 Lipoprotein-(a)-Erhöhung

Epidemiologie

Ca. 7 % der Durchschnittsbevölkerung, 20 % der Thrombosepatienten.

Pathophysiologie

Intraindividuell nur sehr geringe Schwankungen; autosomal-dominante Vererbung.

Proatherogen und prothombotische Eigenschaften:

Lipoprotein (a) hat eine antiplasminogene Wirkung, weil es ein Apolipoprotein enthält, das mit Plasminogen um die Bindungsstelle an den Endothelzellen konkurriert. Zusätzlich führt Lipoprotein (a) zur gesteigerten Sekretion von Plasminogen-Aktivator-Inhibitor 1 → lokale Thrombolyse im Endothel der Gefäße nimmt ab.

Klinik

Frühzeitig auftretende oder schwer progredient verlaufende Gefäßerkrankungen (Atherosklerose, Thrombosen, Embolien).

Diagnostik

- **Anamnese:** Vorerkrankungen (insbesondere auch kardiovaskulär), kardiovaskuläre Risikofaktoren, Familienanamnese (kardiovaskuläre Erkrankungen, bekannte familiäre Fettstoffwechselstörung), Medikamente, Ernährung.
- **Labor:** Lipoprotein (a) >30 mg/dl, Gesamtcholesterin, LDL, Triglyceride.
- **Apparative Untersuchungen:** ggf. Duplex Karotiden, Echokardiographie, Ergometrie.

Differentialdiagnosen

- Mäßige Erhöhung bei Gicht und Malignomen,
- 2- bis 3-fache Erhöhung der Plasmakonzentration bei Nierenfunktionsstörungen,
- Erniedrigung von Lp(a) bei Lebererkrankungen und Dyslipoproteinämie.

Therapie

- **Allgemeines:** keine Beeinflussung durch Lifestyle.

- **Pharmakotherapie:** therapeutische Möglichkeiten sind begrenzt, nur minimale Beeinflussung durch Statine, ggf. PCSK-9-Inhibitor und Statin (Senkung um bis zu 32 %), Lp(a)-Apherese bislang beste Therapie (Indikation: progrediente Gefäßkomplikationen und Lp(a) > 60 mg/dl → Senkung Lp(a) um 60–70 %, Effekt auf kardiovaskuläre Ereignisse); Optimierung der weiteren kardiovaskulären Risikofaktoren → LDL <70 mg/dl senken.

■ **Komplikationen**

KHK, Myokardinfarkt, Apoplex, pAVK.

■ **Verlauf und Prognose**

Schwerwiegender isolierter Risikofaktor für die Entwicklung einer Atherosklerose.

■ **Tipp für die Praxis/FAQ**

Bei jedem Erwachsenen sollte zumindest einmalig Messung auf Lp(a) Erhöhung erwogen werden-> Identifiizierung von Risikopatienten mit Lp(a) Spiegeln >180 mg/dL (>430 nmol/L) für vorzeitige kardiovaskuläre Ereignisse (ESC Guidelinie 2019).

11.3.1.6 Familiäre Dysbetalipoproteinämie

Syn. Typ 3 HLP; selten, autosomal-rezessive Vererbung; defektes ApoE2→ unvollständiger Abbau der Chylomikronen, Anstieg von IDL→ Gesamtcholesterin, VLDL und Triglyceride ↑↑; LDL ↓; stark erhöhtes kardiovaskuläres Risiko, Handlinien-Xanthome; Therapie v. a. Fibrate, Alkoholkarenz, fettarme Ernährung, Gewichtsnormalisierung

11.3.1.7 Familiäre Chylomikronämie

■ **Synonym**

HLP Typ I oder V nach Frederickson.

■ **Epidemiologie**

Prävalenz: 1:1.000.000.

■ **Pathophysiologie**

Autosomal-rezessiver Erbgang,

- verschiedene Mutationen sind bekannt (häufig Defekt im Gen der Lipoprotein-Lipase (LPL)) → direkt oder indirekt insuffiziente Hydrolyse der Triglyceride durch Lipoproteinlipase.

■ **Klinik**

- Extrem hohe Triglycerdiwerte → daher milchig-rahmige Konsistenz des Serums.
- Rezidivierende Pankreatitis
- Eruptive Xanthome
- Rezidivierende Pankreatitiden (Fischer et al. 2010).

■ **Diagnostik**

Labor:

- Trigyceride meist >2000 mg/dl, (bis > 30.000mg/dl möglich, normal 150mg/dl)
  - ggf. Aktivitätsmessung der Lipoproteinlipase,
- ggf. genetische Untersuchung.

■ **Therapie**

- Streng fettarme Diät mit Supplementation mittellanger Fettsäuren (MCT-Fette),
- ggf. niedrig dosiert Heparin (5000 IE/12 Stunden→ Hydrolyse der Chylomikronen),
- Antisense-Oligonucleotid (Volanesorsen, Applikationsart s.c.).

■ **Verlauf und Prognose**

Abhängig von Häufigkeit/Schwere der Pankreatitiden.

■ **Komplikationen**

- Reine Chylomikronämie scheint keinen Effekt auf Atherosklerose zu haben.
- Gemischte Lipidstörungen mit Chylomikronämie und erhöhtem VLDL führen dagegen zu schweren arteriosklerotischen Komplikationen.

11.3.2 Sekundäre Formen

Behandlung der Grunderkrankung; Therapie, wie bei primären Formen bei entsprechender Indikation.

11.4 Hypolipoproteinämien

- Hypoalphalipoproteinämien: HDL <10 mg/dl.
- Hypobetalipoproteinämien: Gesamtcholesterin <120 mg/dl, LDL <50 mg/dl.
- Hypolipoproteinämien häufig sekundär (z. B. Medikamente, Lebererkrankungen etc.), selten primär, genetisch bedingt (z. B. Tangier-Krankheit > Hypoalphalipoproteinämie; FHBL → Hypobetalipoproteinämie),
- meist inzidentell erfasst, selten symptomatisch,
- Therapie sekundärer Formen entsprechend Grundkrankheit,
- sekundäre Formen eventuell von prognostischer Bedeutung.

Literatur

Abdelhamid AS, Brown TJ, Brainard JS et al. (2018) Omega-3 fatty acids for the primary and secondary prevention of cardiovascular disease. Cochrane Database Syst Rev 11,CD003177

Bhatt DL, Steg PG, Miller M et al. (2019) Cardiovascular risk reduction with icosapent ethyl for hypertriglycerdemia. N Engl J Med 380(1):11–22

Fischer S, Julius U, Münch D et al. (2013) Ausgeprägt erhöhter Lipoprotein (a) -Spiegel. Cardiovasc 13:25–26

Klose G (2019) Relevanz von Fibraten in der Diabetestherapie. Diabetologe 15:39–42

S3-Leitlinie (2014) Prävention und Therapie der Adipositas. AWMF-Register Nr. 050/001, Version 2.0, Apr 2014

S3-Leitlinie (2018) Chirurgie der Adipositas und metabolischer Erkrankungen, AWMF-Register Nr. 088-001, Version 2.3, Feb 2018

S2k- Leitlnie (2018) Neuroendokrine Tumore, AWMF- Register Nr. 021-27; Z Gastroenterol 56:583–681

The Task Force for the management of dyslipidaemias of the European Society of Cardiology (ESC) and European Atherosclerosis Society (EAS) (2019) 2019 ESC/EAS Guidelines for the management of dyslipidaemias: lipid modification to reduce cardiovascular risk. European Heart Journal 00:1–78

Adipositas und metabolisches Syndrom

© Springer-Verlag GmbH Deutschland, ein Teil von Springer Nature 2020
I. van de Loo, B. Harbeck, *Facharztwissen Endokrinologie und Diabetologie*,
https://doi.org/10.1007/978-3-662-58897-0_12

Adipositas und metabolisches Syndrom stellen die medizinische und gesellschaftliche Herausforderung des 21. Jahrhunderts dar. Beide Zustände sind mit erheblichen Folgekomplikationen assoziiert und sollten daher frühzeitig durch Lebensstilmaßnahmen angegangen werden. In diesem Kapitel werden Krankheitsdefinitionen, Koinzidenzen, Diagnostik und Therapieoptionen erläutert.

12.1 Adipositas

Synonym

Fettleibigkeit, Obesity.

Epidemiologie

- Laut WHO sind weltweit 1,7 Mrd. Menschen übergewichtig, Tendenz steigend. In Deutschland gilt jeder 5. Bewohner als adipös. Das Gewicht steigt alters- und geschlechtsabhängig. (WHO 2000; T. Heuer 2015; Rössner 2002).
- BMI-Perzentilenkurven geben Alters- und Geschlechtsabhängigkeit des BMI wieder →laut WHO-Kriterien sind 9 % der 20- bis 29-Jährigen in der BRD adipös, 29 % der 60- bis 69-Jährigen haben dagegen einen BMI ≥ 30 kg/m².

12

Pathophysiologie

- Körpergewicht wird komplex reguliert.
- Bei inadäquatem Gewichtsanstieg spielen neben Nahrungszufuhr verschiedene weitere Faktoren eine Rolle: (poly-)genetische Faktoren, psychische Faktoren, Essstörungen, endokrine Erkrankungen, gastrointestinale Botenstoffe (z. B. Leptin), Neurotransmitter (z. B. Dopamin), verminderter Energieverbrauch, „obesogene Umweltfaktoren", Medikamente, Schwangerschaft, Immobilität.

Klinik

- Geprägt durch eingeschränkte Mobilität und Folgekomplikationen,
- Abdominelle Adipositas → stärker mit kardiovaskulären Risiken assoziiert als gynäkoide Fettverteilung.

Diagnostik

- Inspektion, vermessen: Größe, Gewicht, Taille, ggf. Hüftumfang.
- Berechnung BMI = Körpergewicht [kg]/(Körpergröße [m])^2 (Tab. 12.1).

Therapie

- Verschiedene Diäten.
- Bewegung.
- Adipositas-Programme.
- Pharmakotherapie:
  - Liraglutide, Semaglutide (GLP1-Rezeptoragonist),
  - Orlistat (Lipasehemmer),
  - Amfepramon (indirektes Sympathomimetikum),
  - Naltrexon + Buproprion (Opioidanalogon + Dopamin/Noradrenalin-Wiederaufnahmehemmer).
  - Aktuell in Europa ohne Zulassung bzw. in BRD nicht im Handel:
  - Sibutramin (Endocannabinoidrezeptor-Modulator),
  - Mazindol (Serotonin/Noradrenalin-Wiederaufnahmehemmer),
  - Lorcaserin (selektiver Serotonin-Rezeptoraktivator)
  - Topipramat+Phentermin
- Bariatrische Operationen:
  - Magenband,
  - Schlauchmagen,
  - Roux-en-Y-Magenbypass,
  - biliopankreatische Diversion (mit Duodenalswitch),
  - Magenballon,
  - Endobarrier.

Indikation für eine bariatrische Operation:

- BMI ≥50 kg/qm,
- BMI ≥40 kg/qm bei Erschöpfung konservativer Therapien,

Tab. 12.1 Einteilung des Körpergewichts nach BMI (ÄZQ 2013)

Einteilung	BMI
Untergewicht	<18,5 kg/m²
Normalgewicht	18,5–25 kg/m²
Übergewicht	25–29 kg/m²
Adipositas I °	30–34 kg/m²
Adipositas II °	35–39 kg/m²
Adipositas III °	>40 kg/m²

   - BMI 35–40 kg/qm mit Adipositas-assoziierten Folge-/Begleiterkrankungen,
   - BMI 30–35 kg/qm und Diabetes mellitus Typ 2 im Rahmen wissenschaftlicher Studien.

   Kontraindikationen: instabile psychopathologische Zustände, aktive Alkohol- oder Drogenabhängigkeit, unbehandelte Essstörungen, Tumorerkrankungen (King et al. 2017).

Verlauf und Prognose

- Individuell variabel.
- Medikamentöse Therapie → nebenwirkungsbehaftet.
- Bei hohem Ausgangsgewicht bringen bariatrische Operationen langfristig stärkere und nachhaltigere Gewichtsreduktion, aber auch hier treten Folgeprobleme auf.

Komplikationen

- Adipositas ist assoziiert mit erhöhtem Morbiditäts- und Mortalitätsrisiko durch Folgeerkrankungen, wie z. B:
   - Diabetes mellitus Typ 2,
   - arterielle Hypertonie,
   - Dyslipoproteinämie,
   - Herz-Kreislauf-Erkrankungen (KHK),
   - Fettleber,
   - Asthma bronchiale,
   - PCO, Infertilität, Schwangerschaftskomplikationen,
   - psychische Erkrankungen, wie Depression, Angststörungen,
   - Arthrose, Immobilität,
   - kolorektales Karzinom.
- Prävalenz von Folgeerkrankungen und daraus resultierenden Gesundheitsausgaben steigen stetig → medizinische Herausforderung dieser Zeit.

Tipp für die Praxis/FAQ

- Adipöse Patienten unterliegen starker sozialer Stigmatisierung. Selbstwertgefühle sind häufig durch Schuldgefühle alteriert.
- Nach bariatrischen Operationen muss lebenslang (in Abhängigkeit von verwendetem Operationsverfahren) auf mögliche Folgekomplikationen geachtet werden → CAVE: Früh- und Spätdumping mit teils schweren Hypoglykämien, Reflux, Diarrhöen Herniationen, Urolithiasis, muskuloskelettale Beschwerden (durch Abnahme der Körpergröße), Nährstoffmangel.
- Je nach OP-Verfahren müssen lebenslang Nahrungsergänzungsmittel eingenommen werden, um Mangelerscheinungen von Vitaminen/Spurenelementen zu vermeiden.
- Suchtverschiebungen (meist zu Alkohol oder Opioiden) entwickeln sich bei bis zu 20 % der Patienten.
- Unklar ist die Beobachtung einer erhöhten Suizidrate bei Patienten nach bariatrischen Operationen.
- Schwangerschaften bis zum Abschluss kataboler Abnehmphase (ca. 12–18 Monate postoperativ) wegen erhöhtem Risiko für Frühgeburtlichkeit und Fruchttod vermeiden.

12.2 Metabolisches Syndrom

Synonym

Syndrom X.

Diagnostik

Cluster metabolischer und kardiovaskulärer Risikofaktoren (Alberti et al. 2009; Kahn et al. 2005; Liberopoulos et al. 2005):

- Taille:	Männer ≥102 cm, Frauen ≥88 cm.
- Triglyceride:	≥ 150 mg/dl oder medikamentöse Behandlung.
- HDL	Männer <40 mg/dl oder medikamentöse Behandlung, Frauen <50 mg/dl oder medikamentöse Behandlung.
- RR	≥130/85 mmHg oder Antihypertensiva.
- Nüchtern-Glukose:	≥100 mg/dl (>5,6 mmol/l) oder Antidiabetika oder Diabetes mellitus Typ 2.

Tipp für die Praxis/FAQ

- Definition des metabolischen Syndroms: Zusammenfassung verschiedener Risikofaktoren (ein gesonderter Zusatznutzen ergibt sich aus dem Begriff nicht)

- Vorhersagekraft des metabolischen Syndroms für atherosklerotische Folgeschäden/Tod ist nicht höher als die Anwendung der, in der Therapie von Adipositas verwendeten Einzel- Risikofaktoren → bringt die Zuschreibung des Begriffs weitere Kriterien, die mit dem metabolischen Syndrom assoziiert sind: z. B. Störungen der Hämostase, chronische Inflammation, Hyperurikämie, Insulinresistenz, Mikroalbuminurie.

12.3 Nichtalkoholische Fettlebererkrankung/Entzündung

Fall 1:

Eine 48-jährige Frau stellt sich wegen 10 kg Gewichtszunahme innerhalb des letzten Jahres vor. Sie habe sich das Bein gebrochen und daraufhin den Sport eingestellt. In ihrer Familie seien alle übergewichtig und sie habe Angst einen Diabetes zu entwickeln. RR 150/95 mmHg, nüchtern Blutzucker 143 mg/dl (7,4 mmol/l), GOT (AST) 42 U/l, GPT (ALT) 63 U/l.

12

- **Synonym**

Fettleber, NAFLD, nichtalkoholische Fettleber

- **Epidemiologie**

- 20–30 % der Normalbevölkerung,
- Männer > Frauen,
- steigende Inzidenz mit zunehmendem Gewicht,
- begünstigende Faktoren: Alter, Geschlecht, genetische und metabolische Risikofaktoren.

- **Pathophysiologie**

- Einlagerung von Fett in Hepatozyten.
- NAFLD wird als hepatische Manifestation des metabolischen Syndroms gewertet → starke Assoziation mit Insulinresistenz, Diabetes mellitus Typ 2, Bewegungsmangel und Adipositas → Akkumulation gesättigter/ungesättigter Fettsäuren in Leber begünstigt auch hepatische Insulinresistenz Brunt et al. (2004).
- NAFLD mit Übergewicht/Insulinresistenz/Entzündungsreaktionen des peripheren Fettgewebes unterscheidet sich in Schweregrad und Verlauf von NAFLD ohne Übergewicht.
- Reine Steatose ohne begleitende Entzündung/Fibrose im Prinzip reversibel, in der Regel indolenter Verlauf.
- Nichtalkoholische Steatohepatitis (NASH) → wenn neben Steatosis hepatis zusätzliche Schädigungen der Leberzelle nachweisbar sind (entzündliche Infiltrate, Ballonierung der Hepatozyten).

- **Weitere Auslöser einer Fettlebererkrankung:**

- Alkohol,
- Begleitphänomen anderer Stoffwechselerkrankungen (Morbus Wilson, Eisenspeicherkrankheit),
- Mangelernährung, z. B. parenterale Ernährung, Fett-/Stoffwechselstörungen, z. B. Zöliakie,
- Chemotherapie-assoziierte Steatohepatitis (CASH, z. B. nach 5-Fluorouracil),
- Hepatitis-C-Virusinfekte,
- akute Schwangerschaftsfettleber,
- kryptogene Formen unklarer Ursache.

- **Graduierungen:**

- Fettlebererkrankung (NAFLD),
- Steatohepatitis (NASH),
- Leberfibrose und -zirrhose (NASH-Zirrhose),
- hepatozelluläres Karzinom (HCC).

- **Klinik**

- Wenig Beschwerden, meist Zufallsbefund im Rahmen von Erkrankungen des metabolischen Syndroms oder kardiovaskulärer Folgeerkrankungen,
- selten rechtsseitiger Oberbauchschmerz,
- ggf. Symptome des Leberversagens bei hepatozellulärem Karzinom.

- **Diagnostik**

- **Klinische Untersuchung:** wegen stark prädiktiver Parameter des metabolischen Syndroms sollten bestimmt werden:
  - BMI,
  - Bauchumfang,
  - Blutdruck.
- **Labor:**
  - Nüchtern-Glukose, HbA1c,
  - Triglyceride; HDL- und LDL-Cholesterin,
  - Transaminasen → NAFLD ist die häufigste Ursache inzidentell entdeckter erhöhter

Transaminasen; aber keine strenge Korrelation von Transaminasenerhöhung und Fettleber (beim Auftreten einer Lebersteatose mit erhöhten Transaminasen liegt in bis zu 50–55 % der Fälle eine NASH vor).

- **Bildgebung** (Musso et al. 2011):
  - **Oberbauch-Sonographie** → weder sicherer Ausschluss von Steatosis hepatis noch Differenzierung zwischen NAFLD/NASH/HCC möglich, Sensitivität für Detektion Steatose 60 % → d. h., Sonographie unterschätzt das Steatoserisiko. (Die Kontrastmittel-Sonographie kann hilfreich bei der Differentialdiagnose eines HCC sein)
  - Diagnosekriterien, Prädiktoren für Verlauf und Progress gibt es nicht → generelle Screening-Empfehlungen fehlen.
  - Oberbauch **CT** oder **MRT**, insbesondere bei Frage nach HCC hilfreich.
  - Ggf. **Elastographie** für Nachweis fortgeschrittener Fibrose/Zirrhose (mit Einschränkung).
- **Leberbiopsie:**
  - Leberbiopsie (Goldstandard) → in der klinischen Praxis ist es bisher nicht möglich, allein auf Basis nichtinvasiver diagnostischer Tests verlässlich zwischen Steatose und Steatohepatitis zu unterscheiden.
  - Histologische Graduierung anhaltender Leberzellschädigung ist der beste Marker zur Beurteilung der Progredienz → Einteilung der Aktivitätsgrade nach dem Brunt-Score (Brunt 2005; Kahn et al. 2005).

Therapie

- Normalisierung des Körpergewichts → Verminderter Konsum von Kohlenhydraten und insbesondere Fruktose, Steigerung körperlicher Bewegung, Kaffeekonsum ist günstig.
- Bei NAFLD kann durch therapeutisch induzierte Reduktion der Insulinresistenz mit verminderten kardiovaskulären Endorganschäden/verlängertem Überleben gerechnet werden.
- Beendigung Nikotinkonsum.
- Pharmakotherapeutika für die NAFLD befinden sich in Entwicklung.

Verlauf und Prognose

- Krankheitsverlauf NAFLD meist mild, generell aber nicht voraussagbar.
- Nur ca. 10–20 % der Patienten mit Fettleber entwickeln eine NASH, bei < 5 % davon kommt es zur Zirrhose.
- Verlauf durch Lebensstil bestimmt → einfache Fettleber nicht mit Übersterblichkeit verbunden. Bei NASH im Vergleich zu gesunden Kontrollpersonen erhöhte Gesamtmortalität (kardiovaskuläre Todesursachen stehen dabei an erster Stelle (Targher et al. 2007)).

Komplikationen

- Leberzirrhose, Leberkarzinom, Leberversagen,
- NASH-induzierte Leberzirrhose ist die dritthäufigste Indikation für Lebertransplantation in USA.

Tipp für die Praxis/FAQ

Schon bei Kindern muss eine NAFLD berücksichtigt werden!

Fall 1:

Diagnose: metabolisches Syndrom mit Diabetes mellitus Typ 2, arterieller Hypertonie und Verdacht auf Fettleber. Die ausstehende Lipidanalyse wird angefordert (Dyslipoproteinämie?). Sie klären die Patientin über das Krankheitsbild und mögliche Folgen auf. Gewichtsreduktion und Wiederaufnahme der sportlichen Betätigung werden vereinbart. Es werden eine antihypertensive und antidiabetische Medikation eingeleitet. Eine Diabetesschulung wird angeboten. Lebertoxische Substanzen wie Alkohol und NSAR sollten möglichst vermieden werden.

Literatur

Alberti KG, Eckel RH, Grundy SM et al. (2009), Harmonizing the metabolic syndrome: a joint interim statement of the International Diabetes Federation Task Force on Epidemiology and Prevention; National Heart, Lung, and Blood Institute; American Heart Association; World Heart Federation; International Atherosclerosis Society; and International Association for the Study of Obesity. Circulation 120(16):1640–1645. http://www.ncbi.nlm.nih.gov/pubmed/19805654, Zugegriffen am 16.02.2020

ÄZQ (2013) Interdisziplinäre Leitlinie der Qualität S3 zur „Prävention und Therapie der Adipositas", Version 2.0, Juni 2013

Brunt EM (2005) Nonalcoholic steatohepatitis: pathologic features and differential diagnosis. Semin Diagn Pathol 22:330–338. S2k Leitlinie, AWMF Register Nr. 021-025, Version Januar 2015

Brunt EM, Neuschwander-Tetri BA, Oliver D, Wehmeier KR, Bacon BR (2004) Nonalcoholic steatohepatitis: histologic features and clinical correlations with 30 blinded biopsy specimens. Hum Pathol 35:1070–1082

Heuer T, Krems C, Moon K et al. (2015) Food consumption of adults in Germany: results of the German National Nutrition Survey II based on diet history interwiews. British Journal of Nutrition. 113(10):1603–1614

Kahn R, Buse J, Ferrannini E, Stern M (2005) The metabolic syndrome: time for a critical appraisal: joint statement from the American Diabetes Association and the European Association for the Study of Diabetes. Diabetes Care 28(9):2289–2304. http://www.ncbi.nlm.nih.gov/pubmed/16123508

King WC, Chen JY, Courcoulas Ap et al. (2017) Alcohol and other substance use after bariatric surgery: prospective evidence from a U.S multicenter cohort study. Surg Obes Relat Dis 13(8):1392–1402. https://doi.org/10.1016/j.soard.2017.03.021. Epub 2017 Mar 31

Liberopoulos EN, Mikhailidis DP, Elisaf MS (2005) Diagnosis and management of the metabolic syndrome in obesity. Obes Rev 6(4):283–296. http://www.ncbi.nlm.nih.gov/pubmed/16246214

Max-Rubner-Institut (2008) Ergebnisbericht Teil 1, Nationale Verzehrsstudie II

Musso G, Gambino R, Cassader M, Pagano G (2011) Meta-analysis: natural history of non- alcoholic fatty liver disease (NAFLD) and diagnostic accuracy of non-invasive tests for liver disease severity. Ann Med 43:617–649

Rössner S (2002) Obesety: the disease of the twenty-first century. Int J Obes Relat Metab Disord 26(Suppl 4):S2–S4

Targher G, Bertolini L, Padovani R et al. (2007) Prevalence of nonalcoholic fatty liver disease and its association with cardiovascular disease among type 2 diabetic patients. Diabetes Care 30:1212–1218

WHO (2000) Obesity: preventing and managing the global epidemic. Report of a WHO consultation on obesity. WHO technical report series no. 894. World Health Organisation, Geneva

12

Ernährungsmedizin

© Springer-Verlag GmbH Deutschland, ein Teil von Springer Nature 2020
I. van de Loo, B. Harbeck, *Facharztwissen Endokrinologie und Diabetologie*,
https://doi.org/10.1007/978-3-662-58897-0_13

In diesem Kapitel werden die Grundlagen einer gesunden Ernährung dargestellt. Die 10 Regeln der Deutschen Gesellschaft für Ernährung bieten ein alltagstaugliches Werkzeug in der Beratung Gesunder und Kranker. Wissenschaftlich basierte Empfehlungen für Nahrungsmittelzusammensetzungen werden erläutert. Es folgt ein kurzer Hinweis zum Thema Diäten und bariatrischen Operationen.

Fall 1:

Eine 23-jährige Studentin wird vom Hausarzt zu Ihnen überwiesen. Die Patientin ist 167 cm groß, wiegt 85 kg (BMI 30) und berichtet über 15 kg Gewichtszunahme seit Auszug aus dem Elternhaus. Dort habe man immer sehr auf Ernährung geachtet, da zwei Großeltern an Altersdiabetes und Übergewicht litten. Sie würde jetzt weniger auf ihre Nahrungsmittelauswahl achten, äße gerne Brot und Nudeln und müsse außerdem viel sitzen und lernen. Den ehemals intensiv betriebenen Tanzsport habe sie aufgegeben.

13.1 Ernährungsempfehlungen

10 Regeln der Deutschen Gesellschaft für Ernährung

- Lebensmittelvielfalt genießen
- Gemüse und Obst – nimm „5 am Tag“
- Vollkorn wählen
- Mit tierischen Lebensmitteln die Auswahl ergänzen
- Gesundheitsfördernde Fette nutzen (bevorzugt pflanzliche Öle)
- Zucker und Salz einsparen
- Am besten Wasser trinken
- Schonend zubereiten
- Achtsam essen und genießen
- Auf das Gewicht achten und in Bewegung bleiben

Darüber hinaus gibt es die sog. D-A-CH-Referenzwerte (Referenzwerte für Nährstoffzufuhr von Deutschland, Österreich und der Schweiz), die sich auf die Versorgung gesunder Erwachsener beziehen:

- Energiezufuhr 100 %,
- Proteine ca. 15 % (0,8 g kg/KG/d),
- Fette 30–35 % (bei erheblicher Muskelarbeit),
- Kohlenhydrate 50 %.

- **Fette**: hohe Energiedichte (1 g Fett = 9,3 kcal); wichtig für die Resorption der fettlöslichen Vitamine A, D und E; sättigen nicht so gut wie Kohlenhydrate; pflanzliche Fette (enthalten überwiegend ein- und mehrfach ungesättigte Fettsäuren), tierische Fette (enthalten vorwiegend gesättigte Fettsäuren); hohe Zufuhr an gesättigten Fettsäuren steigern das Herzinfarktrisiko.

  - **Günstig**: ungesättigte Fettsäuren (FS): wichtigste Quellen: Margarine, pflanzliche Öle,
  - Ausnahme: Kokosfett
    - **Ungünstig**: gesättigte Fettsäuren; Quellen: Fleischwaren, Butter, Käse, Ausnahme: Fischöl (tierische Fette).
  - Einfach ungesättigte FS: z. B. Rapsöl, Olivenöl, Haselnüsse, Mandeln.
  - Mehrfach ungesättigte Omega-6-FS: Linolsäure (z. B. in Sonnenblumenöl, Distelöl).
  - Mehrfach ungesättigte Omega-3-FS: Linolensäure aus Pflanzenölen (z. B. in Leinöl, Rapsöl oder Sojaöl) bzw. Eicosapentaensäure (EPA) und Docosahexaensäure (DHA) aus Fischölen.
  - Verhältnis Omega-6-FS zu Omega-3-FS sollte <5:1 betragen (Omega-3-FS: entzündungshemmend, gefäßerweiternd, hemmen Zellwachstum > positive Effekte auf entzündliche-und kardiovaskuläre Erkrankungen).
- **Kohlenhydrate**: 1 g KH = 4,1 kcal, v. a. stärke- und ballaststoffreiche Lebensmittel → Magenfüllung und Sättigung: wichtigste Quellen: Getreideprodukte, Kartoffeln, Gemüse, Früchte.
- **Proteine**: 1 g Eiweiß = 4,1 kcal: wichtigste Quellen: Milch-und Milchprodukte, Fleisch, Wurst, Fisch, Eier, Hülsenfrüchte.
- **Allgemeine Empfehlungen** zur Lebensmittelauswahl:
  - Vor allem Lebensmittel pflanzlichen Ursprungs, mäßig Lebensmittel tierischen Ursprungs, sparsamer Umgang mit fett-und zuckerreichen Lebensmitteln.
  - Täglich ca. 5 Portionen Gemüse und Obst essen.
  - Bevorzugung von Lebensmitteln mit geringer Energiedichte bzw. hoher Nährstoffdichte.
  - Kein übermäßiger Alkoholkonsum.
  - Kein Rauchen.

- Grundumsatz (GU) = gesamte Energie, die zum Aufrechterhalten der Körperfunktionen erforderlich ist:
  - <65 Jahre: 25 kcal/kg KG/d,
  - >65 Jahre: 20 kcal/kg Kg/d,
  - Standard-Grundumsatz: 24 kcal/kg KG/d.
- Energieumsatz = zusätzliche Energiemenge, die unter Berücksichtigung der körperlichen Aktivität oder einer Erkrankung zur Aufrechterhaltung der Körperfunktionen benötigt wird.
- **Gesamtenergieumsatz** = Grundumsatz (60–70 %) + NIT (nahrungsinduzierte Thermogenese, 10 %) + Energieumsatz (20–30 %).
- Berechnung des Gesamtenergiebedarfs kcal/d:
  - GU × Aktivitätsfaktor (variiert zwischen 1,2 bei ausschließlich sitzender oder liegender Lebensweise bis 1,8 bei überwiegend gehender/stehender Tätigkeit).
    - Schätzformeln erlauben eine orientierende Berechnung des Gesamtenergiebedarfs:
  - 20–30 kcal/kg KG/d: akut kranker Intensivpatient,
  - 20–25 kcal/kg KG/d: stoffwechselstabiler, immobiler Patient,
  - 25–35 kcal/kg KG/d: stoffwechselstabiler, mobiler Patient oder onkologischer Patient,
  - 30–35 kcal/kg KG/d: gesunder Mensch,
  - >35 kcal/kg KG/d: chronische Niereninsuffizienz.

13.2 Gewichtsreduktion

Bei einer Bevölkerung wie in der BRD, bei der bereits jeder 5. adipös ist (BMI >30), spielt das Thema der Gewichtsreduktion eine große Rolle. Die Folgekomplikationen ziehen erhebliche gesundheitliche und wirtschaftsökonomische Probleme nach sich. Die frühzeitige Aufklärung von Patienten und das Ziel das Körpergewicht zu halten, sind sinnvoller als eine spätere schwierige Gewichtsreduktion.

Verschiedenste Diäten werden angeboten und vertrieben, wobei nur wenige einen wissenschaftlich belegten Nutzen aufweisen können (wie z. B. Weight Watcher®). Diäten unterliegen dabei Modeströmungen (vegetarische, vegane, fettreduzierte, kohlenhydrat-reduzierte, eiweißbetonte Kost, Intervallfasten etc.).

Das Hauptproblem von Diäten liegt darin, Mangelzustände zu vermeiden und nach der erfolgreichen Gewichtsreduktion das Körpergewicht zu halten. Sogenannte Jo-Jo-Effekte sind zu vermeiden, da diese über Jahre eher zu einer weiteren Gewichtszunahme führen.

Dies ist meist Folge einer passageren Ernährung unter dem Grundumsatz. Solche Diäten sollen vermieden werden, kommen sie dennoch zum Einsatz, ist ärztliche Begleitung anzustreben.

Ab einem BMI von 30–35 ist die dauerhafte Gewichtsreduktion mit konservativen Mitteln oft wenig aussichtsreich. Aus dem Grund wird zunehmend auf bariatrische Verfahren zurückgegriffen (▶ Kap. 12). Hier ist eine intensive medizinische Nachbetreuung erforderlich (Ernährungsberatung, (geschulter) Internist/Hausarzt, Psychologe, Chirurg, ggf. Physiotherapeut und Sportmediziner).

Fall 1:
Sie besprechen mit der Patientin die o. g. Ernährungsempfehlungen und bitten Sie ein Ernährungstagebuch über 2 Wochen zu führen. Außerdem empfehlen Sie ihr einen Schrittzähler, der dazu führen soll durch erhöhte Alltagsbewegungen die muskuläre Arbeit zu steigern. Einen Verlaufstermin zum Wiegen und zur Besprechung vereinbaren Sie für 4 Wochen später.

Weiterführende Lektüre

DACH Referenzwerte 2015, Deutsche Gesellschaft für Ernährung e.V. http://www.dge. Zugegriffen am 16.02.2020

Endokrines Pankreas

© Springer-Verlag GmbH Deutschland, ein Teil von Springer Nature 2020
I. van de Loo, B. Harbeck, *Facharztwissen Endokrinologie und Diabetologie*,
https://doi.org/10.1007/978-3-662-58897-0_14

Dieses Kapitel umfasst alle erforderlichen Grundlagen für die Diagnostik der bekannten Diabetesformen mit Erläuterung der pathophysiologischen Unterschiede zwischen Typ 1, Typ 2, der Subtypen von Typ 3 und dem Gestationsdiabetes. Die aktuell gängigen Therapieoptionen werden eingehend erläutert. Dabei werden aktuelle Studienergebnisse für die Bewertung medikamentöser Therapien berücksichtigt. In einem wesentlichen Abschnitt werden anschließend diabetische Folgekomplikationen dargestellt. Besonderheiten in der Diabetestherapie, aber auch die Patienten stark belastenden hyper- und hypoglykämen Entgleisungen werden aufgegriffen. Das Kapitel endet mit Hypoglykämie-auslösenden Erkrankungen unabhängig vom Diabetes mellitus.

Diabetes mellitus

14.1 Einführung

Synonym

Zuckerkrankheit, zuckersüßer Harnfluss,

→ es handelt es sich um eine Gruppe von Erkrankungen, die durch eine dauerhafte Erhöhung des Blutzuckers charakterisiert ist.

Epidemiologie

- Insgesamt steigendende Inzidenz für (fast) alle Diabetesarten (WHO 2016),
- 2014 laut WHO 422 Mio. Diabetiker weltweit.

Der Diabetes mellitus wird in Abhängigkeit vom pathophysiologischen Auslöser traditionell in folgende Gruppen klassifiziert (Tab. 14.1)

Klinik

- Keine spezifischen Beschwerden bei erhöhtem Blutzuckerwert,
- Polyurie, Polydipsie, Nykturie,
- Exsikkose,
- ungewollter Gewichtsverlust,
- Abgeschlagenheit, Müdigkeit, Leistungsminderung,
- Konzentrationsstörung,
- Infektanfälligkeit,
- Sehstörungen,
- ggf. Bauschmerz und Übelkeit, sog. Pseudoappendizitis (bei Ketoazidose)

Tab. 14.1 Diabetes-Klassifikation mit pathophysiologischen Auslösern (Müller-Wieland et al. 2016)

	Unterkategorie	Ursache
Typ 1		Zerstörung der ß-Zellen (absoluter Insulinmangel)
	A	Getriggert durch einen Autoimmunprozess
	B	Idiopathisch
Typ 2		Insulinresistenz mit relativem Insulinmangel und/oder Sekretionsdefekt
Typ 3		
	A	Genetische Defekte (MODY, mitochondrialer Diabetes)
	B	Genetische Defekte der Insulinwirkung (z. B. Leprechaunismus)
	C	Erkrankungen des exokrinen Pankreas (z. B. Hämochromatose, Pankreatitis)
	D	Endokrinopathien (z. B. Akromegalie, Hypercortisolismus)
	E	Medikamenteninduziert (z. B. Glucocorticoide, Interferon)
	F	Infektionskrankheiten (z. B. kongenitale Zytomegalieinfektion)
	G	Seltene, autoimun vermittelte Formen (Antiinsulinrezeptor-Syndrom, Stiff-man-Syndrom)
	H	Andere genetische Syndrome, die mit Diabetes mellitus assoziiert sind
Typ 4		Gestationsdiabetes

Diagnostik

- Beweisend für Diabetes mellitus sind folgende Befunde:
- **Labor:** (Tab. 14.2)
  - Blutzucker (BZ) >200 mg/dl (11,1 mmol/l) → gemessen zu einem beliebigen Zeitpunkt,
  - HbA1c-Wert ≥ 6,5 %,
  - Nüchtern-Glukose >126 mg/dl (7,0 mmol/l),
  - Glukosetoleranztest (oGTT, Grenzwerte s. Tab. 14.2).

14

Tab. 14.2 Diagnosekriterien bei Störungen im Zuckerstoffwechsel (Balkau et al. 2000)

	Plasma venös	Vollblut (kapillär)
Normalbefund	<100 mg/dl (5,6 mmol/l)	< 90 mg/dl (5 mmol/l)
Manifester Diabetes mellitus - Nüchtern-Blutzucker * - 2-h oGTT	≥ 126 mg/dl (7,0 mmol/l) ≥ 200 mg/dl (11,1 mmol/l)	≥ 110 mg/dl (6,1 mmol/l) ≥ 200 mg/dl (11,1 mmol/l)
Abnormer Nüchtern-Blutzucker (IFG)	≥ 100–125 mg/dl (5,6–6,9 mmol/l)	≥ 90–109 mg/dl (5–6 mmol/l)
Pathologische Glukosetoleranz (IGT)	≥ 140–199 mg/dl (7,8–11,0 mmol/l)	≥ 140–199 mg/dl (7,8–11,0 mmol/l)

*Nüchtern meint eine Fastenperiode von ≥8 h

  - Der Nachweis eines der genannten Parameter reicht für die Diagnosestellung aus.
- Differenzierung zwischen:
  - manifestem Diabetes mellitus,
  - gestörter Glukosetoleranz (IGT),
  - abnorme Nüchternglukose (IFG = impaired fasting glucose)

Indikation für einen oralen Glukosetoleranztest:
- typische klinische Beschwerden (falls der Blutzucker zum Testbeginn nicht schon über die Norm erhöht ist),
- makrovaskuläre Erkrankungen (Myokardinfarkt, Apoplex, pAVK),
- Dyslipoproteinämie (HDL<35 mg/dl, Triyglyceride >250 mg/dl),
- Adipositas,
- Diabetes mellitus Typ 2 in der engen Familie,
- Zustand nach Gestationsdiabetes,
- früherer Nachweis eines auffälligen IGT oder IFG.

Durchführung des eines 75g-oGTT (synonym oGTT) nach WHO-Richtlinien, siehe Funktionstest: ► Kap. 22

Glykosiliertes Hämoglobin (HbA1c):
- gibt Auskunft über den mittleren Glukosespiegel der letzten 8–12Wochen,
- dient zur Kontrolle einer Therapieeinstellung, auch zur Erstdiagnose eines Diabetes mellitus,
- HbA1c-Erhöhung um 1 % entspricht einer BZ-Erhöhung um 30–40 mg/dl (1,7–2,2 mmol/l).

Ketonkörper:
- Beim Hungern/Insulinmangel fallen im Körper durch Lipolyse Ketonkörper (Acetoacetat, ß-Hydroxybutyrat, Aceton) an.
- Beim bedrohlichen Insulinmangel finden sich um 2- bis 3-fach erhöhte Blutzuckerwerte und auffällig erhöhte Ketonkörper im Urin oder Blut (Selbstmessung möglich). Blutketonwerte: Urinketone:
  Normal: <0,6mmol/l -leicht
  erhöht:>0,6-1,5mmol/l +
  mittel hoch: >1,5-3mmol/l ++
  hoch: > 3,0mmol/l +++
  Bei hohen Ketonen sofort mit erhöhten Insulindosen korrigieren oder Insulintherapie einleiten.

C-Peptid:
- bei Frage nach endogener Restsekretion der Inselzellen sinnvoll (siehe individuelle Referenzbereiche der einzelnen Labore),
- z. B. erforderlich bei Manifestation Diabetes mellitus Typ 2 bei jungem (schlanken) Erwachsenen → Frage nach MODY (maturity onset diabetes of the young),
- z. B. erforderlich bei im Erwachsenenalter manifestiertem Typ-1-Diabetes, dem sog. LADA (latent autoimmun diabetes in adults) (Martin et al.).

Therapie

- Individuell auf Diabetes-Typ, Alter, Lebensumstände und Komplikationen eingestellt.
- Therapieziel:
  - Erhalt/Wiederherstellung von Lebensqualität,
  - Vermeidung von Stoffwechselentgleisungen,
  - Verhinderung/Verzögerung der Progression diabetesassoziierter Folgeerkrankungen.

Aufgrund der starken Assoziation zu kardiovaskulären Erkrankungen gelten folgende **Behandlungsziele** (Nationale Versorgungs-Leitlinie Therapie des Typ 2 Diabetes) (Tab. 14.3).

Verlauf und Prognose

- Abhängig von Diabetes-Typ, Erkrankungsdauer, Güte der Stoffwechseleinstellung,

Tab. 14.3 Therapieziele bei Diabetes mellitus

Blutzucker	BZ nüchtern	<110 mg/dl (6,1 mmol)
	2 h pp	<140 mg/dl (7,8 mmol/l)
	HbA1c	<6,5 % (nach Diabetestyp, Lebensalter und Begleiterkrankungen höher)
Blutdruck	RR	<130/80 mmHg
	Risikopatienten RR	<120/80 mmHg
Lipidprofil	LDL-Cholesterin	<100 mg/dl
		<70 mg/dl (bei makrovaskulären-Erkrankungen)
	HDL	>45 mg/dl
	Triglyceride	<150 mg/dl
Lebensstil	Gesunde Ernährung, Nikotinverzicht, Reduktion des Körpergewichts in den Normalbereich, wenig Alkohol	
Ernährung	Ballaststoffreiche ausgewogene Ernährung, Vermeidung/eingeschränkter Konsum schnell löslicher Kohlenhydrate, z. B. Zucker, Fruchtsäfte. Kohlenhydrate einer Mahlzeit in Kohlenhydrateinheiten (KE) einteilen → 10–12 g Kohlenhydrate =1 KE, → so kann kalkuliert werden, wie stark der BZ nach Verzehr 1 KE (in Abhängigkeit der Tageszeit) ansteigt → entsprechend kann der Insulinbedarf festgelegt werden, oft sind die aufgenommene Kohlenhydratmenge/ Mahlzeit und Patient relativ stabil	

Lebensstil, Komorbiditäten, individueller genetischer Prädisposition.

- Patienten mit IFG und IGT weisen ein erhöhtes Diabetes-Risiko auf (25 % und 50 %) → Assoziation mit überhöhter kardiovaskulärer Mortalität.

- **Komplikationen**

- Akut kann eine glykämische Entgleisung in ein ketoazidotisches Koma (bei Insulinmangel) oder hyperosmolares Koma mit verstärkter Infektanfälligkeit münden (siehe 14.1.7 und Kapitel 19.7.1, 19.7.2).
- Patienten sind lebensbedrohlich krank und bedürfen einer intensiven Therapie.
- Langfristig führt ein Diabetes mellitus über Hyperglykämie zu klassischen mikrovaskulären Folgeschäden (Retinopathie, Nephropathie, Neuropathie) und makrovaskulären Folgekomplikationen (Apoplex, Myokardinfarkt, pAVK).

- **Tipp für die Praxis/FAQ**

- Einsatz evaluierter Blutzucker-Messmethoden ist für die Diagnosestellung obligat.
- Bei Verwendung des HbA1c-Wertes muss eine Verfälschung des Wertes ausgeschlossen werden: z. B. Schwangerschaft, Hämoglobinvarianten (HbS, HbE, HbF etc.), Zustände mit erniedrigter oder erhöhter Lebensdauer der Erythrozyten (hämolytische Anämie, Eisenmangelanämie, Erkrankungen der Milz, etc.), chemische Modifikationen von Hämoglobin (z. B. Urämie).

Aktuell wird aufgrund von epidemiologischen Studien eine neue Diabetes-Klassifikation unter Berücksichtigung unterschiedlicher Komplikationsraten diskutiert:

- SAID (severe autoimmune diabetes) früher Krankheitsbeginn, niedriger BMI, Insulinmangel, GAD positiv, schwierige metabolische Einstellung
- SIDD (severe insulin-deficient diabetes) GAD-negativ, sonst wie SAID
- SIRD (severe insulin resistant diabetes) ausgeprägte Insulinresistenz, hoher BMI
- MOD (mild obesety-related diabetes) Adipositas ohne schwere Insulinresistenz
- MARD (mild age-related diabetes) höheres Alter, leichte Stoffwechselstörung

14.1.1 Diabetes mellitus Typ 1

Fall 1:

Es erfolgt die stationäre Aufnahme eines 52-jährigen Mannes wegen einer schlecht heilenden Wunde am linken Fuß. Ursächlich findet sich ein HbA1c von 11 % bei bisher nicht bekanntem Diabetes mellitus. Neben der chirurgischen Wundsanierung mit Hauttransplantation erfolgt die Stoffwechselrekompensation durch Insulin. Nach der Entlassung erhält der Patient eine strukturierte Diabetiker-Schulung.

Tab. 14.4 Mögliche Antikörper bei Diabetes mellitus Typ 1

Abkürzung	Auto-Antikörper	Besonderheit
ICA	Intra-zytoplasmatische Inselzell-Antikörper	Antigen: Ganglioside in den Inselzellen, heute meist ersetzt durch GAD und Anti-IA-2
GADA	Anti-Glutaminsäuredecarboxylase-Antikörper (GAD 60)	Zusammen mit Anti-IA-2 in 90 % positiv
IA-2A	Anti-IA2-Antikörper	Antikörper gegen Thyrosinphsophatase, zusammen mit Anti-IA-2 in 90 % positiv
IAA	Insulin-Auto-Antikörper	Antikörper gegen Insulin, Pro-Insulin, bei Erwachsenen ohne Bedeutung
ZnT8-Ak	Zink-Transporter-8-Antikörpe	Häufig nachweisbar wenn die anderen Antikörper negativ sind, gute Korrelation des Markers mit Funktion und Masse der ß-Zellen

Synonym

IDDM, insulin dependent diabetes mellitus; LADA, late onset diabetes of the adult oder auch latent autoimmune diabetes in the adult → beim Auftreten im Erwachsenenalter.

Epidemiologie

- 5–10 % aller Diabetiker leiden an Typ-1-Diabetes → in Deutschland derzeit ca. 350.000 Menschen, Tendenz steigend,
- Prävalenz 0–19 Lebensjahre: 0,12–0,14 %,
- Prävalenz bis 40 Lebensjahre: 0,3 %,
- Inzidenz bei Kindern: 20:100.000/Jahr.

Pathophysiologie

- Ursache wahrscheinlich multifaktoriell determiniert → zu den Determinanten gehören:
  - immun-genetische Prädisposition (HLA-DR3/DR4),
  - auslösende Umweltfaktoren, wie z. B. Virusinfekte,
  - immunologische Fehlsteuerung, autoreaktive zytotoxische T-Lymphozyten, Zytokine und Autoantikörper richten sich gegen insulinproduzierende ß-Zellen der Langerhanszellen des Pankreas → Destrucktion mit Folge des absoluten Insulinmangels → Antikörper werden zur Diagnosesicherung eingesetzt.

Einen Überblick über die möglichen Antikörper beim Diabetes mellitus Typ 1 gibt Tab. 14.4.

Unterteilung Diabetes mellitus Typ 1:

- Typ 1A: Autoimmunprozess nachweisbar.
- Typ 1B: kein Autoimmunprozess nachweisbar, ggf. durch frühzeitige Normalisierung der Antikörper → Genese unklar.
- Im praktischen Alltag → keine Unterscheidung von Typ 1A und 1B

Klinik

- Polyurie, Polydipsie,
- Gewichtsverlust,
- Müdigkeit, Abgeschlagenheit, Leistungsknick, Somnolenz,
- Infektanfälligkeit,
- Ketoseneigung.
- dann auch Abdominalschmerz (Pseudoappendizitis)

Diagnostik

- Labor:
  - Blutzucker im Blut und/oder Urin,
  - C-Peptid als Maß der körpereigenen Rest-Insulinsekretion,
  - Ketonkörper im Blut und/oder Urin als Marker für das Ausmaß der Stoffwechseldekompensation,
  - Autoantikörper als Marker für Prädiktion und Differenzialdiagnose des Typ-1-Diabetes (A oder B, ggf. auch in der Abgrenzung zu anderen Diabetesformen).

Therapie

- Jede Diabetesbehandlung sollte mit (strukturierter) Diabetesschulung beginnen → Inhalte der Schulung:
  - Was ist Diabetes mellitus?

Tab. 14.5 Pharmakokinetik verschiedener Insuline

	Wirkbeginn	Wirkmaximum	Wirkdauer	Spritz-Ess-Abstand
Prandiales Insulin				
Normalinsulin	30–45 min	2–3 h	4–6 h	30 min
Lispro, Aspart, Glusilin	5–10 min	1 h	2–4 h	0–5 min
Basales Insulin				
NPH-Insulin	1–2 h	4–5 h	8–12 h	0
Insulin-Glargin	2–3 h	-	18–28 h	0
Insulin-Detemir	1–2 h	8–10 h	14–20 h	0
Degludec	1–2 h	7-9 h	> 42 h	0

  - Ernährung,
  - Körperliche Aktivität und deren Einfluss auf den Blutzuckerverlauf,
  - Insulintherapie, Blutzuckerselbstkontrolle,
  - Maßnahmen bei Stoffwechselentgleisung,
  - Schutz vor Folgeerkrankungen,
  - Berechnung der KE (Kohlenhydrat-Einheit), deren Einfluss auf den Blutzucker, Insulindosis pro KE in Abhängigkeit von Tageszeit (→ Kohlenhydratfaktoren, z. B. 2-1-1,5 Einheiten Insulin pro KE, in der Regel Insulindosisverhältnis zu den 3 Tageszeiten von 3:1:2.

Pharmakotherapie mit Insulin:

- Für die Insulininjektion stehen Insulinspritzen (heute selten), Insulin-Pens (Spritzhilfen) und Insulinpumpen zur Verfügung,
- Wirkprofile der verschiedenen Insuline sind unterschiedlich, Dosis und Injektionsort beeinflussen zusätzlich die Wirkung → höhere Dosen führen zu stärkerer/längerer Wirkung, Wirkeintritt bei Injektion periumbilikal schnell, bei Injektion in Oberschenkel/Gesäß langsam.
- Injektionsort:
  - **Prandiales Insulin → abdominell**
  - **Basalinsulin → Oberschenkel**
- Bei häufigen Injektionen an gleicher Stelle → Vernarbungen im Subkutangewebe, sog. Lipodystrophien (derbe knotige Strukturen im Unterhautfettgewebe palpabel).
- Im Bereich der Lipodystrophien wird Insulin nicht mehr adäquat resorbiert → unerwartete Blutzuckerschwankungen trotz korrekter Insulininjektion → durch regelmäßiges Wechseln der Spritzstellen soll dies vermieden werden.
- Prandiales Insulin für Blutzuckeranstieg durch Mahlzeit → muss schnell wirken.
- In Abhängigkeit von der Kohlenhydrataufnahme benötigen Nichtdiabetiker 0,7–0,9 IE pro 1 KE (Tageszeitabhängigkeit mit höherem Bedarf zum Frühstück/Abendbrot).
- Basalinsulin deckt den basalen Insulinbedarf, den jeder Mensch unabhängig von Mahlzeiten hat, ab → basaler Insulinbedarf beim Nichtdiabetiker im Mittel 1,0 IE/Stunde.
- Basaler Insulinbedarf unterliegt zirkadianer Rhythmik → höchster Bedarf in den frühen Morgenstunden (3–7 Uhr), weniger hoher Bedarf in Abendstunden.
- Insuline werden nach ihrer Pharmakokinetik unterschieden, einen Überblick darüber geben Tab. 14.5 und 14.19. Die Auswahl des Insulins wird nach Wirkprofil, Patientenbedürfnis und unter wirtschaftlichen Kriterien getroffen. Wirkeintritt des Insulins und Ausgangsblutzucker bestimmen den Spritz-Ess-Abstand.
- Bei Verwendung von Normalinsulin muss die Injektion 30-34 Minuten vor Mahlzeit appliziert werden, um die verzögerte Absorption aus dem Subkutangewebe zu kompensieren. Sog. Analoginsuline benötigen aufgrund raschen Wirkeintritts meist keinen Spritz-Ess-Abstand, sie fluten rasch an → mit nur wenig Zeitverzögerung kommt es zu dem blutzuckersenkenden Effekt, der den postprandialen Blutzuckeruckeranstieg abfängt.
- Bei Kindern und in der Geriatrie werden Analoginsuline auch nach den Mahlzeiten verabreicht → Dosisanpassung an gegessene (Kohlenhydrat-)Menge möglich.

Gängige Insulintherapieformen beim Diabetes mellitus Typ 1 sind:

- Konventionelle Insulintherapie (CT),
- Intensivierte konventionelle Insulintherapie (ICT),
- Kontinuierliche subkutane Insulininfusion (CSII, Insulinpumpe).

ICT:

- Standard beim Diabetes mellitus Typ 1,
- physiologischer Insulinbedarf wird nachgeahmt,
- protektive Langzeitergebnisse bezüglich Stoffwechselkontrolle und mikrovaskulärer Folgeschäden sind eindeutig belegt.

CT:

- bleibt Ausnahme,
- fixe Mischinsulindosen zu festen Zeiten →Notwendigkeit regelmäßiger Nahrungsaufnahme zu festen Zeiten (inklusive Zwischenmahlzeiten),
- postprandialer Blutzuckeranstieg unterliegt meist keiner zufriedenstellenden Kontrolle.

CSII:

- Sonderform,
- Indikation: Dawn-Phänomen (hoher Insulinbedarf in frühen Morgenstunden), Dusk-Phänomen (Blutzuckeranstieg am späten Nachmittag) Dusk-Phänomen (Blutzuckeranstieg am späten Nachmittag) geringer Insulinbedarf, schwer einstellbarer Typ-1-Diabetes trotz ICT, stark variierende Tagesabläufe (z. B. Wechselschichtarbeit), Einstellungsprobleme in der Schwangerschaft,
- gute Schulung des Patienten notwendig → der Patient muss sich mit technischer Handhabung der Pumpe/Anpassungs- und Verhaltensregeln sicher auskennen, Komplikationen wie entzündete Katheter/Pumpendefekte zuverlässig beheben können.

Möglicherweise bringen zukünftige Closed-Loop-Systeme, die Gewebezucker per Sensor messen und Insulininjektion via Insulinpumpe in angepassten Dosen abgeben, den lange ersehnten Durchbruch beim Wunsch nach einem künstlichen Pankreas. Auf dem Weg zum künstlichen Pankreas werden CGM-System, Insulinpumpe und Kontrollalgorithmus zur Cloosed-loop Insulintherapie zusammengeführt. Vorteil: Anpassung an den ständig wechselnden Insulinbedarf. Zunächst gab es nur Kopellung an den Glucosesensor mit dann automatischer Hypoglykämieabschaltung. Jetzt gibt es geschlossene Regelkreise bei denen Sensor-bezogen die Insulinabgabe rauf und runter geregelt wird (Cloosed-loop- System). Beim Hybrid-closed-loop System wird die Insulinabgabe zur Mahlzeit weiterhin vom Nutzer vorgenommen. Erfolgt auch die Abgabe vom Mahlzeiteninsulin nach Sensorzucker wird von einem vollautomatischen Closed-loop-System gesprochen (hier bisher keine zugelassenen Systeme auf dem deutschen Markt). Selbstgebaute Loop-Systeme bringen aktuell rechtliche Probleme für Arzt und Diabetes-Team in der Betreuung von „Loopern" mit sich.

- Dual-hormon Closed-loop-Systeme mit Insulin und Glucagon sind in der Entwicklung
- Neben ästhetischen Problemen spielen beim Tragen der modernen Geräte Hautirritationen eine wichtige Rolle

Tab. 14.6 Strategie einzelner Insulintherapien (nach der DDG-Leitlinien von 2007)

Insulinbedarf	0,5–1,0 IE/kg KG
Basaler Insulinbedarf	0,2–0,5 IE/kg KG (ca. 40–50 % des Insulintagesbedarfs, Verteilung 2/3 morgens und 1/3 abends)
Prandialer Insulinbedarf	Frühstück: 1,0–3,0 IE/kg KG Mittagessen: 0,5–1,5 IE/kg KG Abendbrot:1,0–2,0 IE/kg KG
Korrekturinsulin*	1 IE Insulin senkt den Blutzucker um 30–40 mg/dl
Zusatz Kohlenhydrate (KE)**	1 KE erhöht den BZ um 30–40 mg/dl

*Hier sind je nach Diabetes-Typ z. B. 1 oder 2 und nach Krankheitsdauer niedrigere oder höhere Dosierungen erforderlich. Bei Adipositas können teils erheblich höhere Dosierungen benötigt werden.
**Korrekturfaktoren sind unterschiedlich und müssen individuell angepasst werden.

Möglicher Therapiealgorithmus für Festlegung von Insulintherapie, Tab. 14.6.

Glucose-Messmethoden:

Gemeint sind Methoden zur Blutzucker-Selbstmessung durch Patienten:

- **Harnzucker,**
- **Blutzucker,**
- **Gewebezucker (CGM/FGM).**

Harnzucker:
- Nachweis von Zucker im Harn (gemessen mit einem Teststreifen) ab Überschreiten von Blutglukosewerten >160–180 mg/dl (8,9–10 mmol/l).

Blutzucker:
- Messung des Zuckers aus dem Blut nach Stechen in die Fingerkuppe durch eine Lanzette/Stechhilfe. Blutstropfen auf Teststreifen aufbringen, ins Messgerät einführen → Blutzuckerkonzentration auf Display ablesen.

Gewebezucker:
- CGM-Systeme:
  - „continuous glucose monitoring" (kontinuierliches Glukosemonitoring).
  - Messen durch Sensor in Oberarm oder Bauch (z. B. alle 5 Minuten) des Glukosegehalts in Gewebeflüssigkeit des Unterhautfettgewebes des Bauches oder Oberarms.
  - Das Verfahren ermöglicht eine Übersicht der Blutzuckerkontrolle rund um die Uhr, insbesondere auch während der Nachtstunden.
  - Seit Einsatz dieses Verfahrens ist bekannt, dass Typ-1-Diabetiker häufiger als erwartet nächtliche Unterzuckerungen „überschlafen".
  - Speicherung der Daten auf einem sog. Transmitter mit nachträglicher Auswertung der Blutzuckerverläufe über 1 Woche dürfte nur noch für wenige Patienten in Frage kommen → heute werden erhobene Daten sofort auf Ausgabegeräte, in Apps, auf Mobiltelefone oder die Insulinpumpen übertragen.
  - Diverse Alarme sind bei Unterzuckerung, BZ-Anstieg oder BZ-Abfall programmierbar → erhöht Sicherheit im Umgang mit Diabetes mellitus Typ 1.
  - Bei einigen CGM-Systemen ist die Koppelung mit der Insulinpumpe möglich → beim Blutzuckerabfall unter kritische Grenzen wird (je nach Programmierung) die Basalrate für eine bestimmte Zeit abgeschaltet. Es gibt aber auch schon Pumpen die je nach Verlauf des Gewebezuckers die basale Insulinmenge (Basalrate) Algorithmus-gesteuert anpassen.
- FGM:
  - „flash glucose monitoring", hierbei misst ein Sensor im Unterhautfettgewebe (des Oberarms) die Gewebezucker. Der Wert wird beim scannen mit einem Abfragegerät/oder via App und Mobiltelefon abgerufen.
  - Die vom Gerät erhobenen Werte werden 8 Stunden archiviert und beim scannen als Kurve angezeigt
  - Es gibt fakultativ einstellbare Alarme für hohe und niedrige BZ-Werte (die unabhängig vom Scannen funktionieren)
  - Trendpfeile geben die Dynamik des Zuckerstoffwechsels (steigend oder fallend) wieder. Diese können bei der Insulinberechnung des Mahlzeiteninsulins berücksichtigt werden (gilt auch für CGM)

■ Verlauf und Prognose

Die Krankheit beginnt bereits Monate bis Jahre vor klinischer Manifestation, zum Zeitpunkt klinischer Symptome (Hyperglykämie) sind bereits 80 % der ß-Zellen zerstört → nach Ausbruch der Erkrankung kommt es zur unterschiedlich lang anhaltenden (Wochen/Monate) Remissionsphase („honey-moon-Phase"), in der kein oder nur geringe Mengen Insulin gespritzt werden müssen.

Diabetes mellitus Typ 1 tritt überwiegend vor dem 30. Lebensjahr auf, kann sich aber in jedem Lebensalter entwickeln → Bezeichnung der Manifestation bei Erwachsenen LADA (latent/oder late onset autoimmune diabetes in adults). Klinisch ähnliches Bild wie Typ-2-Diabetes, aufgrund autoimmuner ß-Zelldestruktion → aber innerhalb von Monaten-Jahren Insulinpflichtigkeit (◘ Abb. 14.1).

■ Komplikationen

- Generell beim Diabetes mellitus: Bestehen einer relativ instabilen Stoffwechsellage → bei Infekten, Operationen, Stress kann es zur hyperglykämen, ketoazidotischen Entgleisung kommen (siehe unten oder ▶ Kap. 19), Nüchternphasen und Bewegung können dagegen Blutzucker rasch absenken → Hypoglykämie (siehe unten oder ▶ Kap. 19).
- Lebensaufgabe beim Typ-1-Diabetiker: tägliche Integration einer sehr komplexen Erkrankung in den Alltag → Wunsch nach „Ferien vom Diabetes" sind nicht erfüllbar.
- Psychische Kollateralschäden, wie Depression, Angst- und Zwangsstörungen, Essstörungen, „Hypo-Surfing" etc. sind häufig.

Hypoglykämien
- Klinik:
  - Schweißausbruch,

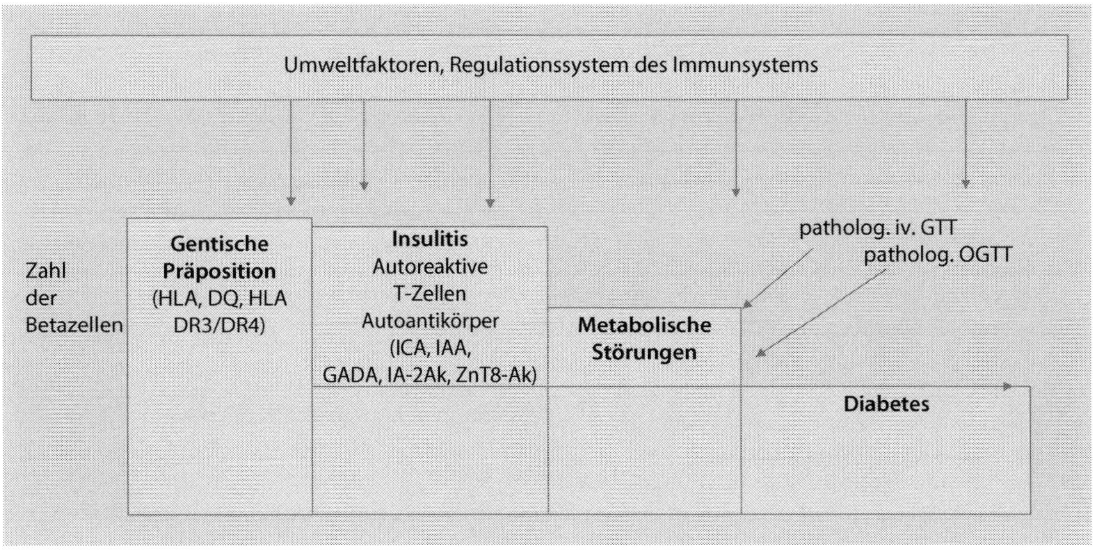

Abb. 14.1 Modell für die Pathogenese des Diabetes mellitus Typ 1, (modifiziert nach B. Allolio, Praktische Endokrinologie)

- Tachykardien,
- Heißhunger,
- Aggressivität,
- Konzentrationsstörung,
- Epileptischer Krampfanfall,
- Koma.

Hypoglykämie -Einteilung (nach ADA 2017)	
Grad 1	BZ <70 mg/dl (<3,9 mmol/l) ,erniedrigter BZ, so dass die Aufnahme schnelllöslicher Kohlenhydrate angezeigt ist
Grad 2	<54 mg/dl (<3,0 mmol/l), klinisch relevanter BZ Abfall, Schwelle für neuroglykopenische Symptome
Grad 3	kein Grenzwert, schwere Unterzuckerung mit komplex kognitiven Beeinträchtigungen, Fremdhilfe nötig

- Hyoglykämien stellen eine lebensbedrohliche Komplikation dar (s. Hypogylakämie-Einteilung, ADA 2017).
- Streng genommen Hypoglykämie ab BZ <70 mg/dl, bei länger bestehender hyperglykämer Stoffwechsellage kommt es aber zur Anpassung des Körpers an hohe BZ-Werte und der Patient spürt bereits bei normalen bis höheren BZ-Werten symptomatische Unterzuckerungen.
- Stehen im Verdacht maligne Herzrhythmusstörungen und Demenz zu begünstigen.
- CAVE: mit zunehmender Diabetesdauer und in Abhängigkeit von der Güte der Stoffwechselkontrolle kann die Unterzuckerungswahrnehmung verloren gehen → für den Einzelnen gefährlich → mit speziellen Schulungsprogrammen und Einsatz von CGM/FGM-Systemen mit Alarmfunktion soll dem Problem begegnet werden Diabetes Care (2017).

Ketoazidosen:

- ebenfalls gefährliche Komplikation,
- treten häufig im Rahmen von Stress, Infekten, vergessener oder unpassender Insulininjektion oder bei Erstmanifestation eines Typ-1-Diabetes mellitus auf.
- Klinik:
  - Blutzucker >300 mg/dl (geringerer BZ schließt eine Ketoazidose nicht aus),
  - Übelkeit, Erbrechen, Bauchschmerzen (Pseudoappendizitis),
  - Exsikkose,
  - Tachypnoe, Azetongeruch der Ausatemluft,
  - Ketonkörper (lassen sich mit Urin-Teststreifen oder aus kapillärem Blut durch Patienten selbst bestimmen.
- Ketoazidose ist eine Form der metabolischen Azidose, die bei Hyperglykämie in Folge von absolutem Insulinmangel auftritt → durch intrazellulären Glukosemangel generiert der Körper Energiereserven aus dem Abbau von Fett → Ketonkörper entstehen (sog. Hungerstoffwechsel) → metabolische Azidose, Exsikkose, Elektrolytentgleisung.

- Insulinempfindlichkeit bei der Ketoazidose reduziert → höhere Insulindosen (ca. 20 % des Insulin-Tagesbedarfs, verabreicht als prandiales Insulin alle 2 Stunden). Zur Rekompensation dieser Stoffwechsellage ist oft die Insulin i.V. Gabe wegen besserer Resorption erforderlich.

Tipp für die Praxis/FAQ

- Jeder Typ-1-Diabetiker muss seinen Blutzucker korrekt ermitteln können → nur durch regelmäßige Messungen ist es möglich, tägliche BZ-Schwankungen festzustellen, Insulindosen anzupassen.
- → Empfehlung: BZ-Messung vor jeder Hauptmahlzeit für die Berechnung des prandialen Insulins und vor dem Schlafengehen (sog. Tagesprofil).
- Um postprandialen BZ-Anstieg zu erfassen, wird 2 Stunden nach der Hauptmahlzeit (in der Schwangerschaft 1 Stunde danach) gemessen → ggf. erforderlich, um prandiale Insulindosis zu optimieren.
- Nächtliche BZ-Messungen (gegen 3 Uhr) sind erforderlich, um abendliche Basalinsulindosis zu ermitteln, alternativ Gewebezuckermessung über CGM/FGM
- Ggf. zusätzliche Messungen bei Sport oder Erkrankungen.
- Sensorgesteuerte Glukosemessungen liefern kontinuierliche Gewebezuckerwerte. Diese weisen eine Zeitverzögerung gegenüber kapillären Zuckerwerten auf. Es dauert ca. 20–30 Minuten bis der systemische BZ subkutanes Gewebe erreicht. CAVE: Latenz muss bei Beurteilung der Werte mit CGM und FGM einkalkuliert werden.
- Bei Anwendung von CGM und FGM geht es um BZ-Tendenzen → Anstieg, Abfall, angezeigt durch Trendpfeile und weniger um absolute BZ- Werte → Ziel ist hier die „time in range" (= Dauer, in der sich der Blutzucker innerhalb eines festgelegten Bereichs befindet. Zielkorridors, meist 70-180mg/dl (3,9-10mmol/l)). Diskutiert wird die TIR („time in range") als neue Goldstandard für die Güte der BZ-Einstellung).
- Bei Insulinpumen kommen Geräte mit Schlauch und sog. Patchpumpen (oft Einmalgeräte) ohne Schlauch zum Einsatz. Patchpumpen müssen bei Wasserkontakt nicht abgelegt werden
- Bei einer hyperglykämen Entgleisung mit Ketoazidose wird der Stoffwechsel mittels Insulinperfusor rekompensiert (s. ► Kap. 19). Bolusinsulin kann bereits frühzeitig dazu gegeben werden. Der Insulinperfusor darf aber erst nach Normalisierung der Ketonkörper abgesetzt werden, wobei eine überlappende Gabe von Basalinsulin anzustreben ist.
- Auch bei Diabetes mellitus Typ 2 können Ketonkörper auftreten, z. B. beim Fasten oder gastrointestinalen Infekten (sog. Hungerketone).

14.1.2 Diabetes mellitus Typ 2

Synonym

Altersdiabetes, Alterszucker, NIDDM (non insulin dependent diabetes mellitus).

Epidemiologie

2015 gab es 7,2 Mio. Typ-2-Diabetiker in Deutschland (inklusive 2. Mio. Dunkelziffer).

Pathophysiologie

- Typ-2-Diabetes tritt meist im höheren Alter auf
- Typisch sind chronische Hyperglykämie, Insulinresistenz und gestörte Insulinsekretion.
- Wesentlicher Promotor für Typ-2-Diabetes ist Übergewicht; Umweltfaktoren und genetische Prädisposition spielen ebenfalls eine wichtige Rolle bei der Entwicklung dieser Diabetesform.

Typ-2-Diabetes begünstigende Co-Faktoren sind:

- Adipositas,
- Bewegungsmangel,
- Genetische Prädisposition,
- Arterielle Hypertonie,
- Hyperlipoproteinämie (führend die Hypertriglyceridämie),
- Hyperurikämie.

Klinik

- Schwäche, Abgeschlagenheit,
- Sehstörungen,
- Infektanfälligkeit, Dermatitiden, Wundheilungsstörungen,
- Polyurie, Polydipsie.

Diagnostik

Siehe oben

Therapie

- Seit 2014 existieren in der Nationalen Versorgungsleitlinie 2 unterschiedliche Therapieempfehlungen parallel (Empfehlung DDG/DGIM und DEGAM/AkdÄ). Diese konkurrieren seit 2018 zusätzlich mit dem ADA/EASD Consensus Report, hierbei liegt der Schwerpunkt auf

14

den führenden Ursachen von Morbidität und Mortalität beim Diabetes mellitus Typ 2 (siehe auch Therapie-Algorithmus bei Diabetes mellitus Typ 2 in Abhängigkeit der führenden Ursachen von Morbidität und Mortalität, modifiziert nach dem ADA/EASD Consensus Report 2018 in den weiterführende Informationen am Ende des Kapitels. Diese Empfehlung war zum Verlegungszeitpunkt des Buches noch nicht Teil der Nationalen Versorgungsleitlinie).
- Im Weiteren sollen die zahlreichen Medikamente und Therapieregime vorgestellt werden, unter Berücksichtigung von Zulassungsstatus/Nebenwirkungen sind sie zum Teil kombinierbar.
- Rein glukozentrische Therapien sind obsolet → heute werden multimodale Konzepte aus Lebensstilumstellung (Ernährung, Bewegung) und Medikation bevorzugt → aufgrund glukotoxischer Wirkung überhöhter Blutzuckerwerte sollte dennoch eine normnahe Blutzuckereinstellung angestrebt werden.
- CAVE: ACCORD-Studie (2008) zog ein Umdenken in Diabetestherapien nach sich: 10.251 Patienten nahmen teil, es wurde mit „allen Mitteln" normnahe Blutzuckereinstellung initiiert → nach 3,5 Jahren Abbruch der Studie wegen gesteigerter Mortalität im intensiv glykämisch kontrollierten Studienarm → Hypothese: erhöhte Mortalität ist Folge unbemerkter Hypoglykämien → seither wird verstärkt versucht Typ-2-Diabetes ohne Hypoglykämie-auslösende Medikamente zu behandeln.

Diät:
- Ernährungstherapie ist der Grundpfeiler einer Diabetes-Behandlung → jeder (übergewichtige) Patient sollte eine Ernährungsumstellung mit dem Ziel der Gewichtsreduktion anstreben.
- Ziel: ballaststoffreiche ausgewogene Ernährung mit wenig schnelllöslichen Kohlenhydraten, niedrigem glykämischem Index (der glykämische Index gibt die blutzuckersteigernde Wirkung von Kohlenhydraten an), weniger fette Lebensmittel, wenn Fett möglichst pflanzliche Fette und allenfalls moderater Alkoholgenuss. Eiweiße sind zur Sättigung wichtig. Es sollen vegetabile Eiweiße bevorzugt werden.Die DDG empfiehlt einen Nahrungsproteinanteil von 15-21% (S. Brede 2019).
- Spezielle Lebensmittel für Diabetiker sind zu meiden, sie sind nicht zielführend (Austausch von Zucker gegen Fett).
- Hafertage oder Salattage finden seit Jahren Anwendung, insbesondere bei Patienten mit ausgeprägter Insulinresistenz.

Bewegung: Zweiter wesentlicher Baustein der Lebensstilmaßnahmen: körperliche Aktivität.
- Durch Aktivitätssteigerung nimmt Körpergewicht ab, Muskulatur zu, die Insulinresistenz geht zurück → konsekutiv Verbesserung aller Stoffwechselparameter.

Pharmakotherapie
- Orale Antidiabetika (OAD): heterogene Klasse antidiabetisch wirksamer Medikamente, in der Regel zugelassen für die Therapie des Typ-2-Diabetes.
- Kombinationen verschiedener Substanzklassen sind möglich und (mit Bedacht ausgewählt) auch sinnvoll (s. aktuelle Fachinformationen).
- Bei unzureichender Absenkung der Blutzuckerwerte besteht die Indikation zur Insulintherapie → unter Insulintherapie ist auch für Typ-2-Diabetiker eine Senkung diabetischer Folgekomplikationen (Nephropathie, Retinopathie, makrovaskuläre Komplikationen) belegt.
- Häufig werden orale Antidiabetika und Insulin kombiniert.
- Bei Einleiten einer Insulintherapie muss eine Schulung des Patienten über BZ-Messung, Insulininjektion und Hypoglykämie erfolgen (insbesondere ist auf das Verhalten im Straßenverkehr hinzuweisen).

Metformin: Wirkstoffgruppe der Biguanide.
- In der UKPS-Studie konnte erstmalig für ein Diabetesmedikament die Absenkung von Folgeerkrankungen unter Metformintherapie nachgewiesen werden → der genaue Wirkmechanismus ist nicht bekannt (ein Effekt scheint aber die Hemmung der hepatischen Gluconeogenese und Steigerung der peripheren Glukoseutilisation in Muskel- und Fettgewebe zu sein).
- Vorteil: keine Hypoglykämien (antikanzerogene Effekte werden diskutiert).
- UAW: häufig → Völlegefühl, Übelkeit, Sodbrennen, Diarrhöen, seltene (aber gefährliche) → Laktatazidose → Pausieren von Metformin vor Operationen oder i.v.-Kontrastmittelgabe.
- Bei eingeschränkter Nierenfunktion (bis GFR 30 ml/min) darf Metformin in reduzierter Dosis von 1.000 mg/d appliziert werden.

- Kontraindikationen:
  - Niereninsuffizienz (GFR< 30 ml/min bis 1.000 mg),
  - Ischämie/Azidose/Hypoxie (z. B bei Herzinsuffizienz),
  - Reduktionskost <1.000 kcal/d,
  - Leberinsuffizienz,
  - Alkoholabusus,
  - Sepsis,
  - Schwangerschaft.

Sulfonylharnstoffe (SH): z. B. Glimepirid, Glibenclamid, Gliquidon.

- Steigern die Insulinsekretion durch Bindung an Sulfonylharnstoffrezeptoren der ß-Zelle.
- Wirkungsdauer und Wirkstärke unterscheiden sich aufgrund unterschiedlicher Rezeptoraffinität erheblich.
- UAW: teils lang anhaltende Hypoglykämien, Gewichtszunahme zu Therapiebeginn.
- Kontraindikation:
  - GFR <50 ml/min (Akkumulationsgefahr) →Ausnahme: Gliquidon: Zulassung bis GFR <30 ml/min (in der BRD aktuell keine Kostenerstattung durch GKV). Das Hypoglykämie-Risiko dieser Substanzklasse wird aktuell kritisch diskutiert.

Glinide: z. B. Repaglinid, Nateglinid,

- steigern ebenfalls die Insulinsekretion durch Stimulation des SH-Rezeptors,
- Wirkdauer: kürzer als die der SH → Hypoglykämierisiko ebenfalls geringer,
- Glinide werden zu Mahlzeiten eingenommen → Therapieziel: Kontrolle postprandialer Zuckeranstiege,
- spielen wegen fehlender positiver Endpunktdaten in Deutschland heute kaum mehr eine Rolle.

α-Glucosidasehemmer: Hemmung der α-Glucosidase → im Dünndarm verzögerter Abbau komplexer Kohlenhydrate → verzögerte Disaccharidaufnahme → reduzierter postprandialer Zuckeranstieg,

- UAW: Gastrointestinale Nebenwirkungen limitieren den Substanzeinsatz.

Gliptine: z. B. Sitagliptin, Saxagliptin, Vildagliptin, Linagliptin, Alogliptinbenzoat.

- Auch als DPP-4-Hemmer bezeichnet.
- Beeinflussen indirekt die hormonelle Insulinausschüttung → >50 % der postprandialen Insulinausschüttung wird der Wirkung von Inkretinhormonen (GLP-1, GIP) aus dem Magen-Darm-Trakt zugeschrieben.
- GLP-1 führt zu glukoseabhängiger Anregung der Insulinfreisetzung aus ß-Zellen bei gleichzeitiger Hemmung der Glucagonfreisetzung und Hemmung der hepatischen Gluconeogenese, auch Hungergefühl und Magenentleerung werden gehemmt.
- GLP-1 wird im Körper binnen Minuten durch das Enzym Dipeptidylpeptidase inaktiviert → Gliptine hemmen den Abbau der Dipeptidylpeptidase 4 → rein glukoseabhängige Verbesserung der postprandialen Zuckerstoffwechsellage.
- Therapievorteile: orale Einnahme möglich, Gewichtsneutralität, kein Hypoglykämierisiko.
- Out-come-Studien belegen Nicht-Unterlegenheit der DPP-4-Hemmer gegenüber älteren Therapieverfahren. Positive Effekte auf harte kardiovaskuläre Endpunkte (Herzinfarkt, Apoplex,Tod) liegen nicht vor.
- Für lange diskutierte Pankreaskomplikationen durch Gliptine und GLP-1-Mimetika fand sich keine statistische Signifikanz. Generell sind Pankreaserkrankungen bei Diabetikern aber häufiger als in der Normalbevölkerung, sodass darauf geachtet werden sollte.

GLP-1-Mimetika: z. B. Exenatide, Liraglutid, Lixisenatid, Albiglutid, Dulaglutid, Semaglutid.

- Auch als GLP-1-Analoga, GLP-1-Agonisten oder Inkretinmietika bezeichnet → simulieren die Wirkung körpereigener Inkretine.
- Vorteilhaft ist das fehlende Hypoglykämierisiko und die Gewichtsreduktion im Verlauf der Therapie (im Mittel 4–5 kg).
- UAW: gastrointestinale Beschwerden (Übelkeit, Erbrechen, Durchfall), subkutane Applikationsweise.
- Out-come-Daten ergaben z. B. die Reduktion kardiovaskulärer Todesfälle nach durchschnittlich 3,8 Jahren antidiabetischer Therapie mit Liraglutid.

Glitazone (GZ): z. B. Pioglitazon, Rosiglitazon.

- Auch als Thiazolidindione oder Insulin-Sensitizer bezeichnet.
- Aktivieren PPARγ im Zellkern → Glukoseaufnahme in die Zelle gesteigert.
- ZusätzlichVerbesserung der Fettverteilung und Endothelfunktion sowie Reduktion der Insulinresistenz/Insulinsekretion.

- Rosiglitazon wurde nach einer Studie wegen erhöhter Frakturraten bei Frauen vom Deutschen Markt genommen, zusätzlich ergab sich der V. a. ein gesteigertes Auftreten von Myokardinfarkten.
- Pioglitazon noch zugelassen → Bfarm rät aber von dessen Verordnung wegen erhöhter Blasenkrebsinzidenz ab.
- Heute spielen Glitazone in Deutschland (im Vergleich zu vielen anderen Ländern) keine Rolle mehr. Nicht zu Lasten der GKV verordnungsfähig.

SGLT-2-Inhibitoren (Gliflozine): z. B. Dapagliflozin, Canagliflozin, Empagliflozin, Ipragliflozin.
- Auch Gliflozine genannt.
- In der Niere sorgen SGLT-2-Transporter für die Glukoserückresorption des filtrierten Harns → Hemmung der natriumabhängige Glukoserückgewinnung durch SGLT-2-Inhibitoren → vermehrte Glukoseausscheidung über den Urin.
- Blutglukosewerte können damit um bis zu 30 mg/dl gesenkt werden.
- Wirkung ist Insulin-unabhängig → induziert in Monotherapie keine Hypoglykämien.
- Einnahme erfolgt oral als Tablette.
- UAW: Polyurie, Harnwegsinfekte, genitale Mykosen, selten Laktazidosen bei fast euglykämer Stoffwechsellage.
- EMPA-REG outcome Studie (2016) ergab für Empagliflozin eine signifikante Absenkung für Blutdruck, Gewicht, kardiovaskuläre Erkrankungen und Mortalität. Weitere Studien (z. B. DECLARE-TIMI 58 für Dapagliflozin) geben zusätzliche Hinweise für eine Reduktion kardiovaskulärer Folgekomplikationen im Primäreinsatz sowie für einen nephroprotektiven Effekt.

Insulin-Therapieschemen bei Diabetes mellitus Typ 2:

▪ **Basal-unterstützte orale Therapie (BOT):**
- Basalinsulin oder langwirksames Analoginsulin vor dem Schlafengehen unter Beibehaltung oraler Antidiabetika oder mit GLP-1-Rezeptoragonisten (beginnend mit 6–8 IE),
- Indikation: erhöhte Nüchternblutzuckerwerte.

▪ **Supplementäre Insulintherapie (SIT):**
- Präprandiale Injektionen von Normalinsulin oder kurz wirksamem Analoginsulin zu Mahlzeiten unter Beibehaltung oraler Antidiabetika,
- kann auch zu einer einzelnen Mahlzeit verabreicht werden (beginnend mit 1 IE/KE),
- Therapieindikation: postprandiale Blutzuckerspitzen.

▪ **Intensivierte konventionelle Insulintherapie (ICT):**
- Präprandiale Injektion von Normalinsulin oder kurz wirksamem Analoginsulin in Kombination mit Basalinsulin oder langwirksamen Analoginsulin wie beim Typ-1-Diabetes, ggf. unter Beibehaltung oraler Antidiabetika,
- Indikation: unzureichende Blutzuckerkontrolle unter OAD (mit kombinierter Insulintherapie).

▪ **Konventionelle Insulintherapie (CT):**
- Zweimal tägliche Injektion eines Mischinsulins zum Frühstück und Abendbrot.
- Es stehen Mischinsuline mit Normal- und Analoginsulinen zur Verfügung → Anteil des schnellwirksamen Insulins zum Verzögerungsinsulin ist wählbar (25/75, 30/70, 50/50).
- Unter dieser Therapie muss eine geregelte Nahrungsaufnahme sichergestellt sein.
- Indikation: Patienten, die ICT nicht umsetzten können oder bei denen weniger intensive Blutzuckereinstellung ausreichend scheint (geriatrische Patienten).

▪ **Kontinuierliche subkutane Insulin-Infusion (CSII):**
- beim Typ-2-Diabetes Einzelfallentscheidung.

▪ **Verlauf und Prognose**

Hohes Risiko für Auftreten kardiovaskulärer Begleiterkrankungen (Ponikowski et al. 2016) → beeinflussen maßgeblich die Morbidität des Patienten.

▪ **Komplikationen**

► Abschn. 14.1.5.

▪ **Tipp für die Praxis/FAQ**
- Verordnung von Blutzuckerteststreifen zu Lasten der GKV ist nur bei Hypoglykämie-auslösenden Therapien oder bei Therapieumstellung möglich.
- Durch moderne Lebensform und therapeutische Optionen finden sich heute auch gehäuft Mischformen von Typ-1- und -2-Diabetes (double diabetes) → d. h. ein Typ-1-Diabetiker mit Übergewicht hat als Grunderkrankung Insulinmangel, zusätzlich entwickelt sich eine übergewichtsassoziierte Insulinresistenz.

Die Gabe von Metformin (off lable) oder Dapagliflozin als Add-on-Therapie findet Anwendung, wird aber kritisch diskutiert (erhöhtes Laktatazidose-Risiko bei mäßigem blutzuckersenkendem Effekt)
- Auch in der Schwangerschaften kann es zur Erstmanifestation von Typ-1-Diabetes kommen → man sprich dann zwar von Gestationsdiabetes (wenn die Diagnose nach der 24. Schwangerschaftswoche gestellt wurde), muss aber die Pathogenese des vollständigen Insulinmangels vor Augen haben.
- Tendenziell sollen die Therapieentscheidungen beim Diabetes mellitus Typ 2 zunehmend unter Berücksichtigung von Gewicht, kardiovaskulären und renalen Erkrankungen sowie möglichen positiven Nebeneffekten der Medikamente getroffen werden.
- Zu Beginn einer Insulintherapie ist meist unklar, wie ein Patient auf Insulin reagiert → oft gebräuchliches Insulinschema zu Beginn einer ICT: Verzögerungs-(Basis-)Insulin: 0-0-0-8 IE und Mahlzeiten-(Bolus-)Insulin 6-4-4 IE.

14.1.3 Diabetes mellitus Typ 3

Fall 2:

Vorstellung eines 64-jährigen Patienten mit einem schwer einstellbaren Diabetes mellitus. Er habe vor 4 Monaten eine Whipple-Operation erhalten, seit der Zeit sei er Diabetiker, HbA1c 8,8 %.

14

Unter Typ-3-Diabetes werden verschiedene Diabetesformen zusammengefasst, die sich weder Typ-1- noch Typ-2-Diabetes mellitus zuordnen lassen. (Siehe ◘ Tab. 14.1).

Epidemiologie, Pathophysiologie, Klinik, Therapie und Verlauf sowie Komplikationen hängen von der Grunderkrankung ab .

Hier sollen zwei Unterformen des Typ-3-Diabetes gesondert betrachtet werden: die durch Endokrinopathien ausgelöste diabetische Stoffwechsellage und die monogenetische Diabetesform des maturity onset diabetes of the young (MODY) (◘ Tab. 14.7und 14.8).

14.1.3.1 Maturity onset diabetes of the young (MODY)

▪ Pathophysiologie
- Seltene, autosomal-dominant vererbte Diabetesform, die sich vor dem 25. Lebensjahr manifestiert.
- Aktuell 13 MODY-Formen bekannt (◘ Tab. 14.9): am häufigsten MODY3 mit 70 % und MODY2 mit 15 %, MODY1 5 % (die anderen Formen sind extrem selten und Bestandteil aktueller Forschung).

▪ Diagnostik
- Positive Familienanamnese,
- Genanaylse.

▪ Differenzialdiagnose

Abgrenzung zu Typ-1-Diabetes durch glykämische Stoffwechsellage ohne Ketoseneigung und

◘ Tab. 14.7 Häufigkeit endokriner Erkrankungen als Auslöser eines Diabetes mellitus

Erkrankung	Diabetes Manifestation
Hypercortisolismus	25 %
Akromegalie	15–30 %
Phäochromozytom	4–6 %
Hyperthyreose	2–3 %
Hyperaldosteronismus	1.%

◘ Tab. 14.8 Pathophysiologie der Glukosetoleranzstörung in Abhängigkeit von endokrinen Erkrankungen

Erkrankung	Pathophysiologie der gestörten Glukosetoleranz
Hypercortisolismus	Gluconeogenese ↑, Insulinresistenz ↑
Akromegalie	Periphere Insulinsensitivität ↓
Phäochromozytom	Gluconeogenese ↑, Hemmung der Insulinsekretion
Hyperthyreose	Insulinsekretion ↓, Insulinresistenz ↑
Hyperaldosteronismus	Insulinresistenz ↑, Hypokaliämie-bedingte Insulinfreisetzungsstörung

■ Tab. 14.9 MODY-Formen mit Gendefekt und Charakteristika

MODY-Typ	Gendefekt	Charakteristika
MODY1	HNF-4α	Wie MODY3
MODY2	GCK (Glucokinase)	Insulin-Sensordefekt: Therapie: bei milder Hyperglykämie reicht Diät
MODY3	HNF-1α	Insulin-Sekretionsdefekt: Therapie: initial Sulfonylharnstoff, im Verlauf Insulin
MODY4	PDX1	Wie MODY3
MODY5	HNF-1ß	Insulin-Sekretionsdefekt: Insulintherapie, progredient zystische Nierendegeneration
MODY6	NeuroD/ß2	Wie MODY3
MODY7	KLF11	
MODY8	CEL	
MODY9	PAX4	
MODY10	INS	
MODY11	BLK	
MODY12	ABCC8	
MODY13	KCNJ11	

negativen Antikörperstatus, meist normgewichtige Patienten.

14.1.4 Gestationsdiabetes

■ **Synonym**

Schwangerschaftsdiabetes, Diabetes mellitus Typ 4.

■ **Epidemiologie**

- 2014 litten 4,47 % der Schwangeren an Gestationsdiabetes.
- Jeder erstmals in der Schwangerschaft (24.–28. Schwangerschaftswoche) diagnostizierte Diabetes mellitus wird als Gestationsdiabetes bezeichnet → vereinigt Frauen mit Veranlagung zu Diabetes mellitus Typ 2 und

■ Tab. 14.10 Blutzucker-Grenzwerte in der Schwangerschaft

Messzeitpunkt	Venöses Plasma	Kapilläres Vollblut
Nüchtern	>95 mg/dl (5,3 mmol/l)	>90 mg/dl (5 mmol/l)
Nach 1 h	>180 mg/dl (10 mmol/l)	>180 mg/dl (10 mmol/l)
Nach 2 h	>155 mg/dl (8,6 mmol/l)	>155 mg/dl (8,6 mmol/l)
Das Überschreiten eines Wertes reicht zur Diagnose eines Gestationsdiabetes aus		Die korrekte Verarbeitung der Blutproben und die hohne Anforderungen an die Messqualität sind essenziell

Frauen in der prädiabetischer Phase eines Typ-1-Diabetes → schwierige Differenzierung während der Schwangerschaft (gelegentlich lassen ein rascher Insulinbedarf und erhöhte Antikörper einen Typ-1-Diabetes postulieren).

- Insgesamt 35–60 % der Frauen mit Gestationsdiabetes entwickeln innerhalb von 10 Jahren einen Diabetes mellitus, 90 % davon einen Typ-2-Diabetes.

■ **Pathophysiologie**

- Zunahme der Insulinresistenz während der Schwangerschaft ist ein physiologischer Prozess,
- Glukosestoffwechselstörungen in Schwangerschaften sind assoziiert mit Präeklampsie, Fehlgeburt, fetalen Schäden.

■ **Klinik**

- Polyurie, Polydipsie,
- Abgeschlagenheit,
- Polyhydramnion, makrosomer Fet,
- Gestose.

■ **Diagnostik**

Labor:

- In der 24.–28. Schwangerschaftswoche gehört ein oGTT zur Routinevorsorgeuntersuchung.
- Für Gestationsdiabetes gelten gesonderte Grenzwerte (■ Tab. 14.10) (Kleinwechter et al. 2016).

Tab. 14.11 Blutzucker-Zielwerte in der Schwangerschaft

Vor dem Essen	60–85 mg/dl (3,3–4,7 mmol/l)
1 h nach dem Essen	<120 mg/dl (6,7 mmol/l)
Vor dem Schlafengehen	90–120 mg/dl (5–6,7 mmol/l)

- Liegt ein erhöhtes Risiko vor, wird bereits zu einem früheren bzw. zu jedem Zeitpunkt der Schwangerschaft ein oGTT veranlasst.
- Risikofaktoren:
  - früherer Nachweis eines pathologischen oGTT oder Nüchtern-Blutzuckers,
  - Gestationsdiabetes in einer vorherigen Schwangerschaft,
  - positive Familienanamnese für Diabetes mellitus,
  - Adipositas (BMI >30 kg/qm),
  - Geburt eines Kindes mit >4.500 g
  - Zustand nach Totgeburt oder Geburt eines Kindes mit kongenitaler Fehlbildung,
  - polyzystisches Ovarsyndrom,
  - Glukosurie <12. Schwangerschaftswoche.

Therapie

- Insulintherapie ist die einzige in der Schwangerschaft zugelassene Medikation → Therapiestandard: Altinsulin und NPH-Insulin.
- Je nach Stoffwechsellage werden Basalinsulin, prandiales Insulin oder ICT veranlasst, bei Schwangeren mit Typ-1-Diabetes sind immer ICT oder CSII einzusetzen.
- Indikationen für zeitnahe Insulintherapie:
  - auffällige Blutzuckerwerte,
  - fetale Makrosomie.
- Frauen, die vor der Schwangerschaft mit prandialem Analog-Insulin und Levemir eingestellt waren, können nach expliziter Aufklärung über eingeschränkte Erfahrung des Einsatzes während der Gravidität ihr Insulin weiter verwenden.
- In der Schwangerschaft gelten strenge Blutzucker-Zielwerte (Tab. 14.11), insbesondere gilt es starke postprandiale Blutzuckeranstiege zu vermeiden.

Verlauf und Prognose

- Bei jeder Frau mit Diabetes in der Schwangerschaft sind intensive Blutzuckerkontrollen (6–10 Punkte Profile) erforderlich.
- Oft lässt sich bereits durch diätetische Maßnahmen eine ausreichende Stoffwechselkontrolle erzielen, ausbleibende Gewichtszunahme ist bei adipösen Schwangeren nicht von Nachteil.
- Im Verlauf der Schwangerschaft nimmt die Insulinresistenz zu → besonders im 3. Trimenon steigt der Insulinbedarf → regelmäßige Dosisanpassungen sind notwendig.
- Nach Entbindung kommt es i. d. R. zum sofortigen Abfall des Insulinbedarfs → Gestationsdiabetikerin kann Insulin unmittelbar postpartal absetzen.
- Typ-1-Diabetikerin sollte in den ersten 3 Tagen postpartal ihre Insulindosis um 10–20 % unter der Tagesdosis von vor der Schwangerschaft reduzieren, danach sollte eine Neu-Einstellung mit ICT oder CSII erfolgen.
- Frauen mit Gestationsdiabetes sollten 3–4 Monate nach der Geburt oder 1–2 Monate nach dem Abstillen einen oGTT machen → Risikokonstellation bei bekannt erhöhtem Risiko für Typ-2-Diabetes.
- oGTT sollte alle 3 Jahre wiederholt werden.

Komplikationen

- Prä-Eklampsie, fetale Fehlbildungen, Makrosomie beim Feten, Schulterdystokie während der Geburt, Anpassungsstörungen der Neugeborenen,
- besteht bei der Mutter vor der Geburt über längere Zeit eine hyperglykäme Stoffwechsellage leiden Neugeborene durch kompensatorischen Hyperinsulinismus unter teils bedrohlichen Hypoglykämien.

Tipp für die Praxis/FAQ

- Durch Absenken der Glukoseschwelle in der Niere ist der Glukosenachweis im Urin ab der 12. Schwangerschaftswoche meist physiologisch.
- Besteht ein Diabetes mellitus vor Schwangerschaft, sollte präkonzeptionell eine normale Stoffwechsellage (HbA1c <6,5 %) angestrebt werden → verbesserte Fertilität, Reduktion des Risikos für Frühaborte und fetale Fehlbildungen.

- Orale Antidiabetika sind generell für die Schwangerschaft nicht zugelassen → Mittel der Wahl ist Humaninsulin.
- Jede Primäreinstellung in der Schwangerschaft (unabhängig vom Diabetes-Typ) → Humaninsulin, bei Vorbehandlung mit Insulin Aspart oder Lispro ist keine Umstellung erforderlich → in Studien wurde nachgewiesen, dass es weder Vor- noch Nachteile von Humaninsulin versus Insulin Aspart/Lispro gibt (Daten zu Glusilin liegen nicht vor).

▪ **Tipp für die Praxis**

- Das Vor-Screening auf einen Gestationsdiabetes erfolgt meist in der 24-28 SSW durch einen 50g oGTT (nicht nüchtern, zu jedem Zeitpunkt des Tages durchführbar) durch die Gynäkologen, bei auffälligen Werten wird ein regulärer 75g oGTT (nüchtern) angeschlossen.
- In der Schwangerschaft können auch CGM/FGM Systeme zum Glucose-Monitoring eingesetzt werden (s. aktuellen Zulassungsstatus für Gestationsdiabetes bei den jeweiligen Herstellern)

14.1.5 Folgekomplikationen

Aufgrund der mit Diabetes mellitus assoziierten Folgeerkrankungen sollten Organe mit einem erhöhten Risiko für diabetische Folgekomplikationen eng überwacht werden.

Regelmäßige Konsultationen, alle 3 Monate, beim diabetologisch erfahrenen Hausarzt oder Diabetologen werden angestrebt. Bundesweit sollen Disease-Management-Programme helfen, dieses Ziel umzusetzen. Zur Basisuntersuchung gehören Blutzucker, HbA1c, Blutdruckmessung, Gewicht, Analyse der Insulininjektionsstellen und die Fußinspektion. Im Gespräch werden die Blutzuckerwerte analysiert, Hyper- und Hypoglykämien erörtert und ggf. die Therapie angepasst. Erweiterte Untersuchungen auf Nephropathie, opthalmologische Untersuchung und Lipidstatus werden einmal jährlich angestrebt. Gegebenfalls werden zusätzliche kardiologische, angiologische oder neuropathische Tests veranlasst.

Basisdiagnostik und Verlaufskontrollen beim Diabetes mellitus:

Alle 3 Monate:	**Blutzucker**	**Blutdruck**	**Gefäß-/Fußstatus**
	BZ-Tagesprofil, HbA1c	Pulse/ Läsionen	
Alle 12 Monate:	**Nephropathie** (Mikroalbuminurie)	**Lipidstatus**	**Ophthalmologische Untersuchung** (bei Normalbefund alle 24 Monate)
Bei Bedarf:	**Kardiovaskuläre Diagnostik**	**Neuropathie-Tests**	
	EKG, Doppler-Index,	Sensomotorische Polyneuropathie,	
	Ergometrie, Echokardiographie	Autonome Neuropathie	

14.1.5.1 Diabetische Nephropathie

▪ **Synonym**

Nephropathia diabetica, je nach histologischem Korrelat auch: diabetische Glomerulosklerose, Kimmelstiel-Wilson-Syndrom, interkapilläre Glomerulonephritis.

▪ **Epidemiologie**

In Deutschland häufigste Ursache der neu aufgetretenen Niereninsuffizienz mit Dialysepflichtigkeit.

▪ **Pathophysiologie**

- Erhöhte Blutzuckerwerte führen im Laufe von Jahren zur Schädigung der Glomeruli in den Nieren → Verdickung der Basalmembran, Verbreiterung des Mesangiums und Sklerosierung → Glomerulonephritis mit gesteigerter Permeabilität der glomerulären Filter für z. B. Albumin.
- Diagnose der diabetischen Nephropathie wird bei zweimaligem Nachweis einer Mikroalbuminurie gestellt.
- Risikofaktoren: Dauer der Diabeteserkrankung, chronische Hyperglykämie, Dyslipoproteinämie, Rauchen und arterielle Hypertonie.

Tab. 14.12 Diagnostik der diabetischen Nephropathie

Stadium	Albuminausscheidung	Kreatinin-Clearance	Bemerkung
Nierenschaden mit normaler Nierenfunktion			Blutdruck steigt
1a) Mikroalbuminurie	20–200 mg/dl	>90 ml/min	
1b) Makroalbuminurie	>200 mg/dl	>90 ml/min	
Nierenschaden mit Niereninsuffizienz			Kreatinin erhöht, Progress von KHK und pAVK
2) leichtgradige Niereninsuffizienz	>200 mg/dl	60–89 ml/min	
3) mäßiggradige Niereninsuffizienz	Abnehmend	30–59 ml/min	
4) hochgradige Niereninsuffizienz		15–29 ml/min	Entwicklung von Anämie und renaler Osteopathie
5) terminale Niereninsuffizienz		<15 ml/min	

Zur Beurteilung der Nierenfunktion darf die Serum-Kreatininkonzentration nicht herangezogen werden. Alternativ sollte die glomeruläre Filtrationsrate (GFR) berechnet werden

14

Klinik
Lange Zeit asymptomatischer Funktionsverlust der Nierenfunktion.

Diagnostik
Tab. 14.12.

Therapie
- Euglykäme Blutzuckereinstellung anstreben.
- Auf normotensive Blutdruckwerte (Ziel <130/80 mmHg) einstellen, ggf. frühzeitige Blockade des Renin-Angiotensin-Systems durch ACE-Hemmer oder Sartane, ggf. auch schon bei normotensivem Blutdruck.
- Ggf. Ergänzung der Medikation durch angepasste Lipidtherapie (Ziel: LDL <70 mg/dl).
- Tabakverzicht.
- Bei Auftreten renaler Anämie kann eine frühzeitige Gabe von Erythropoetin die Progression verzögern (Ziel: Hb 11–12 mg/dl).
- Bei uneinheitlichen Studienergebnissen bezüglich des Therapieerfolges wird die Eiweißzufuhr nur mäßig beschränkt auf 0,8–1,0 g/kg/Tag.

Verlauf und Prognose
- Zunächst erfolgt der Nachweis der Mikroalbuminurie → im Verlauf kann sich durch Erhöhung der Eiweißausscheidung eine Makroproteinurie entwickeln, parallel kommt es meist zur Verschlechterung der Nierenfunktion.
- Diabetische Nephropathie ist mit dem Risiko eines rasch zunehmenden Nierenversagens und einem erhöhten kardiovaskulären Risiko assoziiert.

Komplikationen
Nierenversagen mit der Indikation zur Dialyse.

Tipp für die Praxis/FAQ
- Bei progredienter Niereninsuffizienz alle (antdiabetischen) Medikamente auf mögliche Kontraindikationen überprüfen (z. B. Metformin).
- Einige Studienergebnisse zeigen nephroprotektive Effekte von SGLT 2 Hemmern, aus dem Grund wird ihr Einsatz bei leichter und mittelschwerer Niereninsuffizienz positiv bewertet.
- Das frühzeitige Hinzuziehen eines Nephrologen ist zur Differentialdiagnose einer Glomerulonephritis anderer Genese sinnvoll.

14.1.5.2 Diabetische Retinopathie

Epidemiologie
20 % aller Diabetiker mit einem Diabetesverlauf über 20 Jahre.

Tab. 14.13 Stadieneinteilung der diabetischen Retinopathie

Stadium	Augenärztlicher Befund	Therapiemaßnahme
Nichtproliferative diabetische Retinopathie		-
Milde Form	Mikroaneurysmen	-
Mäßige Form	Mikroaneurysmen, intraretinale Blutungen, perlschnurartige Venen	-
Schwere Form	4-2-1 Regel *	Laserkoagulation bei Risikopersonen
Proliferative diabetische Retinopathie	Papillenproliferation, papillenferne Proliferation	Laserkoagulation
	Glaskörperblutung, Netzhautablösung	Laserkoagulation, wenn nicht möglich Vitrektomie
Diabetische Makulopathie		-
Fokales Makulaödem	Punkt/fleckförmige Zonen, harte Exsudate oder intraretinale Blutungen am hinteren Pol bzw. visusbedrohend makulanah	(Gezielte) Laserkoagulation
Diffuses Makulaödem	Ausgedehntes Makulaödem mit harten Exsudaten und intraretinalen Blutungen	Ggf. Laserkoagulation
Ischämische Makulopathie	Destruktion des perifoveolaren Kapillarnetzes (Fluoreszenzangiographie)	Keine Therapie möglich

*> 20 einzelne Mikroaneurysmen, intraretinale Blutung in 4 Quadranten oder perlschnurartige Venen in 2 Quadranten oder intraretinale mikrovaskuläre Anomalien in 1 Quadranten

Pathophysiologie

- Hohe Blutzuckerwerte führen zu Ablagerungen von glycierten und chemisch modifizierten Makromolekülen in retinalen Gefäßwänden → Sie induzieren eine Mikroangiopathie.
- Risikofaktoren: chronische Hyperglykämie, arterielle Hypertonie, Dyslipoproteinämie, Rauchen, Hormonumstellungen (Pubertät, Schwangerschaft).

Klinik

► Tab. 14.13 → Stadieneinteilung der diabetischen Retinopathie.

Diagnostik

- Bei jedem Diabetiker ohne bekannte Retinopathie zweijährlich eine opthalmologische Mitbeurteilung anstreben (siehe Basisdiagnostik und Verlaufskontrollen).
- Schwangere Typ-1-Diabetikerinnen sollten zum Zeitpunkt des Bekanntwerdens der Schwangerschaft und nachfolgend alle 3 Monate augenärztlich untersucht werden → frühzeitige Erkennung einer Retinopathie.
- Bei längerfristig bestehender hyperglykämer Stoffwechsellage sollte vor konsequenter Absenkung der Blutzuckerwerte (wegen drohender Verschlechterung) eine ophthalmologische Untersuchung angestrebt werden.

Therapie

- Zielwerterreichung für Glykämie, arterielle Hypertonie, Dyslipoproteinämie und Tabakverzicht (Tab. 14.13),
- spezielle auf die Krankheitssituation abgestimmte opthalmologische Therapieverfahren (Tab. 14.13).

Verlauf und Prognose

Tab. 14.13.

Komplikationen

Erblindung.

▪ **Tipp für die Praxis/FAQ**
- Generell gilt, dass bei Normalisierung einer diabetogenen Stoffwechsellage vorübergehend Visusprobleme auftreten können. Ursache sind veränderte osmotische Verhältnisse am Auge → Patient muss darüber informiert werden, während dieser Zeit keine Kraftfahrzeuge oder gefährliche Maschinen zu führen.
- Zu beachten ist, dass eine zu rasche und intensive Normalisierung von Blutzuckerwerten akute diabetische Augenkomplikationen (z. B. intraretinale Einblutungen) triggern kann → CAVE: vermeiden!

14.1.5.3 Diabetische Neuropathie

▪ **Synonym**
- Unterschieden werden:
  - diabetische Mononeuropathie,
  - diabetische Polyneuropathie,
  - diabetische autonome Neuropathie.

▪ **Epidemiologie**

30 % aller Diabetiker sind von diabetischer Neuropathie betroffen.

▪ **Pathophysiologie**
- Hyperglykämie bedingt (durch nichtenzymatische Glycierung und mikroangiopatisch bedingte Ischämien) → spezifische Störung der peripheren Nerven und des autonomen Nervensystems.
- Prinzipiell kann eine autonome Neuropathie jedes autonom enervierte Organ betreffen.
- Risikofaktoren: chronische Hyperglykämie, Diabetesdauer, arterielle Hypertonie, Dyslipoproteinämie, Rauchen, Alkohol, rasche Blutzuckersenkung nach länger bestehender hyperglykämer Stoffwechsellage.

▪ **Klinik**
- Dysästhesien, Parästhesien, Schmerzen (insbesondere in den Füßen),
- sensomotorische Polyneuropathie → Schmerzunempfindlichkeit der Füße → diabetisches Fußsyndrom (auf dem Boden von Druckstellen),
- diabetische Gastroparese → verzögerte und teils unkalkulierbare Magenentleerung → konsekutiv nur schwer einstellbare Blutzuckerschwankungen und Ernährungshindernis.

▪ **Diagnostik**
- Anamnese: erektile Dysfunktion → Frühsymptom einer autonomen Neuropathie, Gespräch taktvoll, aber gezielt darauf lenken (IIEF-5 Fragebogen) → betroffene Männer sprechen aus Scham selten eigenständig das Thema an.
- **Klinische Untersuchung:** Vibrations-, Berührungs-, Druck-, Schmerzempfinden und Muskeleigenreflexe können vom diabetologisch versierten Arzt überprüft werden (◘ Tab. 14.14).
- **EKG** in tiefer In- und Expiration: → verminderte Herzfrequenzvariabilität (<10 Schläge/min) bei Vorliegen einer kardialen autonomen Neuropathie.
- **Orthostase-Test:** → orthostatische Dysregulation.
- **Magenentleerungstests** oder **Manometrie:** → diabetische Gastroparese (schwierige Diagnostik).

◘ **Tab. 14.14** Untersuchung der sensomotorischen diabetischen Neuropathie

Erkrankung	Instrument	Lokalisation der Untersuchung	Pathologischer Befund
Vibrationsempfinden	128-Hz- Stimmgabel	Malleolus mediales, Metatarsale I	Alter <40 Jahre <6/8 Alter >40 Jahre <5/8
Druck-/Berührungsempfinden	10 g Monofilament	Plantar Metatarsale	Fehlende Empfindung
Schmerzempfinden	Spitze Nadel	Fuß plantar	Kein Schmerz
Temperaturempfinden	TipTherm	Fuß plantar	Fehlende Empfindung
Muskeleigenreflexe	Reflexhammer	Achilles-/Patellasehne	Nicht auslösbar

Das Indikatorpflaster Neuropad ® untersucht die Schweißsekretion der Haut. Es ermöglicht bereits im Rahmen einer Frühdiagnostik die schnelle und objektive Beurteilung des Risikos für eine diabetische Neuropathie. Das Verfahren ist noch kein Bestandteil der aktuellen Versorgungsleitlinie

14

Tab. 14.15 Organdysfunktion bei autonomer Neuropathie Therapie und spezifische Maßnahmen in Abhängigkeit vom betroffenen Organ

Kardiale Neuropathie mit Tachykardien	Betablocker
Orthostatische Dysfunktion	Kompressionsstrümpfe
Diabetische Gastroparese	Metoclopramid, Erythromycin
Diabetische Diarrhö	Loperamid, Clonidin
Blasenentleerungsstörung	Parasympathomimetika
Erektile Dysfunktion	5-Phosphodiesterasehemmer
Trophische Hautstörungen	Fußpflege, Schuhversorgung, Wunddebridement

- **Restharnbestimmung:** → Blasenentleerungsstörung.

Differentialdiagnosen

- Polyneuropathien anderer Genese.
- **TIND** (treatment induced neuropathy in diabetes), auch Insulin-Neuritis genannt, ist eine in Abhängigkeit zur HbA1c-Absenkung auftretende symmetrische Neuropathie. Die Schwere der Symptome ist gekoppelt mit der Geschwindigkeit und Intensität der HbA1c-Absenkung. Eine zu rasche und intensive Normalisierung der Blutzuckerwerte ist daher zu vermeiden (Gibbons und Freemann 2015).

Therapie

- Zielwerterreichung für Glykämie, arterielle Hypertonie, Dyslipoproteinämie, Tabak- und Alkoholverzicht,
- symptomatische Schmerztherapie,
- spezifische Maßnahmen in Abhängigkeit vom betroffenen Organsystem (Tab. 14.15).

Verlauf und Prognose

Individuell, spontane Besserungen sind aber unter Therapie möglich.

Komplikationen

- Manifeste autonome Neuropathie geht mit einer 3- bis 5-fach erhöhten Mortalität (meist kardialer Genese) einher.
- Als Folge treten keine Warnsymptome mehr bei Unterzuckerung auf → gefährliche Hypoglykämiewahrnehmungsstörung.

Tipp für die Praxis/FAQ

- Vibration wird mit einer C 64 Herz-Stimmgabel nach Rydel-Seiffer gemessen. Untersucht werden: Großzehenhinterphalangealgelenk, Os metatarsale I und medialer Malleolus (nach Untersuchungsort liegen altersabhängige Normwerte vor, Ziegler D, 2020)
- Ein neuer Screeningtest ist das Pflaster (Neuropad®) zur Prüfung der Anhidrose am Fuß. Dieses Verfahren bietet eine relativ hohe Sensitivität bei guter Reproduzierbarkeit.
- Beim Vorliegen einer sensomotorischen Neuropathie ist in 50 % auch mit einer autonomen Neuropathie zu rechnen. (Siehe DDG Praxisempfehlungen, Neuropathie Symptom und Neuropathie-Defizit-Score in den weiterführenden Informationen am Ende dieses Kapitels).

14.1.5.4 Diabetische Makrovaskulopathie

Die häufigste Todesursache bei Diabetes mellitus Typ 2 sind makrovaskuläre Erkrankungen. Die Reduktion kardiovaskulärer Risikofaktoren muss daher ein vorrangiges Ziel sein. Dazu gehören Gewichtsreduktion, körperliche Bewegung, Nikotinkarenz und zielwertorientierte Einstellung von Blutzucker, Bluthochdruck und Lipiden.

Das regelmäßige Tasten oder Dopplern der Pulse gibt Hinweise auf eine pAVK.

Tipp für die Praxis/FAQ

Typische Angina-pectoris-Symptome treten bei Diabetikern in Folge der Neuropathie nur selten auf. Bei indirekten Symptomen wie Belastungsdyspnoe und Leistungsminderung sollte eine kardiologische Abklärung (EKG, Ergometrie, Echokardiographie) veranlasst werden.

14.1.5.5 Diabetisches Fußsyndrom (◘ Abb. 14.2 und 14.3)

▪ **Synonym**

DFS

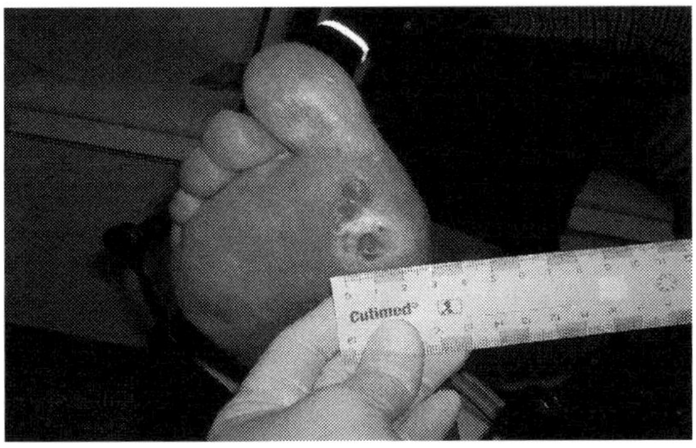

◘ **Abb. 14.2** Diabetischer Fuß Stadium Wagner 1

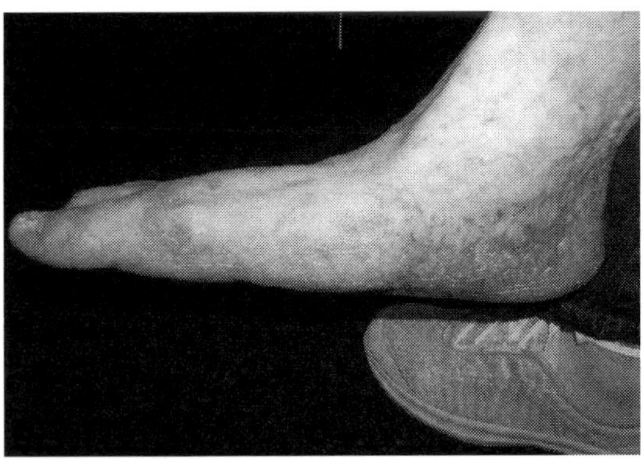

◘ **Abb. 14.3** Diabetischer Fuß (Charcot-Fuß) Stadium 0

▪ **Epidemiologie**

- 2,2–5,9 % aller Diabetiker erkranken pro Jahr am DFS.
- 40–70 % aller nichttraumatischen Amputationen der unteren Extremitäten werden bei Diabetikern durchgeführt.

▪ **Pathophysiologie**

Verletzungen/Druckstellen bei Füßen mit vorbestehenden trophischen Störungen oder Deformierungen → DFS.

▪ **Klinik**

Meist schmerzlose Ulzerationen (Einteilung nach Wagner-Armstrong Klassifikation) (◘ Tab. 14.16).

▪ **Diagnostik**

- **Klinische Untersuchung:** Fußulkus wird nach Ausmaß der Gewebedestruktion und Vorliegen von Ischämie/Infektion beurteilt.
- **Bildgebung:** ggf. **MRT** oder **Knochenszintigraphie** zur Beurteilung möglicher Osteomyelitis.
- Ggf. **Farbdoppler** der Gefäße, seltener (CT- oder MR-) **Angiographie.**

▪ **Therapie**

- Prophylaktische Maßnahmen sollen Auftreten eines DFS vermeiden bzw. Verlauf günstig beeinflussen → dazu gehören:
- regelmäßige Fußinspektion (Suche nach Läsionen),
- podologische Mitbehandlung,
- Optimierung aller bekannter Risikofaktoren (Blutzucker, arterielle Hypertonie, Dyslipoproteinämie, Tabakverzicht),
- Revaskularisation einer pAVK,

◘ **Tab. 14.16** Klassifikation des diabetischen Fußsyndroms nach Wagner-Armstrong

Stadium	0	1	2	3	4	5
A	Prä-/postulzerative Läsion	Oberflächliche Wunde	Wunde bis zu Sehnen oder Kapsel reichend	Wunde bis zu Knochen oder Gelenken	Nekrose von Fußteilen	Nekrose des gesamten Fußes
B	Mit Infektion	Mit Infektion	Mit Infektion	Mit Infektion	Mit Infektion	Mit Infektion
C	Mit Ischämie	Mit Ischämie	Mit Ischämie	Mit Ischämie	Mit Ischämie	Mit Ischämie
D	Mit Infektion und Ischämie	Mit Infektion und Ischämie	Mit Infektion und Ischämie	Mit Infektion und Ischämie	Mit Infektion und Ischämie	Mit Infektion und Ischämie

- stadiengerechte Schuhversorgung mit Ziel der lokalen Druckentlastung,
- ggf. Wundbehandlung (Debridement, atypische operative Maßnahmen),
- Antibiotikagabe bei Infektionen.
- Ziel ist Majoramputationen zu verhindern und Gehfähigkeit des Patienten zu erhalten.

▪ **Verlauf und Prognose**

Individuell verschieden, bei zu früher/starker Belastung oft Rezidive.

▪ **Komplikationen**

Amputationen, Immobilisierung.

▪ **Tipp für die Praxis/FAQ**

- Bei gefährdeten Patienten sollte die Puls-, Fuß- und Schuhinspektion bei jeder Konsultation durchgeführt werden. Fußschulung anstreben.
- Ein versierter orthopädischer Schuster sollte neben dem erfahrenen Podologen zum engen Team der DFS-Behandler zählen.
- Die podologische Komplexbehandlung reduziert durch das regelmäßige Abtragen von Hyperkeratosen das Risiko für das (Wieder-)Auftreten eines DFS.

14.1.5.6 Depression und Diabetes

▪ **Epidemiologie**

Bei Diabetikern doppelt so häufig wie in der Normalbevölkerung auf → 10 % aller Diabetiker sind von depressiver Störung betroffen.

▪ **Pathophysiologie**

- Die Deutsche Diabetes Gesellschaft postuliert einen bidirektionalen Zusammenhang:
  - einerseits erhöht Depression das Risiko einen Typ-2-Diabetes zu entwickeln,
  - andererseits gehen Belastungen durch die körperliche Erkrankung/intensive Behandlung mit der Entwicklung von seelischen Anpassungsstörungen/depressiven Symptomen einher.
- Häufig entwickelt sich ein Kreislauf: je stärker ein Patient körperlich belastet ist → umso häufiger entwickelt er depressive Symptome → diese wiederum verstärkt die Wahrnehmung der körperlichen Beschwerden.

▪ **Therapie**

Einmal jährlich bei Diabetikern Depressions-Fragebogen (WHO-5 Fragebogen) → bei Bedarf ist psychiatrische Mitbetreuung zu initiieren.

▪ **Verlauf und Prognose**

- Depression → konsekutiv schlechtere Stoffwechseleinstellung → vermehrt Folgeschäden und erhebliche Einschränkung der Lebensqualität.

14.1.5.7 Diabetes mellitus und Alter

Im Alter gilt das globale Ziel, dass jede medikamentöse Therapie der Förderung und dem Erhalt der Lebensqualität dient. Im Vordergrund steht beim Diabetiker im Alter die Vermeidung diabetesspezifischer Symptome.

Folgende Aspekte sollten bei der Therapieplanung zusätzlich berücksichtigt werden:

- biologisches Alter (bzw. Lebenserwartung),
- Lebensqualität, Lebenserwartung, Bildungsgrad, Lebenssituation, kognitive und körperliche Fähigkeiten sowie vorhandene oder zu erwartende Komplikationen und Begleiterkrankungen,
- Erfassung kognitiver, affektiver und (fein motorischer Beeinträchtigungen,
- Berücksichtigung der gesamten Medikation des Patienten (Wechselwirkungen/UAW),
- Berücksichtigung, in welchem sozialen Umfeld der Patient lebt (alleine zu Hause, Pflegeeinrichtung).

14.1.6 Besonderheiten bei der Diabetes-Therapie

Diabetes mellitus im Krankenhaus:

- Im Krankenhaus muss oft die Differentialdiagnose Stresshyperglykämie versus Diabetes mellitus gestellt werden, Unterscheidung bringt der HbA1c (bei Stresshyperglykämie im Normbereich).
- Blutzucker-Zielwerte im Krankenhaus zwischen 140–180 mg/dl (7,8–10 mmol/l) → primäres Ziel ist die Vermeidung von Hypoglykämien.
- Bei schwer kranken Patienten sollten (wegen zwischenzeitlich auftretender Kontraindikationen, wie z. B. Nierenversagen) orale Antidiabetika vorübergehend abgesetzt werden.
- Metformin wird (der aktuellen deutschen Fachinformation folgend) 48 Stunden vor Operationen oder i.v.-Kontrastmittelgabe pausiert → CAVE: bedrohliche Laktatazidose (Inzidenz: 9:100.000 Patientenjahre, dabei

30 % Mortalität). Das Auftreten der Laktatazidose ist vergesellschaftet mit Komorbiditäten: akutes Nierenversagen, Sepsis, hypoxische Zustände. Auch bei SGLT-2-Inhibitoren wurden Laktatazidosen (bei nahezu normnaher Blutzucker-Stoffwechsellage BZ-Werten) im Zusammenhang mit Hungerzuständen beschrieben.
- In jedem Krankenhaus müssen schriftliche Standards für den perioperativen Ablauf bei Diabetespatienten existieren.
- Besonders gefährdet sind Patienten mit Diabetes mellitus Typ1 und 3 → oft fälschlicherweise für Typ-2-Diabetiker gehalten. Wichtig ist, dass diese Patienten wenigstens ihr Basalinsulin weiter bekommen. Geschulten Patienten, insbesondere mit ICT oder Insulinpumpentherapie sollte daher, wenn möglich die Hoheit über ihre Therapie gelassen werden.
- Intraoperativ sollten regelmäßige Stoffwechselkontrollen durchgeführt werden. Dauert eine Operation länger, lässt sich der Blutzuckerstoffwechsel durch Glukose-Insulin-Infusionen stabil halten. Nach Operationen drohen Hypoglykämien aufgrund langer Nüchternphasen (bei Restwirkung von blutzuckersenkenden Medikamenten) und Stress-induzierter Hyperglykämien.
- Das Morbiditätsrisiko von Diabetikern mit Folgekomplikationen ist perioperativ besonders erhöht.

14

Diabetes mellitus und Alkohol:

Alkohol hemmt die hepatische Glycogenfreisetzung und begünstigt damit Unterzuckerungen. Kohlenhydrate aus Alkohol sollen nicht für die Insulinmedikation berechnet werden. Nach Alkoholgenuss sind besonders nächtliche Unterzuckerungen gefährlich, verstärkt wird das Risiko, wenn körperliche Bewegung (Tanzen) hinzukommt.

Lipodystrophien:

Bei längerem Insulingebrauch mit Injektion an der gleichen Stelle entwickeln sich Lipodystrophien (irreversible, teils narbige Veränderung des Unterhautfettgewebes). Diese unterliegen Schwankungen in der Durchblutung was zu einer gestörten Insulinresorption führt. Spritzstellen müssen regelmäßig gewechselt werden um Lipodystrophien zu vermeiden. Die Inspektion der Spritzstellen ist ein elementarer Bestandteil jeder Insulintherapie.

Interkurrente Erkrankungen:

Bei fieberhaften Erkrankungen, Operationen, Traumata und Stress kommt es regelhaft zum Blutzuckeranstieg. Bei insulinpflichtigen Patienten kann der Insulinbedarf um 10–30 % erhöht sein. Regelmäßige Blutzuckermessungen sind essentiell, um den Zeitpunkt des abfallenden Insulinbedarfs nicht zu verpassen.

Körperliche Aktivität und Diabetes mellitus:
- Körperliche Aktivität und Sport tragen wesentlich zur Verbesserung der Stoffwechseleinstellung beim Diabetes mellitus bei → prinzipiell gelten Ausdauersportarten als günstig.
- Beim länger bestehendem Typ-1-Diabetes und immer beim Typ-2-Diabetes, ist vor dem Sport ein Belastungs-EKG zur Festlegung der Belastungsgrenzen durchzuführen. Risikosportarten wie Fallschirmspringen, Paragliding und Tauchen sollten vermieden werden, da hierbei im Rahmen von Hypoglykämien die Urteilsfähigkeit gefährlich eingeschränkt werden kann.
- Durch körperliche Aktivität kommt es zum vermehrten Glukoseverbrauch. Je nach Ausgangsblutzuckerwert, Zeitpunkt seit der letzten Mahlzeit, Intensität der Belastung und Trainingszustand kommt es zum Blutzuckerabfall. Für jeden Patient gelten individuelle Anpassungsregeln für Insulin beim Sport.

Anpassung der Insulintherapie bei Sport:
- Durchführung häufiger BZ-Messungen, insbesondere BZ-Messung zu Beginn der Aktivität.
- Mitführen schnell resorbierbarer Kohlenhydrate.
- Information des Umfeldes über Hypoglykämiesymptome.

Kurzzeitige körperliche Aktivität (≤1 Stunde):
- Reduktion der morgendlichen Basalinsulindosis um 10–20 % bei Sport am Vormittag,
- Reduktion des prandialen Insulins um 20–50 % bei geplantem Sport 3 Stunden nach der Mahlzeit,
- Einnahme von zusätzlichen Kohlenhydrateinheiten (Sport-KE) während des Sports.

Mehrstündige Aktivität:
- Reduktion des Normal- und Basalinsulins um bis zu 50 %.
- Ggf. Reduktion des abendlichen Basalinsulins um 10–50 %.

- Einnahme von zuätzlichen Kohlenhydrateinheiten (Sport-KE) während des Sports.
- Liegt der BZ vor dem Sport <120 mg/dl oder kommt es unerwartet (ohne vorherige Reduktioner der Insulindosis) zu körperlichen Aktivität müssen 1–2 KE gegessen werden. Dauert die körperliche Anstrengung länger, sind regelmäßige BZ-Kontrollen alle 30–45 min sinnvoll.
- Nach einer intensiven körperlichen Belastung bleibt der Blutzucker noch über Stunden niedrig. Die entleerten muskulären Glukosespeicher werden unter Verbrauch von Blutglukose wieder aufgefüllt → zur Vermeidung von Hypoglykämien muss gegessen oder Insulindosis reduziert werden.

Tipp für die Praxis/FAQ

- Bei einer Blutzuckerentgleisung mit positiven Ketonkörpern darf keine sportliche Aktivität begonnen werden → sonst droht die Stoffwechseldekompensation.
- Bei bekannter diabetischer Retinopathie sind Sportarten, die einen Blutdruckanstieg >180/100 mmHg auslösen, zu vermeiden.
- Bei diabetischer Neuropathie ist besonders auf die Vermeidung von Fußverletzungen zu achten.

14.1.7 Hyperglykäme Entgleisung

Blutzuckerentgleisungen können aus vielerlei Gründen auftreten:

- interkurrente Erkrankung,
- falsche KE-Berechnung/-Schätzung,
- Insulininjektion vergessen,
- Insulin-Pen oder Insulinpumpe defekt,
- Luft in der Patrone oder dem Katheterset,
- Insulin degradiert (Hitze, Kälte).
- Diabetiker sollte ausreichend geschult sein, um bei hyperglykämen Entgleisungen adäquat reagieren zu können → durch Einsatz schnell wirksamen Insulins muss der Blutzucker in den Zielbereich abgesenkt werden, Ursachenklärung ist richtungsweisend für weitere Therapieschritte.
- Sofern kein individuelles Korrekturschema festgelegt wurde, sollte ab BZ-Werten >170 mg/dl eine Einheit schnell wirksames Insulin zur Korrektur zusätzlich gegeben werden, bei jeder BZ-Erhöhung um weitere 50 mg/dl wird eine weitere Einheit hinzugefügt (sog. 50-iger Regel).
- Ab BZ-Werten >250 mg/dl sind Ketonkörperbestimmungen (im Urin oder Blut) erforderlich → bei 2-3 fach positivenKetonkörpern im Urin oder einem Ketonwert > 3,0mmol/l im Blut ist von einer ketoazidotischer Entgleisung auf Boden eines vollständigen Insulinmangels auszugehen (i. d. R. sind Typ-1-Diabetiker betroffen) → doppelter Korrekturbolus ist zu applizieren, reicht dies nicht aus, ist die kontinuierliche intravenöse Insulingabe (über einen Perfusor) zu bevorzugen.
- Ketoazidose bringt leider Insulin**un**empfindlichkeit mit sich; ist diese durchbrochen und der BZ-Werte nähert sich dem Zielbereich an, muss gegessen werden → sonst droht durch Einsatz der zuvor in höherer Dosis applizierten Insulindosen eine Hypoglykämie.
- Während der Blutzuckerentgleisung muss wegen drohender Exsikkose viel getrunken werden. Bei Zeichen einer Ketoazidose ist Arztkontakt herzustellen.

Zeichen eines (drohenden) Coma diabeticum:

- Durstgefühl, Polyurie, Nykturie,
- Schwäche, Abgeschlagenheit,
- Übelkeit, Erbrechen, Abdominalschmerz,
- akutes Abdomen, Pseudo-Appendizitis,
- Tachykardie, Hypotonie (über Hypovolämie bei Exsikkose),
- Hypo-/Arreflexie,
- Krampfanfälle,
- Benommenheit, Verwirrung, Somnolenz, Koma,
- Kussmaul'sche Atmung, Azetongeruch.

Coma diabeticum/ketoazidotisches Koma, ► Kap. 19.

14.1.8 Hypoglykämie

Siehe auch Diabetes mellitus Typ 1

Synonym

Unterzuckerung, umgangssprachlich „Hypo".

Epidemiologie

- Hypoglykämien sind am häufigsten, zu schweren Komplikationen führende Hürden im Rahmen der Diabetestherapie → Korrelation von Unterzuckerungshäufigkeit und

Therapieschema: ICT > CT > BOT > Glibenclamid > Glimepirid > Glinide.
- Es besteht ein Dilemma zwischen der Erfordernis möglichst normnahe Blutzuckerwerte zur Vermeidung von Langzeitkomplikationen und den dadurch begünstigten Unterzuckerungen zu erreichen.

▪ Pathophysiologie
Beim Insulin-, Sulfonylharnstoff-, oder Glinid-behandelten Diabetiker kann eine Überdosierung der Medikation zur Unterzuckerung führen.

▪ Klinik
Symptome einer Unterzuckerung:
- Whipple-Trias:
  - Erniedrigter Blutzucker,
  - Hypoglykämiesymptome,
  - Besserung nach Glukosegabe (◘ Tab. 14.17).

◘ **Tab. 14.17** Einteilung der klinischen Zeichen einer Hypoglykämie

Autonome Zeichen
Heißhunger, Palpitationen, Tachykardien, Blässe, Schwitzen, Zittern
Neuroglykopenische Zeichen
Benommenheit, Verwirrung, Aphasie, untypisches Verhalten, Sehstörungen, transiente Paresen, psychotische Zustände, Delir. Bei BZ-Werten < 30–40 mg/dl (<1,7–2,2 mmol/l) Krampfanfälle, Bewusstlosigkeit, Koma
Unspezifische Zeichen
Schwindel, Kopfschmerzen

Häufigste Auslöser von Unterzuckerungen sind:
- inadäquate Kohlenhydratzufuhr (zu wenig, zu spät, unpassende Insulinmenge/KE),
- gesteigerte körperliche Aktivität,
- Resorptionsstörungen der Nahrung (Gastroenteritis, Diarrhöen, diabetische Gastroparese).

Eine schwere Hypoglykämie ist definiert durch Fremdhilfe. Jede schwere Hypoglykämie muss eine Reevaluation des aktuellen Therapieschemas nach sich ziehen.

▪ Diagnostik
Blutzuckermessung (ADA-Einteilung der Hypoglykämien siehe ► Abschn. 14.1).

▪ Therapie
- Bei leichten Unterzuckerungen 20 g schnell lösliche Glukose (am besten in flüssiger Form) als Selbsttherapie.
- Bei schweren Unterzuckerungen i.v.-Glukosegabe unter stationären Bedingungen (► Kap. 19). Angehörige und Betreuungspersonen von insulinpflichtigen Diabetikern sollten in den Umgang mit der Glucagonspritze (GlucaGen Hypo Kit®) eingewiesen sein → dadurch ist es ihnen möglich, im Notfall wirksame Gegenmaßnahme zu ergreifen (◘ Tab. 14.18). Alternativ kann das einfach (wie ein Nasenspray) zu applizierende nasale Glucagon verabreicht werden.

▪ Verlauf und Prognose
- Auftreten von Hypoglykämie-Symptomen → sofort oral schnell lösliche Glukose zuführen, danach Blutzuckermessung (erforderlich, um

◘ **Tab. 14.18** Therapie der Hypoglykämie

Milde Hypoglykämie	Schwere Hypoglykämie		
Selbsthilfe durch den Patienten möglich, 20 g schnell lösliche Glukose vorzugsweise in flüssiger Form	Patient bei Bewusstsein, aber keine Selbsthilfe mehr möglich; 30 g schnell lösliche Glukose vorzugsweise in flüssiger Form	Bei Bewusstlosigkeit ohne i.v.-Zugang: 1 mg Glucagon i.m. vs s.c 3 mg nasales Glucagon	Bei Bewusstlosigkeit mit i.v.-Zugang: 20 ml 40 %ige Glukose als Bolus i.v.; bei fehlendem Ansprechen Therapie nach 5 min wiederholen
Nach erfolgreicher Therapie Mahlzeit einnehmen, um wiederholte Unterzuckerungen zu vermeiden	Nach erfolgreicher Therapie Mahlzeit einnehmen, um wiederholte Unterzuckerungen zu vermeiden	Nach erfolgreicher Therapie Mahlzeit einnehmen, um wiederholte Unterzuckerungen zu vermeiden	Nach erfolgreicher Therapie Mahlzeit einnehmen, um wiederholte Unterzuckerungen zu vermeiden

möglicherweise nur kurzes Zeitfenster vor Eintreten der Bewußtlosigkeit für Gegenmaßnahmen zu nutzen).
- Bei Sulfonylharnstoff-induzierter Hypoglykämie muss eine Überwachung mindestens über 24 Stunden (alle 2 Stunden BZ messen) erfolgen → hohes Risiko für rezidivierende Hypoglyämien.

Komplikationen

Krampfanfälle, Koma, Tod.

Tipp für die Praxis/FAQ

- Die diabetische autonome Neuropathie kann zu verminderter Sekretion von Kathecholaminen führen → Herabsetzung der Hypoglykämie-Wahrnehmung. Aus diesem Grund verlaufen bei einem länger bestehenden Diabetes die Unterzuckerungen meist schwerer als unmittelbar nach der Manifestation.
- Je häufiger eine (schwere) Hypoglykämie durchlebt wurde, desto höher ist die Wahrscheinlichkeit für das Wiederauftreten. Der Schwellenwert für die Freisetzung insulinantagonistischer Hormone sinkt ab.
- Bei einer Koinzidenz von Morbus Addison und Typ-1-Diabetes besteht ein sehr hohes Risiko für schwere Hypoglykämien, da die Cortisol-getriggerte Gegenregulation ausfällt.
- Alle Diabetiker mit insulinwirksamer Medikation sollten auf Symptome einer Unterzuckerung geschult werden → Symptome einer Hypoglykämie können aber in Abhängigkeit der Lebensumstände (Stress, Sport, Ärger) stark variieren, sodass mindestens 1/3 aller Unterzuckerungen nicht bemerkt werden, ca. 50 % aller nächtlichen Hypoglykämien verlaufen ohne Aufwachreaktion (morgens können hohe Blutzuckerwerte, Kopfschmerzen, nächtliche Alpträume oder das Gefühl des unerholten Nachtschlafes indirekte Hinweise auf eine „überschlafene“ Hypoglykämie geben) → diese Symptome müssen gezielt erfragt werden!
- Es gibt Schulungsprogramme für Patienten mit Hypoglykämie-Wahrnehmungsstörungen.

14.2 Hypoglykämien unabhängig vom Diabetes mellitus

Pathophysiologie

- Hypoglykämien können unabhängig von einer Insulintherapie auftreten bei:
  - Insulinom (► Kap. 16),
  - Nesidioblastose (► Kap. 18),
  - Insulin-Rezeptor Antigenen,
  - Autoimmun-Insulinsyndrom,
  - Spätdumping (z. B. nach Gastrektomie/bariatrischer Operation),
  - Endokrinopathien: Hypophyseninsuffizienz, Morbus Addison, Hypothyreose,
  - terminaler Niereninsuffizienz,
  - Medikamenten-induziert (Sulfonylharnstoffe, Chinidin),
  - Hypoglycaemia factitia,
  - Anorexie,
  - angeborenen Stoffwechselerkrankungen, z. B. Fettsäureoxidationsstörungen, hereditäre Fruktoseintoleranz, Glycogenosen.

Diagnostik

Blutzuckermessung.

Therapie

- Zeitnahe Zufuhr schnell löslicher Kohlenhydrate, ggf. Glukose i.v.,
- grundsätzliche Therapie erfolgt nach Grundkrankheit und zielt auf Vermeidung von Hypoglykämien ab.

Verlauf und Prognose

Nach Grundkrankheit.

Komplikationen

Bei häufigen und früh einsetzenden (nicht adäquat therapierten) Hypoglykämien können sich kognitive Defizite bis hin zur Demenz oder Epilepsie entwickeln.

Tipp für die Praxis/FAQ

- Häufig stellen sich Patienten mit postprandialen Hypoglykämien nach Verzehr schnell löslicher Kohlenhydrate und konsekutiv überhöhter Insulinsekretion vor → hier wird von postprandialer oder funktioneller Hypoglykämie gesprochen. Die Diagnose kann über

den verlängerten oGTT (3–6 Stunden) gestellt werden. Hierbei wird nach initialer Glukosebelastung eine Hypoglykämie provoziert. Der Blutzucker zum Zeitpunkt des Testabbruchs ist zielführend. Im praktischen Alltag ist das Glukose/Insulin-Verhältnis oft zur Befundbeurteilung hilfreich. International anerkannte Grenzwerte liegen hierfür aber nicht vor. Im Zweifelsfall sollte ein 72h Hungertest unter stationären Bedingungen erfolgen.
- Als Therapie sollten schnell lösliche Kohlenhydrate gemieden und Essen auf mehrere kleine, komplexe Mahlzeiten am Tag verteilt werden. Manchmal sind Maßnahmen zur Reduktion einer verminderten Insulinsensitivität, wie Gewichtsabnahme und Sport hilfreich.

Kontrollfall mit Fragen: Fall: *Ein 53-jähriger schlanker Patient stellt sich wegen Durstgefühl und Gewichtsverlust vor. Er berichtet über eine positive Familienanamnese für Diabetes mellitus (Mutter und Schwester). Leider könne er nicht mehr Auto fahren, da die Sehkraft in den letzten Wochen nachgelassen habe.*

? Was für Untersuchungen veranlassen Sie?

✓ Blutzucker, HbA1c, Urin auf Blutzucker und Ketone, ggf. C-Peptid, BGA, GAD, Antikörper-Screening (GAD, IAA, IA-2A).

? Welche Reihenfolge wählen Sie für die Untersuchungen?

✓ Urin und Blutzuckermessung > Bestimmung von HbA1c > C-Peptid: wenn niedrig > Antikörper-Screening/wenn im Normbereich molekulargenetisches Screening auf MODY 2/3,

✓ Bestimmung vom Albumin im Urin,

✓ zusätzlich Bestimmung von Größe, Gewicht, BMI, Blutdruck.

? Im Labor ergibt sich folgende Konstellation:

✓ Ketone im Urin: +, Blutzucker nüchtern 168 mg/dl (9,3 mmol/l), HbA1c 7,8 %, C-Peptid 1,2 mg/dl (Referenzwert 1,5 -4 mg/dl), GAD-Antikörper positiv, kein Albumin im Urin nachweisbar. BMI 22, RR 138/79 mmHg.

? Welchen Diabetes Typ vermuten Sie?

✓ LADA (Diabetes mellitus Typ 1 des Erwachsenen).

? Wie ist Ihr therapeutisches Vorgehen?

✓ Veranlassen einer Diabetesschulung und Einleiten einer (niedrig dosierten) Insulintherapie.

? Brauchen Sie weitere Untersuchungsergebnisse anderer Fachrichtungen?

? Wenn ja, welche?

✓ Beurteilung des Augenhintergrunds durch den Augenarzt,

✓ Abdomen-Sonographie, Echokardiographie/EKG und neurologische Mitbeurteilung sind wünschenswert.

? Was sagen Sie dem Patienten über Prognose und den zu erwartenden Verlauf?

✓ Vorliegen eines (autoimmunbedingten) Diabetes mellitus Typ 1 des Erwachsenen. Zunächst ist Insulin zur Stoffwechselrekompensation indiziert. Danach ist es möglich, dass eine gewisse Zeit (meist nur Monate) wenig bis kein Insulin benötigt wird (Honey-moon-Phase). Langfristig wird sich aber eine Insulintherapie nicht umgehen lassen. Es bestehen dann die üblichen Risiken für Langzeitfolgen durch den Diabetes mellitus Typ 1.

14.3 Weiterführende Informationen (◘ Tab. 14.19 und 14.20)

Tab. 14.19 Charakteristika der Insulinarten und ihrer Wirkungseigenschaften bei subkutaner Gabe: Modifiziert nach DDG 2018, Leitlinien Diabetes mell. Typ 1:

	Wirkung Eintritt	Maximum	Dauer	Übliche Anwendung
Humaninsuline				
NPH Insulin	1–2 h	6–7 h	14 h	2x täglich
Normalinsulin	30–60 min	3 h	8 h	0–30 min vor der Mahlzeit
Mischinsulin NPH (70)/Normal 30	30–60 min	3–3,5 h	14 h	Vor Frühstück und Abendbrot
Insulin-Analoga				
Degludec	1–2 h	8–14 h	>42 h	1x täglich
Detemir	1 h	7–9 h	19–26 h	1 und 2x täglich
Glargin U 100	1 h	8–12 h	20–27 h	1 oder 2x täglich
Glargin U 300	1–6 h	12–16 h	30–32 h	1x täglich
Apart	20–25 min	120–150 min	4--5 h	0–15 min vor der Mahlzeit
Glulisin	20–25 min	120–150 min	4–5 h	0–15 min vor der Mahlzeit
Lispro	20–25 min	120–150 min	4–5 h	0–15 min vor der Mahlzeit
Faster Aspart	15 min	120 min	4 h	Zur Mahlzeit
Mischinsulin Protamin (70)/Aspart oder Lispro (30)	20–25 min	2–3 h	10–14 h	20–25 min Frühstück und Abendbrot

Tab. 14.20 Glukose reduzierende Medikation bei Diabetes mellitus Typ 2: Allgemeines Vorgehen (modifiziert nach Davies M J Diabetes Care 2018; 41:2669-2701, angepasst entsprechend den in der BRD zugelassenen Medikamenten, Stand 3/ 2020)

1) Lebensstilintervention, Metformin

↓

Wenn HbA1c > Zielwert:

↓

2) Frage ASCVD oder CKD? (Ja/Nein)

↓

3) Ja: Was überwiegt?

↓

a) ASCVD überwiegend

GLP 1 oder SGLT 2 (wenn GFR adäquat)

↓

Wenn HbA1c > Zielwert:

↓

GLP 1 und /oder SGLT 2, je nach Nebenwirkungen zusätzlich
DPP 4 (wenn kein GLP 1), Basalinsulin, SH

b) HF oder CKD überwiegend

SGLT 2 (bei Unverträglichkeit oder GFR < adäquat) GLP 1

↓

Wenn HbA1c > Zielwert:

↓

DPP 4 (wenn nicht GLP 1), Basalinsulin, SH

2) Frage ASCVD oder CKD? (Ja/Nein)

↓

4) Nein: Was steht im Vordergrund der weiteren Therapie?
(Hypoglykämievermeidung, Gewicht, Kosten)

↓

4a) Zwingende Vermeidung von Hypoglykämien

DPP 4 oder GLP 1 oder SGLT 2

↓

Wenn HbA1c > Zielwert:

↓

DPP 4 oder SGLT 2	GLP 1 oder SGLT 2	SGLT 2 oder DPP 4 oder GLP 1

↓

Wenn HbA1c > Zielwert:

↓

Basalinsulin oder SH

4b) Zwingend Gewichtszunahme vermeiden

GLP 1 oder SGLT 2

↓

Wenn HbA1c > Zielwert:

↓

GLP 1 oder SGLT 2	SGLT 2 oder GLP 1

↓

Wenn HbA1c > Zielwert:

↓

Basalinsulin oder SH

(Fortsetzung)

■ Tab. 14.20 (Fortsetzung)

4c) Kosten im Fokus
Sulfonylharnstoff (SH)
↓
Wenn HbA1c > Zielwert:
↓
Insulintherapie oder DPP 4 oder SGLT 2

Alle 3-6 Monate soll die Therapie neu bewerten und angepasst werden

(ASCVD = Atherosklerotische kardiovaskuläre Erkrankung, CKD = Chronische Nierenerkrankung, HF = Herzversagen, GFR = Glomeruläre Filtrationsfraktion, GLP 1 = GLP 1 Rezeptoragonisten, DPP 4 = DPP 4 Inhibitoren, SGLT 2 = SGLT 2 Inhibitoren,SH = Sulfonylharnstoffe)

Literatur

Balkau B (2000) The DECODE study. Diabetes epidemiology: collaborative analysis of diagnostic criteria in Europe. Diabetes Metab 26(4):282–286

Brede S, Lehnert H (2019) Ernährung bei Diabetes mellitus Typ 2, Der Internist 60(1):49–56

Davies M J et. al. (2018) Glucose-Lowering Medication in Type 2 Diabetes: Overall Approach. Diabetes Care, 41:-2669–2701.

Gibbons CH, Freemann R (2015) Treatment-induced neuropathy of diabetes: an acute, iatrogenic complication of diabetes. Brain 138(1):43–52

Kleinwechter H, Schäfer-Graf U, Bührer C et al. (2016) Gestationsdiabetes mellitus (GDM)–Diagnostik, Therapie und Nachsorge. Praxisleitlinie der Deutschen Diabetes Gesellschaft (DDG) und der Deutschen Gesellschaft für Gynäkologie und Geburtshilfe (DGGG). Diabetologie 11(Suppl 2):182–194

Martin S, Dreyer M, Kiess W et al. Evidenzbasierte Leitlinie der DDG – Therapie des Diabetes mellitus Typ 1, Publiziert: 05/2003, aktualisiert 05/2007

Nauck M, Petermann A, Müller-Wieland D et al. (2016) Definition, Klassifikation und Diagnose des Diabetes mellitus. Diabetologie 11(Suppl 2):S78–S81

Nationale Versorgungs-Leitlinie Therapie des Typ 2 Diabetes. Langfassung 1. Aufl., Version 3. http://www.leitlinien.de

Ponikowski P, Voors A, Anker S et al. (2016) ESC guidelines for the diagnosis and treatment of acute and chronic heart failure. Eur Heart J 37:2129–2200. https://doi.org/10.1093/eurheartj/ehw128

Standard of Medical Care in Diabetes, American Diabetes Association, Diabetes Care (2017):40(suppl1) S 48–56

WHO (2016) Global report on diabetes. World Health Organization, Geneva. ISBN 978 92 4 156525 7

Ziegler D (2020) Diabetische Polyneuropathie. Internist 61:243–253

Polyendokrinopathien

© Springer-Verlag GmbH Deutschland, ein Teil von Springer Nature 2020
I. van de Loo, B. Harbeck, *Facharztwissen Endokrinologie und Diabetologie*,
https://doi.org/10.1007/978-3-662-58897-0_15

Beim gemeinsamen Auftreten mehrerer autoimmun bedingter Endokrinopathien und/oder nichtendokriner Störungen findet sich oft eine typische Assoziation, aufgrund derer sich sogenannte polyglanduläre Autoimmunsyndrome zusammenfassen lassen. Zahlreiche auslösende Mutationen sind bekannt. Das gilt auch für die multiplen endokrinen Neoplasien. Hier treten die Tumoren meist im jüngeren Lebensalter auf. Oft sind mehrere Organe betroffen und das Tumorwachstum ist aggressiv und rezidivierend.

15.1 Polyglanduläres Autoimmunsyndrom

Gemeinsames Auftreten mehrerer autoimmun bedingter Endokrinopathien und/oder nichtendokriner Erkrankungen in typischer Assoziation.

▪ Synonym

Autoimmun bedingtes pluriglanduläres Syndrom (APS), autoimmune polyglanduläre Insuffizienz, Autoimmun-Polyendokrinopathie, polyglanduläres Autoimmunsyndrom (PAS).

▪ Epidemiologie

Abhängig vom Syndrom.

▪ Einteilung

1. **Juvenile Form (juveniles Autoimmunsyndrom): Typ 1:**

- APECED-Syndrom = Autoimmunes-Polyendokrinopathie-Candidiasis-Ektodermales- Dystrophie-Syndrom:
  - Morbus Addison,
  - Hypoparathyreoidismus,
  - Mukokutane Candidiasis,
  - Diabetes mellitus Typ 1 (selten),
  - Primärer Hypogonadismus,
  - Diverse, nicht endokrin bedingte Autoimmunerkrankungen,
- **Prävalenz:** 1–9/1.000.000,
- **Pathophysiologie:** monogenetisch bedingt durch AIRE-Gen-Mutation.

2. **Adulte Formen (adulte polyglanduläre Syndrome):**

Typ 2:

- Zwei Unterformen sind bekannt, sie können mit weiteren Autoimmunerkrankungen assoziiert sein:
  - Schmidt Syndrom: Morbus Addison und andere Autoimmunthyreopathien,
  - Schmidt-Carpenter-Syndrom: Morbus Addison, Diabetes mellitus Typ 1 und andere Autoimmunthyreopathien,
- **Prävalenz:** 15–45/1.000.000,
- **Pathophysiologie:** gehäuftes Auftreten bei Trägern von HLADR 3 und DR4-Allelen.

Typ 3 (seltene Form):

- Diabetes mellitus Typ 1,
- Autoimmunnephritis,
- Immunthrombozytopenie (ITP),
- Myasthenia gravis,
- systemischer Lupus erythematodes (SLE),
- weitere Autoimmunopathien.

Typ 4 (seltene Form):

- Ausschlussdiagnose bei Vorliegen von ≥ 2 organspezifischen Autoimmunerkrankungen, die nicht Typ 1–3 zugeordnet werden können.
- Bekannte Formen:
  - XPID/IPEX-Syndrom (= X-linked polyendocrinopathy, immunodeficiency and diarrhea syndrome).
- **Pathophysiologie:** X-chromosomal rezessive Vererbung → in erster Linie sind Jungen betroffen, durch Fehlsteuerung des Immunsystems kommt es zu autoimmunen Endokrinopathien und Entzündung des Darms.
- **Verlauf:** unbehandelt in der Regel im 1. Lebensjahr tödlich.
- **Therapie**: Lebensverlängerung und Symptomlinderung sind durch Stammzelltransplantation zu erzielen.
  - POEMS Syndrom (= Polyneuropathie, Organomegalie, Endokrinopathie, monoklonale Gammopathie, Skin-lesions-Syndrom).
- Pathophysiologie:

Seltene angeborene Erkrankung, die zu den namensgebenden Erkrankungen führen kann, häufig mit dem Auftreten eines Plasmozytoms assoziiert.

▪ Klinik und Diagnostik

Abhängig von den jeweils auftretenden Endokrinopathien und den weiteren assoziierten Erkrankungen. Verdachtsdiagnose ergibt sich aus Zusammensetzung betroffener Organe, ggf. kann eine molekulargenetische Untersuchung Hinweise zur Diagnosefindung liefern.

▪ Therapie

- Bei Hormonausfall: Hormonsubstitution,
- bei Erkrankungen nichtendokriner Organe werden diese entsprechend aktueller Therapierichtlinien behandelt,
- selten kommen Immunsuppressiva zum Einsatz (z. B. bei Typ 1).

▪ Verlauf und Prognose

Variabel.

▪ Komplikationen

Entsprechend der einzelnen Krankheitsbilder.

▪ Tipp für die Praxis/FAQ

Beim Auftreten endokriner Autoimmunopathien (z. B. Hashimoto-Thyreoiditis oder Diabetes mellitus Typ 1) mit nichtendokrinen Autoimmunerkrankungen (z. B. Zöliakie oder atrophischer Gastritis) wird auch von einem monoglandulären Autoimmunsyndrom (MGA) gesprochen, praktisch wird es aber meist unter PAS subsummiert.

15.2 Multiple endokrine Neoplasie (MEN)

▪ Synonym

Multiple endokrine Neoplasie (MEN).

▪ Epidemiologie

Prävalenz 1:50.000.

▪ Pathophysiologie

MEN ist der Oberbegriff einer Gruppe genetisch bedingter Tumorerkrankungen endokriner Organe. Die Tumoren treten regelhaft im jüngeren Lebensalter auf. Oft sind mehrere Organe gleichzeitig oder sequenziell betroffen. Das Tumorwachstum ist aggressiv und rezidivierend.

Es werden vier Formen unterschieden:

Typ 1 (Wermer-Syndrom) (Thakker 2012)**:**

Funktionsverlust des Tumorsuppresorgens MEN-1 auf dem langen Arm des Chromosoms 11 (11q13). Diese „loss of function" Mutation wird autosomal-dominant vererbt.

Betroffene Organe mit überexprimierten Hormonen und hierdurch ausgelöste Erkrankung:

- Nebenschilddrüse: Parathormon ↑ (Hyperparathyreoidismus),
- Pankreas: pankreatisches Polypetid ↑, Gastrin ↑ (Zollinger-Ellison-Syndrom), Insulin ↑ (Insulinom), vasoaktives Polypeptid (VIP) ↑ (Verner-Morrison-Syndrom), Glucagon ↑ (Glucagonom), Somatostatin ↑, (Somatostatinom),
- Hypophyse: Wachstumshormon ↑ (Akromegalie), CRH ↑ (Morbus Cushing).

(Untersuchungs-Algorithmus, siehe ◘ Tab. 15.1).

Typ 2:

Vorliegen einer aktivierenden Mutation des RET-Protoonkogens auf dem langen Arm des Chromosoms 10 (10q11.2) (Wells und et al. 2013) → codiert für Tyrosinkinaserezeptor, autosomal-dominanter Erbgang, wobei verschiedene Mutationsarten bekannt sind → führen zur Ausbildung unterschiedlicher Syndrome.

MEN 2A (Sipple-Syndrom)

- C-Zellen der Schilddrüse: Calcitonin ↑ → medulläres Schilddrüsenkarzinom,
- Nebenniere: Katecholamine ↑ (Adrenalin/Noradrenalin bzw. Metanephrin/Normetanephrin) → Phäochromozytom,
- Nebenschilddrüse: Parathormon ↑ → primärer Hyperparathyreoidismus,
- Sonderformen:
  - familiäres C-Zellkarzinom (FMTC = familial medullary thyroid carcinoma),
  - MEN 2A mit kutaner Lichenamyloidose,
  - MEN 2A mit Morbus Hirschsprung.

MEN 3 (ehemals 2b, Williams-Pollok/Gorlin-Syndrom)

- C-Zellen der Schilddrüse: Calcitonin ↑ → medulläres Schilddrüsenkarzinom,
- Nebenniere: Katecholamine ↑ (Adrenalin/Noradrenalin bzw. Metanephrin/Normetanephrin) →Phäochromozytom,
- Manifestationen außerhalb der endokrinen Organe: z. B. Gangliome im Gastrointestinaltrakt, typisch ist ein dem Marfan-Syndrom ähnlicher Habitus.

- Keimbahnmutation, die wahrscheinlich für Tumorsuppressorgen codiert.

MEN 3a

- Nebenniere: Katecholamine (Adrenalin/Noradrenalin bzw. Metanephrin/Normetanephrin) → Phäochromozytom,
- Duodenum: Karzinoide,
- Neurofibromatose Typ 1.

MEN 3b

- Nebenniere: Katecholamine (Adrenalin/Noradrenalin bzw. Metanephrin/Normetanephrin) → Phäochromozytom
- Pankreas: Inselzelltumoren.
- Von-Hippel-Lindau-Syndrom: (Phakomatose).

MEN 3c (Ellenberg-Syndrom)

- C-Zellen der Schilddrüse: Calcitonin → medulläres Schilddrüsenkarzinom
- Nebenschilddrüse: Parathormon → primärer Hyperparathyreoidismus.

Typ 4:

Keimbahnmutation, die wahrscheinlich für Tumorsuppressorgen codiert.

- Hypophyse: verschiedene Hypophysenadenome möglich,
- Nebenschilddrüse: Parathormon → primären Hyperparathyreoidismus,
- Angiomyolipome.

Klinik

Abhängig vom betroffenen Organ und dessen Befallsmuster.

Diagnostik

- Organdiagnostik,
- Genanalyse auf MEN bei jedem Indextumor initialisieren (z. B. medulläres Schilddrüsenkarzinom, Phäochromozytom, siehe auch Tabelle der empfohlenen Untersuchungen bei MEN-1).

Therapie

Möglichst frühzeitige und komplette operative Resektion endokriner Tumore.

Verlauf und Prognose

Hängt vom Zeitpunkt der Diagnose und Qualität des chirurgischen Eingriffs ab → Ziel ist initial eine vollständige Tumorresektion → Verbesserung der Lebenserwartung.

Tipp für die Praxis/FAQ

- Bei allen Trägern einer RET-Mutation wird eine prophylaktische Schilddrüsenresektion empfohlen, Eingriff soll bei Kindern mit MEN 2B im 1. Lebensjahr und für Patienten mit MEN 2A oder FMTC im Alter zwischen 2 und 5 Jahren erfolgen.
- Differentialdiagnostisch sollte bei den MEN Typ 1 und 4 auch der Carney-Komplex abgegrenzt werden (familiäres Myxom-Syndrom mit Myxomen, Pigmentflecken, hormonellen Regulationsstörungen, insbesondere Akromegalie und Hypercortisolismus. Ursache: Defekt im Tumor-Suppressorgen. Erbgang: autosomal-dominant).

15.3 Weiterführende Information (◘ Tab. 15.1)

◘ Tab 15.1 Empfohlene biochemische und radiologische Untersuchungen bei Patienten mit hohem Risiko für MEN 1

Tumor	Beginn des Screenings im Alter von (Jahren)	Jährliche biochemische Tests	Bildgebung (Intervall)
Nebenschilddrüse	8	Kalzium, PTH	Keine
Pankreatisches NET			
- Gastrinom	20	Gastrin	Keine
- Insulinom	5	Nüchtern-Glukose mit Insulin	Keine
- Andere pankreatische NET	<10	Chromogranin-A; Pankreatisches Polypeptid, Glucagon, VIP	MRT, CT, Endosonographie (jährlich)
Hypophyse	5	Prolaktin, IGF-1	MRT (alle 3 Jahre)
Nebenniere	<10	Keine, bis Symptome oder Zeichen eines Tumors auftreten bzw. bis in der Bildgebung ein Tumor >1 cm darstellbar ist	MRT oder CT (jährlich mit Darstellung des Pankreas)
Thymus- und Bronchialkarzinom	15	Keine	CT oder MRT (alle 1–2 Jahre)

Literatur

Thakker RV, Newey PJ, Walls GV et al. (2012) Clinical practice guidelines for Multiple Endocrine Neoplasia Type 1 (MEN1). J Clin Endocrinol Metab 97(9):2990–3011. Published: 01 September 2012

Wells SA Jr, Oacini F, Robinson BG et al. (2013) Multiple endocrine neoplasia type 2 and familial medullary thyroid carcinoma: an update. J Clin Endocrinol Metab 98(8):3149–3164. Published: 01 August 2013

Neuroendokrine Neoplasien (NEN)

© Springer-Verlag GmbH Deutschland, ein Teil von Springer Nature 2020
I. van de Loo, B. Harbeck, *Facharztwissen Endokrinologie und Diabetologie*,
https://doi.org/10.1007/978-3-662-58897-0_16

Dieses Kapitel setzt sich mit Tumoren neuroendokriner Zellen auseinander. Sie treten vorwiegend im gastrointestinalen Trakt auf und bereiten erhebliche Probleme in Diagnostik und Therapie. Je nach Proliferationsverhalten werden eher benigne Neoplasien mit langsamem Tumorwachstum oder maligne Karzinome mit schnellem Wachstum und rascher Metastasierung unterschieden. Da es sich um neuroendokrine (Tumor-)Zellen handelt, sind die Zellen zur Produktion unterschiedlichster Hormone in der Lage, was verschiedenste Krankheitsbilder nach sich zieht. Insbesondere häufiger auftretende NEN werden in Diagnostik und Therapie dargestellt.

16.1 NEN-Einführung

▪ Pathophysiologie

Unter dem Oberbegriff neuroendokrine Neoplasien werden langsam wachsende neuroendokrine Tumoren (NET) sowie schneller wachsende neuroendokrine Karzinome (NEC) zusammengefasst. Alle NEN werden dabei als maligne eingestuft. Neuroendokrine Zellen entwickeln sich aus dem Neuro-Ektoderm (Neuralleiste). NEN treten vor allem im Magen-Darm-Trakt auf (ca. 75–85 %, sog. GEP-NEN), finden sie sich aber auch im Bronchialsystem und selten in anderen Organen.

Neuroendokrine Zellen haben ihren Eigenschaften nach Ähnlichkeit mit Nervenzellen (= neuro) und sind zudem hormonproduzierende Zellen (= endokrin), welche vor allem über das gesamte Verdauungssystem verteilt sind.

NEN unterscheiden sich nach:

- Proliferationsverhalten (niedrig proliferativ → langsam wachsend [G1] bis hoch proliferativ → schnell wachsend [G3]),
- histologischem Differenzierungsgrad (hohe oder niedrige Differenzierung),
- hormoneller Aktivität (funktionell aktiv 30 % vs. funktionell inaktiv 70 %),
- Lokalisation:
  - **Foregut:** Pankreas, Magen, Duodenum,
  - **Midgut:** Jejunum, Ileum, Colon ascendens, Colon transversum (proximale 3/4),
  - **Hindgut:** Colon transversum (distale ¼), Colon descendens, Sigma, Rektum,
- TNM-Klassifikation (lokale Infiltrationstiefe/Lymphknotenmetastasen/Fernmetastasen),
- immunhistochemischer Färbung: generelle neuroendokrine Marker Chromogranin A und Synaptophysin,
- SSTR-Expression: meiste NEN besitzen auf ihrer Oberfläche in hoher Dichte spezifische Somatostatin-Rezeptoren (v. a. SST-2), Ausnahme Insulinom,
- hereditär: v. a. im Rahmen eines MEN-1-Syndroms.

▪ Epidemiologie

- Inzidenz: 60 Fälle/Mio. Einwohner/Jahr Verdreifachung in den letzten 30 Jahren,
- Prävalenz: unbekannt, ca. 15.000–20.000 NEN-Patienten in Deutschland,
- Altersgipfel: 50.–70. Lebensjahr,
- keine Geschlechterdifferenz,
- hereditäre Syndrome assoziiert mit NEN: tuberöse Sklerose, Neurofibromatose Typ 1, Von-Hippel-Lindau-Syndrom, MEN Typ 1.
- NEN des Pankreas machen ca. 5 % aller Pankreastumoren aus.

▪ Klassifikationen (◘ Tab. 16.1 und Tab. 16.2)

Klassifikation von 2010 unterschied NET G1/G2 und NEC G3 (◘ Tab. 16.1); seit 2017 erstmals Unterscheidung innerhalb der schlecht differenzierten pankreatischen Tumoren G3→ Klassifikation basierend auf Morphologie **und** Proliferationsrate; 2019 NET-G3-Konzept für alle Organsysteme akzeptiert (◘ Tab. 16.2).

◘ Tab 16.1 WHO-Klassifikation neuroendokriner Neoplasien von 2010

Differenzierung	Grading	Ki-67-Index	WHO
Hoch (gut) differenziert	G1 G2	≤ 2 % 3–20 %	Neuroendokriner Tumor G1 Neuroendokriner Tumor G2
Niedrig (schlecht) differenziert	G3	>20 %	NEC G3 (klein/groß-zellig)

■ Tab. 16.2 WHO-Klassifikation für GEP-NEN von 2017/2019

Differenzierung	Grading	Ki-67-Index	WHO
Hoch (gut) differenziert	G1 G2 G3	≤ 2 % 3–20 % >20 %	Neuroendokriner Tumor G1 Neuroendokriner Tumor G2 Neuroendokriner Tumor G3[1]
Niedrig (schlecht) differenziert	G3	>20 %	NEC G3[2] (klein, groß-zellig)

[1]p53 gering, bis 40 % Ki-67 möglich (darüber unwahrscheinlich),
[2]p53 hoch, Retinoblastom-Mutationen, Adenokarzinom-Mutationen, ab ca. 40 % Ki-67 (darunter unwahrscheinlich)

■ Diagnostik

Labor:

- Bestimmung spezifischer Peptidhormone (Insulin, Gastrin etc.),
- NSE (bei allen NEN G3 zumindest einmalig)
  - 24 h-Sammelurin auf 5-HIES bei Verdacht auf Karzinoidsyndrom,
  - Tumormarker: Chromogranin A bei >80 % ↑, v. a. Verlaufsbeurteilung (insbesondere bei funktionell inaktiven Tumoren).

Bildgebung:

- Sonographie-Abdomen,
- Somatostatin-Rezeptor-Bildgebung: ^{68}Ga-DOTATOC/NOC/TATE-PET-CT (hohe Nachweisquote von 80–90 %, da die meisten NEN diese Rezeptoren besitzen) → 1. Wahl zum Nachweis von Primärtumor und Metastasen (Ausnahme: Magen-NET Typ 1, Rektum-NET G1, Appendix-NET, jeweils < 1cm ohne Risikofaktoren), ■ Abb. 16.1 → 111In-Octreotid-Szintigraphie in Kombination mit CT/MRT nur, wenn SSR-PET-CT nicht verfügbar ist.
- CT, MRT, jeweils mit KM (v. a. Metastasen),
- Endoskopie,
- Endosonographie (Nachweis von bis zu 90 % der pankreatischen NEN),
- FDG-PET (v.a. NEC G3), F-DOPA-PET.
- ggf. Echokardiographie

Grundsätzlich hängt die Wertigkeit der verschiedenen diagnostischen Verfahren stark von Typ und Lokalisation des Primärtumors ab → kein Verfahren allein ausreichend sensitiv → bei ca. 20 % der GEP-NEN ist die Primärlokalisation unbekannt → multimodales Konzept durch Kombination von (Schnitt-) Bildgebung und nuklearmedizinischer Untersuchung erforderlich.

■ Histologische Untersuchung:

- immunohistochemische Färbung für Synaptophysin, Chromogranin A und Ki-67,
- Bestimmung des Proliferationsindex (Ki-67-Index),
- Bestimmung der Eindringtiefe,
- Resektionsstatus.

■ Therapie (vgl. S2k-Leitlinie 2018)

Allgemeine Prinzipien:

- endoskopische Therapie
- Operation (kurativ/Debulking),
- lokal ablative Verfahren (TACE, RFA, SIRT),
- Pharmakotherapie:
- Biotherapie →Somatostatinanaloga, z. B. Octreotid, Lanreotid (antisymptomatisch, antiproliferativ), 1. Wahl bei metastasierten / nicht resektablen SSR- positiven intestinalen/ pankreatischen NEN mit Proliferation <10% und niedriger/mittlerer hepatischer Tumorlast
- Targeted Therapies (z. B. Everolimus, Telotristat, Sunitinib, Cabozantinib) → insbesondere bei Progredienz intestinaler/pankreatischer NEN,
- Chemotherapie: Erstlinientherapie Pankreas NEN bei hepatischer Tumorlast >25%, Tumorprogress oder Ki-67> 10%->Streptozotocin und 5-Fluorouracil (STZ/5-FU); alternativ auch Temozolomid/Capecitabin (TEM/CAP); NEC G3 unabhängig von Primärtumorlokaliation: Cisplatin und Etoposid; bei NET G1/2 des Dünndarms i.d.R. keine Chemotherapie; NET G3: noch kein Standard etabliert: TEM/CAP, STZ/5-FU (pankreatische NET), FOLFOX oder FOLFIRI,
- Peptid-Radio-Rezeptor-Therapie (bei SSR-Besatz, keine Erstlinientherapie).

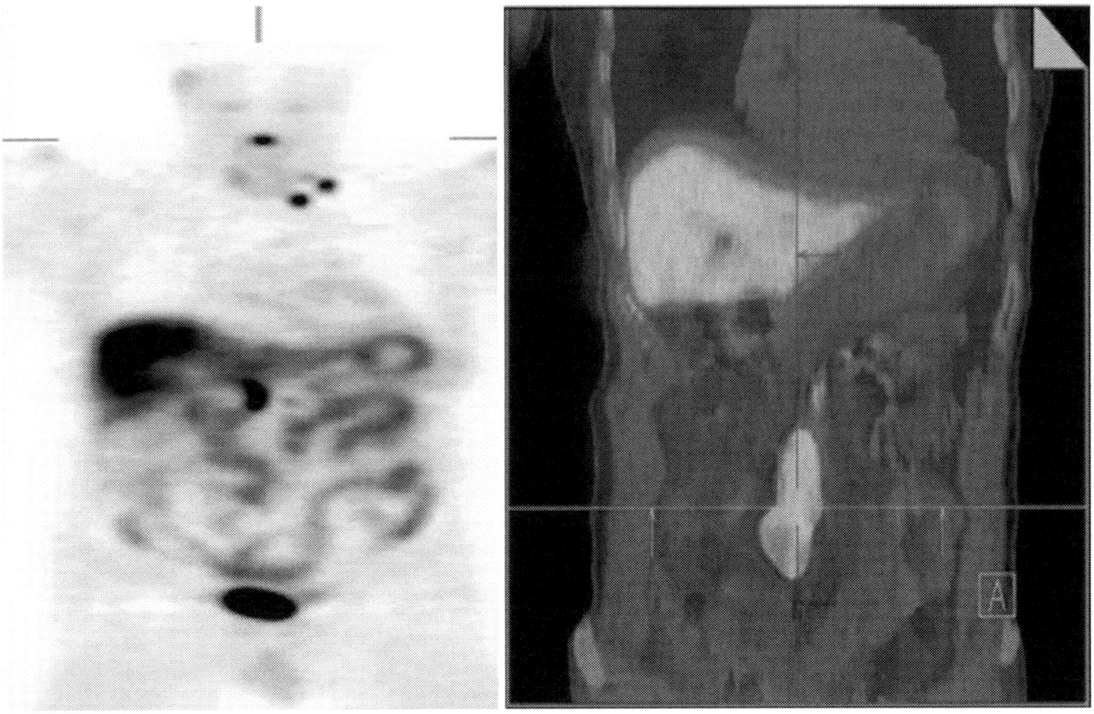

Abb. 16.1 DOTATATE-PET-CT

Fortgeschrittene nicht kurativ resektable **pankreatische** NET G1/G2:

- Symptomkontrolle:
  abhängig von Tumor; SSA, Diazoxid, PPI;
  bei refraktärem Syndrom: Addition Interferon-a, Everolimus (Insulinom), lokoregionäre Therapien
- Wachstumskontrolle:
  G1/G2, niedrige Tumorlast, asymptomatisch: G1 ggf. Watch and wait, G1/G2 < 10 %: SSA;
  bei Progress: Everolimus, Sunitinib, PRRT, lokoregionäre Therapien;
  G1/2 und/oder mittlere/hohe Tumorlast, Symptome oder Wachstumsdynamik:
  STZ/5-FU oder TEM/CAP;
  bei Progress: Everolimus, Sunitinib, PRRT, lokoregionäre Therapien

Fortgeschrittene nicht kurativ resektable **intestinale** NET G1/G2:

- Symptomkontrolle (Karzinonidsyndrom):SSA;
  bei refraktärem Syndrom: lokoregionäre Therapie, Interferon-a, Telotristat (**s. 16**.4);
- Wachstumskontrolle:
  Ki-67 < 10 %, niedrige Tumorlast, asymptomatisch: ggf. Watch and wait, sonst SSA;
  Ki-67 > 10 oder mittlere/hohe Tumorlast, Symptome: SSA:
  bei Progress: PRRT;
  bei weiterem Progress: Interferon-a, Everolimus, PRRT, lokoregionäre -Therapien

Verlauf und Prognose

- Abhängig von Ki-67,
- TNM-Stadium,
- Tumorart,
- Primärtumorlokalisation.
- Nachsorge bei allen NEN erforderlich (auch bei R0 Resektion, Ausnahme: NET der Appendix pT1 <1 cm ohne Risikofaktoren)

NET G1 alle 6–12 Monate Verlaufskontrolle, bei NET G2 alle 6 Monate, NET/NEC G3 alle 3 Monate durch CT/MRT, Sonographie ggf. Endoskopie, Chromogranin A, ggf. 5-HIES, Somatostatinrezeptor-Bildgebung alle 1–3 Jahre oder bei Progress.

Differentialdiagnosen

Ausschluss eines MEN-1-Syndroms (auch in der Nachsorge): Bestimmung von Prolaktin, IGF-1, Kalzium, Parathormon (wenn möglich molekulargenetische Untersuchung auf MEN) (Tab. 16.3).

- **Tipp für die Praxis/FAQ**

- Ausschließlich das klinisch manifeste Hormonhypersekretionssyndrom klassifiziert eine NEN als funktionell aktiv (nicht hormonelle Sekretion).
- Falsch-positives Chromogranin A bei: Einnahme von Protonenpumpenhemmern, H2-Blockern, Glucocorticoiden, chronisch atrophischer Gastritis entzündlicher Darmerkrankung, Reizdarmsyndrom, Niereninsuffizienz, anderen Tumorarten (medulläres Schilddrüsenkarzinom, Phäochromozytom, Mammakarzinom etc.), kardiovaskulären Ursachen (arterielle Hypertonie, Herzinsuffizienz etc.).
- Höhe des CgA-Spiegels korreliert mit Tumormasse.
- Therapieziel: Tumorfreiheit > Reduktion der Tumorlast > Symptomlinderung.
- Nachsorge in spezialisierten Zentren, Nachsorgeintervalle abhängig von Tumorart und Grading.
- Ki-67 synonym zu MIB-1 („**m**ade **i**n **B**orstel“).

16.2 Gastrinom

Fall 1:

Sie sehen eine 60-jährige Patientin, die seit 20 Jahren unter rezidivierenden Magengeschwüren leidet. Aktuelle Therapie: Pantozol 80 mg 1-0-1.

An welche Differentialdiagnosen denken Sie? Was sollten Sie diagnostisch tun?

- **Synonym**

Zollinger-Ellison-Syndrom.

- **Epidemiologie**

- Zweithäufigster GEP-Tumor,
- Inzidenz: 1–5 Fälle/Mio. Einwohner/Jahr,
- Prävalenz: 0,1 % aller Patienten mit Ulcera duodeni,
- Manifestationsalter: meist 20–50 Jahre,
- 75 % d. F. sporadisch, 25 % d. F. im Rahmen eines MEN-1-Syndroms (multipel, meist Duodenum),
- meist maligne (ca. 70 %).

- **Pathophysiologie**

- Gastrinproduzierender neuroendokriner Tumor des Gastrointestinaltrakts (GIT)→ meist im Pankreas, selten Magen oder Duodenum→ chronische Hypergastrinämie bei gastraler Hyerazidität→ Magensäurehypersekretion→ peptische Ulzera in Magen, Duodenum und Jejunum.
- Zollinger-Ellison-Syndrom: Gastrinom mit Hypergastrinämie, Säuresekretion des Magens ↑, Ulzera im oberen Gastrointestinaltrakt.

- **Klinik**

- Therapieresistente rezidivierende Ulzera in Magen und Duodenum (>90 %), in seltenen Fällen auch im Jejunum (häufig atypische Lage),
- abdominelle Schmerzen (>75 %),
- Refluxbeschwerden (40–55 %),
- Diarrhö (20 %), Steatorrhö,
- ggf. weitere Manifestationen einer MEN 1.

- **Diagnostik**

- **Anamnese**: Ulzera?
- **Labor**: Gastrin basal ↑ (>1000 ng/l)→ PPI müssen mindestens 7 Tage vorher pausiert werden, da sonst falsch-pathologische Werte; im Graubereich (Gastrin >100 ng/l – <1.000 ng/l) Sekretintest→ beweisend Anstieg des Gastrinspiegels nach i.v.-Sekretingabe um 100 % oder >200 ng/l; Magensaft pH <2,5, Chromogranin A.
- **Endoskopie**: Ösophagogastroduodenoskopie.
- **Bildgebung**: präoperative Erfassung von Größe, Lokalisation und Ausdehnung des Befundes: Abdomensonographie mit und ohne Kontrastmittel, Endosonographie, MRT (mit MR-Angio und MRCP), CT-Abdomen, Ga-DOTATATE-PET-CT (1. Wahl) oder sekundär Somatostatinrezeptorszintigraphie;
  → Durchmesser von <1 cm sind kaum darstellbar

- **Differentialdiagnosen**

Hypergastrinämie durch Protonenpumpenhemmer/H2-Blocker, chronisch-atrophische Typ-A-Gastritis, HP-Gastritis, Niereninsuffizienz, Magenausgangsstenose, Antrumrest nach Magenteilresektion, MEN 1.

- **Therapie:**

Operative Therapie: Tumorentfernung einzig kurativer Ansatz→ bei 50 % d. F. Metastasierung zum Zeitpunkt der Diagnosestellung.

Tab. 16.3 Neuroendokrine Neoplasien mit Lokalisation, Klinik, Diagnostik und Therapie

Tumorentität	Lokalisation	Hormon[1]	Klinik	Diagnostik	Therapie
Insulinom	Pankreas	Insulin	Nüchtern-Hypoglykämie	Glukose, Insulin, Proinsulin, C-Peptid, Chromogranin A, Hungerversuch über 72 h, Endosonographie, Bildgebung	OP, Diazoxid, SSA, Everolimus, Chemotherapie
Gastrinom (Zollinger-Ellison-Syndrom)	Magen (Antrum), Duodenum	Gastrin	Rezidivierende Ulzera, Diarrhö	Gastrin, Chromogranin A, Sekretin-Test, gastrale 24 h-pH-Metrie, Endoskopie, Endosonographie, Bildgebung	OP, PPI, SSA, Chemotherapie
VIPom (Verner-Morrison-Syndrom)	Pankreas	VIP	Wässrige Diarrhö, Hypokaliämie, „WDHH"-Syndrom	VIP, venöse BGA, Kalium, Chromogranin A, Endosonographie, Bildgebung	Ggf. OP, SSA, Antidiarrhoika
Glucagonom	Pankreas, Magen, Appendix	Glucagon	Nekrolytisches migratorisches Erythem, Diabetes mellitus, Gewichtsverlust	Glukose, Glucagon, Chromogranin A, Endosonographie, Endoskopie, Bildgebung	OP, SSA, Antidiabetika, Chemotherapie
Somatostatinom	Pankreas, Duodenum	Somatostatin	Steatorrhö, Diabetes mellitus, Cholezystolithiasis	Somatostatin, Endoskopie, Endosonographie, Bildgebung	OP, Antidiabetika, Chemotherapie
Karzinoid	Gesamtes GEP-System	Serotonin	Diarrhö, Flush	5-HIES im 24 h-Sammelurin, Chromogranin A, Abdomensonographie, Endosonographie, Endokopie, Bildgebung	OP, SSA
Non-funktionelle NEN	Meist Colon transversum, Colon descendens, Sigma, Rektum	Nicht funktionell	Asymptomatisch (Zufallsbefund) oder abdominelle Beschwerden durch verdrängendes Wachstum bzw. durch Lebermetastasierung	Chromogranin A, Endoskopie, Bildgebung	OP

[1]CgA: bei allen NEN

Pharmakotherapie: präoperativ oder bei Inoperabilität zur Symptomlinderung.

Protonenpumpenhemmer :

- Wirkweise: Hemmung der H^+/K^+-ATPase in den Belegzellen der Magenschleimhaut→ Sekretion von Protonen in den Magen ↓→ Hemmung der Entstehung von Salzsäure,
- Dosierung: z. B. Pantoprazol 40 mg 1-0-1,
- UAW: Drüsenpolypen des Fundus, Osteoporose, Hautveränderungen, gastrointestinale Störungen, Leberenzyme ↑, Kopfschmerzen.

Somatostatinanaloga (Octreotid, Lantreotid):

- Wirkweise: ähneln dem natürlichen Hormon Somatostatin→ Hemmung der Gastrinsekretion und antiproliferative Wirkung,
- Dosierung: nach subkutaner Testdosis (z. B. Octreotid 3 × 100 ug) Gabe eines Depotpräparates Octreotid 20 mg LAR i.m. alle 4 Wochen oder Lanreotid 60 mg 1x alle 4 Wochen s.c., Dosisanpassung im Verlauf,
- UAW: Hyperglykämie, Kopfschmerzen, Durchfälle, Gallensteine, Veränderung der Transaminasen.

Bei inoperablen Befunden:

- **Somatostatinanaloga** (siehe oben),
- **palliative Chemotherapie** (z. B. Streptozotocin und 5-Fluoruracil),
- **Tyrosinkinasehemmer** (z. B. Sunitinib),
- **Interferon-α.**
- Bei Lebermetastasen: lokal-ablative Verfahren (z. B. Radiofrequenzablation oder TACE).

Verlauf und Prognose

Ohne Lebermetastasen: 10-JÜR 90–100 %, mit Lebermetastasen 10-JÜR 20–40 %.

Komplikationen

Komplikationen der Ulkus-Krankheit →gastrointestinale Blutungen, Perforation, Penetration, Peritonitis.

Tipp für die Praxis/FAQ

- Steatorrhö entsteht auf Grund der Inaktivierung der Lipasen durch den erhöhten Säuregehalt des Magensafts.
- Zwischen Diagnosestellung und ersten Symptomen vergehen meist 4–6 Jahre.
- Bestimmung von Prolaktin, IGF-1, Kalzium und Parathormon in der Nachsorge, da Gastrinom Erstmanifestation einer MEN 1 sein kann.

Fall 1:

Pausierung PPI (mindestens 7 Tage), danach Gastroskopie mit Biopsienentnahme und Magen-pH-Messung, Gastrinbestimmung; DD: Hypergastrinämie durch PPI, Gastrinom, Typ-A/B-Gastritis.

16.3 Insulinom

Fall 2:

Eine 42-jährige Patientin stellt sich in Ihrer Sprechstunde vor, weil sie häufig zittrig sei und dann das Gefühl habe, essen zu müssen. Nach dem Essen gehe es ihr besser, sie habe aber mittlerweile schon 10 kg zugenommen in den letzten 12 Monaten. Da ihre Mutter Diabetikerin sei, habe sie neulich in deren Beisein einmal den Blutzucker messen können, als es ihr schlecht gegangen sei. Der Blutzucker habe bei 35 mg/dl gelegen.

An welches Krankheitsbild denken Sie? Wie gehen Sie weiter diagnostisch vor?

Epidemiologie

- Häufigster endokrin aktiver Tumor des Pankreas (Insulinome 50 %> Gastrinome 30 %> ViP-ome 10–15 %, Glukagonome, Somastostatinome u. a. 5 %),
- Inzidenz: 2–4 Fälle/Mio. Einwohner/Jahr, ♀: ♂ 2:1,
- Häufigkeitsgipfel: 40–60. Lebensjahr.

Pathophysiologie

- Adenomatös entartete β-Zellen des Pankreas.
- Lokalisation: 40 % Pankreaskopf oder Processus uncinatus, 30 % Pankreaskorpus, 30 % Pankreasschwanz.
- Insulinome sind in 75 % d. F. <2 cm, meist solitär vorliegend (90 %), selten multiple Mikroadenome. 10 % d. F. sind maligne. Insulinome können im Rahmen einer MEN 1 vorkommen (4 % d. F.).
- 50 % d. F. produzieren allein Insulin, in den übrigen Fällen Co-Sekretion anderer gastrointestinaler Hormone (z. B. Gastrin, Glucagon, Somatostatin, ACTH, CRH, Serotonin, VIP)→ v. a. bei Malignität.

16

Klinik

- Whipple-Trias:
  - Spontanhypoglykämie <40 mg/dl,
  - autonome (Schwitzen, Schwäche, Zittern, Tachykardien etc.) bzw. neuroglukopenische Symptome (Bewusstlosigkeit, Kopfschmerzen, Sehstörungen, Verwirrtheit, Aggressivität etc.),
  - Besserung nach Glukosezufuhr,
- häufig Gewichtszunahme durch vermehrte Nahrungsaufnahme (ca. 40 %).

Diagnostik

- **Anamnese:** Messbare Unterzuckerung, Unterzuckerungssymptomatik, Besserung durch Glukosezufuhr, Medikamente, Gewichtszunahme, Essverhalten
- **Labor:** Glukose, HbA1c, Insulin, C-Peptid, Proinsulin, verlängerter oGTT (reaktive Hypoglykämie, s. ▶ Kap. 14 → meist Abfall des Blutzuckers nach 3–4 Stunden), 72h-Hungerversuch (s. Kap. 22 „Funktionstests“)→ fehlende physiologische Insulinsuppression bei Abfall des Blutzuckers: Insulin ↑, Proinsulin ↑, C-Peptid ↑.
- **Bildgebung:** präoperative Erfassung von Größe, Lokalisation und Ausdehnung des Befundes: Abdomensonographie mit und ohne Kontrastmittel, Endosonographie (Goldstandard), MRT (mit MR-Angio und MRCP), CT-Abdomen, Ga-DOTATATE-PET-CT oder sekundär Somatostatinrezeptorszintigraphie (Insulinome teils ohne SSR-Besatz !), ggf. perkutane transhepatische Pfortaderkatheterisiserung mit selektiver Insulinbestimmung.

Differentialdiagnosen

Hypoglykämien anderer Genese (Nüchternhypoglykämien, z. B. NNR-Insuffizienz, Medikamente, Leberversagen etc., reaktive Hypoglykämien, Nesidioblastose vgl. ▶ Kap. 14 und 18), Adipositas, Epilepsie.

Therapie

Operative Therapie: Resektion des Adenoms einzig kurativer Ansatz.

Pharmakotherapie: präoperativ oder bei Inoperabilität zur Symptomlinderung.

Diazoxid:

- Wirkweise: Hemmung der Insulinsekretion,
- Dosierung: 5 mg/kg KG/d in 2–3 Dosen mit Dosisanpassung,
- UAW: Schmerzen in der Brust, Angstgefühl, Hyperglykämie, Blutbildveränderungen, Herzrhythmusstörungen, Hyperurikämie, extrapyramidale Symptome, Hypertrichose, Flüssigkeitsretention, Ödeme.

Somatostatinanalaoga (Octreotid, Lantreotid):

- Wirkweise: ähneln dem natürlichen Hormon Somatostatin→ Hemmung der Insulinsekretion und antiproliferative Wirkung,
- Dosierung: nach subkutaner Testdosis (z. B. Octreotid 3 × 100 µg) Gabe eines Depotpräparates Octreotid 20 mg LAR i.m. alle 4 Wochen oder Lanreotid 60 mg 1x alle 4 Wochen s.c., Dosisanpassung im Verlauf,
- UAW: Hyperglykämie, Kopfschmerzen, Durchfälle, Gallensteine, Veränderung der Transaminasen.

→ Diazoxid und SSA wirken nur bei Insulinomen mit typischen Sekretgranula.

Bei inoperablen Befunden:

- **Somatostatinanaloga** (siehe oben),
- **palliative Chemotherapie** (z. B. Streptozotocin und 5-Fluoruracil),
- **mTOR-Inhibitoren** (z. B. Everolimus),
- **Interferon-α.**
- Bei Lebermetastasen: lokal-ablative Verfahren (z. B. Radiofrequenzablation oder TACE).

Verlauf, Prognose

- Meist benigne→ Resektion führt meist zur Heilung (anders multiple Insulinome).
- Unbehandelt können rezidivierende Hypoglykämien schwere neurologische Schäden verursachen.
- Bei Malignität abhängig vom Stadium.

Komplikationen

Entartung, Metastasierung (Leber, Lymphknoten, Milz, Duodenum, peripankreatisches Fettgewebe), Koma bis Tod, Schäden am Zentralnervensystem.

Tipp für die Praxis/FAQ

- Häufig Gewichtszunahme, nicht Gewichtsabnahme!
- Hungerversuch stationär durchführen.
- faktitielle Ursache durch gleichzeitige Bestimmung von Sulfonylharnstoffen bei Hypoglykämie ausschliessen
- Abklärung und Therapie eines Insulinoms sollten unbedingt in einem endokrinologischen Zentrum erfolgen.

- CAVE: Fehldiagnose neuropsychiatrische Erkrankung aufgrund Symptomatik.
- Chromogranin A häufig nicht erhöht.
- Therapieziel immer: Tumorfreiheit > Reduktion der Tumorlast > Symptomlinderung.

Fall 2:

Verdacht auf Insulinom. basale Blutentnahme für Glukose, Insulin, Proinsulin, C-Peptid, Durchführung eines Hungerversuchs. Nach laborchemischer Bestätigung der Diagnose sollten eine Endosonographie, MRT-Pankreas und ggf. Ga-DOTATATE-PET-CT durchgeführt werden.

16.4 Karzinoid-Syndrom

Fall 3:

Vorstellung eines 40-jährigen Patienten mit Diarrhö und Bauschmerzepisoden seit etwa 3 Jahren. Eine Zöliakie wurde bereits ausgeschlossen. Vorläufige Diagnose: Reizdarmsyndrom. Mehrere Therapieversuche schlugen fehl. Seit ein paar Monaten bemerken die Ehefrau und Kinder des Patienten zeitweilige Gesichtsrötungen bei ihm (Flush). Aufgrund von andauernder Bauchkrämpfe wird eine Abdomensonographie durchgeführt, wo sich multiple Leberläsionen zeigen.

Woran denken Sie?

Epidemiologie

- Inzidenz der jejunoilealen NEN 3-8 Fälle/ Mio. Einwohner/Jahr; meist terminales Ileum.
- Hauptmanifestationsalter: 60.–70. Lebensjahr.
- 20 % der Patienten mit jejunoilealen NEN haben ein Karzinoid-Syndrom; häufiger bei fortgeschrittener Erkrankung, z. B. bei Fernmetastasen, seltener bei fortgeschrittenen regionalen Lymphknotenmetastasen.

Pathophysiologie

- Symptomkomplex durch Überproduktion von Neurotransmittern, Peptid- oder Steroidhormonen (z. B. Serotonin, Histamin, Kinine),
- Lokalisation: alle neuroendokrinen Gewebe möglich→
  - häufig: Ileum (80 %), Appendix (bis zu 50 %), Rektum (25 %), Magen, Kolon oder extraintestinal (10 %).
  - selten: Lunge (Ovar, Retroperitoneum),
- Beim Auftreten eines Karzinoid-Syndroms bestehen in >95 % Metastasen.
  - Hormone aus dem Primärtumor werden zunächst von der Leber metabolisiert (First-Pass-Effekt der Leber), bei Auftreten von Lebermetastasen können Serotonin und andere, von NEN gebildete bioaktive Substanzen direkt in den Blutkreislauf gelangen und dort zirkulieren→ Überproduktion von Serotonin führt zu den Symptomen eines Karzinoid-Syndroms, da die Tumorzellen mehr Serotonin bilden und sezernieren, als der Körper abbauen kann. Aufgrund des fehlenden First-Pass-Effektes können dagegen extraintestinale Tumoren (v. a. bronchial) bereits früher ein Karzinoid-Syndrom verursachen.

Klinik

- Flush (90 %),
- Diarrhö (70 %),
- abdominelle Schmerzen (40 %),
- Giemen (15 %),
- Teleangiektasien (25 %),
- Endokardfibrose des rechten Herzens (Hedinger-Syndrom, 40–45 %),
- retroperitoneale Fibrose, Beckenfibrose.

Diagnostik

- **Anamnese:** Anfallsweise Hitzewallungen/ Gesichtsrötung, Durchfälle, Bauchschmerzen, Beschwerden zum Teil auslösbar durch Stress und spezifische Lebensmittel (siehe Tipp für die Praxis/FAQ), Klappeninsuffizienzen, bekannte MEN 1
- **Labor:** 5-HIES im 24 h-Sammelurin, Chromogranin A.
- **Bildgebung:** präoperative Erfassung von Größe, Lokalisation und Ausdehnung des Befundes,
  - Abdomen-Sonographie mit und ohne Kontrastmittel,
  - Endosonographie,
  - CT-Thorax, MRT-Thorax und Abdomen,
  - Endoskopie,
  - Ga-DOTATOC/NOC/TATE-PET-CT oder sekundär Somatostatinrezeptorszintigraphie,
  - Echokardiographie.

Differentialdiagnosen

Reizdarmsyndrom, weitere Ursachen der Diarrhö, Menopause, andere Ursachen der Herzinsuffizienz/Klappeninsuffizienzen.

Therapie

- **Operative Therapie**:
  - Therapie der 1. Wahl, Resektion des Tumors und wenn möglich einzelner Metastasen,
  - einzig kurativer Ansatz,
  - bei größeren Tumoren (>2 cm): onkologische Resektion (z. B. Ileozökalresektion mit Lympadenektomie bei Lokalisation in der Appendix).
- **Pharmakotherapie:** insbesondere bei Inoperabilität/unvollständiger Resektion zur
- Symptomlinderung (◘ Tab. 16.4).

◘ **Tab. 16.4** Systemische Therapieoptionen für das Karzinoid-Syndrom

Therapie	Einsatz
SSA	Erstlinientherapie mit Lanreotid oder Octreotid; zur Pharmakologie, siehe Gastrinom
IFN-α	Zweitlinientherapie, zusätzlich zu SSA
Everolimus	Zweitlinientherapie bei NEN des Mitteldarms bei Versagen von SSA/IFN-α/PRRT
Pasireotid	Beim therapierefraktären Karzinoid-Syndrom, falls alle anderen Optionen versagt haben („off-label")
PRRT	Zweit-oder Drittlinientherapie, bei fortschreitenden SSR-pos. NET mit homogener Expression von SSR, nur Reduktion der Tumoraktivität
Telotristatethyl (Tryptophan-Hydroxylase-Inhibitor → hemmt Biosynthese von Serotonin im Darm)	Zur additiven Behandlung der Karzinoid-Syndrom-bedingten Diarrhö bei alleiniger unzureichender Wirkung von SSA bei Erwachsenen
Lokoregionale Therapie (= TACE/hepatische Embolisation)	Nur für ausgewählten Patienten mit vaskularisierten Lebermetastasen; erfahrene Radiologen notwendig

Verlauf, Prognose

- Bestimmung von 5-HIES im 24 h- Sammelurin in Nachsorge.
- Nachsorge ggf. bei Appendix-Karzinoiden <1 cm und fehlenden Risikofaktoren verzichtbar.
- Kürzeres Overall-Survival als bei NEN-Patienten ohne Karzinoid-Syndrom (Halperin et al. 2017).
- Karzinoid-Herzerkrankung als Hauptursache für Morbidität und Mortalität → Verbesserung der Prognose in letzten Jahrzehnten durch verbesserte Diagnostik/Therapie, jährlich Echokardiographie.
- Erhöhte 5-HIES-Spiegel und ≥3 Flush-Episoden/Tag als **Prädiktoren** für Entwicklung/Fortschreiten einer Karzinoid-Herzerkrankung.
- Metastasierung bei Tumoren >2 cm ↑, sowie häufiger bei Lokalisation im Ileum und Kolon → schlechtere Prognose.

Komplikationen

- Herzinsuffizienz, schwere Herzklappenschäden.
- Vitamin-B_2-Mangel bis Pellagra.
- Spezialproblem Karzinoid-Krise → akut lebensbedrohliches Krankheitsbild! Ausgelöst durch massive Mediatorenfreisetzung aus Tumormassen (nach Embolisation von Leberherden, Manipulation am Tumor bei OP, diagnostische Punktion): Kopfschmerz, Somnolenz, Koma, Blutdruckabfall, Tachykardie, Arrhythmie.

Tipp für die Praxis/FAQ

- Die Bestimmung von 5–HIES (Hydroxyindolessigsäure) im Sammelurin kann falsch-erhöhte Werte erbringen durch: Nahrungsmittel wie Ananas, Avocados, Bananen, Kakao, Kaffee, Nüsse, Tomaten (ab 3 Tage vor Sammelperiode Verzicht auf serotoninhaltige Lebensmittel).
- Karzinoid: Früher synonym für einen Großteil aller NEN benutzt → heute weitgehend durch den Begriff der neuroendokrinen Neoplasie (NEN) ersetzt.
- Flushs sind anfänglich flüchtig und dauern nur wenige Minuten, es kann sich jedoch nach vielen Jahren eine anhaltende Flush-Symptomatik entwickeln.

16

- Überproduktion von Serotonin führt zu Diarrhö→ sekretorisch, große Stuhlvolumina, sistiert beim Fasten!
- Serotonin ist ein zentraler Mediator für die Symptome des Karzinoid-Syndroms.

Fall 3:
Verdacht auf Karzinoid-Syndrom. Wie gehen Sie vor? Bestimmung von 5-HIES im 24 h-Sammelurin, CgA. Beide sind deutlich erhöht. Zur Lokalisationsdiagnostik werden eine Endoskopie und eine Somatostatinrezeptorszintigraphie sowie eine Abdomensonographie durchgeführt. Es findet sich ein <2 cm großer Tumor im Ileum, der reseziert wird. In der Abdomensonographie finden sich multiple Lebermetastasen.

Es wird eine Therapie mit Somatostatinanaloga eingeleitet.

16.5 Non-funktionelle NEN

Mehrzahl der NEN, betrifft meist Kolon- und Rektumtumore, Metastasierungsrisiko ab 1 cm erhöht. Zu Diagnostik und Therapie, vgl. ◘ Tab. 16.3.

Kontrollfall mit Fragen

? Ein 21-jähriger Patient mit einer bekannten MEN 1 (Hypophysenadenom, pHPT) stellt sich bei Ihnen in der Sprechstunde vor und möchte von Ihnen wissen, mit welchen anderen Manifestationen er möglicherweise rechnen muss.

✓ NEN: funktionelle und non-funktionelle NEN.

? Was ist das entscheidende Kriterium für eine funktionelle NEN?

✓ Ausschließlich das klinische manifeste Hormonhypersekretionssyndrom klassifiziert einen NEN als funktionell aktiv (nicht bereits die Bildung eines Hormons an sich). Ist dagegen unabhängig von der hormonellen Sekretion kein klinisches Syndrom nachweisbar, so werden NEN als non-funktionell bezeichnet.

? Der Patient berichtet, dass bei seiner Mutter ein Gastrinom vorliege und fragt nach der Prognose.

✓ 10-JÜR 90–100 % ohne Metastasen.

? Wie sieht die Therapie des operablen Gastrinoms aus?

✓ PPI, OP.

? In einem Arztbrief der Mutter wird ein Ki-67 von 5 % ausgewiesen. Was sagt der Ki-67 aus?

✓ Proliferationsmarker, „Ki" in Ki-67 steht für Kiel und weist auf das Institut für Pathologie der Universitätsklinik hin.

Literatur

Halperin DM, Shen C, Dasari A et al. (2017) Frequency of carcinoid syndrome at neuroendocrine tumour diagnosis: a population-based study. Lancet Oncol 18:525–534

S2k- Leitlnie (2018) Neuroendokrine Tumore, AWMF-Register Nr. 021-27; Z Gastroenterol 56:583–681

Elektrolytstörungen

© Springer-Verlag GmbH Deutschland, ein Teil von Springer Nature 2020
I. van de Loo, B. Harbeck, *Facharztwissen Endokrinologie und Diabetologie*,
https://doi.org/10.1007/978-3-662-58897-0_17

Dieses Kapitel greift die häufigsten und aus endokrinologischer Sicht wichtigsten Elektrolytstörungen im menschlichen Körper auf. Die Vielfalt möglicher Auslöser werden erwähnt und Gegenmaßnahmen besprochen.

17.1 Natrium- und Wasserhaushalt

17.1.1 Pathophysiologie

Die Aufrechterhaltung einer intravasalen isotonen Isovolämie ist die Hauptaufgabe des Natrium- und Wasserhaushaltes. Hauptsteuerungshormn ist das ADH → antidiuretischer Effekt mit gesteigerter Wasserretention und vermehrtem Durst. Weitere hormonale Signale: Renin-Angiotensin-Aldosteron-System (s. ► Kap. 3) und natriuretische Peptide (ANP, BNP, CNP) wirken über die Niere.

17.2 Störungen von Natrium- und Wasserhaushalt

17.2.1 Hyponatriämie

Hyponatriämie: Natrium <135 mmo/l bei Erwachsenen (<130 mmol/l bei Kindern).

Epidemiologie

15–30 % aller Patienten im stationären Bereich sind betroffen.

Pathophysiologie

→ Ursache meist Wasserüberschuss.

Klinik, Verlauf und Prognose

(s. ► Kap. 2, 3, und 19)

17

Diagnose

Häufige Auslöser sind:
- Herzinsuffizienz
- Niereninsuffizienz
- SIADH
- Hypothyreose
- UAW von Pharmaka (insbesondere Diuretika, Antiepileptika)

Therapie

Kausal Spasovski et al.(2014), Fenske (2017)
- **Hypovolämische Hyponatriämie:** Volumensubstitution mit isotoner NaCl-Lösung.
- **Hypervolämische Hyponatriämie:** Flüssigkeitszufuhr ↓.
- **Isovolämische Hyponatriämie:** (nur bei klinischen Symptomen oder sehr schwerer Hyponatriämie (Natrium <120 mmol/l) sehr langsame und nur partielle Natriumsubstitution mit z. B. 3 %-iger NaCl-Lösung.

Tipp für die Praxis/FAQ

Bei zu raschem Ausgleich besteht die Gefahr der zentralen pontinen Myelinolyse.

17.2.2 Hypernatriämie

Hypernatriämie: Natrium >145 mmol/l.

Pathophysiologie
- **Hypovolämische Hypernatriämie:** ungenügende Wasserzufuhr oder extrarenaler Wasserverlust. Bei renalem Wasserverlust: Anstieg der Urin-Osmolalität nach ADH-Gabe → zentraler Diabetes insipidus. Fehlender Anstieg der Urin-Osmolalität nach ADH-Gabe → nephrogener Diabetes insipidus oder osmotische Diurese (s. ► Kap. 22).
- **Hypervolämische Hypernatriämie:** → durch unkontrollierte NaCl-Infusion.

Therapie

Kausal
- **Hypovolämische Hypernatriämie:** Volumensubstitution mit 5 %-iger Glukoselösung und isotonischer Elektrolytlösung.
- **Hypervolämische Hypernatriämie:** ggf. Beenden einer hypertonen Infusion, bei Natrium >160 mmol/l 5 %-ige Glukoselösung und Furosemid, bei Nierenversagen: Dialyse.

17.3 Störungen des Kalziumhaushaltes

Fall 1:

Frau M. muß sich bei großer Struma nodosa einer Thyreoidektomie unterziehen. Vier Stunden nach der Operation bemerkt sie bereits im Aufwachraum Kribbeln um den Mund. In der Nacht erwacht sie plötzlich mit Luftnot, Pfötchenstellung und dem Gefühl keinen Muskel mehr aktiv bewegen zu können. Ihre Zimmernachbarin bemerkt, dass etwas nicht stimmt und alarmiert eine Pflegekraft.

17.3.1 Hypokalzämie

(S. ► Kap. 5)

Hypokalzämie: Kalzium >2,2 mmol/l; ionisiertes Kalzium > 1,1 mmol/l.

▪ Epidemiologie

1 % der stationären Patienten.

▪ Pathophysiologie

- **Hypokalzämie bei normalem ionisierten Kalzium**
  - → Hypoalbuminämie.
- **Hypokalzämie bei erniedrigtem ionisierten Kalzium und normalem Magnesiumspiegel**
  - →
- **PTH ↓, Phosphat ↑:**
  - Hypoparathyreoidismus.
- **PTH ↑, Phosphat ↓:**
  - Vitamin-D-Mangel, Pankreatitis.
- **PTH ↑, Phosphat → bis ↑:**
  - Pseudohypoparathyreoidismus, Rhabdomyolyse, chronische Niereninsuffizienz, renale tubuäre Azidose.
- **Hypokalzämie bei erniedrigtem ionisierten Kalzium und normalem Magnesiumspiegel**
  - → Malabsorptionssyndrom, Alkoholabusus, medikamentös verursacht (z. B. Cisplatin).

▪ Klinik

Krampfanfälle bei erhaltenem Bewusstsein, Parästhesien, Pfötchenstellung, Chvostek-Zeichen, Trousseau-Zeichen, Stimmritzenkrampf.

▪ Diagnose

Anamnese, Labor, EKG (QT-Zeit-Verlängerung).

▪ Differentialdiagnose

Hyperventilationstetanie.

▪ Therapie

Kausal Spasovski und Fenske (2014).

- Bei Tetanie: Kalzium i.v. (z. B. 10 ml Kalziumglukonat 10 % langsam i.v., ggf. Ausgleich eines parallel bestehenden Magnesiummangels),
- Langzeittherapie: (s. ► Kap. 5).

17.3.2 Hyperkalzämie

(S. ► Kap. 5 und ► Kap. 19).

Hyperkalzämie: Kalzium >2,7 mmol/l; ionisiertes Kalzium > 1,3 mmol/l.

▪ Epidemiologie

1 % der Krankenhauspatienten.

▪ Pathophysiologie

- **Endokrin bedingte Hyperkalzämie:** Hyperparathyreoidismus, Nebenniereninsuffizienz (s. ► Kap. 3, 5 und ► Kap. 19).
- **Familiäre hypokalziurische Hyperkalzämie (FHH):** inaktivierende Mutation im Kalzium-Sensing-Rezeptor (Serum-Kalzium ↑, Urin-Kalzium ↓, PTH nur leicht erhöht).
- **Saroidose:** Bildung von 1,25-Vitamin-D in den Epithelzellen der Granulome.
- **Tumorinduzierte Hyperkalzämie:** Bronchial-, Mamma-, Prostatakarzinom, Plasmozytom (hierbei: intaktes PTH ↓).
- **Osteolytische Hyperkalzämie: Knochenmetastasen** → stimulieren Osteoklasten → Osteolyse → Kalzium ↑.
- **Paraneoplastische Hyperkalzämie:** durch ektope Bildung von parathormon-related peptid (PTHrP), unabhängig von Knochenmetastasen (hierbei intaktes PTH ↓).
- **Medikamenteninduzierte Hyperkalzämie:** Thiaziddiuretika, Vitamin-D- oder Vitamin-A-Intoxikation, Tamoxifen, Litium, selten kalziumhaltige Phosphatbinder.
- **Immobilisation**
- **Essenzielle Thrombozythämie:** Selten.

▪ Klinik

Polyurie, Poydipsie, Exiskkose, Übelkeit, Erbrechen, Obstipation, selten Pankreatitis, Herzrhythmusstörungen, QT-Zeit-Verkürzung, Muskelschwäche, Adynamie, Somnolenz, Psychose, Koma, Langzeitfolgen: Nephrokalzinose, Nephrolithiasis.

Ab einem Serumkalzium >3,5 mmol/l → hyperkalzämische Krise.

Zusätzlich können Symptome der ursächlichen Erkrankung (Tumorleiden) auftreten.

▪ Diagnose

Labor (PTH, PTHrP, 1,25-Vitamin-D, Vitamin D3, Tumorsuche).

▪ Verlauf und Prognose

Letalität der hyperkalzämischen Krise 50 %.

- **Therapie**

Kausal.

Steigerung der Diurese (physiologische NaCl-Lösung und Furosemid unter Kontrolle von Wasser- und Elektrolythaushalt). Bisphosphonate i.v. (Mittel der Wahl bei der tumorinduzierten Hyperkalzämie), Glucocorticoide (Vitamin D3 antagonistische Wirkung → Anwendung bei Vitamin-D-Intoxikation, Sarkoidose, wirkt aber auch beim Plasmozytom), Hämodialyse.

- **Tipp für die Praxis /FAQ**

Entscheidend für die Diagnosefindung: PTH (↑, ↓ oder →). Bei der Hyperkalzämie: → Thiaziddiuretika und Herzglykoside stoppen.

Fall 1:

Der hinzugezogene Arzt vermutet einen postoperativen Hypoparathyreoidismus und veranlasst eine sofortige Kalziumbestimmung, die einen Kalziumwert von 1,5 mmol/l ergibt. Nach i.v.-Gabe von 10 %-igem Kalziumglukonat bilden sich die Beschwerden der Patientin rasch zurück. Sie bekommt zusätzlich Kalzium-Brausetabletten mit der Maßgabe, diese alle 8 Stunden einzunehmen. Die Gabe von 1,25-Vitamin-D soll in Abhängigkeit vom PTH-Verlauf in den Folgetagen ergänzt werden.

Störungen vom Kalium-, Chlorid- und Magnesiumhaushalt spielen aus endokrinologischer Sicht eine untergeordnete Rolle, aus dem Grund werden sie hier nicht besprochen.

Literatur

Bullmann C (2016) Hyponatriämie. Arztneimittelkommission der deutschen Ärzteschaft, https://www.akdae.de. Zugegriffen am 17.02.2020

Haap M, Tschritter O, Artunc F et al. (2012). Die hyperkalzämische Krise in der Intensivmedizin. Dtsch Med Wochenschrift, https://doi.org/10.1055/s-0032-1304961 20012. 137: 1100–1104

Spasovski G., Vanholder R, Allolio B et al.(2014) Clinical practice guidelines on diagnosis and treatment of hyponatriaemia. Europ. Journal of Endocrinolog. https://doi.org/10.1530/EJE-13-1020. 170(3):G1-G47

Fenske W (2017) Notfälle in der Endokrinologie. Hyponatriämie in der Notaufnahme-häufig gefährlich. 58(10) https://doi.org/10.1007/s00108-017-0319-8

Seltene Stoffwechselerkrankungen

© Springer-Verlag GmbH Deutschland, ein Teil von Springer Nature 2020
I. van de Loo, B. Harbeck, *Facharztwissen Endokrinologie und Diabetologie*,
https://doi.org/10.1007/978-3-662-58897-0_18

In diesem Kapitel findet sich eine Sammlung der wichtigsten seltenen Stoffwechselerkrankungen, mit denen ein Endokrinologe in seinem Berufsleben in Kontakt kommen kann. Insgesamt sind betroffene Patienten rar. Aufgrund verbesserter diagnostischer und therapeutischer Maßnahmen werden aber zunehmend die aufgeführten Diagnosen gestellt bzw. überleben die Patienten bis zum Erwachsenenalter, sodass der Vermittlung entsprechender Kenntnisse weitreichende Bedeutung zukommt.

18.1 Pathophysiologie

Angeborene Stoffwechselerkrankungen sind sehr selten. Deshalb fallen viele dieser Erkrankungen unter den Begriff der „orphan diseases" (Prävalenz: < 5:10.000).

Durch die Entwicklung diagnostischer Verfahren sind heute >500 angeborene Stoffwechselerkrankungen beschrieben (vom Dahl et al. 2014). Durch die Möglichkeit zur Diagnosefindung und Optimierung von Therapien, verbessern sich auch Morbidität und Mortalität. Dies führt dazu, das heute ca. 600–700 Patienten im Jahr das Erwachsenenalter erreichen. Diese Personen wurden bisher meist vollständig in der Pädiatrie versorgt. Jetzt müssen sich die verschiedenen Fachrichtungen der Erwachsenenmedizin auf diese Krankheitsbilder einrichten. Ziel sollte eine optimale Transition aus der Pädiatrie in die Erwachsenenmedizin sein.

In Deutschland werden einige Stoffwechselerkrankungen im Neugeborenen-Screening getestet. Es ist zu beachten, dass Zuwanderer möglicherweise diese Vorsorgeuntersuchung nicht erhalten haben und daher Krankheiten und Endokrinopathien aufweisen können, die hier nicht mehr geläufig sind (◘ Tab. 18.1).

Viele angeborene Stoffwechselerkrankungen manifestieren sich im Säuglingsalter oder der Adoleszenz. Es kommt aber auch zu Manifestationen bzw. verzögerten Diagnosen im Erwachsenenalter, wofür in der Regel Spezialuntersuchungen erforderlich sind.

Selten gibt es Leitlinienempfehlungen für die Therapie angeborener Stoffwechselerkrankungen. Internationale Register helfen Klarheit über Diagnostik und Therapie zu erlangen. (Zusätzliche Informationen sind erhältlich über das ORPHANET und Selbsthilfegruppen. Kontaktadressen, siehe Weiterführende Informationen am Ende dieses Kapitels).

◘ Tab. 18.1 Zielkrankheiten des Neugeborenen-Screenings in Deutschland

Krankheit	Inzidenz
Galaktosämie	150:24.000
Biotinidasemangel	1:25.000
Phenylketonurie (PKU) + Hyperphenylalaninämie	94:20.000
Ahornsirupkrankheit	1:162.000
Medium-Chan-Acyl-CoA-Dehydrogenase-Mangel (MCAD-Mangel)	177:40.000
Oxidationsstörung langkettiger Fettsäuren (LC-FAOD)	1:63.000
Carnitinzyklusdefekte	1:345.000
Glutarazidurie	1:125.000
Isovalerianazidämie	1:115.000
Hypothyreose	1:3000
AGS	1:5000, 1:100.000 (je nach Form)
Mukoviszidose	1:2000

▪▪ Einteilung angeborener Stoffwechselerkrankungen:

- Stoffwechselerkrankungen vom Intoxikationstyp,
- Stoffwechselerkrankungen mit gestörtem Energiestoffwechsel,
- Stoffwechselerkrankungen komplex gestörter Makromoleküle.

Angeborene Stoffwechselerkrankungen verlaufen im Säuglings-/Kleinkindalter oft fulminant. Mit zunehmendem Alter wird dagegen oft eine Stoffwechselstabilisierung beobachtet. Hierbei ergeben sich leicht Folgekomplikationen, wie z. B. das frühe Auftreten einer Osteoporose.

Einige Erkrankungen benötigen zeitlebens eine intensive Betreuung (Einhalten strenger Diäten und Therapien), insbesondere bei katabolen Stressreaktionen wie Operationen, Fieber, Fasten, postpartum. Um in diesen Situationen Entgleisungen zu verhindern, müssen Gegenmaßnahmen durch z. B. ausreichende Energiezufuhr (Glukose, speziell abgestimmte Aminosäuren) verabreicht werden.

Bei angeborenen Stoffwechselerkrankungen sollten daher verschiedene Situationen besondere Beachtung finden:

- Kindheit,
- Erwachsenenalter,
- Notfallsituationen,
- Schwangerschaft,
- Geburt, postpartale Kataboliephase.

18.2 Hypoglykämie-assoziierte angeborene Stoffwechselerkrankungen

Neben dem Insulinom und der funktionellen Hypoglykämie gibt es weitere seltene Stoffwechselerkrankungen, die mit Unterzuckerungen assoziiert sein können. Hier werden einige exemplarisch erwähnt:

18.2.1 Fettsäureoxidationsstörungen

Beispielsweise Medium-Chain-Acyl-CoA-Dehydrogenase-Mangel, MCAD-Mangel.

- **Epidemiologie**

Prävalenz: 1:11.500.

- **Klinik**

Hypoglykämien mit enzephalopatischen Episoden in katabolen Stoffwechselzuständen bei interkurrenten Erkrankungen.

- **Verlauf**

Ohne Therapie während der Kindheit drohen neurologische Schädigungen/Schwerbehinderung.

- **Therapie**

Glukose i.v. (2–2,5 mg Glukose/kg/min).

18.2.2 Hereditäre Fruktoseintoleranz:

- **Epidemiologie**

Prävalenz: 1:20.000–30.000.

- **Klinik**

Ab Ernährungsbeginn fruktosehaltiger Kost: Hypoglykämie, Hepatomegalie, Ikterus, akutes Leberversagen, Koma.

- **Therapie**

Fruktosearme Diät (max. 1,5 g Fruktose/Tag), Vitamin-Substitution p.o.

18.2.3 Glykogenosen

Hierbei handelt es sich um eine Gruppe von genetischen Erkrankungen mit Glykogenspeicherung in der Leber. Es werden mindestens 11 im Krankheitsverlauf heterogene Formen unterschieden.

- **Epidemiologie**

Prävalenz: 1:80.000.

- **Klinik**

Hypoglykämien, besonders Nüchternhypoglykämien durch gestörte Bluthomöostase.

- **Diagnose**

Nach kurzer Fastenperiode → Blutzucker ↓, Laktat ↑, Hypertriglyceridämie, Hypercholesterinämie, Harnsäure ↑, Gentest.

- **Therapie**

Je nach Glykogenose-Typ: Maltodextrinlösung (kontinuierlich nachts als Magentropfinfusion), ACE-Hemmer, Allopurinol.

- **Tipp für die Praxis/FAQ:**

Die Glycogenose Typ 2, M. Pompe (eine lysosomale Speicherkrankheit durch den Mangel an Saurer Maltase) weist ein breites klinisches Spektrum mit individuell variierenden Symptomen der Skelett- und Atemmuskulatur auf. Für diese Erkrankung steht heute ein gentechnisch hergestelltes rekombinantes humanes Enzympräparat (Glucosidase alpha) zur spezifischen Enzymersatztherapie zur Verfügung.

18.2.4 Persistierende hyperinsulinämische Hypoglykämie

Fall 1:

Vorstellung eines 38-jährigen Patienten nach der Geburt seines Sohnes. Dieser habe 5500 g bei der Geburt gewogen. Postpartal seien Hypoglykämien aufgetreten. Der Kinderarzt habe ihn zur Abklärung geschickt, da der Vater und die Großmutter ebenfalls unter unerklärlichen Unterzuckerungen mit vereinzelt auftretenden Krampfanfällen leiden.

▪ **Synonym**

Familiäre Nesidioblastose, Inselzellhyperplasie, persistierende hyperinsulinämische Hypoglykämie der Kleinkinder (PHHI, persistent hyperinsulinemic hypoclycemiea of infancy), SUR-1 Hyperplasie = Sulfonylurea receptor Kir 6,2 (Mayatepek et al. 2000).

▪ **Epidemiologie**

- Prävalenz: ca. 1:40.000,
- Frauen > Männer,
- bei Kindern häufigste Ursache von persistierenden Unterzuckerungen in Säuglingszeit.

▪ **Pathophysiologie**

Genetische Mutationen mit Regulation der Insulinsekretion von pankreatischen ß-Zellen → exzessiv hohe Insulinsekretion mit unterschiedlich ausgeprägter Insellzelhyperplasie →

- diffuse Nesidioblastose: Hypertrophie aller ß-Zellen im Pankreas,
- fokale Nesidioblastose: fokal adenomatöse Insellzellhyperplasie.

Nach Zeitpunkt der Diagnosestellung werden unterschieden:

- kindliche Form,
- adulte Form.

Nach Verlaufsform/Mutation werden unterschieden:

- **schwere, neonatale Form:** häufig autosomal-rezessiv vererbte Mutationen, z. B. im Sulfonylharnstoff-Rezeptorgen oder im Kir-6,2-Gen des ATP-sensitiven Kaliumkanals der pankreatischen ß-Zelle,
- **milde Form:** autosomal-dominant vererbte Mutationen, z. B. im Glucokinase-Gen oder Glutamatdehydrogenase-Gen,
- **fokale Form:** z. B. somatischer Verlust maternaler Allele in Region 11p15, durch paternal vererbte Mutation im Sulfonylharnstoff-Rezeptorgen → fokale pankreatische Veränderungen.
- Abzugrenzen ist:
- **mikroadenomatöse Form:** kleine Adenome bis 5 mm, oft multipel/multilokulär auftretend → insulinomatöse Hyperplasie im Sinn von tumoröser Proliferation (typisch für MEN 1).

▪ **Klinik**

Früh (meist schon postpartal) persistierende symptomatische Hypoglykämien mit:

- Hunger,
- Zittern, Schwitzen,
- Tachykardien,
- Anfälle mit eingeschränkter Bewusstseinslage.

▪ **Diagnostik**

Schwierig, besonders bei adulter Form.

- **Labor:** Hungertest mit Blutzucker, Insulin, C-Peptid, Pro-Insulin.
- Ggf. intraarterieller Kalzium-Stimulationstest mit Blutentnahme aus rechter Lebervene.
- Gentest.

▪ **Differentialdiagnosen**

- Insulinom.
- Selten: NIPHS = non insulinoma pankreatogenes Hypoglykämie-Syndrom (unabhängig von genetischen Veränderungen und ohne Insulinom, Auftreten hyperinsulinämischer Hypoglykämien. (Benennung nach Mayo Clinik, Rochester, USA).
- Angeborene Stoffwechselerkrankungen, die mit Hypogykämien assoziiert sind: Fettsäureoxidationsstörungen, hereditäre Fruktoseintoleranz, Glykogenosen.

▪ **Therapie**

- Pharmakotherapie:
  - Diazoxid (bevorzugt bei milder Form),
  - HCT,
  - Nifedipin,
  - Somatostatin-Analogon: Octreotid/Lanreotid.
- Operation: partielle/totale Pankreatektomie.

▪ **Verlauf und Prognose**

Variabel.

▪ **Komplikationen**

Adipositas, kognitive Entwicklungsstörungen, Hypoglykämie-getriggerte epileptische Krampfanfälle und/oder kognitive (Entwicklungs-)Störungen, gelegentlich im Verlauf →Entwicklung eines Diabetes mellitus.

- **Tipp für die Praxis/FAQ**

Leitsymptom des Krankheitsbildes ist ein inadäquat hohes Insulin, während einer Hypoglykämie. Bei einer symptomatischen Unterzuckerung sollte kein Insulin messbar sein.

Fall 1:

Sie veranlassen einen oGTT über 3 Stunden. Folgende Werte werden erhoben:

- Nüchtern:	*BZ: 40 mg/dl (2,22mmo/l)*	*Insulin: 2,58 mU/l,*
- 60 min:	*BZ: 41 mg/dl (2,28mmol/l)*	*Insulin: 23,4 mU/l,*
120 min:	*BZ: 36 mg/dl (1,94mmol/l)*	*Insulin: 26,1 mU/l HbA1c 4,3 %.*

Die Molekulargenetik ergibt eine seltene Mutation im Glukokinase-Gen. Alle betroffenen Familienmitglieder können erfolgreich auf Diazoxid eingestellt werden. Bei dem Indexpatienten und seiner Mutter sind im Verlauf Dosisreduktionen der Antiepileptika möglich.

18.3 G-Protein-gekoppelte Rezeptorstörungen

Durch die zunehmenden genetischen Untersuchungen wird bei immer mehr Krankheiten der zugrundeliegende Stoffwechseldefekt beschrieben und Krankheiten nach ihrer pathophysiologischen Störung benannt, so z. B. die Gruppe der G-Protein-gekoppelten Rezeptorstörungen (G-protein-coupled receptor, GPCR). Die G-Protein gekoppelten Rezeptoren firmieren mit >1000 Mitgliedern als die größte Proteinsuperfamile im menschlichen Körper. Bei den G-Proteinen handelt es sich um biologische Rezeptoren in Zellmembranen, die die Signaltransduktion (Signalübertragung) in das Zellinnere vermitteln. Auf diesem Weg werden unterschiedliche Informationen in die Zellen weiter geleitet. Unter anderem entfalten viele Hormone ihre Wirkung durch G-Proteine, z. B. das Parathormon und damit die Kalziumkontrolle. G-Protein gekoppelte Rezeptoren können über Eigenschaften des gebundenen G-Proteins klassifiziert werden:

- Gs-gekoppelte Rezeptoren, die eine stimulierende Kaskade auslösen
- Gi-gekoppelte Rezeptoren ,die eine inhibierende Kaskade auslösen
- Gq-gekoppelte Rezeptoren, die über second massanger die Proteinkinase C aktivieren
- Gt-gekoppelte Rezeptoren, die die c-GMP-abhängige Phosphodiesterase Transducin aktivieren

- **Krankheiten durch angeborene G-Proteinrezeptor-Mutationen:**

Beispielhaft für angeborene Krankheiten die durch eine G-Proteinrezeptormutation ausgelöst sind: primärer Hyperparathyreoidismus,

- familiäre hypokalziurische Hyperkalzämie,
- McCune-Albright-Syndrom,
- hereditäre Osteodystrophie.

18.3.1 McCune-Albright-Syndrom

- **Synonym**

McCune-Albright-Sternberg-Syndrom, Morbus Jaffé-Lichtenstein, fibröse Dysplasie (FD), polyostotic fibrous dysplasia, Osteitis fibrosa cystica, Osteodystrophia fibrosa.

- **Epidemiologie**

Prävalenz: 1–9:100.000,
Frauen > Männer.

- **Pathophysiologie**

Mutation des GNAS1-Gens (Chromosom 20) → neurokutanes Syndrom mit G-Protein-gekoppelter Rezeptorstörungen. In der Regel postzygotische Mutation → Mosaik, d. h. kein typischer Erbgang.

- **Klinik**

- Typische Symptom-Trias:
- Pubertas praecox (meist durch benigne östrogenproduzierende Ovarialzysten),
- Café-au-lait-Flecken,
- fibröse Dysplasie (gestörte Ossifikation → instabile Substantia compacta → konsekutive Verformung der Knochen, hohe Frakturgefährdung; oft proliferieren Knochenareale auch im Bereich der Schädelknochen → starke Schmerzen und Funktionseinschränkungen).
- Nicht selten: Begleiterkrankungen von Herz (Myxome), Skelettmuskulatur, Leber, Pankreas, Autonomie endokriner Effektorgane wie Schilddrüse, Hyperparathyreoidismus, Cushing-Syndrom oder Akromegalie.

- **Diagnostik**
- Körperliche Untersuchung,
- **Labor:** nach klinischem Befund,
- **Bildgebung:** Röntgen, **CT-Knochen** (Nachweis charakteristischer Zystenformationen),
- ggf. Knochenbiopsie,
- molekulargenetische Untersuchung.

- **Therapie**
- Kausale Therapie nicht möglich,
- Lichtschutz,
- bei Instabilität der Knochen durch Zysten: Bisphosphonate („off lable use") (Dürr 2018),
- pharmakologische Schmerztherapie,
- psychologische Betreuung,
- bei Pubertas praecox (♀): Hemmung der Aromatase (konjugiert Testosteron/Androstendion zu Östrogen) durch Testolacton oder Anastrozol (Arimidex®) oder Tamoxifen, ggf. in Kombination mit Letrozol,
- bei Pubertas praecox (♂): Testolacton/Spironolacton als kompetetiver Androgenrezeptorblocker, Ketokonazol.

- **Verlauf**

Sehr variabel, mittelfristig drohen erhebliche Einschränkungen.

- **Tipp für die Praxis/FAQ:**

Operationen am Knochen sollten, wenn möglich vermieden werden, da danach Zunahmen der zystischen Knochenwucherungen beobachtet wurden.

18.4 Phosphatdiabetes

Fall 2:

Vorstellung einer 17,5-jährigen Patientin im Rahmen der Transitions-Sprechstunde mit Minderwuchs, Genu varum und bekannten Nierensteinen. Als Ursache ist ein Phosphatdiabetes bekannt. Jetzt treten zunehmend Beschwerden in den Hüften auf, die eine Bewegungseinschränkung und einen „Watschelgang" nach sich ziehen.

18.5 Hypophosphatasie

(s. auch ► Kap. 5), (◘ Tab. 18.2).
(s. auch ► Kap. 5)

◘ **Tab. 18.2** Hypophosphatasie: Subtypen mit Charakteristika (Variiert nach Hofmann C et al., Eur J Hum Genet 2014, 22 (4). doi:10.1038/ejhg.2013.177; published online 7 August 2013)

Hypophosphatasie Subtypen	Charakteristika
Schwere (letale) perinatale Form	100 % letaler Verlauf, respiratorische Beeinträchtigungen (Thoraxdeformierungen), Epilesie, Hyperkalziämie, Nephrokalzinose
Benigne perinatale Form	Benigner postnataler Verlauf
Infantile Form	Demineralisation, Kraniosynostose
Kindliche Form	Minderwuchs, Knochenschmerzen, Skelettdeformierungen, vorzeitiger Zahnverlust, Watschelgang
„Late onset" (adulte) Form	Schlecht heilende (Stress-) Frakturen, Chondrokalzinose (starke Schmerzen), vorzeitiger Zahnverlust
Odonto-HPP	Vorzeitiger Zahnverlust, hohe Karies-Anfälligkeit, Zahnschmelzdefekte

18.6 Primäre Hyperoxalurie

- **Synonym**

Oxalurie, Oxalose, Hyproxaluria.

- **Epidemiologie**

Prävalenz: 2:1.000.000.

- **Pathophysiologie**

(Hepatisch) gesteigerte Oxalatsynthese mit Hyperoxalurie.

- **Klinik**

Harnsteinbildung bis zur Nephrokalzinose.

- **Diagnostik**

Labor:
- Plasmaoxalat ↑, Kreatinin ↑,
  - Oxalat im Urin ↑, Kreatinin im Urin ↑,
- genetische Untersuchung.

18

- **Therapie**
- Hohe Flüssigkeitszufuhr (ca. 4–5 l/Tag),
- ggf. Pyridoxin (Vitamin B_6), Zitrat, Magnesium,
- ggf. Dialyse,
- ggf. kombinierte Leber-Nieren-Transplantation.

18.7 Homocysteinurie

- **Epidemiologie**

Prävalenz: 1:18.000.

- **Pathophysiologie**

Autosomal-rezessiver Erbgang,
- Aktivitätsminderung der Cystathionin-ß-Synthetase → Abbaustörung der nichtproteinogenen Aminosäure Homocystein → Hyperhomocysteinämie und Homocysteinurie,
- starke Varianz der biochemischen Phänotypen ist möglich.

- **Klinik**
- Linsen(sub)luxation, marfanoider Habitus,
- frühe zerebrovaskuläre Thromboembolien, thromboembolische Verschlüsse (arteriell und venös),
- neurologische Schäden mit Bewegungsstörungen/kognitiven Defiziten,
- Osteoporose.

- **Diagnostik**

Labor:
- Homocystein im Urin,
- ggf. erhöhtes Homocystein im Blut,
- Zyanid-Nitroprussid-Test,
- genetische Untersuchung.

- **Differentialdiagnosen**

Auch diätbedingt oder durch präanalytische Fehler erhöhte Homocysteinwerte im Blut möglich (sehr empfindliche Probe).

- **Therapie**
- Vitamin B_6 (Varianz der Responsivität ist genetisch determiniert),
- ggf. methioninarme Diät,
- Betain,
- gelegentlich Vitamin B_{12} und Folsäure,
- Vitamin D (zur Osteoporose-Prophylaxe),
- Ziel: Plasmahomocysteinkonzentration <50 µmol/l (auf jeden Fall < 100 µmol/l).

- **Tipp für die Praxis/FAQ**

Frauen mit Homocysteinurie sollen wegen des erhöhten thromboembolischen Risikos auf eine hormonelle Kontrazeption verzichten.

18.8 Phenylketonurie (PKU)

- **Synonym**

Phenylketonuria.

- **Epidemiologie**

Prävalenz: 1:7000–1:8000.

- **Pathophysiologie**

Autosomal-rezessiver Erbgang: durch Genmutation wird Aminosäure Phenylalanin nicht abgebaut → Anreicherung im Körper.

Je nach Mutation und Ausprägung gibt es zwei Verlaufsformen:
- klassische PKU,
- atypische PKU.

- **Klinik**
- Mikrozephalus,
- ataktisches Gangbild,
- Intelligenzminderung, geistige Behinderung,
- Hyperaktivität, Aggressivität, Tendenz zur Selbstverstümmelung,
- Epilepsie,
- helle Haut, blonde Haare → durch fehlendes Melanin in der Haut.

- **Diagnostik**
- Neugeborenen-Screening (Guthrie Test),

Labor:

Phenylalanin im Serum,
- Tetrabiopterin-Belastungstest.

- **Therapie**
- Eiweißarme Diät → idealerweise lebenslang, mindestens aber bis Abschluss der körperlichen Entwicklung, bei Frauen bis Abschluss der Familienplanung,

- Phenylalaninfreie Kost: Aminosäure-Mischungen (unangenehmer Geschmack),
- Substitution von Vitaminen (insbesondere Vitamin B_{12}), Mineralstoffen, Spurenelementen,
- ggf. Tetrabiopterin (50 % Responder in einem europäischen Kollektiv).

▪ **Tipp für die Praxis/FAQ**

Betroffene Frauen mit Kinderwunsch, müssen eine besonders strenge Diät einhalten, da sonst auch genetisch nichtbetroffene Kinder ausgeprägte Schäden erleiden. Aminosäuren sind plazentagängig, sodass es zu einer Embryo-/Fetopathie kommen kann (diverse Fehlbildungen sind möglich: Mikrozephalus, Gedeihstörungen, geistige Retardierung, motorische Störungen).

18.9 Akute und nichtakute Porphyrien

▪ **Synonym**

Porphyria.

▪ **Epidemiologie**

- Prävalenz akute intermittierende Porphyrie: 1:10 000. Bei psychiatrisch erkrankten 1:500.
- Frauen/Männer 2:1,
- Prävalenz chronisch hepatische Porphyrie: 15/100.000,
- Männer/Frauen 3:1.

▪ **Pathophysiologie**

- Krankheitsgruppe, deren Ursache einer in Störung der Häm-Biosynthese liegt.
- Häm-Bildung erfolgt aus Glycin und Succinyl-CoA in 8 enzymatischen Reaktionsschritten → diese können durch genetische Mutationen gestört sein → Anreicherung von Stoffwechselzwischenprodukten vor Enzymdefekt → Krankheitserscheinungen.
- Verschiedene Einteilungsmöglichkeiten, siehe ◘ Tab. 18.3.

▪ **Klinik (◘ Tab. 18.3)**

▪ **Diagnostik**

- 24 h-Sammelurin (lichtgeschützt sammeln, Gefäße in Alufolie verpacken): Porphyrie-Auftrennung im Urin und EDTA-Blut,
- ggf. genetische Untersuchung.

▪ **Therapie (◘ Tab. 18.4)**

▪ **Verlauf**

- Akute Porphyrien →schubweiser Erkrankungsverlauf.
- Kutane Prophyrien → über Jahre häufig entstellende Hautveränderungen mit Funktionsverlust der betroffenen Akren.

▪ **Komplikationen**

Tod, irreversible neurologische Ausfälle, entstellende Hautveränderungen.

◘ **Tab. 18.3** Einteilung und Klinik der Porphyrie

Akute Porphyrien	Kutane Prophyrien
- Schubweise Verläufe mit Krisen/ symptomfreie Phasen → im akuten Anfall dunkelt Urin an der Luft nach, - Kolikartige Abdominalschmerzen, - Arterielle Hypertonie, Tachykardien, - Erbrechen, - Schmerzen von Extremitäten/Rücken, - Krampfanfälle, - Neurologische Ausfälle, periphere Paresen, - Psychiatrische Symptome, Koma, - Erstmanifestation/Krisen oft durch Auslöser (z. B. Medikamente, Fasten → Kohlenhydratentzug, Hormonschwankungen → Menses/Pille, chemische Substanzen, Infekte, Operationen, Alkohol)	- Durch Sonnenlicht ausgelöste Fotodermatosen, - Schmerzen der Haut nach Sonnenexposition, Blasenbildung, Vernarbungen, - Dracula-Symptome (Blutzähne durch Einlagerung von Porphyrinen in Zähne, Photophobie, Blässe → durch Anämie), - Werwolf-Symptome (Hypertrichose, Fehlen von Nase und/oder Fingern → Verstümmelung infolge Knorpel-Knochen-Gewebezerstörung), - Leberzirrhose durch Porphyrieeinlagerung in der Leber

18

Tab. 18.4 Therapie der Porphyrie

Akute Porphyrien	Kutane Prophyrien
- Akute Schübe können durch Gabe hoher Kohlenhydratmengen (Glukose) oder Hämin (Normosang®) bzw. Hämin-Arginat symptomatisch therapiert werden.	- Sonne meiden. - Cave: Sonnencremes bieten hier keinen Schutz → Schutzwirkung liegt im UV-Bereich, die Symptom-auslösenden Wellenlängen liegen im sichtbaren Bereich.

- **Tipp für die Praxis/FAQ**

Eine Liste mit als sicher eingestuften Medikamenten findet sich auf der Homepage der Europäischen Porphyrie-Initiative (EPI).

18.10 Morbus Wilson

- **Synonym**

Degeneratio hepatolenticularis, hepatolenticuläre Degeneration, Kupferspeicherkrankheit, Wilson-Krankheit, Pseudosklerose Westphal.

- **Epidemiologie**

Prävalenz: 1:30.000–1:300.000.

- **Pathophysiologie**

Autosomal-rezessiver Erbgang.

- Genmutation → Störung des Kupferstoffwechsels in der Leber → verminderte Kupferausscheidung über Galle und vermehrte Kupferansammlung im Gewebe → toxische Wirkung insbesondere auf Leber, Augen und ZNS.

- **Klinik**

- Kayser-Fleischer-Kornealring (braungüldener, die Iris umgebender Rand),
- Transaminasen ↑, Lebervergrößerung, Leberzirrhose, Hepatitis, hepatozelluläres Karzinom,
- ZNS-Symptome: Flapping-Tremor, Koordinationsstörungen, Schluckstörungen, Epilepsie, Intelligenzminderung, Demenz, Depression, Psychosen,
- Osteomalazie, Osteoporose,
- Kardiomyopathie, Anämie.

- **Diagnostik**

- Schwierig,
- Labor: Coeruloplasmin im Serum (CAVE: akute Phase-Protein → bei Entzündungen reaktiv ↑),
  - Kupfer im Urin,
  - Transaminasen,
- Penicillamin-Test (nur für Kinder standardisiert),
- Radiokupfertest,
- ggf. Leberbiopsie,
- Verlaufsbeurteilung: Kupferausscheidung im 24 h–Sammelurin.

- **Therapie**

- Kupferarme Diät,
- Pharmakotherapie:
- Chelatbinder (z. B. Penicillamin, Trientin),
  - Zink (vermindert die Kupferaufnahme).

18.11 Hämochromatose

- **Synonym**

Hämosiderose, Eisenspeicherkrankheit, hemosiderosis.

- **Epidemiologie**

Prävalenz: 1:5000–10.000.

- **Pathophysiologie**

Siehe (Tab. 18.5).

- **Klinik**

- Hepato-Splenomegalie,
- Leberzirrhose (30 % aller Betroffenen), hepatozelluläres Karzinom,
- Gelenkbeschwerden (Fingergrundgelenke),
- Herzinsuffizienz, Herzrhythmusstörungen,
- Diabetes mellitus Typ 3,
- Infertilität, primäre/sekundäre Amenorrhö.

- **Diagnostik**

- **Labor:** Serumeisen ↑, Ferritin ↑, Transferrin-Sättigung ↑ (> 45 %),
- ggf. Leberbiopsie → Bestimmung des Eisengehalts im Lebergewebe,
- CT-Oberbauch mit Dichtemessung des Lebergewebes,
- genetische Untersuchung.

Tab. 18.5 Pathophysiologie der Hämochromatose

Primäre Hämochromatose	Sekundäre Hämochromatose
Typ 1: **- autosomal-rezessiver Erbgang,** - in Population keltischer Abstammung am häufigsten, - vermehrte intestinale Eisenresorption → abnormal gesteigerte Ablagerung von Eisen (eisenhaltiger Verbindungen = Hämosiderose) im Organismus → Eisenkonzentration im Blut steigt → toxische Zellschäden mit Fibrosierung der Organe, - typisch: Leberzirrhose (erhöhtes Risiko für hepatozelluläres Karzinom), Pankreasfibrosierung mit verminderter Insulinsekretion/Diabetes-Entwicklung, - vermehrte Ablagerung von Melanin → typische Bronzefärbung der Haut (früher Bronzediabetes genannt). - Pseudogicht, Hypophyseninsuffizienz.	- Erworben, z. B. nach multiplen Transfusionen, bei Thalassämie oder myelodysplastischem Syndrom
Typ 2a+b: **- autosomal-rezessiver Erbgang,** - juvenile Formen (Manifestation <30. Lebensjahr), - Kardiomyopathie, Herzrhythmusstörungen (Vorhofflimmern, Blockierungen im Reizleitungssystem), - Hypogonadismus.	
Typ 3: **- autosomal-rezessiver Erbgang.**	
Typ 4: - autosomal-dominanter Erbgang	

Therapie

Aderlass:
- lebenslange Therapie, 400–500 ml/Sitzung,
  - Ziel: Ferritin: 50–100 ng/ml,
- ggf. Chelator Deferoxamin (weniger effektiv als Aderlass),
- ggf. lokale Maßnahmen → NSAR bei Gelenkbeschwerden, Herzinsuffizienz-Therapie, Pacer bei höhergradigen Herzrhythmusstörungen,
- ggf. Lebertransplantation.

Tipp für die Praxis/FAQ
- Bei rechtzeitiger Diagnosestellung und konsequenter Aderlass-Therapie haben die Patienten eine normale Lebenserwartung. Liegen erst Leberzirrhose und Diabetes mellitus vor, ist die Prognose wesentlich schlechter.
- Die Hämochromatose-assoziierte Leberzirrhose verläuft oft schwer. Der Verlauf anderer Lebererkrankungen wird durch das Vorliegen einer Hämochromatose aggraviert.
- Bei Frauen verläuft die Erkrankung meist milder als bei Männern, da die Frauen durch ihre Monatsblutung regelmäßig Eisen verlieren.

18.12 Mukoviszidose

Synonym

Zystische Fibrose, cystic fibrosis (CF).

Epidemiologie

Prävalenz: 1:2000.

Pathophysiologie

Autosomal-rezessiver Erbgang,
- Mutation → Fehlfunktion der Chloridkanäle → Eindicken aller Sekrete exokriner Drüsen,
- Multisystemerkrankung: Lunge, Leber (Galle), Dünndarm, Pankreas, (endokrin/exokrin), Geschlechtsorgane.

18

■ **Klinik**
- Lungenprobleme,
- Maldigestion/Mangelernährung mit Gedeihstörung, Untergewicht →Osteoporose-Risiko ↑,
- Malabsorption →Vitamin-D-Mangel, Rachitis,
- Fibrosierung des Pankreas → pankreopriver Diabetes mellitus Typ 3,
- Unfruchtbarkeit: Männer > Frauen,
- ggf. Hormonmangel.

■ **Diagnostik**
- Schweißtest,
- genetische Untersuchung.

■ **Therapie**
- Bezüglich der Lungenaffektion, siehe Fachliteratur,
- Wachstumshormon bei Gedeihstörungen in der Kindheit,
- Vitamin D,
- ggf. antiresorptive Therapie bei Osteoporose,
- Hormonersatztherapien (für beide Geschlechter),
- bei Diabetes mellitus frühzeitig Insulin.

18.13 Cholesterinspeichererkrankung

■ **Synonym**

CESD (cholesterol ester storage disease).

■ **Epidemiologie**

Prävalenz: 1:40.000–1:80.000.

■ **Pathophysiologie**
- Autosomal-rezessiv vererbte lysosomale Speicherkrankheit,
- Enzymdefekt der sauren Lipase → intrazelluläre Überladung von Cholesterin-Estern und Triglyceriden → lysosomaler Funktionsverlust mit Fibrosierung und Zelltod.

■ **Klinik**

Hepatosplenomegalie.

■ **Diagnostik**

Labor: Hypercholesterinämie, HDL ↓, Bestimmung Enzymaktivität lysosomaler saurer Lipase.

■ **Therapie**

Pharmakotherapie:
- HMG-CoA-Reduktase-Hemmer,
- Enzymersatztherapie durch Applikation rekombinanter humaner lysosomaler saurer Lipase →Sebelipase alpha (Kanuma®).

■ **Verlauf und Prognose**

Progrediente Leberfunktionsstörung, vorzeitig auftretende Atherosklerose.

■ **Komplikationen**

Leberversagen, früh Folgekomplikationen der Atherosklerose.

■ **Tipp für die Praxis/FAQ**

Wichtige Differentialdiagnose bei frühzeitig auftretenden Xanthelasmen.

18.14 Weiterführende Informationen

Kontaktdaten vom ORPHANET und Selbsthilfegruppen seltener Erkrankungen:
- **E**uropean **O**rganisation for **R**are **D**iseases: ► http://www.eurordis.org
- ORPHANET: ► http://www.orpha.net
- **A**llianz **Ch**ronischer **S**eltener **E**rkrankungen = Netzwerk der Selbsthilfegruppen: ► http://www.achse-online.de

Selbsthilfegruppe für:
- Glykogenosen ► http://www.glycogenose.de, ► http://www.dgm.org
- Hämochromatose ► http://www.hämochromatose.org
- Hereditäre Fruktoseintoleranz ► http://fructoseintoleranz.de
- Homocysteinurie ► http://www.dig-pku.de
- MCAD ► http://www.mcad-infos.de
- Morbus Wilson ► http://www.morbus-wilson.de
- Phosphatdiabetes ► www.phosphatdiabetes.de
- PKU ► http://www.dig-pku.de
- Porphyrien
  - ► http://www.porphyrie-selbsthilfegruppe.de
  - ► http://www.porphyria-europe.com
- Primäre Hyperoxalurie ► http://www.PH-Selbsthilfe.de

Literatur

Dürr HR (2018) Entartungsrisiko von gutartigen Knochenläsionen, Onkologe. Springer Medizin Verlag GmbH, (Springer Nature). https://doi.org/10.1007/s00761-017-0331-6

Fischer S et al. (2010) Diagnostik und Therapie des Chylomikronämie-Syndroms. Diabetologie und Stoffwechsel 5(6):358–363. https://doi.org/10.1055/s-0030-1262721

Mayatepek E, Meissner T et al. (2000) Dtsch Arztebl 97(39):A-2533–B-2181. /C-2029

vom Dahl S, Lammert F, Ullrich K, Wendel U. Angeborene Stoffwechselkrankheiten bei Erwachsenen. Springer Berlin/Heidelberg 2014

Endokrinologische Notfälle

© Springer-Verlag GmbH Deutschland, ein Teil von Springer Nature 2020
I. van de Loo, B. Harbeck, *Facharztwissen Endokrinologie und Diabetologie*,
https://doi.org/10.1007/978-3-662-58897-0_19

Dieses Kapitel richtet sich vorrangig an den in der Klinik tätigen Endokrinologen. Es beinhaltet eine Auflistung der wichtigsten endokrinologischen Notfälle und der (intensivmedizinischen) Interventionsmaßnahmen.

19.1 Thyreotoxische Krise

Pathophysiologie

Akute, oft krisenhaft und unerwartete Verschlechterung bei Autoimmunthyreopathie oder Schilddrüsenautonomie nicht selten nach Jod-Exposition (Rendl et al. 2001)) dabei besteht kein direkter Zusammenhang zwischen der Höhe der Schilddrüsenhormone und der klinischen Symptomatik.

Klinik

Klassifikation der thyreotoxischen Krise (Tab. 19.1).

Diagnostik

Labor: TSH ↓, fT 3 ↑↑↑, fT 4 ↑↑↑.

Therapie

- Initial 80 mg Thiamazol i.v. 3x/d,
- nach Verlauf 40–80 mg i.v. 3x/d,
- ß-Blocker (Propranolol 1–5 mg) i.v. oder oral 3x10–80 mg,
- Prednisolon 50 mg i.v. 3x/d,
- symptomatisch: Kalorienzufuhr >3000 kcal/d, Sauerstoffzufuhr, Eiskühlung, Bilanzierung von Flüssigkeits- und Elektrolythaushalt, Thromboembolieprophylaxe, z. B. durch Heparin,
- selten: Plasmapheresetherapie,
- ggf: Frühe Thyreoidektomie nach Kreislaufstabilisierung.

Verlauf und Prognose

- Letalität im Stadium I: 10 %,
- Letalität im Stadium III b: bis zu 30 %.

19.2 Hypothyreotes Koma

Epidemiologie

Seltene, lebensbedrohliche Krisensituation.

Pathophysiologie

Unklar, der Schweregrad der Erkrankung steht nicht im Zusammenhang mit der Höhe des freien Thyroxinwertes, Hypoxie durch alveoläre Hypoventilation, Auftreten meist nach lange unbehandelter Hypothyreose unterschiedlicher Genese, ggf. zusätzlich auslösende Allgemeinerkrankungen.

Klinik

- Apathie,
- Somnolenz,
- Bewusstseinsstörung,
- Hypothermie (<30 °C),
- Bradypnoe (5/min),
- Bradykardie (<50/min),
- Krämpfe.

Diagnostik

- Labor: TSH ↑↑↑, fT 4 ↓↓↓,
- arterielle Blutgasanalyse (pCO_2/pO_2).

Tab. 19.1 Klassifikation der thyreotoxischen Krise

	Stadium I:	Stadium II:	Stadium III:
	Herzrhythmusstörungen, Tachykardien (HF >150/min), Hyperthermie, Diarrhöen, psychotische Störungen, Exsikkose, Hyperthermie, Unruhe	Zusätzlich zu I: Stupor, Bewusstseinsstörungen, psychotische Störungen	Zusätzlich zu II: Koma
Alle Stadien werden nach dem Alter des Patienten in die Untergruppe a/b zugewiesen: a) Patient <50 Jahren b) Patient >50 Jahren			

19

- **Therapie**
- Intensivmedizinische Überwachung (assistierte Beatmung/Intubation),
- i.v. Corticoide (100 mg Prednisolon/3 h, danach 10 mg/h),
- L-Thyroxin i.v. : 1. Tag 500 ug/d, 3.–10. Tag,100 ug/d, nach Erwachen Umstellung auf die orale Gabe,
- ggf. Glukose i.v., Kochsalzlösung i.v., temporärer Schrittmacher.

- **Verlauf und Prognose**

Bei zeitnahen Sofortmaßnahmen 50 % Mortalität.

19.3 Nebenniereninsuffizienz, Addison-Krise

Fall 1:

Eine 23-jährige Patientin mit bekanntem Morbus Addison erleidet einen Magen-Darm-Infekt und kollabiert im Bad. Der gerufene Notarzt empfiehlt der jungen Frau mehr zu trinken und fährt weg, ohne die erbetene Hydrocortisongabe vorzunehmen. Er argumentiert „Cortison sei schlecht für das Immunsystem und ist daher bei Infekten nicht indiziert". Die Schwester der Patientin bringt diese zum Endokrinologen, wo sie 100 mg Hydrocortison i.v. erhält, nach 20 min geht es der Patientin deutlich besser.

- **Synonym**
- Nebennierenrindenschwäche.
- Addison-Krise: krisenhafte, lebensbedrohliche Erkrankung bei Cortisolmangel in Folge einer primären Nebenniereninsuffizienz (Quinkler et al. 2013). Der Begriff der Addison-Krise wird auch synonym benutzt bei krisenhaften Erkrankungen durch Cortisolmangel anderer Genese (s. ► Kap. 3).

- **Epidemiologie**
- Inzidenz: 25:1.000.000/Jahr,
- Pävalenz: 400:1.000.000

- **Pathophysiologie**

Physiologische Steigerung der Cortisolfreisetzung bei Stress → kann bei Patienten mit Cortisolmangel nicht erfolgen (◘ Tab. 19.2 und 19.3).

- **Klinik**
- Müdigkeit,
- Übelkeit, Erbrechen,
- Gewichtsverlust,
- Abdominalschmerz,
- Myalgien,
- Hyponatriämie, Hyperkaliämie,
- Hypoglykämie,
- Hypovolämie, Hypotonie,
- ggf. Hyperpigmentierung der Haut bei primärer Nebenniereninsuffizienz.

- **Diagnostik**

Labor:

- ACTH, Cortisol, DHEAS, TSH, fT3, fT4, ggf. Prolaktin und Gonadotropine, Natrium, Kalium, Kalzium, kleines Blutbild, CRP, Kreatinin, Blutzucker,

◘ Tab. 19.2 Ursachen von Nebennieren-Krise

Primäre Nebenniereninsuffizienz	Morbus Addison (Autoimmunadrenalitis), Adrenogenitales Syndrom, Polyglanduläres Syndrom, Infektionen, z. B. Tuberkulose, Z. n. bilateraler Adrenalektomie, Medikamenten-induziert: z. B. Mitatone, Ketoconazol, Pasireotide, Seltene genetische Erkrankungen
Sekundäre Nebenniereninsuffizienz	Tumoren an Hypothalamus oder Hypophyse, Z. n. Operationen an Hypothalamus oder Hypophyse, Z. n. Bestrahlung an Hypothalamus oder Hypophyse, Hypophysitis, Z. n. Schädel-Hirn-Trauma, Seltene genetische Erkrankungen
Tertiäre Nebenniereninsuffizienz	Chronische Glucocorticoidtherapie (iatrogen bedingt (Henzen et al. 2000))

Tab. 19.3 Auslösende Faktoren einer Nebennieren-Krise

Gastrointestinale Infekte	22–33 %
Sonstige fieberhafte Infekte	17–24 %
Operationen	7–16 %
Intensive körperliche Aktivität	7–8 %
Psychischer Stress	4–6 %

- weitere Werte nach Klinik,
- Hormontests nach Laborkonstellation.

Therapie

100 mg Hydrocortison i.v. als Bolus, danach 100–200 mg Hydrocortison/24 h mit Flüssigkeit.

Verlauf und Prognose

In Abhängigkeit von der auslösenden Situation, prinzipiell ist aber eine rasche Besserung uter Hydrocortison möglich.

Komplikationen

Tod.

Tipp für die Praxis/FAQ

Nach operativer Resektion eines cortisolproduzierenden Nebennierentumors kann es durch zuvor entstandene Suppression der Cortisolproduktion auf der gesunden Seite zu vorübergehender Nebennierenschwäche der verbliebenen gesunden Nebenniere kommen → zur Vermeidung einer Nebenniereninsuffizienz muss postoperativ Hydrocortison ersetzt werden, oft ist im Verlauf nur ein sehr langsames Ausschleichen des Hydrocortisons (Monate bis Jahre) möglich.

19.4 Iatrogene Nebenniereninsuffizienz

Synonym

Medikamentös induzierte Nebenniereninsuffizienz (Henzen et al. 2000) (s. ► Kap. 3).

Epidemiologie

Unklar, 0,5–2 % der Bevölkerung erhalten synthetische Steroide, bis zu 39 % der Patienten die 5 mg Prednisolon nehmen, weisen eine iatrogene Nebenniereninsuffizienz auf.

Pathophysiologie

- Auftreten einer Nebenniereninsuffizienz in Folge der Einnahme pharmakologischer Steroiddosen→ Suppression der Hypothalamus-Hypophysen-Nebennierenachse mit konsekutiver Atrophie der corticotropen Zellen in Nebennierenrinde und Hypophyse (ab 5 mg Prednisolon-Äquivalent-Dosis am Tag ist dies bereits nach wenigen Tagen möglich, Depot-Präparate/abendliche Gaben erhöhen das Risiko).
- 24 Stunden nach Absetzen von Glucocorticoiden weisen 46–100 % und eine Woche danach noch 26–49 % der Betroffenen eine Nebenniereninsuffizienz auf → keine direkte Beziehung zwischen der Entwicklung einer iatrogenen Nebennieren-Insuffizienz und der Dosis bzw. Dauer der Therapie bekkant, ursächlich wird eine individuelle Glucocorticoidempfindlichkeit postuliert.

Klinik

Typische Symptome, wie beim Morbus Addison.

Diagnostik

Labor:

- Basales Cortisol morgens,
- Insulinhypoglykämietest,
- Metyrapontest, CRH-Test,
- bei lange bestehender Nebenniereninsuffizienz auch ACTH-Test,
- (Vor Testung Absetzen von Hydrocortison für 18–24 Stunden, bei Prednisolon für 48–72 Stunden).

Therapie

Dosisreduktion (bezogen auf Prednisolon-Äquivalenzdosen):

- Dosen >20 mg/d: Reduktion um 10 mg alle 2 Wochen,
- Dosen 10–20 mg/d: Reduktion um 5 mg alle 2 Wochen,
- Dosen 10–5 mg/d: Reduktion um 2,5 mg alle 2 Wochen,
- Dosen ≤5 mg/d: Reduktion um 1 mg alle 2–4 Wochen,
- ggf. Umsetzen auf das kurz wirksame Hydrocortison,
- Anpassung der Glucocorticoiddosis bei Stress.

- **Verlauf und Pronose**

Zeitlicher Verlauf der Nebenniereninsuffizenz ist individuell sehr variabel (Tage bis Jahre), bei einigen Patienten bleibt eine Nebennieren-Restfunktion erhalten→ Patient benötigt normalerweise keinen medikamentösen Cortisolersatz;

- in Stresssituationen jedoch (fieberhafter Infekt, Operation, Unfälle etc.) reicht die erforderliche Anpassung der Cortisolsekretion nicht aus (Stressinsuffizienz)→ dies kann zu potenziell lebensbedrohlichen Nebennierenkrisen führen.

- **Komplikationen**

Eine nicht diagnostizierte/behandelte Nebenniereninsuffizienz kann zu einer lebensbedrohlichen Krise führen.

19.5 Hyperkalzämische Krise

Fall 2:

Aufnahme einer 73-jährigen agitierten Patientin mit Polyurie und Polydipsie. Im Labor ergibt sich ein Kalzium von 3.8 mmol/l. Ursächlich findet sich ein ossär metastasiertes Mammakarzinom.

- **Pathophysiologie**

Symptomatische Erhöhung des Serumkalziums, bei raschem

- Ansteigen des Kalziumwertes bleibt dem Körper keine Zeit für physiologische Anpassungsprozesse→ krisenhafter Krankheitszustand (Haap et al. 2012) (◘ Tab. 19.4).

◘ Tab. 19.4 Ursachen einer hyperkalzämischen Krise

Häufige Ursachen der hyperkalzämischen Krise	Malignome (Plasmozytom, osteolytische Knochenmetastasen), Hyperparathyreoidismus
Seltene Ursachen der hyperkalzämischen Krise	Vitamin-D-Intoxikation, Medikamente (Thiazide, Lithium, Tamoxifen), Sarkoidose, selten als Co-Inzidenz bei anderen endokrinen Erkrankungen (Phäochromozytom, Morbus Addison, Hyperthyreose), Anorexie

-

- **Klinik**

- Polyurie, Polydipsie, Hypovolämie,
- Fieber,
- Erbrechen,
- Muskelschwäche,
- Niereninsuffizienz,
- Pankreatitis,
- Duodenalulzera,
- Müdigkeit, Antriebsarmut, neurologische und kognitive Defizite bis hin zu Delir/Stupor und Koma.

- **Diagnostik**

Labor: Kalzium, Phosphat, großes Blutbild, Kreatinin, Eiweiß, AP, PTH, PTHrP.

- **Therapie**

- 0,9-%ige Kochsalzlösung (3–6 l) i.v.,
- Schleifendiuretika (wird in Spezialliteratur kritisch diskutiert),
- ggf. Hämodialyse mit kalziumarmen Dialysat,
- Glucocorticoide bei Vitamin-D-Intoxikation, Sarkoidose,
- ggf. Bisphosphonaten i.v. (effektiv, aber „off-lable-use“, Einschränkung der Nierenfunktion beachten),
- weitere Therapien in Abhängigkeit von der Grundkrankheit,
- intensivmedizinische Überwachung (◘ Tab. 19.5).

◘ Tab. 19.5 Therapie der hyperkalzämischen Krise

0,9%-ige NaCl-Lösung	3–6 l/24–48 h
Bisphosphonate	Ibandronat 2–4 mg i.v./ 2 h, Zolendronat 4 mg i.v./15 min, Pamidronat 15–90 mg i.v./h
Schleifendiuretikum	z. B. Furosemid 40–400 mg/d, Torasemid 20–200 mg/d
Steroide	z. B. Prednisolon 30– 60 mg/d für 3–5 Tage
Calcimimeticum (Cinacalcet)	Initial 2 × 30 mg/d, schrittweise bis max. 4 × 90 mg/d
Hämodialyse/ Peritonealdialyse	Kalzium-freies Dialysat, Kalzium-armes Dialysat, ggf. Zitrat-Dialyse

▪ Verlauf und Prognose

Abhängig von den auslösenden Erkrankungen und Komplikationen.

▪ Komplikationen

Verkürzung von PQ- und QT-Zeiten kann zu Herzrhythmusstörungen (z. B. Asystolie) führen.

▪ Tipp für die Praxis/FAQ

Bei primärem Hyperparathyreoidismus sollte die frühzeitige Operation angestrebt werden, nachfolgend müssen teils hohe Dosen an Kalzium verabreicht werden, da ein Kalziumshift in den Knochen unmittelbar nach Abfall des Parathormonwertes einsetzt („hungry bone").

19.6 Hypokalzämische Tetanie

▪ Synonym

Tetanische Anfälle.

▪ Pathophysiologie

Kalziummangel ausgelöst durch:

- Hypoparathyreoidismus (z. B. postoperativ nach Schilddrüsen- oder Nebenschilddrüsenresektion),
- Medikamenten-induziert (z. B. Schleifendiuretika, Bisphosphonate, Denosumab),
- akutes polyurisches Nierenversagen,
- Malabsorption,
- Akute (kalzifizierende) Pankreatitis,
- metabolische/respiratorische Alkalose,
- Sepsis,
- Verbrennungen.

▪ Klinik

- Akrale und periorale Kribbelparästhesien,
- gesteigerte Erregbarkeit der quergestreiften Muskulatur,
- Laryngospasmus,
- tonisch/fokale und generalisierte Krampfanfälle,
- Herzrhythmusstörungen.

▪ Diagnostik

Labor:

- Kalzium, Phosphat, Eiweiß/Albumin, Kreatinin,
- ggf. Blutgasanalyse, Natrium, Kalium, Lipase, Amylase, Transaminasen, CRP.

▪ Therapie

- 10–20 ml i.v. einer 10%-igen Kalziumgluconatlösung über Minuten, anschließend 500–1000 mg/d als Dauerinfusion,
- intensivmedizinische Überwachung indiziert.

▪ Verlauf und Prognose

In Abhängigkeit vom Auslöser.

▪ Komplikationen

Bradykarde Herzrhythmusstörungen (über ST- und QT-Verlängerung).

19.7 Coma diabeticum

▪ Synonym

Diabetisches Koma, es werden unterschieden: ketoazidotisches Koma und hyperosmolares Koma.

19.7.1 Ketoazidotisches Koma

▪ Pathophysiologie

- Vollständiges Fehlen von Insulin, z. B. beim Typ-1-Diabetes → Unfähigkeit des Glukosetransports aus dem Blut nach intrazellulär → intrazellulärer Energiemangel,
- zur alternativen Energiegewinnung → intrahepatischer Abbau von Fetten und Eiweißen → saure Ketone entstehen→ Ketoazidose.

▪ Klinik

- Durstgefühl, Polyurie, Nykturie,
- Schwäche, Abgeschlagenheit,
- Übelkeit, Erbrechen, Abdominalschmerz,
- akutes Abdomen, Pseudo-Appendizitis,
- Tachykardie, Hypotonie durch Hypovolämie und Exsikkose,
- Hypo-/Areflexie,
- Krampfanfälle, Koma
- Kussmaul'sche Atmung, Azetongeruch.

▪ Diagnostik

Bestimmung von Blutzucker, Azeton in Serum oder Urin (Ketonbestimmung), Elektrolyte, Blutgasanalyse (◘ Tab. 19.6 und 19.7).

▪ Therapie

- Langsame Normalisierung der Blutglukose durch i.v.-Zufuhr von Flüssigkeit und Insulin, oft zentraler Venenkatheter unumgänglich,

19

Tab. 19.6 Differentialdiagnose ketoazidotisches/hyperosmolares Koma

	Ketoazidose	Hyperosmolares Koma
Blutzucker	Meist >300 mg/dl, ein geringerer BZ schließt eine Ketoazidose nicht aus	Meist > 600 mg/dl
Ketone im Urin Ketone im Blut	++ bis +++ > 3mmol/l	Negativ (+) <0,6mmol/l (<1,5mmol/l)
ph-Wert	<7,3	>7,3
Bikarbonat	<15 mmol/l	>15 mmol/l
Osmolalität	Variabel	Meist > 320 mOsmol/kg

Tab. 19.7 Schweregradeinteilung der Ketoazidose

Leicht	Mittel	Schwer
pH <7,3	pH ≤7,2	pH ≤7,1
Bikarbonat <15 mmol/l	Bikarbonat ≤10 mmol/l	Bikarbonat <5 mmol/l

- Überwachung von Vitalparametern, Elektrolyten, Blutzucker und Säure-Basen-Haushalt, Bilanzierung,
- Intensivmedizinische Betreuung bei schwerer Ketoazidose (pH <7,0–7,1) mit Elektrolytentgleisungen, hämodynamischer oder respiratorischer Insuffizienz (Tab. 19.8).

Verlauf und Prognose

Coma diabeticum ist eine lebensbedrohliche Komplikation im Rahmen einer hyperglykämen Entgleisung bei Insulinmangel → ohne therapeutische Intervention endet sie letal;

Serumglukose sinkt unter Insulingabe schneller als Plasma-Ketonspiegel → i.v.-Insulintherapie muss über Normalisierung der Blutzuckerspiegel hinaus fortgeführt werden.

Komplikationen

Herzrhythmusstörungen durch Kaliumverschiebung, Krampfanfälle, Nierenversagen, Tod.

Tipp für die Praxis/FAQ

- 25 % aller Patienten mit Coma diabeticum kommen in diesen Zustand im Rahmen der Erstmanifestation eines Typ-1-Diabetes → Ursache eines Coma diabeticum muss geklärt werden.
- Grundsätzlich bedarf das perioperative Management bei Diabetikern besonderer Aufmerksamkeit (Schaaf et al. 2007).

19.7.2 Hyperglykämisch hyperosmolares Koma

Fall 3:

Ein Pflegeheim ruft an, weil die 83-jährige Bewohnerin Frau M. verwirrt im Bett liegt und sich entgegen ihrer normalen Gewohnheit nicht mehr mobilisieren lässt. Sie ließe anhaltend Wasser und sei schon exsikkiert.

Wie gehen Sie vor?

Pathophysiologie

Auftreten im Rahmen eines relativen Insulinmangels beim Typ-2-Diabetes, durch Rest-Insulinsekretion wird die Ketonbildung verhindert, im Vordergrund stehen fulminant erhöhte Blutzuckerwerte (BZ >600–1000 mg/d = 33,3-55,5mmo/l) → führen zu gesteigerter Osmolalität im Serum mit nachfolgender Polyurie und Exsikkose → Elektrolytentgleisungen, prärenales Nierenversagen, Apathie.

Patienten sind aufgrund der Stoffwechselentgleisung in Immunkompetenz eingeschränkt und damit infektanfällig.

Klinik

Siehe ketoazidotisches Koma.

Diagnostik

Siehe ketoazidotisches Koma.

Therapie

Wie ketoazidotisches Koma mit Ausnahme des Azidoseausgleichs (Tab. 19.9).

Verlauf und Prognose

Das hyperosmolare Koma ist mit einer höheren Letalität als das ketoazidotische Coma verknüpft, weil die Patienten meist älter sind und die Diagnose verzögert gestellt wird.

Tab. 19.8 Therapie des ketoazidotischen Komas (Böhm et al. 2014)

1) Rehydrierung
Infusion von isotoner Kochsalzlösung. Je nach Dehydratation 1000–2000 ml in den ersten 30–60 min, dann weiter 100–500 ml/h. Gesamtbedarf: 5–10 l. Bei hohem Flüssigkeitsbedarf bzw. kardiopulmonalen Begleiterkrankungen immer Monitoring über ZVD erforderlich
2) Insulingabe
0,10–0,15 IE Normalinsulin/kg KG als Bolus, dann 010 IE/kg KG/h i.v. über Perfusor. Bei BZ-Abfall <10 % vom Ausgangswert nach 1 h Erhöhung der Insulindosis auf 0,15–0,2 IE/kg KG/h steigern. Ziel BZ Abfall < 50mg/dl (2,8mmol/l) in der Stunde (in der ersten Stunde maximal 100mg/dl (5,6mmol/l). In den ersten 24 h liegt der BZ Zielbereich bei 200-250mg/dl (11,2-13,9mmol/l) (CAVE: Hirnödem). Ab BZ Werten von 300-250mg/dl (16,7-13,9mmol/l) Reduktion der Insulinrate, Halbierung der 0,9%igen NaCl-Infusionsrate bei gleichzeitiger Gabe von 10%iger Glukoselösung. Bei der Behandlung mit Insulinperfusor ist die frühzeitige Gabe von Bolusinsulin möglich. Die Therapie mittels Insulinperfusor wird dagegen bis zur Normalisierung der Ketonkörper fortgesetzt, überlappend kann Basalinsulin begonnen werden
3) Kaliumsubstitution
Kaliumgabe über ZVK und Perfusor, wenn der Urinfluss eingesetzt hat. Kalium >5,5 mml/l: keine Kaliumgabe. Kalium 5,5–3,5 mmol/l 10 mmol/h, Anpassung nach Verlauf (ggf. Dosiserhöhung bis 20–30 mmol/h). Kalium <3,5 mmol/l 40 mmol/h. Kaliumkontrollen stündlich. Unter der Gabe von Insulin kann das Kalium sehr schnell abfallen, dann ist eine adäquate Substitution nicht mehr möglich und das Insulin muss gestoppt werden
4) Azidosekorrektur
Korrektur der Azidose nur in Ausnahmefällen bei pH <7,0. Initial 50 mmol 8,4%iges Na-Bikarbonat über 1 h i.v. (Zielbereich von pH 7,0–7,1)
5) Phosphatgabe
Der Ausgleich einer Hyperphosphatämie bleibt umstritten. Bei Phosphatwerten <1,0 mmol/l und Anzeichen einer Hypoxie, Anämie oder kardiorespiratorischen Beschwerden kann eine Phosphatsubstitution erwogen werden. ($NaPO_4$-Lösung). Liegt das Phosphat <1,5 mmol/l und werden sehr hohe Insulindosen benötigt, kann ebenfalls vorsichtig Phosphat substituiert werden
6) Allgemeine Maßnahmen
Initiales Labor: Blutglukose, Elektolyte, Kreatinin, Harnstoff, Transaminasen, Blutbild, CRP, LDH, CK, Laktat, Ketonkörper, Serumosmolalität, Blutgasanaylse. Überwachung von: BZ, Kalium, Blutdruck, zunächst stündlich, BGA alle 2–3 h, bis pH >7,3 und Elektrolyte im Normbereich sind. Regelmäßige Kontrollen von Diurese, Retentionsparametern, ggf. ZVD, übliche intensivmedizinische Überwachung

- **Komplikationen**

Nierenversagen, Infekte, Tod.

19

Fall 3:

Sie bitten Fieber und Blutzucker zu messen: Die Temperatur liegt bei 39 °C und der Blutzucker ist nicht mehr messbar. Unter dem Verdacht auf ein hyperglykämisch hyperosmolares Koma im Rahmen eines Infektes weisen Sie die Patientin stationär ein. Nach Infusion von Flüssigkeit und vorsichtigem Absenken des Blutzuckers von >500 mg/dl (27,8 mmol/l) sowie Behandlung eines Harnwegsinfektes kann die Patientin 4 Tage später das Krankenhaus selbständig laufend verlassen.

19.8 Schwere Hypoglykämie

(Siehe ► Kap. 14, Diabetes mellitus Typ 1 und Hypoglycämie) (◘ Tab. 19.10).

Tab. 19.9 Therapie des hyperglykämisch hyperosmolares Komas

1) Rehydrierung
Infusion von isotoner Kochsalzlösung. Je nach Dehydratation 1000 ml in der 1. Stunde, dann weiter 100–250 ml/h. Bei ZVK: Flüssigkeitssubstitution in Abhängigkeit vom ZVD
2) Insulingabe
0,5 IE Normalinsulin/kg KG als Bolus, dann 005–10 IE/kg KG/h i.v. über Perfusor. Bei BZ-Abfall <10 % vom Ausgangswert nach 1 h Erhöhung der Insulindosis. Ziel: BZ-Abfall <50 mg/dl (2,8mmo/l) in der Stunde. In den ersten 24 h liegt der BZ-Zielbereich bei 300 mg/dl (16,7mmo/l) (CAVE: Hirnödem). Ab BZ-Werten von 300–250 mg/dl (16,7-13,9mmol/l) Reduktion der Insulinrate, Halbierung der 0,9%igen NaCl-Infusionsrate bei gleichzeitiger Gabe von 10%iger Glukoselösung
3) Kaliumsubstitution
Siehe ketoazidotisches Koma. Regelmäßige Kaliumkontrollen (initial stündlich)
4) Allgemeine Maßnahmen
Initiales Labor: Blutglukose, Elektolyte, Kreatinin, Harnstoff, Transaminasen, Blutbild, CRP, LDH, CK, Laktat, Ketonkörper, Serumosmolalität, Blutgasanaylse. Überwachung von: BZ, Kalium, Blutdruck, zunächst stündlich, BGA alle 2–3 h, bis pH >7,3 und Elektrolyte im Normbereich sind. Regelmäßige Kontrollen von Diurese, Retentionsparametern, ggf. ZVD, übliche intensivmedizinische Überwachung

Tab. 19.10 Therapie der schweren Hypoglykämie

Milde Hypoglykämie	Schwere Hypoglykämie		
Selbsthilfe durch den Patienten möglich 20 g schnelllösliche Glukose vorzugsweise in flüssiger Form	**Bewusstsein, aber keine Selbsthilfe mehr möglich** 30 g schnelllösliche Glukose vorzugsweise in flüssiger Form	**Bewusstlosigkeit ohne i.v.-Zugang:** 1 mg Glucagon i.m. vs s.c. oder 3 mg nasales Glucagon durch Familie oder Fremde	**Bewusstlosigkeit mit i.v.-Zugang** 20 ml 40%ige Glukose als Bolus i.v. Bei fehlendem Ansprechen Therapie nach 5 min wiederholen
Nach erfolgreicher Therapie Mahlzeit einnehmen, um wiederholte Unterzuckerungen zu vermeiden	Nach erfolgreicher Therapie Mahlzeit einnehmen, um wiederholte Unterzuckerungen zu vermeiden	Nach erfolgreicher Therapie Mahlzeit einnehmen, um wiederholte Unterzuckerungen zu vermeiden	Nach erfolgreicher Therapie Mahlzeit einnehmen, um wiederholte Unterzuckerungen zu vermeiden

19.9 Schwere endokrine Orbitopathie (EO)

(Siehe ► Kap. 4)

Bei der schweren endokrinen Orbitopathie Stadium 5 und 6 mit Hornhautdefekten, Keratits und vor allem Gesichtsfelddefekten oder Visuseinschränkungen (mit Nervus-opticus-Kompression) droht die Erblindung. Hierbei handelt es sich um eine akute augenärztliche Notfallsituation bei der die operative Orbitadekompression veranlasst werden muss. Da die Patienten sich wegen des Morbus Basedow oft an den betreuenden Endokrinologen wenden, findet dieses Thema Erwähnung.

19.10 Hypophysenapoplex und hypophysäres Koma

Fall 4:

Ein 56-jähriger Patient entwickelt am Wochenende plötzlich berstende Kopfschmerzen. Als er den Eindruck hat, nicht mehr richtig sehen zu können, sucht

er eine Notaufnahme auf. Im notfällig veranlassten CT des Kopfes zeigt sich ein Hypophysenapoplex, der die erheblichen Gesichtsfeldausfälle erklärt. Es wird eine sofortige Hypophysenoperation veranlasst.

- **Pathophysiologie**

Ausfall der Hypophysenfunktion (ggf. unterschieden nach Vorder- und/oder Hinterlappenausfall).

Ursache:

- Hypophysennekrose (meist durch Infarkt) und Einblutungen bei vorbestehendem Hypophysenadenom werden als Hypophysenapoplex bezeichnet,
- Hypophyseninfarkte sind eher Folge von Schock, z. B. nach Trauma, Hirnödem, starker Blutung unter der Geburt (Sheehan-Syndrom), Hirnödem, Kompression durch Tumoren oder nach Bestrahlung.

- **Klinik**

- Plötzlich einsetzende starke Kopfschmerzen,
- Gesichtsfeldausfälle,
- Augenmuskellähmung,
- Ausfälle der hypothalamisch-hypophysären Achsen.

- **Diagnostik**

- Blutdruck, Puls, Urinmenge
- Labor: Natrium, Kalium, Blutzucker, Blutbild, Kreatinin,
- Osmolalität im Serum und Urin, ggf. spezifisches Gewicht Urin,
- ACTH, Cortisol, TSH, fT3, fT4, Prolaktin, LH, FSH, Östradiol/Testosteron, SHBG, STH, IgF1, Copeptin,
- Fingerperimetrie/Gesichtsfelduntersuchung,
- CT oder MRT Kopf/Hypophyse,
- neurochirurgische/neurologische Mitbeurteilung.

- **Therapie**

19

- 100 mg Hydrocortison i.v. als Bolus, dann weiter mit 100–200 mg Hydrocortison i.v. als Dauerinfusion.
- 500 ug L-Thyroxin i.v. als Dauerinfusion (24–48 h **nach** Corticoidgabe)
- Intensivmedizinische Behandlung von Hypovolämie, Hypotonie und Hypoglykämie, ggf. neurochirurgische Dekompression.
- Bei Diabetes insipidus ist das Leitsymptom die Ausscheidung großer Mengen hypotonen Urins (4–30 l/d) → hypertone Dehydratation (arterielle Hypotonie, Tachykardie, Koma), → Ausgleich des Flüssigkeitsdefizits (nie mit Kochsalzlösung, da dies osmotische Diurese induzieren kann), bei zentralem Diabetes insipidus ggf. Desmopressin 1–4 ug i.v. oder 10–40 ug intranasal.

- **Verlauf und Prognose**

- In Abhängigkeit von Lage und Ausdehnung des Befundes,
- Hypophyseninsuffizienz → Kombination aus sekundärer Hypothyreose und sekundärer Nebenniereninsuffizienz → lebensbedrohliche Stoffwechselentgleisung.

- **Komplikationen**

- Irreversibler Visusverlust,
- hypophysäres Koma bei Panhypopituitarismus,
- Tod.

- **Tipp für die Praxis/FAQ**

Für große Hypophysenadenome werden iatrogene Hypophyseneinblutungen durch LHRH- und GHRH-Gabe diskutiert → Durchführung dieser Tests bei Makroadenomen kritisch überdenken! Einblutungen durch Dopaminagonisten sind ebenfalls möglich.

19.11 Schwere Hyponatriämie

- **Epidemiologie**

15–30 % aller Patienten im stationären Bereich sind betroffen (Fenske 2017).

- **Pathophysiologie**

Vielfältige Ursachen bei komplexer Regulation von Natrium im Körper möglich. Die Serum-Natriumkonzentration steht im direkten Zusammenhang mit der Flüssigkeitsmenge im Körper, es gilt zu unterscheiden:

- hypervolämische Hyponatriämie,
- hypovolämische Hyponatriämie,
- euvolämische Hyponatriämie.

Durch Schwankungen des Serumnatriums kommt es zur Verschiebung des Flüssigkeitsgehalts im Körper, Flüssigkeit folgt dem osmotischem Gefälle ins Gehirn → konsekutiv typische Komplikationen (Hirnödem, osmotische Demyelinisierung) dies gilt für die Entwicklung einer Hyponatriämie sowie für deren Korrektur (Spasovski et al.).

Der zeitliche Ablauf einer Hyponatriämieentwicklung ist wegen Adaptationsprozessen zu berücksichtigen: Krankheitsgeschehen mit Dauer <48 h werden als akut, >48 h als chronisch betrachtet (◻ Abb. 19.1), (◻ Tab. 19.11).

(W. Fenske, Hyponatriämie in der Notaufnahme-häufig gefährlich). Der Internist, Band 58, Heft 10, Okt. 2017, (Fenske 2017)

Häufige Auslöser einer Hyponatriämie:	Tumorerkrankungen, Alkoholismus, Medikamente.
Seltene Auslöser einer Hyponatriämie:	gesteigerte ADH Sekretion.

- **Klinik**
  - Adynamie, Muskelschwäche, Gangunsicherheit,
  - Übelkeit,
  - Kopfschmerz,
  - Konzentrationsstörung, Verwirrtheit, Synkope,
  - Krampfanfall, Koma, Atemstillstand.

- **Diagnostik**

Algorithmus zum diagnostischen und differentialdiagnostischen Vorgehen bei Hyponatriämie (◻ Abb. 19.2). (W. Fenske, 2017)

- **Therapie**

Abhängig von:

- Schwere neurologischer Ausfälle,
- Manifestationsdauer (akut/chronisch),
- Ausprägung biochemischer Parameter,
- Ursache.

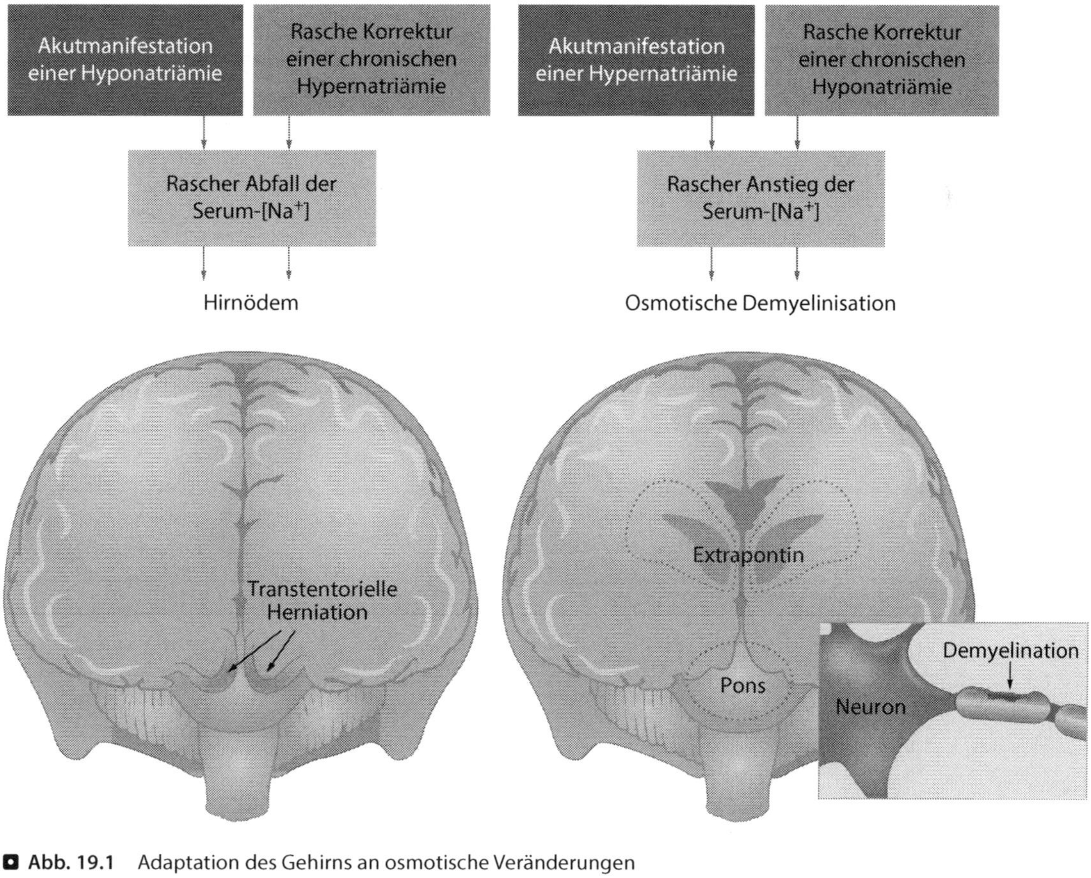

◻ **Abb. 19.1** Adaptation des Gehirns an osmotische Veränderungen

Tab. 19.11 Liste der Hyponatriämie-induzierenden Medikamente (adaptiert nach Liamis (2008))

Häufige Ursache medikamentös induzierter Hyponatriämie	Seltene Ursache medikamentös induzierter Hyponatriämie
Beeinflussung der Natrium- und Flüssigkeitshomöostase:	Antihypertonika: ACE-Hemmer, Amlodipin
Diuretika: Thiazide, Amilorid, Indapamid	Antiarrhythmika: Flecainid, Proprafenon, Amiodaron
Beeinflussung der Flüssigkeitshomöostase durch gesteigerte AVP-Produktion:	Antibiotika: Ciprofloxacin, Trimetropirm, Cefoperazon/Sulbactam
Antiepileptika: Carbamazepin, Valproat, Oxcarbazepin	Theophyllin
Antidepressiva: SSRI, Trizyklische Antidepressiva, MAO-Hemmer	Bromocriptin
Antipsychotika: Haloperidol, Phenothiazide	Protonenpumpenhemmer
Zytostatika	Bupropion
Opiate	Duloxetin
Potenzierung des antidiuretischen AVP-Effekts:	Immunglobiline (intravenös)
Antiepileptika: Carbamazepin, Lamotrigen	
NSAR	
Zytostatika: Cyclophosphamid	

▪▪ **Akuttherapie:**

- Infusion von 3%-iger NaCl-Lösung in 20 min → Kontrolle Na^+ ggf. Wiederholung der Infusion, bis zu 3x in der 1. Stunde oder bis zum Na^+-Anstieg ≥5 mmol/l oder bis zur klinischen Verbesserung.
- Monitoring: Intensivstation/Intermediate Care Station.
- Bei gutem Ansprechen: Stopp der 3%-igen NaCl-Infusion und ursachenspezifische Therapie.

- **Toleranzbereich des Natriumanstiegs* in den ersten 24 h:** ≤ 10 mmol/l,
- **Toleranzbereich des Natriumanstiegs* in den folgenden 24 h:** ≤ 8 mmol/l,
- **Ziel:** Natrium 130 mmol/l (darf NIE überschritten werden! Faustregel: in den ersten 6 h maximaler Na^+-Anstieg um 6 mmol/l, in den weiteren 24 h weitere 6 mmol/l bis zum Erreichen eines Na^+ von 130 mmol/l) → zu rasche Na^+-Anstiege sind wegen Gefahr der akuten Demyelinisierung zu vermeiden! Bei überschießender Korrektur: 5%-ige Glukoselösung (3 ml/kg KG) oder Desmopressin (2–4 ug alle 8 h)

▪▪ **Dauertherapie:**

- **Hypervolämische Hyponatriämie** → Behandlung der Grunderkrankung, Salzrestriktion, Diuretika.
- **Hypovolämische Hyponatriämie** → Korrektur des Volumendefizits (z. B. Diuretika-Pause).
- **Euvolämische Hyponatriämie** → Behandlung der Grunderkrankung (Infekt, Stress, Medikamente, SIADH), Flüssigkeitsrestriktion,
- ggf. Kochsalztabletten (6–9 g/d), wenn möglich mit Schleifendiuretikum (20–40 mg Furosemid). (Kochsalztabletten werden oft unter der **fälschlichen** Annahme eines primären Kochsalzmangels verabreicht. In ausreichender Dosis können sie dennoch im klinischen Alltag (auch bei verminderter renaler Dilutionsfähigkeit) einen guten

19

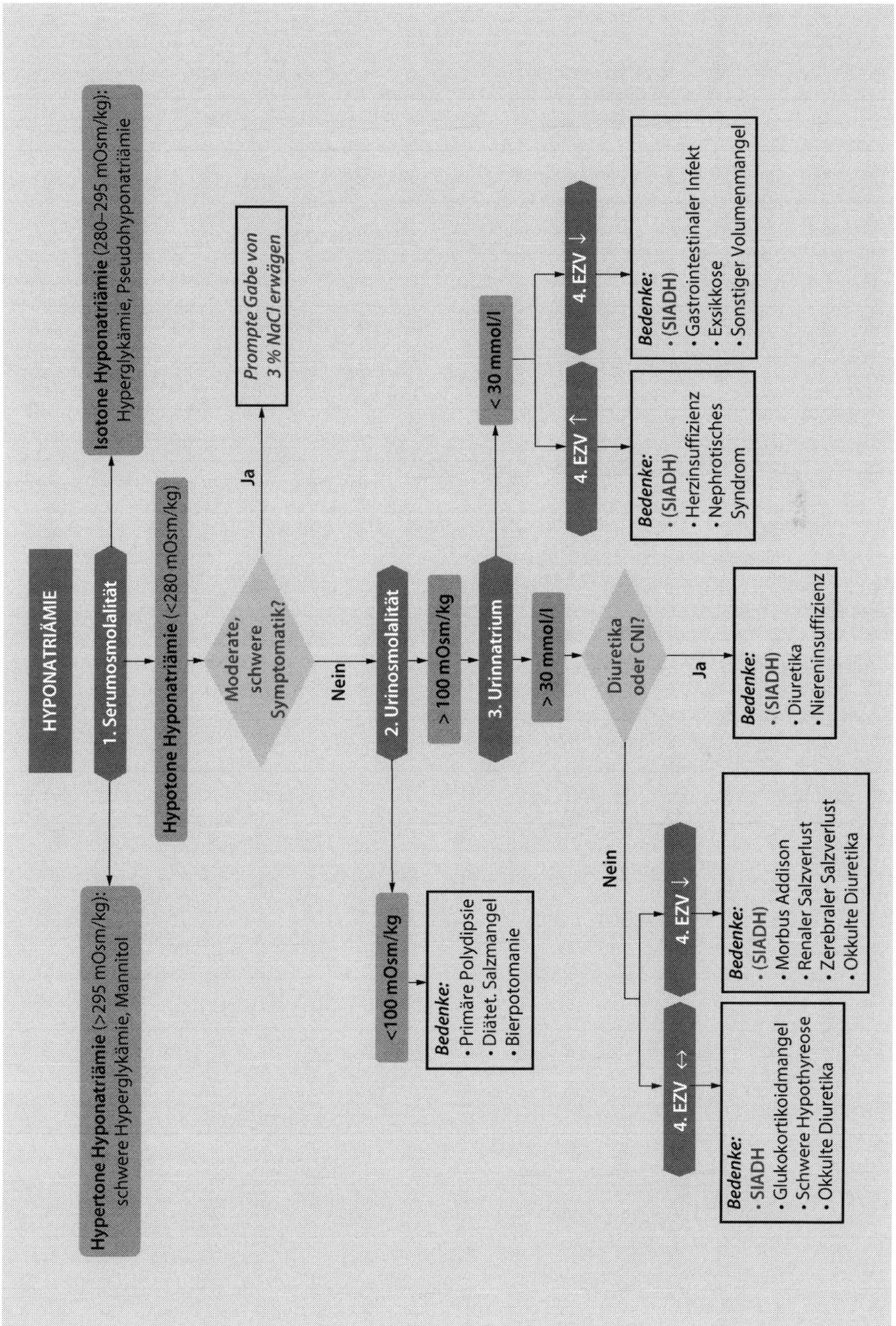

Abb. 19.2 Algorithmus zum differentialdiagnostischen Vorgehen bei Hyponatriämie

diuretischen Effekt erzielen, bevorzugt in Kombination mit Schleifendiuretika, das Vorgehen ist sehr umstritten).
- Tolvaptan (selektiver V2-Rezeptorantagonist), einzige mögliche spezifische Therapie. Ersteinstellung nur unter klinischen Bedingungen zulässig.
  - Vorteil: keine Flüssigkeitsrestriktion mehr erforderlich → bessere Lebensqualität,
  - Nachteil: Hohe Therapiekosten.
- Heute nur selten gebräuchlich: Urea, Demeclocyclin, Lithium.

▪ Verlauf und Prognose

Hyponatriämie ist assoziiert mit erhöhter Morbidität und Mortalität.
- Risikofaktoren für schweren Verlauf: Alkoholismus, Leberversagen, Hypokaliämie, schwere Hyponatriämie mit Na^+<105 mmo/l.

▪ Komplikationen

Bei raschem Ausgleich der Hyponatriämie →osmotisch bedingte zentrale pontine Myelinolyse, ggf. mit Einklemmung des Hirnstamms.

▪ Tipp für die Praxis/FAQ

Kochsalztabletten wirken **nicht** über den Ausgleich eines vermeintlichen Kochsalzmangels, sondern über einen diuretischen Effekt in den Nieren (→ negative Flüssigkeitsbilanz), CAVE: Durstempfinden ↑, RR ↑.

(*Na^+, hier synonym mit Serum-Natrium verwendet)

Literatur

Böhm BO et al. (2014) Therapie des Typ-1-Diabetes, Praxisempfehlung der DDG. Diabetologie 9:S 125–SS135

Fenske W (2017) Notfälle in der Endokrinologie. Hyponatriämie in der Notaufnahme-häufig gefährlich. Internist 58(10). https://doi.org/10.1007/s00108-017-0319-8

Haap M, Tschritter O, Artunc F, Rettig I, Riessen R (2012) Die hyperkalzämische Krise in der Intensivmedizin. Dtsch Med Wochenschr 137:1100–1104. https://doi.org/10.1055/s-0032-1304961

Henzen C, Suter A, Lerch E et al. (2000) Suppression and recovery of adrenal response after short-term, high-dose glucocorticoid treatment. Lancet 355(9203):542–545

Liamis G, Millionis H, Elisaf M. (2008) A review of drug-induced hyponatremia. Am J Kidney Dis 52(1):144–153

Quinkler M, Beuschlein F, Hahner S et al. (2013) Nebennierenrinden-Insuffizienz – lebensbedrohliche Erkrankung mit vielfältigen Ursachen. Dtsch Ärztebl 110:51–52

Rendl J, Bernhard S (2001) Schilddrüse und Röntgenkontrastmittel: Pathophysiologie, Häufigkeit und Prophylaxe der jodinduzierten Hyperthyreose. Dtsch Arztebl 98(7):A-402–B-339. /C-316

Schaaf L, Kellermann W, Schneider HJ (2007) Perioperatives Management bei endokrinologischen Erkrankungen und Diabetes mellitus. Dtsch Arztebl 104(24):A-1747–B-1542. /C-1481

Spasovski G et al. (2014) Clinical practice guidelines on diagnosis and treatment of hyponatriaemia. Eur J Endocrinol 170(3):G1–G47. https://doi.org/10.1530/EJE-13-1020

Endokrinologische Erkrankungen in der Schwangerschaft

© Springer-Verlag GmbH Deutschland, ein Teil von Springer Nature 2020
I. van de Loo, B. Harbeck, *Facharztwissen Endokrinologie und Diabetologie*,
https://doi.org/10.1007/978-3-662-58897-0_20

Frauen mit endokrinologischen Erkrankungen werden seltener schwanger als gesunde Frauen. In diesem Kapitel finden sich Empfehlungen zur Diagnoseführung und Therapie endokrinologisch erkrankter Schwangerer. Die bekannten Krankheitsbilder von Schilddrüse, Nebenniere und Hypophyse werden dabei einzeln besprochen. Bei den Empfehlungen handelt es sich aufgrund der kleinen Fallzahlen um Expertenmeinungen.

Endokrine Erkrankungen sind in der Schwangerschaft besonders schwierig zu erkennen, deshalb werden sie hier unter Berücksichtigung typischer Fallstricke gesondert erörtert.

20.1 Pathophysiologie

Im Verlauf einer Schwangerschaft steigen die Konzentrationen von CRH, ACTH und Cortisol aus noch nicht geklärter Ursache an (Lindsay und Niemann 2005). Hierbei können Cortisolwerte erreicht werden, die vergleichbar derer von Cushing-Patienten sind. Die zirkadiane Rhythmik bleibt erhalten. Die corticotrope Achse lässt sich durch exogene Steroide (z. B. Dexamethasonhemmtest) nur wenig supprimieren. Auch das Ansprechen auf exogenes CRH ist begrenzt. Es kommt jedoch zu einer vermehrten Cortisol-Antwort auf synthetisches ACTH.

Tipp für die Praxis/FAQ

In der Schwangerschaft wird durch die Östrogene ebenfalls das Renin-Aldosteron-System (RAAS) hoch reguliert. Das Ansprechen des RAAS auf Volumengabe und Orthostase bleibt erhalten.

20.2 Morbus Addison

Die Fertilität der Frauen mit Morbus Addison ist reduziert. Der Verlauf einer Schwangerschaft ist bei adäquater Therapie aber unproblematisch. Es besteht jedoch eine peripartale Krisengefahr, sodass eine kontrollierte Geburt angestrebt werden sollte.

Die Erstdiagnose des Morbus Addison stellt in der Schwangerschaft eine besondere Herausforderung dar. Leider fehlen Referenzwerte für Schwangere, was die Diagnose zusätzlich erschwert. Bei diffusen Beschwerden (Hyperemesis, Schwäche, fehlende Gewichtszunahme), vermehrter Pigmentierung, dem Vorliegen anderer Autoimmunerkrankungen (z. B. Diabetes mellitus Typ 1) und unspezifischen Laborveränderungen (Hypoglykämie/Hyponatriämie/Hyperkaliämie) sollte ein Morbus Addison in Betracht gezogen werden (Husebye et al. 2014).

Ob eine Anpassung der Substitutionstherapie in der Schwangerschaft erforderlich ist oder nicht, wird kontrovers diskutiert und sollte sich nach der Klinik richten. Entsprechend der gesteigerten Cortisolfreisetzung gesunder Frauen im Laufe der Schwangerschaft finden sich in der Literatur Empfehlungen die Hydrocortison-Dosis im 3. Trimenon um 30–50 % zu erhöhen. Peripartal bis 48 Stunden nach der Entbindung sollte die Hydrocortison-Dosis um das 2- bis 3-Fache erhöht werden, bei Sectio 100–200 mg Hydrocortison i.v., ggf. muss auch die Mineralcorticoid-Dosis erhöht werden, dies ist nach Kalium und Blutdruck zu entscheiden (nur wenn Hydrocortison ≥50mg/d, ansonsten reicht die mineralocorticoide Wirkung von Hydrocortison). Eine enge Zusammenarbeit von Geburtshilfe und betreuendem Endokrinologen ist unerlässlich.

20.3 Morbus Cushing/Cushing-Syndrom

Eintreten eine Schwangerschaft ist beim Hypercortisolismus selten. Generell sind in der Schwangerschaften aber adrenale Cushing-Syndrome häufiger als ein hypophysär bedingter Morbus Cushing. Es bestehen eine erhöhte fetale und maternale Morbidität und Mortalität (über Hypertonie, Eklampsie und Diabetes mellitus).

Die Diagnosefindung ist schwierig (Eschler et al. 2015; Suri et al. 2006; Nieman et al. 2008).

Tipp für die Praxis/FAQ

- Dexamethasonhemmtest ist wegen fetaler Beeinträchtigungen und nur eingeschränkter Supprimierbarkeit des Cortisols nicht sicher verwertbar → im 2. und 3. Trimenon deutet ein über das 3-fache (über dem Referenzbereich) erhöhtes freie Cortisol im Urin auf Morbus Cushing hin, außerdem ist ACTH beim adrenalen Cushing-Syndrom in der Schwangerschaft oft nicht unterdrückt.

- Sonographie der Nebennieren ist Mittel der Wahl in der Schwangerschaft (im 1. Trimenon Verzicht auf MRT wegen möglicher Teratogenität, ab 2. Trimenon MRT einsetzbar).
- Therapeutisch, wenn möglich chirurgische Resektion anstreben (am besten 12.–29. Schwangerschaftswoche).

20.4 Akromegalie

Schwangerschaften sind bei Patientinnen mit Akromegalie selten (Bronstein et al. 2011). Physiologisch kommt es bei gesunden Frauen in der Schwangerschaft zum IgF-1-Abfall. Bei Frauen mit Akromegalie kommt es daher in der Schwangerschaft meist nur zu einem mäßigen IgF-1-Anstieg. Ursache → gesteigerte Östradiolwirkung in der Leber. Häufig ist das Pausieren einer medikamentösen Therapie möglich.

20.5 Primärer Hyperaldosteronismus (Conn Syndrom)

Die Koinzidenz von Hyperaldosteronismus und Schwangerschaft ist selten. Ursächlich findet sich eher ein Aldosteron-produzierendes Adenom der Nebenniere als eine bilaterale Nebennierenrinden-Hyperplasie (Eschler et al. 2015; Suri et al. 2006). Typischerweise liegt eine schwer einstellbare arterielle Hypertonie (gelegentlich Hypokaliämie) vor. Der Renin-Aldosteron-Quotient ist nicht verwertbar, da beide Hormone in der Schwangerschaft vermehrt produziert werden.

Behandlungsziel ist die Blutdruckkontrolle (z. B. mit Methyldopa, Metoprolol, Dihydralazin). Spironolakton ist kontraindiziert (Riester und Reincke 2015), es droht die Feminisierung männlicher Feten. Eplerenon soll diesen Effekt nicht ganz so stark aufweisen, es handelt sich hierbei aber um einen „off-lable-use".

20.6 Phäochromozytom

Phäochromozytome sind in der Schwangerschaft sehr selten, wenn sie auftreten enden sie aber in bis zu 50 % der Fälle letal für Feten und/oder Mutter. Die Diagnose kann normal über die Metanephrine gestellt werden (Eschler et al. 2015; Suri et al. 2006).

20.7 Hypothyreose

Eine latente Hypothyreose weisen 2–3 % aller Schwangeren auf, eine manifeste Hypothyreose etwa 0,3–0,5 %. Es gibt Hinweise für das Auftreten von motorischen Entwicklungsretardierungen und kognitiver Leistungseinschränkungen im späteren Leben der Kinder, wenn während der Schwangerschaft die Hypothyreose fortbestand (Casey et al. 2005; Smit et al. 2000). Optimalerweise sollte bereits bei Konzeption eine euthyreote Stoffwechsellage bestehen. Es gilt trimenonspezifische Referenzbereiche des verwendeten Labors zu berücksichtigen (Stagnaro-Green et al. 2011). In der Schwangerschaft wird Schilddrüsenhormon unter Kontrolle des TSH-Wertes appliziert. Ein Absinken der freien Schilddrüsenhormone im 2. und 3. Trimenon ist wegen der veränderten Eiweißbindung normal. Nach neueren Erkenntnissen ist Schilddrüsenhormon plazentagängig.

▪ Tipp für die Praxis/FAQ

Hyperemesis gravidarum → häufige Assoziation mit hyperthyreoter Stoffwechsellage.

20.8 Hyperthyreose

Die manifeste Hyperthyreose tritt bei 0,1–1 % aller Schwangeren auf, davon entfallen ca. 85 % auf den Morbus Basedow (Harbeck et al. 2012).

Eine transiente subklinische Hyperthyreose erleben 10–20 % der Schwangeren und 1–3 % eine Schwangerschafts-assoziierte Hyperthyreose, beides tritt hCG assoziiert auf (Stagnaro-Green et al. 2011; Glinoer 1998). (Der hCG induzierte TSH-Abfall in der Frühschwangerschaft ist physiologisch und bedarf keiner Intervention).

Während der Schwangerschaft zeigen 60 % der vorbestehenden Schilddrüsenknoten ein Wachstum. Eine operative Resektion sollte nur bei raschem Wachstum und/oder Kompression angestrebt werden, lediglich bei malignen Schilddrüsenknoten mit signifikanter Größenzunahme oder Lymphknotenmetastasen besteht eine zwingende Indikation zur Operation. Als Operationszeitpunkt sollte dann das 2. Trimenon. angestrebt werden.

20.9 Morbus Basedow

Die häufigste Ursache einer Hyperthyreose in der Schwangerschaft ist ein vorbestehender Morbus Basedow. Eine effektive Therapie ist auch in der Schwangerschaft mit Thionamiden möglich Azizi (2006). Therapieziel ist die Stabilisierung des fT4 im oberen Normbereich, wobei das TSH meist supprimert bleibt. Häufig sind dazu folgende Dosen ausreichend:

- Propylthiouracil 50–200 mg/d,
- Thiamazol 2,5–20 mg/d.

Unter Propylthiouracil (Zulassung für die Schwangerschaft gegeben) kann nach dem 1. Trimenon eine fulminante Hepatoxotizität auftreten (Rivkees und Mattison 2009). Aus diesem Grund empfiehlt die Deutsche Gesellschaft für Endokrinologie (DGE) es lediglich während der ersten 3 Schwangerschaftsmonate zu verabreichen, danach soll auf Thiamazol umgestellt werden.

Unter Thiamazol/Carbimazol werden besonders in der Frühschwangerschaft Malformationen (Aplasia cutis, Ösophagus- und Rektusatresie) beschrieben. Deshalb wird der Einsatz von Thiamazol nur im 2.–3. Trimenon als vorteilhaft bewertet. Wegen der fehlenden Zulassung für die Schwangerschaft muss die Patientin über den „off-lable-use" aufgeklärt werden. Laborkontrollen sollten alle 2–4 Wochen, nach Stabilisierung der Erkrankung alle 4–6 Wochen erfolgen. Transaminasen und großes Blutbild müssen mit kontrolliert werden (Hepatopathie und Agranulozytose sind möglich). Auch die TRAK sollten monatlich bestimmt werden. Sie sind plazentagängig und können Einfluss auf eine kindliche Strumaentwicklung mit Hyperthyreose haben. Es kann zu Störungen der fetalen Entwicklung, insbesondere der kardialen Funktion und der Knochenreife kommen, auch die Ausbildung eines Hydrops ist möglich.

Symptomatisch kann bei Beschwerden der Mutter Propranolol 20–40 mg alle 6 Stunden verabreicht werden. Betablocker sollten jedoch so wenig wie möglich eingesetzt werden, da intrauterine Wachstumsretardierungen, fetale Bradykardien und neonatale Hypoglykämien auftreten können. Nur bei Therapieversagen bleibt als Ultima Ratio die operative Resektion der mütterlichen Schilddrüse (Harbeck et al. 2012).

(Weitere Informationen s. ► Kap. 4).

20.10 Hypoparathyreoidismus

Für die seltene Koinzidenz von Hypoparathyreodismus und Schwangerschaft gibt es kein etabliertes Therapieregime. Behandelt wird mit Kalzium und Rocaltrol unter engmaschigen Laborkontrollen. Prinzipiell besteht ein erhöhtes Risiko für mütterliche Tetanien, vorzeitige Wehen, Spontanabort und einen sekundären fetalen Hyperparathyreoidismus (mit Demineralisierung von Knochen, vorzeitigem Fontanellenschluss und Hirnblutungen) (Böttcher et al. 2011). Bei unzureichender Einstellung des mütterlichen Kalziumstoffwechels besteht ein erhöhtes Osteoporoserisiko der Mutter.

Literatur

Azizi F (2006) The safety and effiacy of anti-thyroid drugs. Expert Opin Drug Suf 5:107–116

Böttcher B, Götsch C, Brezinka C, Wildt L (2011) Hypoparathyreoidismus in der Schwangerschaft. Geburtshilfe Frauenheilkd:71–P302. https://doi.org/10.1055/s-0031-1278580

Bronstein MD, Paraiba DB, Jallad RS (2011) Management of pituitary tumors in pregnancy. Nat Rev Endocrinol 5:301–310

Casey BM, Dashe JS, Wells CE et al. (2005) Subclinical hypothyroidism and pregnancy outcomes. Obstet Gynecol 105:239–245

Eschler CE, Kogegar N, Pessah-Pollack R et al. (2015) Management of adrenal tumors in pregnancy. Endocrinol Metab Clin N Am 44:381–397

Glinoer D (1998) Thyroid hyperfunction during pregnancy. Thyroid 8:859–864

Harbeck B, Schütt M, Sayk F (2012) Endokrine Notfälle ind er Schwangerschaft. Intensivmed Notfmed 107:110–117

Husebye ES, Allolio B, Arlt W et al. (2014) Consensus statement on the diagnosis, treatment and follow-up pf patients with primary adrenal insufficiency. J Intern Med 275:104–115

Lindsay J, Niemann L (2005) The hypothalamic-pituitary-adrenal axis in pregnancy: challenges in disease detection and treatment. Endocr Rev 26:775–799

Niemann LK, Biller BM, Findling JW et al. (2008) The diagnosis of Cushing's syndrome: an Endocrine Society Clinical Practise Guideline. J Clin Endocrinol Metab 93:1526–1540

Riester A, Reincke M (2015) Progress in primary aldosteronism: mineralcorticoid receptor antagonist and management of primary aldosteronism in pregnancy. Eur J Endocrinol 172:R23–R30

Rivkees SA, Mattison DR (2009) Propylthiouracyl (PTU) hepatotoxicity in children and recommendations for discontinuation of use. Int J Pediatr Endocrinol:132041

Smit BJ, Kok JH, Vulsma T et al. (2000) Neurologic development of the newborn and young child in relation to maternal thyroid function. Acta Paediatr 89:291–295

Stagnaro-Green A, Abalovich M, Alexander E et al. (2011) Guidelines of the American Thyroid Association for the diagnosis and management of thyroid disease during pregnancy and postpartum. Thyroid 21:1081–1125

Suri D, Moran J, Hibbard JU et al. (2006) Assessment of adrenal reserve in pregnancy: defininig the normal response to the adrenocorticotropin stimulation test. J Clin Endocrinol Metab 91:3866–3872

Interdisziplinäre Endokrinologie

© Springer-Verlag GmbH Deutschland, ein Teil von Springer Nature 2020
I. van de Loo, B. Harbeck, *Facharztwissen Endokrinologie und Diabetologie*,
https://doi.org/10.1007/978-3-662-58897-0_21

Endokrinologische Erkrankungen bieten eine Vielzahl von Symptomen, bei denen die besondere Herausforderung in der Diagnosefindung der auslösenden Störung liegt. In Überlappung zu anderen Fachgebieten der Medizin stellen sich häufig Patienten mit typischen Fragestellungen, wie z. B. nach inadäquatem Schwitzen in der endokrinologischen Sprechstunde vor. Einige dieser Fragestellungen werden hier aufgegriffen und vorgestellt.

21.1 Hyperhidrosis

■ Synonym

Hyperhidrose, übermäßiges Schwitzen.

■ Pathophysiologie

- Schwitzen dient der Thermoregulation des Körpers ausgelöst durch znetralnervöse Steuerung (Rückenmark, Hirnstamm, Hypothalamus) und hormonelle sowie immunologische Modulation.
- Emotional bedingtes Schwitzen wird über das limbische System gesteuert.
- Systemische Erkrankungen können (selten) Auslöser sein.
- Bei neurologischen Erkrankungen kann asymmetrisches Schwitzen/übermäßiges Schwitzen an bestimmten Körperregionen auftreten (z. B. bei der Spina bifida).
- In einigen Familien kommt vermehrtes Schwitzen gehäuft vor.

■ Klinik

- Nicht angemessenes Schwitzn wird von Betroffenen als äußerst unangenehm wahrgenommen.
- Hyperhidrosis kann gehäufte Erkältungserkrankungen, Beeinträchtigung der psychosozialen Gesundheit und Sekundärveränderungen der Haut nach sich ziehen.
- Unterschieden werden:
  - generalisierte Hyperhidrosis (Schwitzen am ganzen Körper),
  - lokalisiertes Hyperhidrosis (axillär, an Händen/Füßen, Kopf),
  - primäre Hyperhidrosis (Beginn vor 25. Lebensjahr),
  - sekundäre Hyperhidrosis (auftretend > 25 Lebensjahr) → ◘ Tab. 21.1.

◘ **Tab. 21.1** Differenzierung primäre und sekundäre Hyperhidrosis

Primäre Hyperhidrosis	Sekundäre Hyperhidrosis
Beginn <25. Lebensjahr	Beginn >25. Lebensjahr
Überwiegend fokales Schwitzen (axillär, plantar, palmar)	Überwiegend generalisiertes Schwitzen
Kein nächtliches Schwitzen	Vermehrt nächtliches Schwitzen
Positive Familienanamnese	Keine positive Familienanamnese
Keine Begleitsymptome	Begleitsymptome möglich (Palpitationen, Flush etc.)

■ Diagnostik

- Zielführend → konkrete Anamnese (Auftreten: seit wann, anfallsartig, bei Stress, Begleitsymptome, wo am Körper, wie stark etc.),
- Gravimetrie (Messen des Ausmaßes des Schwitzen), Jod-Stärke-Test sind möglich → eher zu Studienzwecken.

Es sind relevante Erkrankungen als Ursache von Hyperhidrosis zu erfassen → Differentialdiagnose primäre/sekundäre unerlässlich → Abklären folgender Diagnosen:

Ursachen der sekundären Hyperhidrosis:

■ ■ Endokrin bedingte Hyperhidrosis:

- Klimakterium,
- Hypogonadismus,
- postpartale Hyperhidrose (ca. 1 Jahr postpartal),
- Hyperthyreose,
- Akromegalie,
- Cushing-Syndrom/Morbus Cushing,
- Phäochromozytom,
- Diabetes mellitus,
- Adipositas,
- neuroendokrine Tumoren.

■ ■ Konsumierende Erkrankungen:

- Malignome (z. B. Lymphome),
- Infektionskrankheiten (z. B. Tuberkulose, Endokarditis).

■ ■ Medikamentös-induziertes Schwitzen:
- Psychopharmaka (z. B. SSRI; Opiate, z. B. Tramadol, Antikonvulsiva),
- Antiphlogistika (z. B. NSAR).

■ ■ Neurologische Veränderungen:
- z. B. Plexuslähmung.

Psychiatrische Erkrankungen.

■ ■ Rheumatologische Erkrankungen → immonologische Veränderungen

■ ■ Dermatologische Erkrankungen

■ Therapie
- Behandlung der Grunderkrankung,
- ggf. systemische Therapie mit pflanzlichen Präparaten aus Salbeiblättern, Bockshornklee, Anticholinergika → Bronaprininhydrochlorid (Sormodren®), Methantheliniumbromid (Vagantin®).

■ Verlauf und Prognose

Variabel.

■ Komplikationen

Psychosoziale und dermatologische Folgekomplikationen stehen im Vordergrund.

■ Tipp für die Praxis/FAQ
- Bei primärer Hyperhidrose an Händen/Füßen hilft Leitungswasser-Iontophorese → muss mindestens 3x/Woche durchgeführt werden → zeitaufwändig für die Betroffenen.
- Bei axillärem Schwitzen können Chemo-Denervierung mit Botulinumtoxin oder operative Schweißdrüsenresektion erwogen werden.
- Als Ultima Ratio bleibt die endoskopisch transthorakale Sympathektomie oder CT-gesteuerte perkutane Sympathikolyse mit Ethanol.

21.2 Haarausfall

Fall 1:

Vorstellung einer 24-jährigen Frau mit diffuser Alopezie und abnorm schütterem und stumpfem Haar mit Bitte um Ursachenforschung. In der Anamnese ergibt sich ein Zustand nach Schlauchmagenoperation vor 1,3 Jahren mit konsekutivem Gewichtsverlust von 70 kg.

■ Synonym
- Effluvium: über die Norm gesteigerter Haarausfall,
- Alopezie, Alopecia: gelichtetes Kopfhaar oder abnorm schütteres Kopfhaar.

■ Pathophysiologie

Haarzyklus läuft in 3 Phasen ab:
- Anagenphase: Wachstum, Dauer 2–6 Jahre,
- Katagenphase: Übergangsphase, in der der Haarfollikel verkümmert, Dauer 2–3 Wochen,
- Telogenphase: Endphase, in der ein neues Haar entsteht, Dauer 2–4 Monate.
  - Unter normalen Bedingungen fallen am Tag 70–100 Kopfhaare aus und werden wieder nachgebildet.
  - Androgene üben eine lokalisationsabhängige, paradoxe Wirkung auf das Haarwachstum aus. Einer Alopecia androgenita liegt häufig eine genetisch determinierte Überempfindlichkeit des Haarfollikels gegen Dehydrotestosteron (DHT) zugrunde (besonders bei Männern).
  - Bei Frauen ist die Ätiologie der Alopezie vielfältig und nur teilweise vom Androgenmetabolismus abhängig.

■ Klinik
- Diffuser oder regionaler Haarausfall, der durch Anamnese und Inspektion meist grob orientierend beurteilbar ist.
- Unterscheidung von vernarbender und nichtvernarbender Alopezie (◘ Tab. 21.2).
- Androgenetische Alopezie wird der Schwere nach durch die Ludwig-Klassifikation festgelegt:
  - Bei Männern beginnt sie mit Zurücktreten der Stirn-Haar-Grenze, im Schläfen- und Tonsurbereich,
  - bei Frauen zeigt sie sich vorrangig im Bereich des Mittelscheitels (◘ Abb. 21.1).

Herausgehoben werden soll hier die **Alopecia areata**:
- verläuft nicht selten rezidivierend mit kreisrundem Haarausfall auf Kopfhaut und bei Männern in der Bartregion,

Tab. 21.2 Differenzierung vernarbende/nichtvernarbende Alopezie

Vernarbende Alopezie:	Nichtvernarbende Alopezie:
Infektionen (Lues, Pilzinfektionen), Tumoren (z. B. Basaliome), verschiedene Dermatosen (z. B. Lichen ruber planus, Lupus erythematodes, Sarkoidose), selten kongenital	Endokrine Störungen (Diabetes mellitus, Schilddrüsenüber- und unterfunktion), postpartal, Klimakterium, androgen bedingte Alopezie (z. B. PCO, AGS), Allgemeinerkrankungen: chronisch entzündliche Darmerkrankung, Kollagenosen, chronische Infekte, Anämie, Tumorerkrankungen, katabole Hungerzustände (nach bariatrischen Operationen, Diäten, Anorexia nervosa oder Bulemie), Stress
	Arzneimittel: Zytostatika, Antikoagulantien, CSE-Hemmer, Thyreostatika, Betablocker, Retinoide, Gestagene (Antikonzeption)
	Genetische Prädisposition

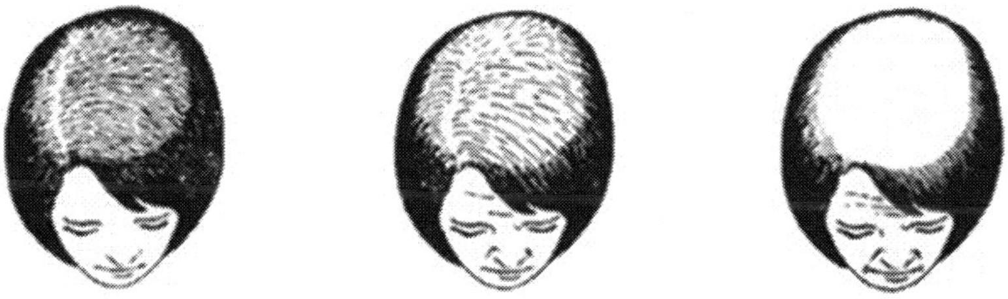

Abb. 21.1 Klassifikation der Alopezie nach Ludwig (Alopecia androgenetica, BJD 1977)

- Genese ist unklar (autoimmune Genese wird postuliert),
- Spontanremissionen sind häufig,
- selten kann es auch zu Alopezia totalis (Verlust der gesamten Kopfbehaarung) oder zu Alopezia generalisata (Verlust der gesamten Körperbehaarung, inklusive Wimpern, Augenbrauen und Sekundärbehaarung) kommen,
- Therapieregime mit gesichertem Erfolg gibt es bisher keine.

Diagnostik

- Beurteilung der Kopfhaut (vernarbende/nichtvernarbende Alopezie) und Körperbehaarung (fehlen Wimpern, Augenbrauen, Sekundärbehaarung).
- Durch ein Trichogramm (Auszupfen von 50–100 Kopfhaaren mit nachfolgender mikroskopischer Beurteilung der Haarwurzeln) lässt sich nachweisen, in welcher Teilungsphase sich wie viel Prozent der Kopfhaare befinden.
- Das Ausmaß der Alopezie wird z.B. nach der Ludwig-Klassifikation bestimmt.

Fall 1:
Auf die Frage nach der Einnahme von Nahrungsergänzungsmitteln wird dies verneint. Eine Kontrolle der Vitamine und Spurenelemente sei einmalig 3 Monate nach der OP erfolgt und seitdem nie wieder. Im erhobenen Labor zeigen sich eine hypochrom makrozytäre Anämie sowie ein Eisen- und Vitamin-B_{12}-Mangel. Sie klären die Patientin über die Notwendigkeit der regelmäßigen Vitamin-B_{12}-Substitution und die jetzt ebenfalls erforderliche Eiseneinnahme auf.

21.3 Kutane Androgenisierung:

Synonym

Kutane Androgenisierung subsumiert Begriffe: Akne, seborrhoisches Exzem, Hirsutismus und androgenetische Alopezie.

Tab. 21.3 Epidemiologie der kutanen Androgenisierung

Ursachen	Häufigkeit
PCO	60 %
Late-onset-AGS	1–6 %
Idiopatisch	5–15 %
Cushing-Syndrom	<1 %
Akromegalie	<1 %
Androgenisierende Tumoren	<1 %
HAIRAN-Syndrom	-

- **Epidemiologie (Tab. 21.3)**

- **Pathophysiologie**

Hyperandrogenämie → vermehrt zirkulierende Androgene und lokaler Metabolismus von Testosteron zu Dihydrotestosteron in der Haut → Stimulation von Talgdrüsen/Haarfollikeln und Beeinflussung des Hautbildes (→ kutane Androgenisierung).

Nach Ursache des **funktionell androgenisierenden Syndroms (FAS)** werden verschiedene Formen unterschieden:

- FAS I: ausgelöst durch eine vermehrte Androgenproduktion im Ovar.
- FAS II: ausgelöst durch eine vermehrte adrenale Androgenproduktion.
- FAS III: ausgelöst durch vermehrte Androgenproduktion in Ovar, Nebenniere und Fettgewebe.
- FAS IV: keine eindeutige Zuordnung möglich.
- FKA: funktionell kutane Androgenisierung, hierbei liegen unauffällige Androgene im Labor vor, es besteht aber in der Haut eine gesteigerte Empfindlichkeit an Haarfollikeln und Talgdrüsen.

- **Klinik**

Hirsutismus: Wachstum von Terminalhaaren an androgensensitiven Körperregionen, die Behaarung entspricht dem männlichem Behaarungsmuster.

- **Diagnostik**

Beurteilung mit Hilfe des Ferriman-Gallway-Scores quantifizierbar. (s. ► Kap. 8)

- **Differentialdiagnosen**

- Hypertrichose → ubiquitär, auch an nicht androgensensitiven Regionen Haarwachstum.

Androgenetische Alopezie: (s. ► Abschn. 21.2).

- **Therapie**

- Gabe von Cyproteronacetat (z.B. Androcur®) kann Abhilfe verschaffen.
- Weitere Substanzen wie Finasterid und Dutasterid sind für Frauen nicht zugelassen → im Ausnahmefall und unter sicherer Kontrazeption kann der Einsatz aber erwogen werden („off-lable-use").
- Kosmetische Ansätze wie Wachsen, Laser-, oder Elektroepilation, sowie die lokale Anwendung von Eflornithinsalbe (Vaniqa®) können ebenfalls Verbesserung des Hautbildes nach sich ziehen.
- Sofern möglich ursächliche Therapie anstreben:
- bei PCO: antiandrogenes Kontrazeptivum Mittel der Wahl (Kontraindikationen beachten),
- bei Late-onset-AGS: antiandrogenes Kontrazeptivum oder abendliche Gabe von Dexamethason.

- **Verlauf und Prognose**

Variabel.

- **Komplikationen**

Bei Verordnung von Kontrazeptiva mit antiandrogener Wirkung ist das erhöhte thromboembolische Risiko dieser Präparate zu beachten.

21.4 Unerfüllter Kinderwunsch

In der internistisch-endokrinologischen Sprechstunde stellen sich immer wieder Patienten mit unerfülltem Kinderwunsch vor. Fast alle hormonellen Erkrankungen können Fertilitätsstörungen nach sich ziehen, sodass eine Ursachenklärung anzustreben ist. Erkrankungen wie metabolisches Syndrom, Diabetes mellitus oder Störungen der Schilddrüsenfunktion aber auch Zöliakie (Negro 2010; Vissenberg et al. 2015) sind zu berücksichtigen.

Bei Hyperprolaktinämie reicht häufig die Absenkung der Prolaktinwerte durch Dopaminagonisten, um eine Zyklusnormalisierung und damit eine Konzeptionsfähigkeit zu erzielen (s. Kap. 2).

Häufig kann Frauen mit unerfülltem Kinderwunsch bei Vorliegen eines PCO bereits mit einem multimodalen internistischen Vorgehen (Gewichtsreduktion, sportliche Betätigung und Metformin zur Absenkung der Insulinresistenz) geholfen werden. Besser sind die Ergebnisse aber, wenn die Maßnahmen der internistischen Endokrinologie gemeinsam mit denen der Fertilitätsmedizin ausgeschöpft werden. Grundsätzlich gilt, dass bei Kinderwunsch eine enge Zusammenarbeit mit Gynäkologen, Urologen, gynäkologischen Endokrinologen und Fertilitätsmedizinern anzustreben ist.

Das Gleiche gilt für die selteneren Krankheitsbilder, wie Klimakterium praecox, Ullrich-Turner-Syndrom, Klinefelter-Syndrom etc., wobei diese Krankheiten generell mit einer stark eingeschränkten Fertilität assoziiert sind.

21.5 Adrenal-Fatique-Syndrom

Adrenal-Fatique-Syndrom oder Hypoandrogenämie sind Begriffe aus der Alternativmedizin, die einen nicht wissenschaftlich belegten Glauben an die Erschöpfung der Nebennieren durch Stress oder Infekte bezeichnen. Postuliert wird vorrangig eine Beeinträchtigung der Glucocorticoidfunktion, die als Erklärung für diverse unspezifische Symptome herangezogen wird. Diese Patienten weisen in der Regel einen unauffälligen ACTH-Test auf, so dass keine Nebenniereninsuffizienz im endokrinologischen Sinn vorliegt. Heute steht ein großer Markt an Laboranbietern und Nahrungsergänzungsmitteln hinter der Vermarktung dieses „Syndroms". Die Indikation zu einer Glucocorticoidersatztherapie besteht nicht.

Literatur

Negro R, Schwarzt A, Gismondi R et al. (2010) Increased pregnancy loss rate in thyroid antibody negative women with TSH levels between 2.5 and 5.0 in the first trimester of pregnancy. JCEM 95:E44–E48

Vissenberg R, Manders VD, Mastenbroek S, Fliers E, Afink GB, Ris-Stalpers C, Goddijn M, Bisschop PH (2015) Pathophysiological aspects of thyroid hormone disorders/thyroid peroxidase autoantibodies and reproduction. Hum Reprod Update 21(3):378–387

Endokrinologische Funktionstests

© Springer-Verlag GmbH Deutschland, ein Teil von Springer Nature 2020
I. van de Loo, B. Harbeck, *Facharztwissen Endokrinologie und Diabetologie*,
https://doi.org/10.1007/978-3-662-58897-0_22

In diesem Kapitel findet sich eine Zusammenstellung der wichtigsten endokrinologischen Funktionstests. Die Tests sind tabellarisch aufgelistet und den einzelnen Organsystemen zugeordnet. Die Aufstellung soll eine Informationsweitergabe auf einen Blick ermöglichen.

Die Differenzierung zwischen physiologischen oder pathologischen Hormonwerten ist oft schwierig. Häufig hilft die Beurteilung von gekoppelt wirkenden Hormonwerten (z. B. Parathormon und Kalzium). Reicht das nicht aus, erfolgt ein Funktionstest (Schäffler und Büttner 2009). (S. ► Kap. 1)

Grundprinzip endokrinologischer Funktionstests:

- Stimulationstest: Ermittlung einer Hormoninsuffizienz,
- Suppressionstest: Ermittlung einer Hormonüberproduktion (über den Nachweis adäquater/gestörter Rückkopplung übergeordneter Hormone),
- Stimulationstest mit Frage nach überschießendem Hormonanstieg (selten): z. B. ACTH-Test mit Frage nach Late-onset-AGS.

Im Folgenden sollen die wichtigsten endokrinologischen Funktionstests mit Indikation, UAW und Tipp zur Interpretation dargestellt werden.

Viele Untersuchungen werden am nüchternen Patienten angestrebt. Das bedeutet keine Nahrungszufuhr >8 Stunden.

Folgende weitere Faktoren sollten bei der Blutabnahme und Beurteilung von Hormonparametern beachtet werden: Wahl des korrekten Blutabnahmeröhrchens, korrekte Beschriftung, Stauungszeit, Verarbeitungszeit, Temperatur, Tageszeit, Schichtarbeit/Jet-Lag, Stress, Körperhaltung (Sitzen/Liegen), Geschlecht, Alter, BMI, Ernährung, Fasten, Alkohol, Lipide, Elektrolyte, Leber-, Nieren-, Herzinsuffizienz, Medikamente, Gravidität, Laktation, Tumoren.

22.1 Kohlenydratstoffwechsel

(◘ Tab. 22.1, 22.2, 22.3, und 22.4)

22.2 Schilddrüse

(s. ► Kap. 4) (◘ Tab. 22.5)

◘ **Tab. 22.1** Oraler Glukosetoleranztest

Indikation	Feststellung: Diabetes mellitus, Gestationsdiabetes, Akromegalie, Spät-Dumping
Kontraindikationen	Bekannter Diabetes mellitus, akute schwere Erkrankung, gastrointestinale Erkrankungen
Mögliche UAW	Entgleisung einer diabetogenen Stoffwechsellage, nach bariatrischen Operationen ggf. Dumping
Testprinzip	Orale Zufuhr einer definierten Glukosemenge → physiologischer Glukoseanstieg im Blut (bezogen auf definierte Grenzwerte). In der Regel Durchführung über 2 h, der Test kann jedoch auch als verlängerter oGTT über bis zu 5 h bei V. a. Spät-Dumping durchgeführt werden
Voraussetzung	72 h vor dem Test kohlenhydratreiche Kost (≥150 g KH/Tag), Testdurchführung morgens nach 10–12 h Alkohol- und Nikotinkarenz, Testdurchführung im Sitzen oder Liegen, keine Testdurchführung perimenstruell
Procedere	1) Bestimmung der Nüchternglukose, 2) rasches Trinken einer 75 g glukosehaltigen Lösung in 250–300 ml Wasser, 3) Glukosebestimmung nach (1 h) 2 h, selten später
Interpretation	Zucker- und Insulinwerte, siehe ◘ Tab. 22.2, GH-Werte, siehe ◘ Tab. 22.22
CAVE	Glukose im venösen Blut: 5–10 % ↓ als im arteriellen Blut, sachgerechte Probenverarbeitung und -aufbewahrung beachten
Tipp für die Praxis/FAQ	Im Rahmen des Screenings auf Gestationsdiabetes (24.–28. SSW) → Vortest mit 50 g Glukose (s. ► Kap. 14)

Parathormon (PTH) ist aufgrund der raschen Degradation durch Proteasen ein relativ instabiler Parameter. Die Blutprobe muss rasch gekühlt und zentrifugiert werden (Stabilität bei Raumtemperatur ca. 2 Stunden, bei Kühlung auf 4 °C 8 Stunden). Transportweg beachten. Bei Nichtbeachten → falsch-negative Werte.

Tab. 22.2 Bewertung der Glukosewerte im oGTT (75 g) (Müller-Wieland et al. 2016)

	Plasma venös	Vollblut (kapillär)
Normalbefund	<100 mg/dl (5,6 mmol/l)	<90 mg/dl (5 mmol/l)
Manifester Diabetes mellitus - Nüchtern-Blutzucker * - 2 h oGTT	 ≥126 mg/dl (7,0 mmol/l) ≥200 mg/dl (11,1 mmol/l)	 ≥110 mg/dl (6,1 mmol/l) ≥200 mg/dl (11,1 mmol/l)
Abnormer Nüchtern-BZ (IFG)	≥100–125 mg/dl (5,6–6,9 mmol/l)	≥90–109 mg/dl (5–6 mmol/l)
Pathologische Glukosetoleranz (IGT)	≥140–199 mg/dl (7,8–11,0 mmol/l)	≥140–199 mg/dl (7,8–11,0 mmol/l)

*Nüchtern meint eine Fastenperiode von ≥8 h

Tab. 22.3 Ungefähre Bewertung physiologischer Insulinwerte im oGTT (75 g)

Zeit	Insulin	Interpretation
0 (nüchtern)	2,6–11,1 mU/l	Ungefährer Normbereich (schlank)
	2,6–25 mU/l	Ungefährer Normbereich (adipös)
1 h	6-facher Anstieg (bis 60 mU/l)	Ungefährer Normbereich (schlank)
	6- bis 9-facher Anstieg (auf 120–180 mU/l)	Ungefährer Normbereich (adipös)
2 h	6-facher Anstieg (bis 60 mU/l)	Ungefährer Normbereich (schlank)
	6- bis 9-facher Anstieg (auf 120–180 mU/l)	Ungefährer Normbereich (adipös)

Zur Abklärung euthyreoter Schilddrüsenknoten wird die Bestimmung von Calcitonin und CEA empfohlen. Bei grenzwertigem Calcitoninspiegel → (früher Pentagastrin-), heute ggf. Kalziumstimulationstest (Verburg et al. 2013) → keine algemein gültigen Cut-off-Werte vorhanden.

Tab. 22.4 Hungerversuch

Indikation	Verdacht auf Insulinom, Hyperinsulinismus, Hypoglykämien
Kontraindikation	Schwere akute Erkrankungen, bekannte Epilepsie, gestörte Gluconeogenese, z. B. bei Leberinsuffizienz
Mögliche UAW	Unterzuckerungen bis zum hypoglykämischen Koma, Krampfanfälle
Testprinzip	Bei Nahrungskarenz fallen Insulinwerte kontinuierlich ab, aber der BZ stabilisiert sich (meist >40 mg/dl (2,2 mmol/l)). Beim Insulinom sinkt die Glukose weiter ab, aber das Insulin nicht → Testabbruch
Procedere	Legen einer Verweilkanüle, Nahrungskarenz über maximal 72 h, trinken von Wasser ist erlaubt, leichte Bewegung bei BZ >60 mg/dl (3,3 mmol/l) auch. Venöse Blutabnahmen von Insulin, C-Peptid, ggf. Pro-Insulin, Glukose, BZ-Stix am Bett (um zeitnah auf Unterzuckerung reagieren zu können) zu folgenden Zeiten: 1) Stunde 0. 2) alle 4 h, bei BZ <60 mg/dl (3,3 mmol/l) stündlich, bei BZ <50 mg/dl (2,8 mmol/l) oder bei Symptomen alle 30 min. 3) Beim Test-Abbruch nach 72 h oder bei symptomatischer Hypoglykämie Einmalig: Urin für Sulfonylharnstoff-Analytik oder im Blut.
Interpretation	Inadäquat hohes Insulin bzw. fehlende Insulinsuppression bei symptomatischer Hypoglykämie (meist BZ <40 mg/dl, (2,2 mmol/l), Insulin-Glukosequotient >0,3
Tipp für die Praxis/FAQ	DD muss immer eine Hypoglycaemia factitia ausgeschlossen werden (Sulfonylharnstoff-Antikörper ↑ durch SH-Einnahme erhöhtes oder durch Insulininjektionen Insulin und C-Peptid ↓)

22.3 Nebennierenmark

Das Nebennierenmark produziert gemeinsam mit dem zentralen Nervensystem (Substantia nigra) und den postganglionären sympatischen Fasern (Grenzsträngen) biogene Amine: Noradrenalin, Dopamin und Adrenalin → Katecholamine (Tab. 22.6, 22.7, und 22.8).

Tab. 22.5 TRH Test: (heute kaum mehr verwendet)

Indikation	Diagnostik unklarer Schilddrüsenfunktionsstörungen, DD supprimiertes oder erniedrigtes TSH (meist im Rahmen eines 4-fachen Stimulationstests bei Hypophysenvorderlappen-Insuffizienz), Verdacht auf Schilddrüsenhormonresistenz
Kontraindikation	KHK, instabile Angina pectoris, Epilepsie, COPD, Asthma bronchiale
Mögliche UAW	Schwindel, Herzrasen, Flush, Schweißausbruch, Übelkeit, Zephalgien, Harndrang, Asthmaanfall
Testprinzip	Durch Injektion von TRH → Freisetzung von TSH, bei Hypothyreose → überschießende Reaktion, bei Hyperthyreose keine Stimulation
Procedere	200 ug TRH als Bolus i.v., TSH-Bestimmung im Serum nach 30 min
Interpretation	ΔTSH <2,0 mIU/l: - Verdacht auf Hyperthyreose (Schilddrüsenüberfunktion), - sekundäre Hypothyreose (Schilddrüsenunterfunktion), - schwere Allgemeinerkrankungen; ΔTSH >2,0 mIU/l: - TSH_{max} <25 mIU/l: unauffälliger Befund, - TSH_{max} >25 mIU/l: Hypothyreose
Tipp für die Praxis/FAQ	Test heute nur noch selten im Einsatz. CAVE: strenge Indikationsstellung bei Hypophysenmakroadenomen → Hypophysenapoplexe sind als Komplikation beschrieben. TSH-Erhöhung durch Medikamente möglich (Spironolacton, Haloperidol, Domperidon, Metoclopramid, Östrogene, Clomifen)

Tab. 22.6 Sammelurin auf Katecholamine (Lenders et al. 2014)

Indikation	Typische Symptome für Katecholaminexzess und V. a. Phäochromozytom, Nebenniereninzidentalom, Paragangliom, Neurofibromatose Typ 1, von Hippel-Lindau-Syndrom, Carney-Syndrom
Testprinzip	Systemische Freisetzung von großen Mengen Adrenalin/Noradrenalin → klinische Beschwerden. Bereits im Tumor → Umwandlung in biologisch inaktive Form: Meta- und Normetanephrin (Zielparameter). Dopamin: sehr selten (dann meist malignes Phäochromozytom)
Voraussetzung	Wegen falsch-positiver Werte 1 Woche vor dem Sammeln pausieren: Monoaminooxidase-Inhibitoren, trizyklische Antidepressiva, DOPA-Derivate, Alphablocker, Betablocker, Diuretika (in hohen Dosierungen). Übermäßigen Konsum meiden von: Kaffee, Nikotin, Alkohol, Ananas, Banane
Procedere	Ersten Morgenurin verwerfen, ab dann bei jedem Toilettengang den Urin vollständig auffangen und sammeln bis zum nächsten Tag zur gleichen Zeit
Interpretation	Werte >2- bis 3-fach der Norm: pathologisch, Werte: oberer Normbereich bis 2-fache Erhöhung über der Norm: Graubereich
Tipp für die Praxis/FAQ	Bei unklaren Befunden → Clonidin-Test anschließen

Tab. 22.7 Grenzbereiche für das Vorliegen katecholaminproduzierender Tumoren

	Unwahrscheinlich	Möglich	Wahrscheinlich
Metanephrin	<200 ug/24 h	200–576 ug/24 h	> 576 ug/24 h
Normetanephrin	<600 ug/24 h	600–1310 ug/24 h	>1310 ug/24 h

▣ Tab. 22.8 Clonidin Hemmtest

Indikation	Bestätigungstest bei V. a. Phäochromozytom, Abklärung von unklaren Katecholaminbefunden aus Serum und Sammelurin
Kontraindikation	Relevante Hypotonie, Zustände, bei denen Blutdruckabfälle bedrohliche Folgekomplikationen auslösen (z. B. hochgradige KHK)
Mögliche UAW	Klinisch relevanter Blutdruckabfall
Testprinzip	Clonidin → Inhibition der Adrenalin-/Noradrenalinsekretion über präsynaptische, zentrale α2-Rezeptorstimulation
Voraussetzung	Woche vor dem Test → Absetzen von zentral wirksamen Antihypertensiva
Procedere	Testdurchführung im Liegen (wenn möglich: Monitorüberwachung) 1) Anlage einen Venenverweilkanüle, 2) nach 20 min: basale Blutabnahme für Katecholamine, 3) Einnahme von 300 µg Clonidin (z. B. Catapressan®), 4) nach 3 h erneute Blutabnahme für Katecholamine
Interpretation	Physiologisch: Abfall der Katecholamine in den Normbereich oder Abfall überhöhter Werte um 50 %. Pathologisch: fehlender Abfall (<40 %) oder paradoxer Anstieg der Katecholamine
Tipp für die Praxis/FAQ	Kalziumkanalblocker interferieren den Test nicht, Katecholaminsekretion kann sehr irregulär aus dem Tumor erfolgen → ggf. mehrfache Wiederholung des Testverfahrens. Bei Bestimmung von Noradrenalin oder Normetanephrin soll die Sensitivität des Tests höher sein

22.4 Nebennierenrinde

In der Nebennierenrinde werden >40 verschiedene Steroidhormone gebildet → Corticosteroide (▣ Tab. 22.9, 22.10, 22.11, 22.12, und 22.13)

Schichten der Nebennierenrinde und die dazugehörige Hormonproduktion (Schäffler und Büttner 2009):

▣ Tab. 22.9 ACTH-Test (Auernhammer und Reincke 2018; Bornstein et al. 2016; Bancos et al. 2015)

Indikation	Verdacht auf Nebennierenrinden-Insuffizienz, Verdacht auf Late-onset-AGS
Kontraindikation	Bekannte Unverträglichkeit der Testsubstanz, schlecht eingestellte arterielle Hypertonie, Herzrhythmusstörungen, (schwere) Hypokaliämie, Schwangerschaft, ggf. orale Kontrazeptiva
Mögliche UAW	Allergische Reaktion bis zur Anaphylaxie, Brady-/Tachykardie, Bluthochdruck, Übelkeit, Unwohlsein
Testprinzip	ACTH stimuliert die Freisetzung von Cortisol aus der NN-Rinde
Voraussetzung	Testdurchführung: morgens 8–10 h, nüchterner Patient, keine Einnahme von Hydrocortison 18 h vor dem Test, keine länger wirksamen Glucocorticoide 48 h vor dem Test
Procedere	1) Venöse Blutabnahme (Cortisol basal im Serum), 2) bolusartige i.v.-Applikation von 250 µg ACTH (Synacten®), 3) venöse Blutabnahme von Cortisol 30 und 60 min nach Stimulation
Interpretation	ACTH-Anstieg <18 µg/dl → NN-Insuffizienz, ACTH-Anstieg >18,1 µg/dl → normal
ACTH-Test – AGS	siehe ▣ Tab. 22.15

Zona glomerulosa:	Mineralcorticoide	(Aldosteron)
Zona fasciculata:	Glucocorticoide	(z. B. Cortisol)
Zona reticularis:	Sexualsteroide	(z. B. Androstendion, DHEAS)

Captoprilsuppressionstest, oraler Kochsalzsuppressionstest, Fludrocortisontest:

(→ Bestätigungstests für primären Hyperaldosteronismus, siehe Fachliteratur).

Tab. 22.10 Dexamethasonhemmtest (Schäffler und Büttner (2009); Auernhammer und Reincke 2018)

Indikation	Verdacht auf Hypercortisolismus
Kontraindikation	Keine
Mögliche UAW	Stimmungsschwankungen, arterielle Hypertonie, Blutzuckerentgleisung
Testprinzip	Abendliche Gabe eines langwirksamen Glucocorticoids führt (entgegen der zirkadianen Rhythmik) zu einem Cortisolanstieg im Blut → über negative Rückkopplung → Suppression von ACTH → Cortisol ↓. Das Glucocorticoid Dexamethason wird selbst vom gängigen Assay nicht erfasst und kann daher für den Test benutzt werden
Voraussetzung	Keine exogen zugeführten Glucocorticoide, zur Vermeidung falsch-positiver Ergebnisse → hohe Prä-Testwahrscheinlichkeit anstreben, Blutabnahme nicht nüchtern
Procedere	**Niedrigdosierter Dexamethason-Hemmtest:** 1 mg Test: Einnahme von 1 mg Dexamethason: 23–24 h → Venöse Blutabnahme am Folgetag um 8h **Hochdosierter Dexamethason-Hemmtest:** 8 mg Test: Einnahme von 8 mg Dexamethason: 23–24 h → Venöse Blutabnahme am Folgetag um 8 h
Interpretation	1 mg Test: Cortisol im Serum: <1,8 µg/dl Normalbefund Cortisol im Serum: >1,8–5 µg/dl Graubereich Cortisol im Serum: > 5 µg/dl pathologisch 8 mg Test: Cortisolabfall im Serum um > 50 % → hypophysärer Hypercortisolismus, Cortisolabfall im Serum um < 50 % → adrenaler Hypercortisolismus oder ektope ACTH-Produktion mit konsekutivem Hypercortisolismus
CAVE	Orale Kontrazeptiva → Anstieg des cortisolbindendes Globulin → falsch-positive Befunde, Albuminmangel → falsch-negative Befunde, Blutabnahme nüchtern → selten falsch-positiv durch nahrungsabhängiges Cushing-Syndrom
Tipp für die Praxis/ FAQ	Beim 1 mg Test sollte die Prä-Testwahrscheinlichkeit in die Beurteilung mit einbezogen werden. Ursachen für Pseudo-Cushing-Syndrom (Schwangerschaft, Depression, Alkoholabhängigkeit, extreme Adipositas) sollten ausgeschlossen sein, Test nicht bei V. a. Phäochromozytom durchführen → kann Krisen auslösen
Sensitivität/Spezifität	Beim 8 mg Test ist oft zur Differenzierung zwischen hypophysärem und ektopem ACTH-abhängigem Cushing-Syndrom ein CRH-Test nötig

Tab. 22.11 Cortisol-Speichel-Tagesprofil (Loriaux 2017)

Indikation	Verdacht auf autonome Cortisolproduktion
Testprinzip	Nachweis der physiologischen Tagesrhythmik mit Absenken des Cortisols zum Abend und morgendlichem Peak →bei autonomer Cortisolsekretion ist die Regulation gestört
Voraussetzung	Meiden extern zugeführter Glucocorticoide (auch Nasenspray, Inhalativa und Salben)
Procedere	Sammeln von Speichel zu festgelegten Zeiten (z. B. 8 h, 16 h, 23 h) → Strohhalm in Wangentasche legen, bis Speichel in das vorgesehen Röhrchen fließt
Interpretation	Referenzwerte in Abhängigkeit vom verwendeten Messverfahren
CAVE	Falsch-hohe Werte bei Lakritz, Kautabak, oralen Kontrazeptiva, keine Untersuchung bei Schichtarbeit und nach Reisen über Zeitzonen
Tipp für die Praxis/FAQ	Bei Patienten, die regelhaft spät schlafen, ist der Cortisolnadir verschoben → Probenabnahme später

Tab. 22.12 Aldosteron-Renin-Quotient (Funder et al. 2016)

Indikation	Screening-Test für Hyperaldosteronismus
Testprinzip	Aldosteron unterliegt einer negativen Rückkopplung mit Renin → die Konzentration von Aldosteron ist proportional zu Renin →konstanter Aldosteron-Renin-Quotient (ARQ)
Voraussetzung	Kochsalzbilanzierte Kost (6 g/d über 3 Tage), Ausgleich von Hypokaliämie, 4 Wochen vor dem Test → Absetzen von Aldosteronantagonisten, 2 Wochen vor dem Test → Absetzen von: ACE-Hemmern, AT-II-Blockern, Betablockern, Kalziumkanalblockern ausser Verapamil zentralen α2-Agonisten, ggf. NSAR, 1 Woche vor Test → Absetzen von Schleifendiuretika
Procedere	Blutabnahme 9–10 h, im Sitzen, nach 10-minütiger Ruhephase
Interpretation	Cutt-off-Wert: >57 ng/l (>37 mU/l), Patienten mit Niereninsuffizienz und ältere Patienten (>65. Lebensjahr) → oft falsch-positive Werte
CAVE	Renin ist relativ instabil. Die Blutprobe muss innerhalb von 30 min zentrifugiert werden. Das EDTA-Röhrchen wird ungekühlt versandt
Tipp für die Praxis/FAQ	Mögliches Antihypertensivum vor dem Test: Kalziumkanalblocker (vom Verapamil-Typ), Alphablocker (Prazosin, Doxazosin) und Urapidil

Tab. 22.13 Kochsalz-Infusionstest

Indikation	Bestätigungstest bei V. a. primären Hyperaldosteronismus
Kontraindikation	Hypokaliämie, unkontrollierte arterielle Hypertonie, schwere Nieren- oder Herzinsuffizienz, Arrhythmieneigung
Mögliche UAW	Blutdruckerhöhung, vermehrter Harndrang
Testprinzip	2 l Infusionslösung → Volumenbelastung → steigender Perfusionsdruck → Renin ↓ → Aldosteron ↓
Voraussetzung	siehe Aldosteron-Renin-Quotient, Tab. 22.12
Procedere	Teststart: 7.00–8.30 Uhr: 1) Legen einer Verweilkanüle, 2) nach 30 min venöse Blutabnahme des basalen Aldosteronwertes → 3) Start der Infusion von 2 l 0,9%-iger Kochsalzlösung (Laufgeschwindigkeit 500 ml/h), 4) nach 4 h erneute venöse Blutabnahme des Aldosteronwertes
Interpretation	Aldosteron nach 2 l NaCl 0,9 %: <5 ng/dl (<137 pmol/l): physiologisch, 5–10 ng/dl (137–277 pmol/l): Graubereich, >10 ng/dl (>277 pmol/l): primärer Hyperaldosteronismus
Sensitivität/ Spezifität	Einsatz des Tests (wegen eingeschränkten Sensitivität bei guter Spezifität) nur als Bestätigungstest
Tipp für die Praxis/FAQ	Aldosteron + Cortisolbestimmung → Nachweis guter Test-Reliabilität

22.5 Männliche Gonaden

(Tab. 22.14)

22.6 Weibliche Gonaden

(Tab. 22.15)

◘ Tab. 22.14 HCG-Test	
Indikation	Abklärung: Hodenfunktion, Anorchie, bds. Kryptorchismus, Intersexualität, Hypospadie. Detektion von Leydig-Zellgewebe
Kontraindikation	Antikoagulation wegen i.m.-Injektion
Testprinzip	HCG → Stimulation der Leydig-Zellen → Testosteronproduktion ↑
Procedere	1) Venöse Blutabnahme 8–10 h (basales Testosteron), 2) bei Erwachsenen: Injektion von 5000 IE hGC (Choragon®), bei Kindern: Injektion von 5000 IE/m^2 Körperoberfläche, 3) venöse Blutabnahme nach 72 h, 8–10 h (stimuliertes Testosteron)
Interpretation	Physiologisch (erwachsener Mann): Anstieg des basalen Testosterons um das 1,5- bis 2-Fache (>30 nmol/l → normale Hodenfunktion), physiologisch präpubertäre Jungen: >4 nmol/l (normale Hodenfunktion bzw. Hoden vorhanden)

◘ Tab. 22.15 ACTH-Test bei Verdacht auf Late-onset-AGS	
Indikation	Verdacht auf Steroidbiosynthesedefekte (z. B. Late-onset-AGS, 21-Hydroxylasemangel [21-HSD]), Abklärung: Oligomenorrhö, Amenorrhö, Hirsutismus, Virilisierung
Kontraindikation	s. ACTH-Test (Nebennierenrinde),
Mögliche UAW	s. ACTH-Test (Nebennierenrinde),
Testprinzip	Bei Mutation einer adrenalen Enzymsynthese → Enzymblock mit Anhäufung von Präkursoren (z. B. bei 21-Hydroxylasemangel → 17-α-Hydroxyprogesteron), durch Stimulation mit ACTH → verstärktes Anfallen der Präkursoren → Verdachtsdiagnose heterozygotes/homozygotes AGS
Voraussetzung	Meist erhöhter Ausgangswert des 17-α-Hydroxyprogesteron, Testdurchführung: morgens 8–10 h, 3.–5. Zyklustag (17-OHP → zirkadiane und zyklusabhängige Rhythmik)
Procedere	1) Venöse Blutabnahme (17-α-Hydroxyprogesteron (17-OHP) basal im Serum), 2) bolusartige i.v.-Applikation von 250 µg ACTH (Synacten®), 3) venöse Blutabnahme auf 17-OHP 30 und 60 min nach Stimulation
Interpretation	Physiologisch 17-OHP nach ACTH <2,5 µg/l, Auffälliges 17-OHP nach ACTH >10 µg/l oder >3-facher Anstieg → Late-onset-AGS, Massiver 17-OHP-Anstieg nach ACTH → homozygotes AGS
CAVE	Ob ein ACTH-Test als Suchtest für AGS ausreichend ist, wird kontrovers diskutiert → Sicherung der Diagnose durch molekularbiologische Untersuchung anstreben
Tipp für die Praxis/FAQ	Vererbungsmodus: 21-HSD → autosomal-rezessiv, Heterozygotenfrequenz 1:50. Vor Schwangerschaft einer heterozygoten Frau → Screening des Partners: heterozygote Männer sind asymptomatisch, bei 2 heterozygoten Partnern → 25 % Risiko für ein homozygotes Kind → weibliche Feten maskulinisieren bereits intrauterin
Labor	Normbereiche unterscheiden sich je nach verwendetem Assay → Referenzwerte des verwendeten Labors beachten

22.7 Hypothalamus

Insulin- Hypoglykämie-Test (◘ Tab. 22.16)

Goldstandard! Wegen der Gefährlichkeit der Untersuchung → nur noch an wenigen Zentren verfügbar

22.8 Hypophyse

- **Hypophysenvorderlappen: Verdacht auf Insuffizienz (◘ Tab. 22.17, 22.18, 22.19, 22.20, und 22.21)**

■ Tab. 22.16 Insulin-Hypoglykämie-Test

Indikation	Verdacht auf Hypophysenvorderlappeninsuffizienz, Insuffizienz der adrenocorticotropen Achse, Insuffizienz der somatotropen Achse, GH-Mangel im Kindesalter
Kontraindikation	Epilepsie, zerebrovaskuläre Erkrankungen, KHK, schwere Niereninsuffizienz (Diabetes mellitus)
Mögliche UAW	Schwere Hypoglykämie bis zum Krampfanfall, Bewusstseinsverlust, Koma
Testprinzip	Hypoglykämie → Freisetzung von Stresshormonen (ACTH, Cortisol, GH)
Voraussetzung	Mindestens 24 h vor dem Test → Vorliegen der schriftlichen Einwilligung, insbesondere bei Kindern: Einwilligung der Eltern
Procedere	1) Anlage von 2 Venenverweilkanülen, 2) Blutzuckermessung, 3) Insulinbolus von 0,1–0,15 IE Insulin/kg KG (Zeitpunkt 0), 4) Messung BZ und GH nach 30, 45, 60, 80, 90, 105, 120, 150 min, Messung BZ und Cortisol nach 30, 60, 90, 120 min. Je nach Symptomatik zusätzliche BZ-Messung alle 5–10 min, Test bis zur symptomatischen Hypoglykämie oder BZ 33 mg/dl (1,8 mmol/l)
Interpretation	Erwachsene: physiologisch Cortisol >20 µg/dl (→ Ausschluss Insuffizienz der adrenocorticotropen Achse), Erwachsene: pathologischer GH-Mangel bei GH <3 ug/l, Kinder: physiologischer GH-Anstieg >10 µg/l (GH-Mangel ausgeschlossen)
CAVE	Zu früher Testabbruch → nicht Beurteilbarkeit der Ergebnisse, bei Hypophyseninsuffizienz → besonders ausgeprägte Symptomatik
Tipp für die Praxis/FAQ	Arztpräsenz während des gesamten Tests erforderlich, Testabbruch mit 10–40 ml Glukose 40 % i.v. und einer Mahlzeit

■ Tab. 22.17 GHRH-Test/Arginin-Test

Indikation	Abklärung: somatotrope Hypophysenachse, Differenzierung: hypothalamisch/hypophysärer GH-Mangel
Limitation	Alleiniger GHRH-Test → nicht ausreichend für die Diagnose GH-Mangel
Mögliche UAW	Unwohlsein, Übelkeit, Flush
Testprinzip	GHRH/Arginin-Gabe → GH-Freisetzung
Voraussetzung	Blutabnahme: nüchtern, im Liegen, ohne Stress. Bei Erwachsenen: BMI muss bekannt sein. Zeitgerecht pausieren: Östrogene, Androgene, Clonidin
Procedere	1) Anlegen einer Venenverweilkanüle → Ruhephase 1 h, 2) venöse Blutabnahme von BZ und GH zum Zeitpunkt -15 min, 3) venöse Blutabnahme von GH zum Zeitpunkt 0 → 100 ug GHRH i.v. als Bolus (bei Kindern 1 µg/kg KG) + ggf. Infusionsbeginn mit 0,5 g/kg KG Arginin in 500 ml NaCl 0,9 % i.v. über 30 min, 3) venöse Blutabnahmen von GH zum Zeitpunkt 15, 30, 45, 60 (90, 120) min
Interpretation (Erwachsene)	Männer: GH basal 0,02–3,43 µg/l, Frauen: GH basal 0,05–15,15 µg/l. GH nach GHRH: BMI <25 kg/m^2 > 11,5 µg/l, BMI 25–30 kg/m^2 > 8 µg/l, BMI > 30 kh/m^2 > 4,2 µg/l
CAVE	Bei Erwachsenen fällt das GH mit Alter und steigendem Gewicht, Hyperglykämie → GH-Sekretion ↑
Tipp für die Praxis/FAQ	Stress → GH ↑

Tab. 22.18 LHRH-Test ♂

Indikation	Abklärung: physiologisch/pathologisch erniedrigte Gonadotropine, Abklärung: hypothalamisch/hypohysärer Hypogonadismus, Abklärung: gonadotrope Hypophysenachse, Abklärung: Reifegrad der hypothalamisch-hypophysären Achse, Differenzierung: KEV/hypogonadotroper Hypogonadismus, Differenzierung: Pubertas vera praecox, Pseudopubertas praecox
Kontraindikation	Keine
Testprinzip	LHRH-Gabe → LH- + FSH-Freisetzung
Voraussetzung	Absetzen von Testosteron vor dem Test (Wirkdauer bei Depotpräparaten beachten)
Procedere	1) Anlegen einer Venenverweilkanüle → venöse Blutabnahme zum Zeitpunkt 0 von LH, FSH und Testosteron 2) 100 µg LHRH i.v. als Bolus (bei Kindern 60 µg/kg KG), 3) venöse Blutabnahmen zum Zeitpunkt 30 (60, 90, 120) min
Interpretation (Erwachsene)	Normaler Basalwert: LH 2–10 IU/l, normaler Basalwert: FSH 1–7 IU/l, physiologischer Anstieg nach LHRH-Stimulation: LH mindestens 4-fach, physiologischer Anstieg nach LHRH-Stimulation: FSH mindestens 2-fach
CAVE	LH und FSH sind bei Kindern vom Pubertätsstatus abhängig
Tipp für die Praxis/FAQ	LHRH-Test im Rahmen eines kombinierten Hypophysenstimulationsstests möglich

(Der Nachweis einer Insuffizienz der somatotropen Achse muss mit 2 verschiedenen Funktionstests erbracht werden)

TRH-Test: (heute meist obsolet).

Tab. 22.19 LHRH-Test ♀

Indikation	Abklärung: physiologisch/pathologisch erniedrigte Gonadotropine, Abklärung: hypothalamisch/hypohysärer Hypogonadismus, Abklärung: gonadotrope Hypophysenachse, Abklärung: Reifegrad der hypothalamisch-hypophysären Achse, Abklärung: Amenorrhö, Differenzierung: KEV/hypogonadotroper Hypogonadismus, Differenzierung: Pubertas vera praecox, Pseudopubertas praecox, Fertilitätsdiagnostik bei unerfülltem Kinderwunsch
Kontraindikation	Schwangerschaft
Testprinzip	LHRH-Gabe → LH- + FSH-Freisetzung
Voraussetzung	Absetzen von Hormonpräparaten, Testzeitpunkt: 3.–5. Zyklustag
Procedere	1) Anlegen einer Venenverweilkanüle → venöse Blutabnahme zum Zeitpunkt 0 von LH, FSH und Estradiol/Progesteron, 2) 100 ug LHRH i.v. als Bolus (bei Kindern 60 µg/kg KG), 3) venöse Blutabnahmen zum Zeitpunkt 30 (60, 90, 120) min
Interpretation (Erwachsene)	Normaler Basalwert: Follikelphase LH 3–15 IU/l, normaler Basalwert: Follikelphase FSH 2–10 IU/l, normaler Basalwert: periovulatorisch LH 20–200 IU/l, normaler Basalwert: periovulatorisch FSH 8–20 IU/l, normaler Basalwert: Lutealphase LH 5–10 IU/l, normaler Basalwert: Lutealphase FSH 2–8 IU/l, normaler Basalwert: Postmenopause LH >20 IU/l, normaler Basalwert: Postmenopause LH >20 IU/l, physiologischer Anstieg nach LHRH-Stimulation: LH mindestens 4-fach, physiologischer Anstieg nach LHRH-Stimulation: FSH mindestens 2-fach

Tab. 22.19 (Fortsetzung)

CAVE	LH und FSH sind bei Kindern vom Pubertätsstatus abhängig
Tipp für die Praxis/FAQ	LHRH-Test im Rahmen eines kombinierten Hypophysenstimulationsstests möglich

Tab. 22.20 CRH-Test (Maghine et al. 2005)

Indikation	Abklärung: corticotrope Hypophysenachse, Differenzierung: hypothalamisch/hypophysärer Cortisolmangel, Differenzierung: adrenales/hypophysäres/ektopes Cushing-Syndrom
Mögliche UAW	Unwohlsein, Übelkeit, Flush, Hitzegefühl, Hypotonie, allergische Reaktion
Testprinzip	CRH-Gabe → ACTH-Freisetzung → Cortisol-Freisetzung
Voraussetzung	Rechtzeitiges Pausieren von Glucocorticoiden, Blutabnahme: nüchtern, im Liegen, ohne Stress nach Ruhephase
Procedere	1) Anlegen einer Venenverweilkanüle → Ruhephase 30 min, 2) venöse Blutabnahme von ACTH und Cortisol zum Zeitpunkt 0 → 100 μg CRH i.v. als Bolus (bei Kindern 1 μg/kg KG, bei stark adipösen Patienten 2 μg/kg KG), 3) venöse Blutabnahmen von ACTH und Cortisol zum Zeitpunkt 15, 30, 45, 60, 90 min
Interpretation	Normbereich der Basalwerte um 8 Uhr: ACTH 5–60 ng/ Cortisol 5–25 μg/dl, CRH-Test: normaler ACTH-Anstieg 2- bis 4-fach, Grenzwert Cortisol >20 μg/dl
CAVE	ACTH (EDTA-Röhrchen) muss gekühlt abgenommen + verschickt werden, rasch abzentrifugieren (bei 4 °C)
Tipp für die Praxis/FAQ	Testdurchführung nachmittags möglich

Tab. 22.21 Differentialdiagnose des Hypercortisolismus

Erkrankung	Befund
Morbus Cushing	Basales Cortisol → erhöht (oder normal), basales ACTH → erhöht (oder normal), Cortisol nach CRH → Anstieg, ACTH nach CRH → Anstieg!
Adrenales Cushing-Syndrom	Basales Cortisol → erhöht (oder normal), basales ACTH → supprimiert, Cortisol nach CRH → kein Anstieg! ACTH nach CRH → kein Anstieg!
Ektopes Cushing-Syndrom	Basales Cortisol → erhöht (oder normal), basales ACTH → erhöht, Cortisol nach CRH → kein Anstieg! ACTH nach CRH → kein Anstieg!

- **Hypophysenvorderlappen: Verdacht auf Autonomie (Tab. 22.22)**

TRH: TSH ↑ bei fT3 ↑ und fT4 ↑(selten beim TSHom),

LHRH: LH ↑, FSH ↑ bei peripheren Hormonen ↑ (Estradiol, Testosteron),

CRH: **s. CRH-Test Tab. 22.20**

s. Dexamethason-Hemmtest:
(s. Tab. 22.10)

- **Hypophysenhinterlappen Verdacht auf Insuffizienz: (Tab. 22.23)**

- **Gastroenteropankreatische Tumoren (Tab. 22.24)**

◘ Tab. 22.22 GH: oGTT mit Wachstumshormon	
Indikation	Feststellung: Bestätigungstest Akromegalie
Kontraindikationen	Bekannter Diabetes mellitus, akute schwere Erkrankung, gastrointestinale Erkrankungen (z. B. Zustand nach Sleeve-Resektion)
Mögliche UAW	Entgleisung einer diabetogenen Stoffwechsellage
Testprinzip	Physiologisch: Hyperglykämie → GH-Suppression, Pathologische: Hyperglykämie → fehlender Abfall oder Anstieg der GH-Sekretion → Hinweis für autonome GH-Freisetzung
Procedere	1) Anlage einer Verweilkanüle, 2) nach 30 min Blutzucker und basales GH abnehmen, 3) rasches Trinken von 75 g Glukoselösung, 4) weitere Blutabnahmen nach 30, 60, 90, 120 (150, 180, 210, 240, 270, 300) min
Interpretation	Physiologisch: Suppression von GH <0,4 ug/l, Pathologisch: fehlende GH-Suppression, paradoxer GH-Anstieg
Tipp für die Praxis/FAQ	Test nicht verwertbar bei: Diabetes mellitus, Niereninsuffizienz, Cushing-Syndrom, starkem Stress

◘ Tab. 22.23 Durstversuch	
Indikation	Verdacht auf Diabetes insipidus centralis/renalis, DD psychogene Polydipsie
Kontraindikationen	Schwere akute Erkrankungen, akute Herz- oder Niereninsuffizienz, Fieber, Elektrolytstörungen
Mögliche UAW	Zephalgien, Exsikkose, Blutdruckeinbruch, Kollaps
Testprinzip	1) Überprüfung der Konzentrationsfähigkeit der Nieren während Flüssigkeitskarenz, beim Dursten → Mangel an freiem Wasser → Serumosmolalität ↑ bei intravasalem Volumen ↓, das führt zu ADH-Sekretion ↑. ADH → tubulär-renaler Wasserrückresorption 2) Desmopressin-Test: bei positivem Durstversuch → Differenzierung zwischen zentralem und peripherem (renalem) Diabetes insipidus. Applikation des synthetisch hergestelltem ADH-Äquivalents Desmopressin → direkte Stimulation der Niere und Urinkonzentrierung (nur aussagekräftig im Rahmen eines Durstversuches)
Voraussetzung	- Nur unter stationären Bedingungen durchzuführen (Ausnahme: verkürzter Durstversuch über 8 Stunden, über Nacht möglich). - Kreislaufstabiler Patient, der ausreichend kooperationsfähig ist. - Kein Rauchen während des Tests, leichte Mahlzeiten ohne Flüssigkeitsaufnahme sind während des Tests möglich. - **Abbruchkriterien:** Körpergewichtsverlust >3 %, klinische Exsikkose, RR-Abfall/Kreislaufdysregulation, Serum-Natrium >150 mmol/l, Serumosmolalität >300 mmol/kg, Anstieg der Urinosmolalität <30 mosmol/kg über 3 h, Urinausscheidung von >700 ml/h, Anstieg der Urinosmolalität >800 mosmol/kg, unstillbarer Durst. - Messparameter (Copeptin, Osmolalität im Serum, Urin, spezifisches Gewicht im Urin, Körpergewicht und Urinvolumen protokollieren)
Procedere	1) Testdurchführung meist morgens. Bestimmung von Körpergewicht, Entnahme von Serum und Urin für die Bestimmung von Serum-Natrium/-osmolalität, Urinosmolalität/spezifisches Gewicht, Urinvolumen, 2) stündliche Untersuchung von Urin auf: Volumen, Osmolalität und spezifisches Gewicht, und 2-stündliche Untersuchung Von Serum auf: Natrium und Osmolalität 3) wenn nach 12 h kein Anstieg der Urinosmolalität >600 mosmol/kg → direkt Desmopressin-Test anschließen. 4 ug Desmopressin i.v. oder s.c. (alternativ 20 ug intranasal) → Messung von Urinosmolalität nach 2 h und nach weiteren 30, 60 und 120 min

◘ Tab. 22.23 (Fortsetzung)	
Interpretation	- Unauffälliger Befund: Urinosmolalität steigt auf >600 mosmol/kg, Copeptin < 2,6pmol/l. - Diabetes insipidus centralis: submaximaler Anstieg der Urinosmolalität im Durstversuch (meist <250 mosmol/kg, dann nach Desmopressin 50 (−100 %)-Anstieg der Urinsomolalität (in Abhängigkeit partieller/kompletter Diabetes insipidus centralis). - Diabetes insipidus renalis: submaximaler bis fehlender Anstieg der Urinosmolalität, nach Desmopressin geringer bis kein Anstieg der Urinosmolaität. - Primäre Polydisie: Copeptin > 20pmol/l Anstieg der Urinosmolaität im Durstversuch 450-700 mosmol/kg → keine weitere Zunahme nach Desmopressin (falsch-positive Testergebnisse nach langer Phase einer psychogenen Polydipsie möglich)
Tipp für die Praxis/FAQ	ADH sollte wegen seiner Instabilität nicht als Messparameter verwendet werden, alternativ wird Copeptin (vor und nach Flüssigkeitsrestriktion) bestimmt. Copeptin wird äquivalent zu ADH sezerniert und ist deutlich stabiler. CAVE: starke zirkadiane Schwankungen von Copetin, daher immer parallel Serumosmolalität bestimmen und in Bezug dazu interpretieren. Mangelnde Compliance mit heimlichem Trinken während des Tests → erkennbar an fehlendem Gewichtsverlust trotz Urinausscheidung und am Hämatokritverlauf

Kochsalz-Stimulationstest (Chifu und Fenske 2018)

Indikation	Va. Diabetes insipidus centralis/renalis, DD psychogene Polydipsie
Kontraindikationen	Schwere akute Erkrankungen, akute Herz- oder Niereninsuffizienz, Fieber, Elektrolytstörungen
Mögliche UAW	Osmotische Überstimulation
Testprinzip	Stimulation von Copeptin durch Erhöhung des osmotischen Drucks
Voraussetzung	- Nur unter stationären Bedingungen durchzuführen. - Kreislaufstabiler Patient der ausreichend kooperationsfähig ist - Abbruchkriterien: Serum-Natrium > 150 mmol/l, Körpergewichtsverlust > 3 %, klinische Exsikkose, RR- Abfall/Kreislaufdysregulation
Procedere	- Testdurchführung ohne vorherige Flüssigkeitskarenz - Gewichtsadaptierte Gabe von 3%iger NaCl-Lösung (bis Plasma-Natrium > 150 mmol/l, Dauer < 3 h)
Interpretation	- Basales Copeptin (ohne vorherige Flüssigkeitskarenz) > 21,4 pmol/l: Diabetes insipidus renalis. - Wenn bei basalem Copeptin < 21,4 pmol/l nach gewichtsadaptierter Gabe von 3%iger NaCl-Lösung Copeptin < 4,9 pmol/l: Diabetes insipidus, - Wenn bei basalem Copeptin < 21,4 pmol/l nach gewichtsadaptierter Gabe von 3%iger NaCl-Lösung Copeptin > 4,9 pmol/l: primäre Polydipsie

Tab. 22.24 Sekretin-Stimulationstest

Indikation	Verdacht auf Gastrinom bzw. Therapiekontrolle/post-OP Kontrolle eines Gastrinoms bzw. Zollinger-Ellison-Syndroms, Abklärung therapieresistenter oder atypisch lokalisierter Ulcera ventriculi oder duodeni, Abklärung chronisch (sekretorischer) Diarrhöen
Kontraindikationen	Akute Pankreatitis
Mögliche UAW	Übelkeit, Abdominalschmerzen
Testprinzip	Die Injektion von Sekretin führt zum Anstieg von Gastrin im Serum
Procedere	Testdurchführung im Liegen, morgens, nüchtern. 1) Anlage einer Verweilkanüle, 2) Abnahme von Serum zum Zeitpunkt 0, 3) Injektion von 2 IE/kg KG Sekretin über 2 min, 4) weitere Blutabnahmen nach 2, 5, 10, 30 min
Interpretation	Gastrin-Anstieg um >100 % des Ausgangswertes oder > 200ng/l beweist ein Zollinger-Ellison-Syndrom
Tipp für die Praxis/FAQ	Beim Abfall oder nur geringen Anstieg von Gastrin muss beachtet werden, dass der Test bei 10 % der Patienten mit Zollinger-Ellison-Syndrom negativ sein kann. DD Ulcus duodeni oder chronisch-atrophische Gastritis erwägen

Literatur

Auernhammer CJ, Reincke M (2018) Funktionsdiagnostik in der Endokrinologie. Internist 59:38–47

Bancos I, Hahner S, Tomlinson J et al. (2015) Diagnosis and management of adrenal insufficiency. Lancet Diabetes Endocrinol 3(3):2016–2226

Bornstein SR, Allolio B Arlt W et al. (2016) Diagnosis and treatment of primary adrenal insufficiency: an endocrine society clinical practice guideline. J Clin Endocrinol Metab 101(2):364–389

Chifu I, Fenske W. (2018) Neuer Diagnosestandard bei Va. Diabetes insipidus. Dt. Med Wochenschrift 143:1737–1744

Funder JW, Carey RM, Montero F et al. (2016) The management of primary aldosteronism: case detection, diagnosis and treatment: an endocrine society clinical practice guideline. J Clin Endocrinol Metab 101(5):1889–1916

Lenders JW, Duh QY, Eisenhofer G et al. (2014) Pheochromocytoma and paraganglioma: an endocrine society clinical practice guideline. J Clin Endocrinol Metab 99(6):1915–1942

Loriaux DL (2017) Diagnosis and differential diagnosis of cushing's syndrome. N Engl J Med 376(15):1451–1459

Maghnie M, Uga E, Temporini F et al. (2005) Evaluation of adrenal function in patients with growth hormone deficiency and hypothalamic-pituitary disorders: comparison between insulin-induced hypoglycemia, low-dose ACTH, standard ACTH and CRH stimulation tests. Eur J Endocrinol 152(5):735–741

Nauck M, Petermann A, Müller-Wieland D et al. (2016) Definition, Klassifikation und Diagnose des Diabetes mellitus. Diabetologie 11(Suppl 2):S78–S81

Schäffler B, Büttner G (2009) Funktionsdiagnostik in der Endokrinologie, Diabetologie und Stoffwechsel. Springer -Verlag GmbH Deutschland

Verburg FA, Reiners C, Grelle I, Barth H, Fassnacht M, Luster M (2013) Calcium stimulated calcitonin measurement: a procedural proposal. Exp Clin Endocrinol Diabetes 121(5):318–320

Blickdiagnostik in der Endokrinologie

© Springer-Verlag GmbH Deutschland, ein Teil von Springer Nature 2020
I. van de Loo, B. Harbeck, *Facharztwissen Endokrinologie und Diabetologie*,
https://doi.org/10.1007/978-3-662-58897-0_23

Hilfreich für Diagnose und Therapie

? Welche Diagnosen stellen Sie?

a) Beispiel 1

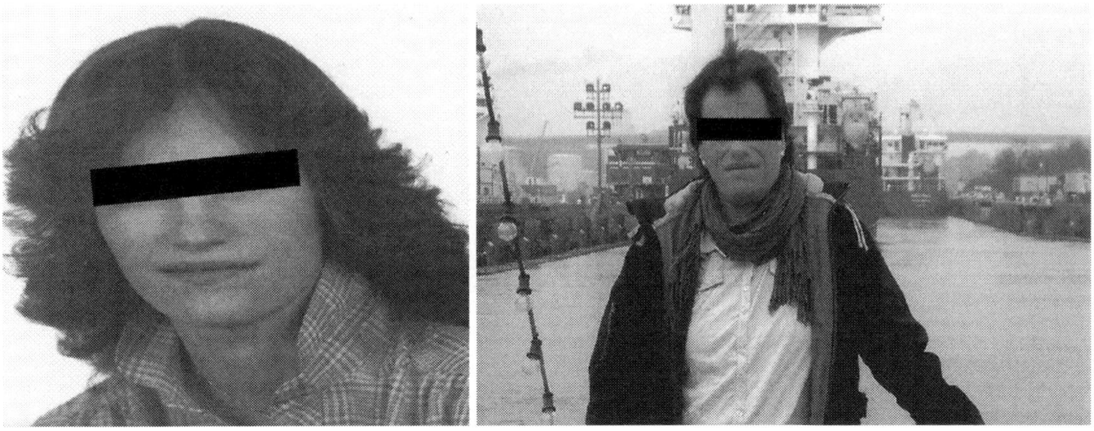

b) Beispiel 2

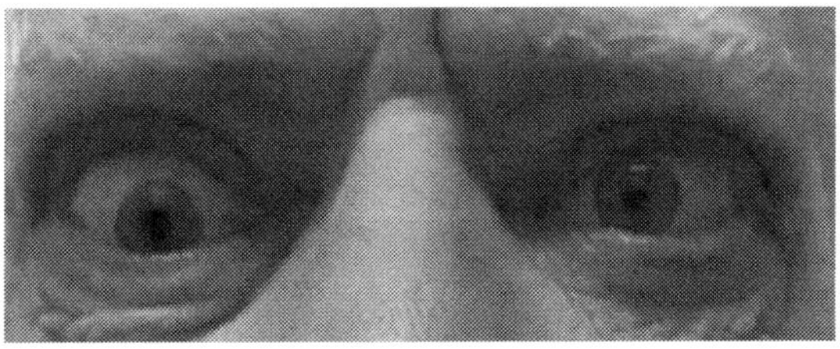

c) Beispiel 3

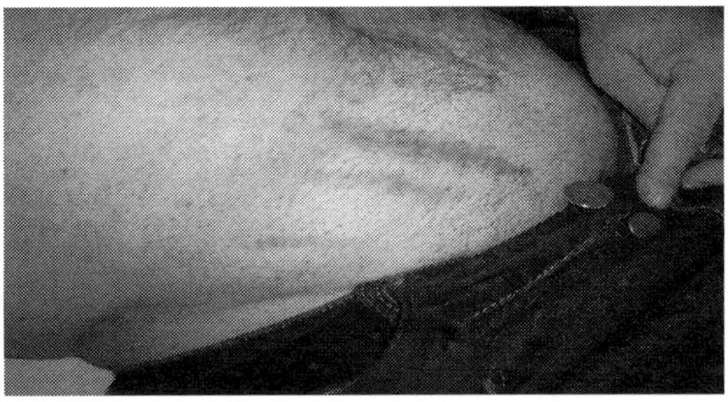

d) Beispiel 4

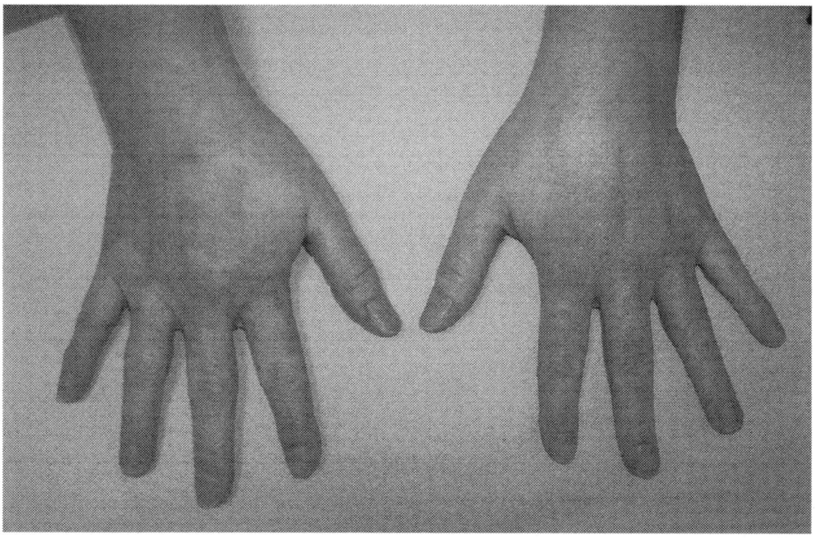

e) Beispiel 5

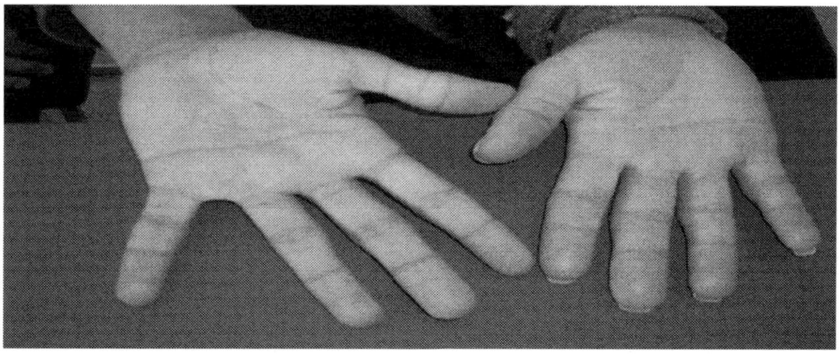

f) Beispiel 6

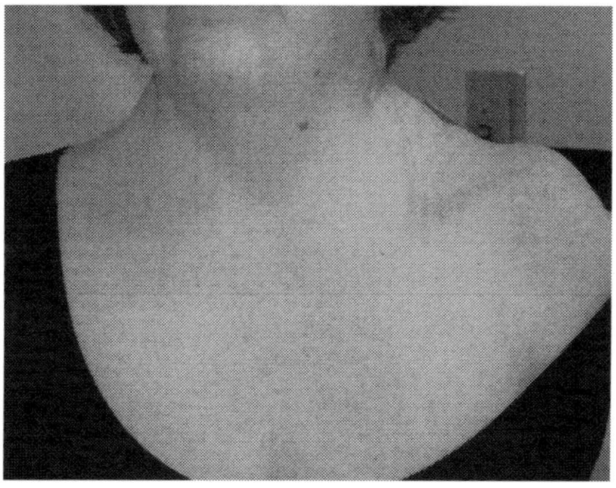

g) Beispiel 7

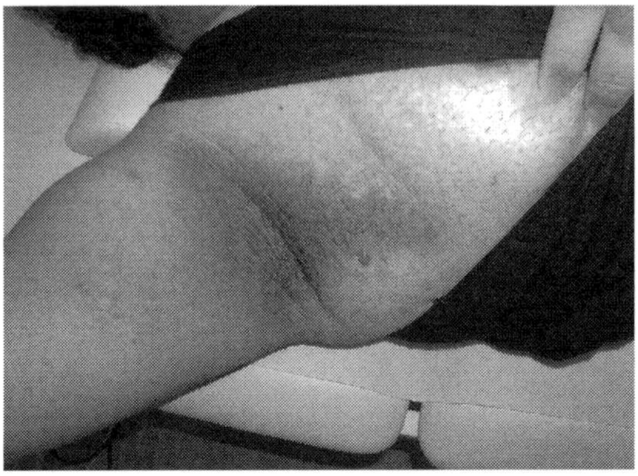

h) Beispiel 8

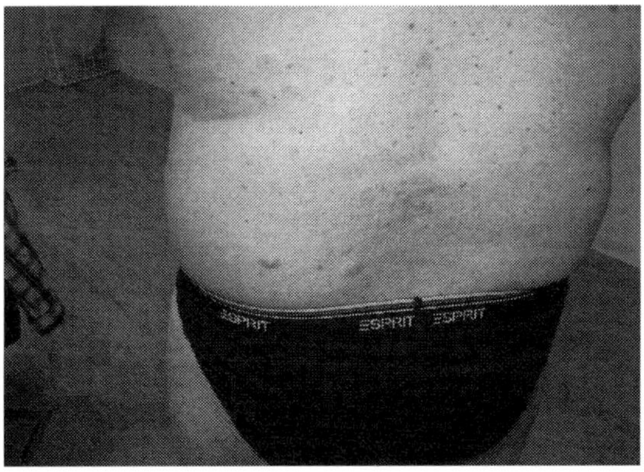

i) Beispiel 9

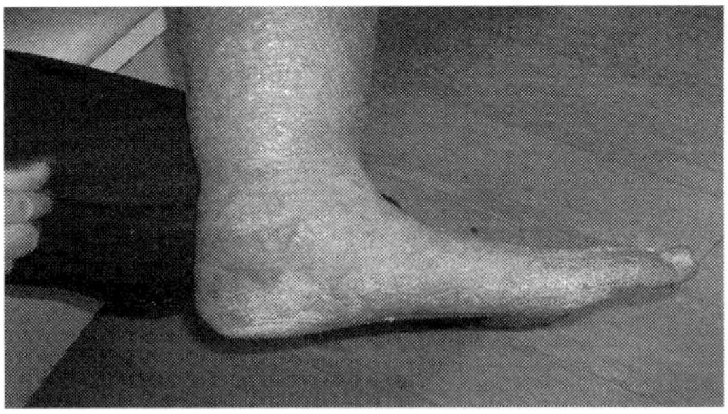

j) Beispiel 10

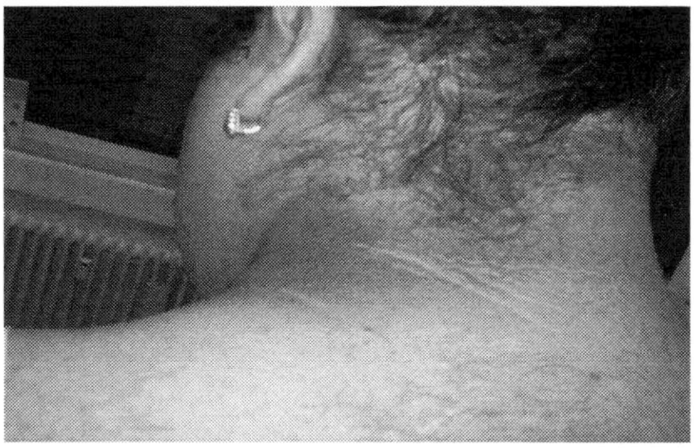

k) Beispiel 11

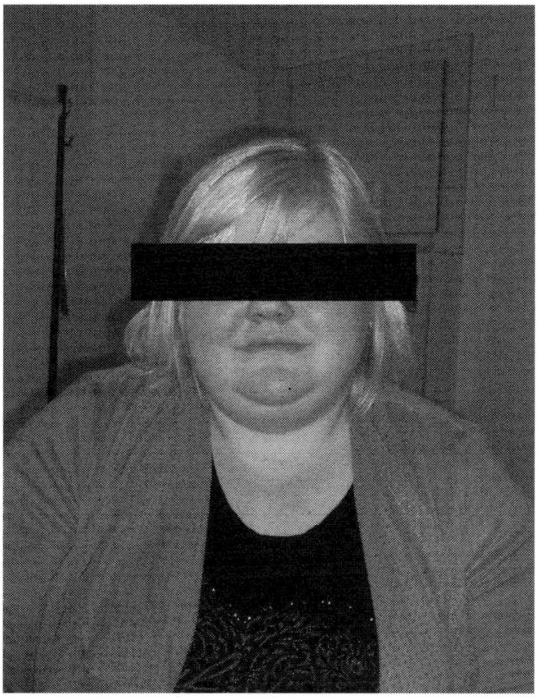

l) Beispiel 12

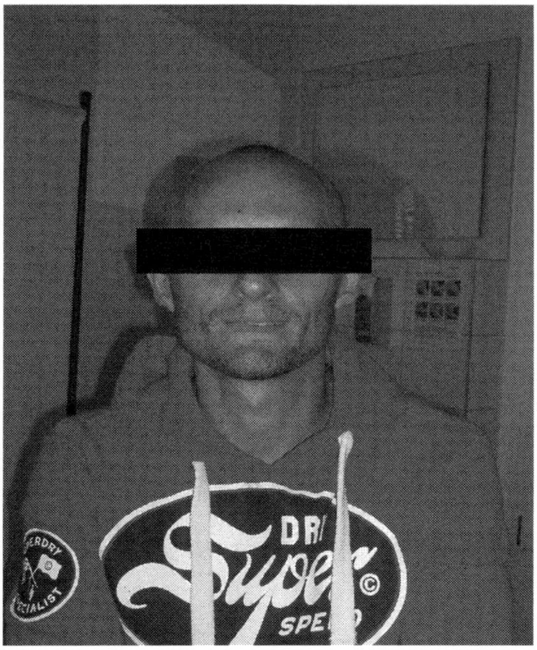

m) Beispiel 13

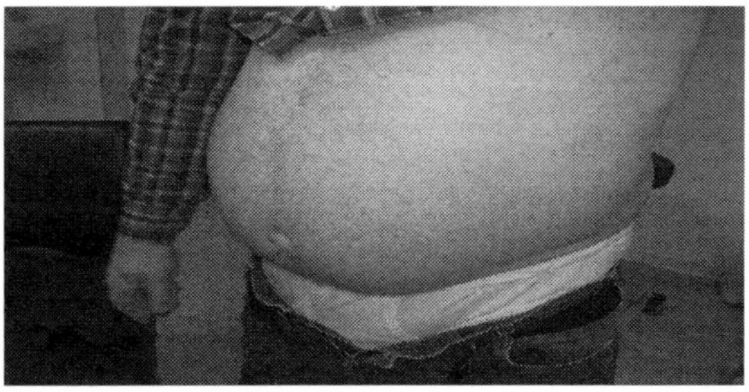

n) Beispiel 14

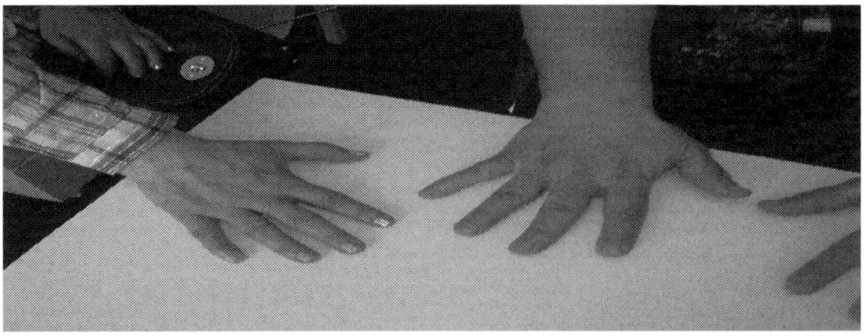

o) Beispiel 15

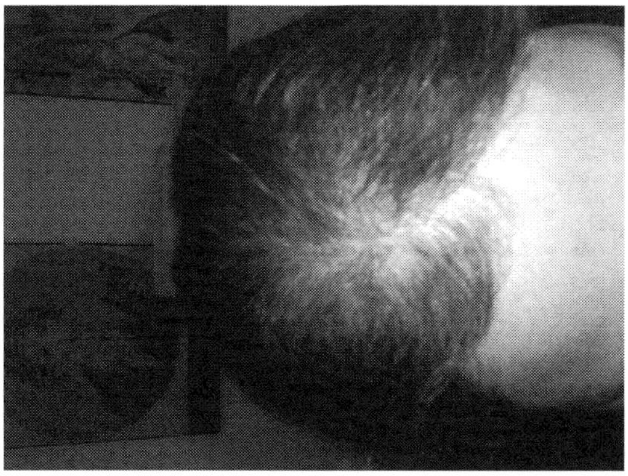

p) Beispiel 16

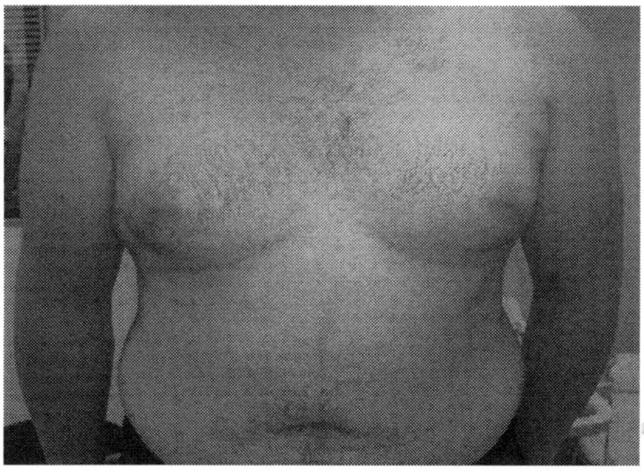

q) Beispiel 17

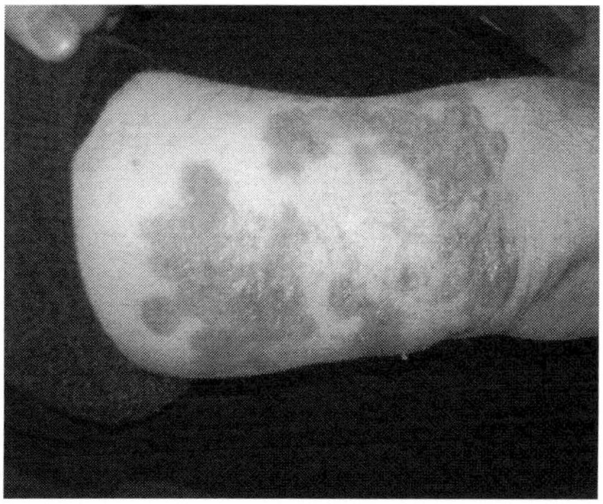

Auflösungen:

1 Akromegalie
2 Endokrine Orbitopathie
3 Breite Striae distensae bei Cushing Syndrom
4 Vitiligo
5 Pigmentierung bei primärer NNR-Insuffizienz
6 Zn. Resektion eines Pterygium colli bei Ullrich Turner Syndrom
7 Acanthosis nigricans
8 Cutane Fibrome bei Neurofibromatose
9 Diabetischer Fuß
10 Acanthosis nigricans
11 Myxödem
12 Pigmentierung bei primärer NNR-Insuffizienz (Zn. Addison Krise)
13 Abdominelle Adipositas
14 Hand einer Akromegalie-Patientin und ihrer gesunden Schwester
15 Androgenetische Alopezie Stadium Ludwig I-II
16 Gynäkomastie
17 Sarkoidose (neben dem Hautbefall Vorliegen einer systemischen Mitbeteiligung → Hypophyse betroffen →Panhypopituitarismus)

Serviceteil

© Springer-Verlag GmbH Deutschland, ein Teil von Springer Nature 2020
I. van de Loo, B. Harbeck, Facharztwissen Endokrinologie und Diabetologie,
https://doi.org/10.1007/978-3-662-58897-0

Stichwortverzeichnis

N

O

P

R

S

T

U

V

W

X

Z

FSC
www.fsc.org
MIX
Papier | Fördert gute Waldnutzung
FSC® C083411

Zeitfracht Medien GmbH
Ferdinand-Jühlke-Straße 7
99095 Erfurt, Deutschland
produktsicherheit@kolibri360.de